Grundriß der Allergologie

Niels Mygind

Grundriß der Allergologie

übersetzt von
Margret Schnitzler

Steinkopff Verlag Darmstadt

Titel der englischen Originalausgabe:
Essential Allergy
1986 by Blackwell Scientific Publications

CIP-Titelaufnahme der Deutschen Bibliothek

Mygind, Niels:
Grundriss der Allergologie / Niels Mygind.
Übers. von Margret Schnitzler. – Darmstadt: Steinkopff, 1989
Einheitssacht.: Essential allergy <dt.>
ISBN-13:978-3-7985-0764-7 e-ISBN-13:978-3-642-72426-8
DOI: 10.1007/978-3-642-72426-8

Verlagsredaktion: Heidrun Sauer – Herstellung: Heinz J. Schäfer

Satz: Typoservice, Alsbach

Geleitwort

Die Lehre von den allergischen Erkrankungen und die sich entwickelnde Wissenschaft der Immunologie sind eng miteinander verknüpft, seit Noon 1911 zum ersten Mal versuchte, Heuschnupfenpatienten mit Graspollenextrakten zu immunisieren.

In der Folge beschrieben Prausnitz und Küstner die passive Übertragung einer Sofortreaktion mit Quaddeln und Erythem mittels des Serums einer sensibilisierten auf eine nichtsensibilisierte Person. Der Norweger Arent de Besche wiederholte dieses Experiment mit dem Serum eines Patienten, der unter einer Vielzahl von Allergien litt, und schrieb das Phänomen korrekt den „anaphylaktischen Körpern" zu.

Aus diesen Anfängen bis heute entwickelte sich ein detailliertes Wissen über die Allergien, von den vielen Schritten, die bei der Entwicklung der IgE-Antikörper erfolgen, bis hin zu den spezifischen Proteinen des Allergenmaterials, der Sensibilisierung von Mastzellen und basophilen Leukozyten und der Sekretion der zahlreichen Entzündungssubstanzen während der erneuten Exposition gegenüber den Allergenen. Wenige Krankheiten sind so gründlich erforscht wie diese Allergien.

Trotz der Menge an Information über die Pathogenese einiger Typen von allergischer Reaktion fordern Diagnosestellung und Behandlung der allergischen Erkrankungen weiterhin die klinischen Fähigkeiten der Ärzte heraus. Die ins Detail gehende Anamnese und wiederholte klinische Beobachtungen sind wesentlich für das Erkennen der spezifischen Erkrankung eines Patienten. Mit neueren Entwicklungen in der Immunologie verbesserte serologische Methoden sind eine Hilfe bei der Diagnostik, aber kein Ersatz für den Scharfsinn des praktizierenden Arztes, der mit der Manifestation der allergischen Reaktion vertraut ist. Immunologie und Pharmakologie haben eine stattliche Menge von Medikamenten und Behandlungsmethoden entwickelt, die dazu beitragen können, allergisch bedingte Mißbefindlichkeiten und Funktionseinschränkungen zu lindern oder aufzuheben. Eine effektive Behandlung erfordert jedoch genaues Wissen und geschicktes Abwägen der vielen verfügbaren Mittel, um für einen Patienten die bestmögliche Lösung der allergischen Probleme zu finden. Vollständige Heilungen sind auf dem Gebiet der Allergologie selten, so daß eine fortdauernde Behandlung durch einen gewissenhaften Arzt die beste Gewähr für ein Leben bietet, das in vernünftigen Grenzen frei von rezidivierenden allergischen Symptomen ist.

Das Verständnis der den allergischen Problemen zugrundeliegenden genetischen und ökologischen Einflüsse wird vielleicht eines Tages eine effektive Prävention der ursprünglichen allergischen Sensibilisierung oder Methoden, die der unerwünschten IgE-Synthese entgegenwirken, ermöglichen. Während wir auf eine möglichst frühzeitige effektive Prophylaxe oder Heilung von Grund auf hoffen, kann nur das gründliche Studium des vorhandenen Wissens den Arzt in die Lage versetzen, mit seinem Patienten die besten der heute bekannten Wege zur Beherrschung der allergischen Manifestationen zu gehen. Hierzu soll dieses Buch beitragen.

Philip S. Norman

Zur Arbeit mit dem vorliegenden Buch

Für wen wurde es geschrieben? Zunächst für den jungen Mediziner, der in einer Allergieklinik angestellt ist. Es wird ihn befähigen, die Patienten sachgerecht zu behandeln und im wissenschaftlichen Dialog mit dem Leiter der Abteilung zu bestehen.

Das Buch ist jedoch auch für den Medizinstudenten gedacht, der sich den Text und die wesentlichen Abbildungen einprägt und vor dem Examen die Zusammenfassungen lernt. Später kann es, mit persönlichen Randnotizen versehen, als Handbuch und Grundlagentext dienen; kaum ein Arzt wird in seiner Laufbahn nicht mit allergischen Krankheiten konfrontiert.

Welches ist sein Inhalt? „Grundriß" der Allergologie nimmt Bezug auf die wichtigste Aufgabe des Klinikers – die optimale Pflege des Patienten – sowie auf die exakte Diagnosestellung und eine Behandlung, die auf einer exakten Kosten-Nutzen-Risiko-Analyse basiert. „Allergologie" meint eine sofortige Hypersensibilitätsreaktion vom Heuschnupfen/Asthmatyp. Verzögerte Hypersensibilität, wichtig zum Beispiel beim Kontaktekzem, ist hier nicht mit eingeschlossen.

Das Buch beschreibt sowohl allergische als auch allergieähnliche Krankheitsbilder; der Begriff ‚Allergologie' im Titel sollte daher strenggenommen in Anführungszeichen stehen. Die Krankheiten, denen man in einer Allergieklinik begegnet, werden allgemein als allergische Erkrankungen bezeichnet, jedoch kann eine allergische Ätiologie nur in einigen dieser Fälle demonstriert werden, und sogar bei gravierenden allergischen Zuständen sind nichtallergische Mechanismen von Bedeutung. Daher werden die Krankheiten grundsätzlich unter einem multifaktoriellen, organbezogenen Aspekt beschrieben.

Wie ist das Buch aufgebaut? Auf einen leicht lesbaren, verständlichen Text wurde großer Wert gelegt. Er ist daher von einer Person geschrieben worden. Um sicherzustellen, daß alle Kapitel korrekt und aktuell die klinischen und theoretischen Tatsachen wiedergeben, wurden die Fakten von Fachleuten der jeweiligen speziellen Disziplinen revidiert.

Zur Erleichterung des Lesens und Lernens besteht das Buch aus kurzen Kapiteln (107), jedes mit einer Zusammenfassung und vielen Illustrationen (217 Abbildungen und 51 Tabellen) versehen. Das Lesen kann auf unterschiedlichem Niveau erfolgen: 1. Ein Überblick ist zu gewinnen durch das Lesen von Überschriften, der Begriffe in Kursivschrift und der Kapitelzusammenfassungen; 2. gründliches Lernen schließt den vollen Text und die wesentlichen Illustrationen ein. 3. Ein Text für Spezialisten entsteht, wenn man alle Abbildungen und Legenden und darüber hinaus die Literaturhinweise jeweils am Ende der zwölf Textteile berücksichtigt.

Meine Hoffnung ist, mit dieser Schichtung von Information es dem Leser zu ermöglichen, auch bei unterschiedlichem Wissensstand seine Kenntnisse über allergische Erkrankungen zu vergrößern, das Buch schlägt dabei einen Bogen vom Studenten bis zum Professor der Medizin.

Niels Mygind

Inhaltsverzeichnis

1 Grundlagen der Immunologie und Biochemie

1.1 Geschichte der Allergologie: vom Reagin zum IgE

Ein Londoner Arzt mit Sommerkatarrh. John Bostock (Abb. 1) sprach 1819 in London vor der Royal Medical Society und beschrieb dort seine eigenen „periodisch auftretenden Affektionen an Augen und Brust", die er als *Catarrhus aestivus* oder „Sommerkatarrh" bezeichnete. Diese Krankheit erhielt den populären Namen *Heufieber,* „da sich die Idee generell festsetzte, daß sie durch die Ausdünstung von frischem Heu ausgelöst würde". Später berichtete Bostock in einer Übersicht über die Krankheit, konnte aber nur 28 Fälle in ganz England finden.

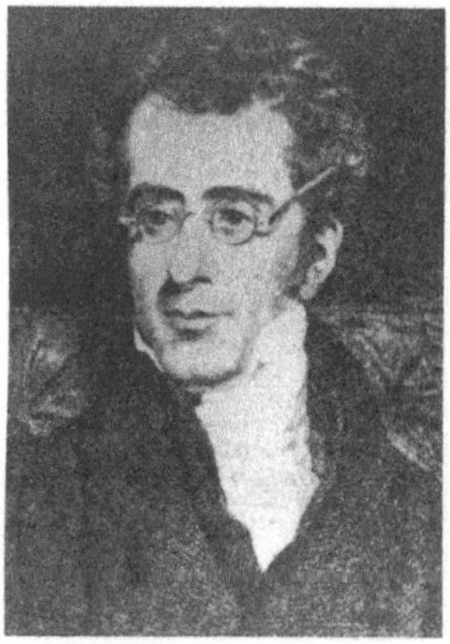

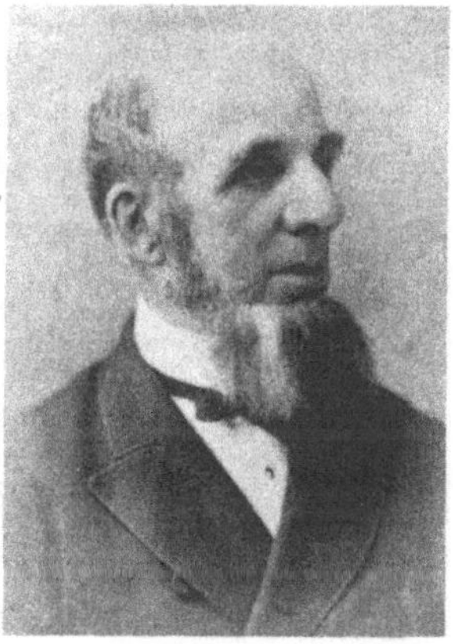

Abb. 1. John Bostock (1773–1846) beschrieb den *Catarrhus aestivus* oder das Heufieber [aus 24].

Abb. 2. Charles Blackley (1820–1900), ein britischer Allergologiepionier, der detailliert die Ursachen des Heufiebers beschrieb [aus 30].

Ein weiterer niesender Arzt. Ein halbes Jahrhundert später etablierte Charles Blackley aus Manchester (Abb. 2) zweifelsfrei die These, daß Pollen bei der Entstehung des Heufiebers eine wichtige Rolle spielten. Dies stand in seinem Buch *Experimental Researches on the Causes and Nature of Catarrhus aestivus,* (Experimentelle Forschungen über Ursachen und Natur des Sommerkatarrhs) London: Bailliere and Tindall, 1873.

Blackley befolgte die Anleitung des großen Harvey, „die Geheimnisse der Natur durch Experimente zu erforschen". Wie viele Pioniere der Allergologie benutzte er sich selbst als „Meerschweinchen". Obwohl er selbst an Heufieber litt, sammelte er Pollen, rieb sie in eine Kratzwunde am Arm und löste damit eine Reaktion aus, die 1,5 x 2,5 Zoll maß. Er provozierte ebenfalls Konjunktivitis, Rhinitis und Asthma. Durch mikroskopisches Untersuchen von klebrigen Objektträgern zählte er die Pollen aus der Luft und demonstrierte eine Korrelation zwischen der Pollenzahl und seinen Symptomen. Außerdem sammelte er Pollen, indem er klebrige Glasträger an einer Kette von Luftballons befestigte und in einer Höhe von 500 m über dem Erdboden eine große Pollenzahl fand. Durch diese Entdeckung konnte er sich erklären, warum er in einer Großstadt an Heufieber litt.

Im Anschluß an die Veröffentlichung seines Buches erhielt Blackley viele Briefe von Menschen, die großes Interesse an seinen Beobachtungen bekundeten. Unter diesen Briefen befand sich auch einer von Charles Darwin, der bemerkte: „Ich habe zwei Drittel des Buches mit großem Interesse gelesen ...". Er legte Blackley sehr weise nahe, die Unterschiede zwischen den durch den Wind und den durch Insekten übertragenen Pollen zu erforschen.

Beschreibungen anderer Krankheiten. Nicht nur das Heufieber wurde im 19. Jahrhundert als Krankheitseinheit beschrieben; auch die *Rhinopathia vasomotorica* (nichtinfektiöse perenniale Rhinitis) läßt sich bis zum Jahre 1881 (Herzog) zurückdatieren, und das *Quincke-Ödem* (Angioödem) wurde 1882 von dem Deutschen Dr. Heinrich Quincke (Abb. 3) beschrieben. Obwohl erkannt wurde, daß diese Krankheiten, und ebenso das Asthma bronchiale, in einigen Fällen durch Fremdsubstanzen hervorgerufen werden konnten, die per se nicht schädlich waren, so wurden die Mechanismen hinter diesen Symptomen erst zu Beginn unseres Jahrhunderts durchleuchtet.

Der plötzliche Tod eines Hundes. Die französischen Wissenschaftler Charles Richet (Abb. 4) und Paul Portier (Abb. 5) gingen 1901 mit Prinz Albert von Monaco auf eine Mittelmeerkreuzfahrt; dieser schlug ihnen die Untersuchung einer giftigen

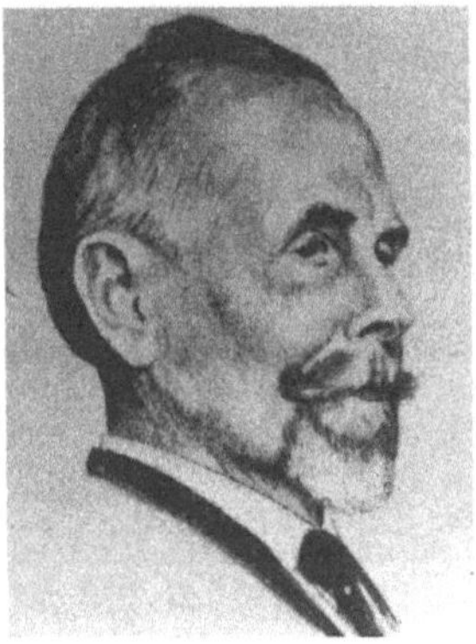

Abb. 3. Heinrich Quincke (1842–1922) verlieh dem Quincke-Ödem seinen Namen, heute Angioödem genannt [aus 24].

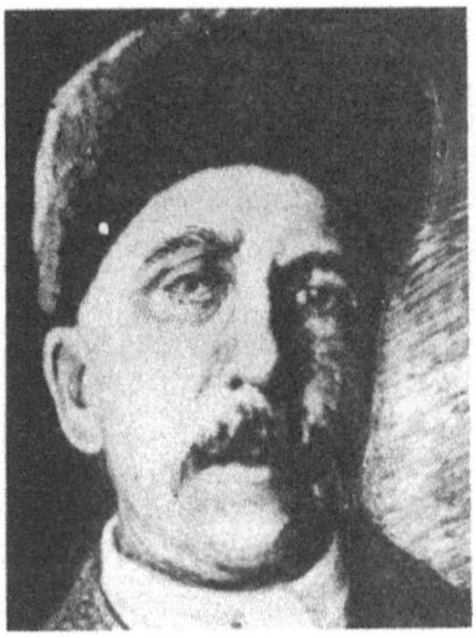

Abb. 4. Charles Richet (1850–1935), der zusammen mit einem weiteren französischen Wissenschaftler, Paul Portier, die Anaphylaxie beschrieb [aus 24].

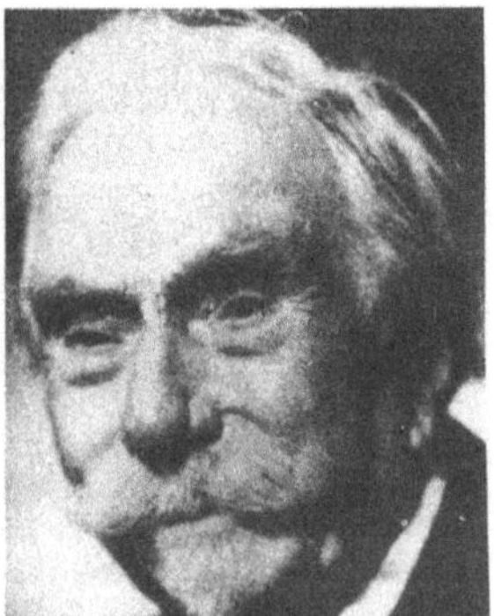

Abb. 5. Paul Portier (1866–1962) [aus 24].

Qualle vor, der Staatsqualle *Physalia physalis,* auch „Portugiesische Galeere" oder „Seeblase" genannt. Nach seiner Rückkehr nach Paris versuchte Richet, Hunden Immunität gegenüber dem Gift nach der Methode des Königs Mithridates von Pontos (132–63 v. Chr.) zu verleihen. Dieser König nahm wiederholt kleine Mengen des Giftes ein, um sich selbst resistent zu machen. Eines von Richets Testobjekten war „ein schöner, großer Hund mit Namen Neptunus". Zweiundzwanzig Tage nach der ersten Injektion verabreichte er dem Hund eine zweite Injektion; dieses Mal handelte es sich um 1/10 einer tödlichen Dosis. Innerhalb weniger Sekunden ging es dem Tier außergewöhnlich schlecht, und es starb nach fünfundzwanzig Minuten.

Richet war über dieses Ergebnis erstaunt, denn es war genau das Gegenteil von dem, was er erwartet hatte. Er dachte, daß eine natürliche Resistenz gegen die toxische Substanz zusammengebrochen war. Da das Phänomen als das Gegenteil von *Prophylaxe* (phylaxis heißt Schutz) betrachtet wurde, wurde es *Anaphylaxie* genannt. Dieser Begriff findet heute Verwendung für eine bei Tieren induzierte Allergie und bei schweren systemischen allergischen Reaktionen beim Menschen. Richet, als Wissenschaftler ein Multitalent, wurde 1919 mit dem Nobelpreis in Medizin ausgezeichnet.

Obwohl Richets Interpretation des Versuchs falsch war, war die Konzeption der Anaphylaxie für die folgenden Allergiestudien sehr nützlich. Einige Jahre später meinte man – was allerdings noch nicht bestätigt wurde –, daß Heufieber (Wolff-Eisner, 1906) und Asthma (Meltzer, 1910) eine „menschliche Anaphylaxie" darstellten.

Schädigung durch nichttoxische Substanzen. Im Jahr nach Richets Experiment zeigte Maurice Arthus, daß anaphylaktische Reaktionen durch Substanzen ausgelöst werden können, die selbst nicht toxisch sind. Arthus injizierte Kaninchen Pferdeserum, ohne daß beim ersten Mal eine Reaktion auftrat. Wenn er nach einigen Wochen die Injektion wiederholte, beobachtete er eine starke Reaktion, bei der sich das Gewebe entzündete und in einigen Fällen nekrotisch wurde. Diese lokale anaphylaktische Reaktion wurde als *Arthus-Reaktion (-phänomen)* bekannt.

Die Herkunft des Wortes Allergie. Zwei Kinderärzte, der Österreicher Clemens von Pirquet (Abb. 6) und der aus Ungarn stammende Bela Shick (Abb. 7) berichteten 1905, daß Kinder, denen man wiederholt Streptokokken-Antitoxinserum vom Pferd verabreichte, manchmal Fieber, geschwollene Drüsen und Nesselausschlag, die sogenannte *Serumkrankheit,* entwickelten. Von Pirquet schlug in einem Artikel in der Münchner Medizinischen Wochenschrift 1906 vor, für die Konzeption der veränderten Reaktivität den Begriff *Allergie* zu verwenden. Er setzte die beiden griechischen Worte „allos" (für unterschiedlich oder verändert) und „ergos" (Arbeit, Aktion) zusammen.

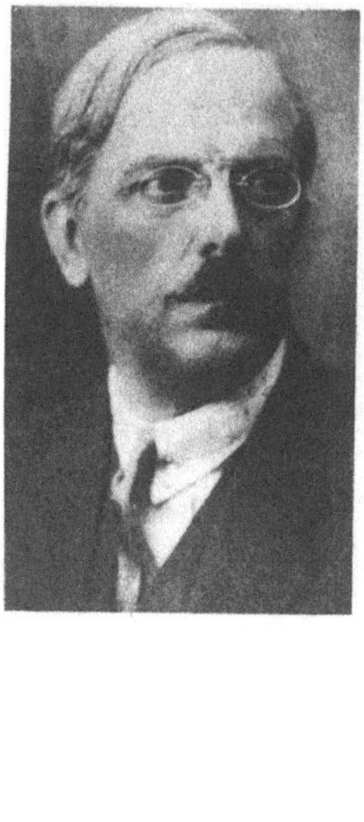

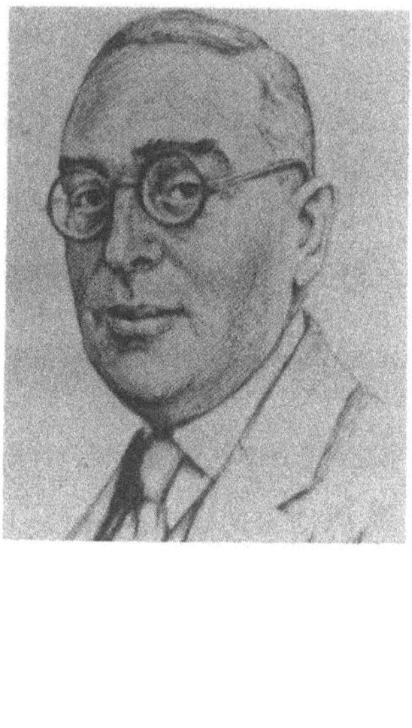

Abb. 6. Clemens von Pirquet (1874–1924) prägte den Begriff Allergie und beschrieb zusammen mit Bela Shick die Serumkrankheit [aus 24].

Abb. 7. Bela Shick (1877–1967) [aus 24].

Die Herkunft des Wortes Atopie. Die amerikanischen Forscher R. A. Cooke (Abb. 8) und A. F. Coca (Abb. 9) schlugen 1923 den Begriff *Atopie* für jene klinischen Formen der Allergie vor, manifest in Form des Heufiebers und des Asthmas, bei denen „die Individuen als Gruppe die besondere Fähigkeit besitzen, gegenüber bestimmten Proteinen sensibel zu werden, mit denen sie in ihrer Umgebung und bei ihren Lebensgewohnheiten häufig zusammenkommen". So wurde die ererbte Prädisposition, sensibilisiert zu werden, ein charakteristisches Merkmal der Atopie. Später kam ein weiteres Charakteristikum hinzu, das Vorhandensein des „Reagins".

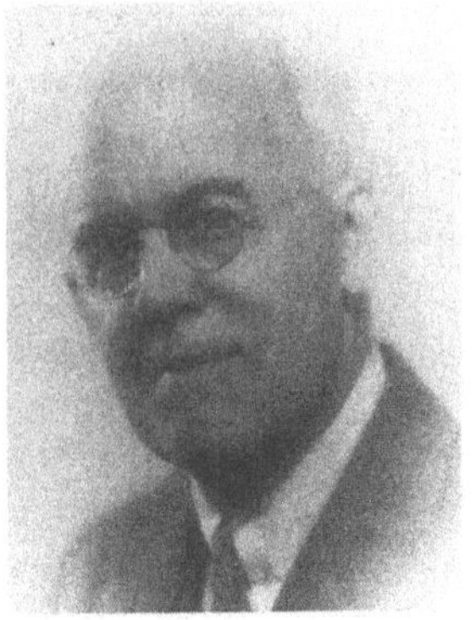

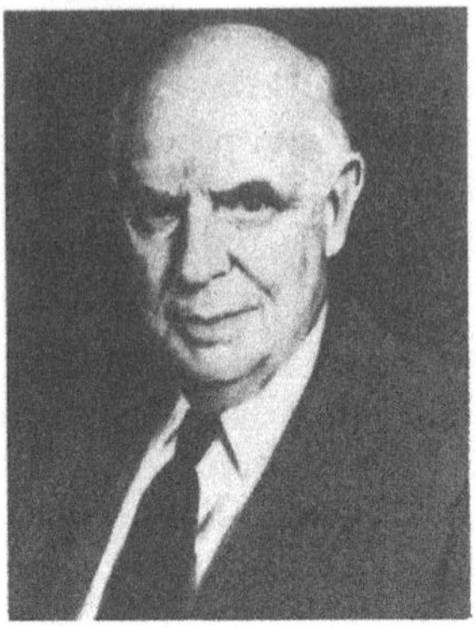

Abb. 8. Robert A. Cooke (1890–1960), ein amerikanischer Pionier in der Allergologie, der zusammen mit A. F. Coca zuerst den Begriff Atopie verwandte und der außerdem mit M. E. Loveless die blockierenden Antikörper beschrieb [aus 24].

Abb. 9. Arthur Fernandez Coca (1875–1959) [aus 24].

Dramatische Kutschfahrt im Central Park. Dr. Maximillian Ramirez aus New York berichtete 1919 im Journal of the American Medical Association über einen ungewöhnlichen Fall von Asthma. Er wurde von einem Mann konsultiert, der zum ersten Mal einen Asthmaanfall in einer von Pferden gezogenen Kutsche im Central Park erlitt. Dieser Patient hatte wegen Anämie vierzehn Tage zuvor eine Bluttransfusion erhalten, und Dr. Ramirez fand heraus, daß der Blutspender ein Asthmatiker war. Er wurde untersucht und hatte eine positive Hautreaktion auf Pferdeschuppen (Epidermis). Dies war die erste Beobachtung, die darauf hinwies, daß Asthma durch einen Serumfaktor ausgelöst werden kann.

Prausnitz und Küstner. Daß Allergie durch Serum übertragen werden kann, wurde 1921 von Dr. Prausnitz (Abb. 10) in seinem klassischen Experiment bestätigt, welches sowohl seinen eigenen Namen als auch denjenigen seines allergischen Patienten, Küstner, unsterblich machte (Abb. 11). Serum des gegen Fisch allergischen Küstner wurde in Prausnitz' Arm injiziert. Am nächsten Tag erhielt Prausnitz eine Injektion mit Fischextrakt in dieselbe Hautstelle, und er zeigte zum ersten Mal in seinem Leben eine positive Hautreaktion gegen Fisch. Es war offensichtlich, daß Küstners Serum einen Faktor enthielt, der einen positiven Hauttest auslösen konnte. Der für die Prausnitz-Küstner-Reaktion verantwortliche Faktor wurde von Coca und Cooke *Reagin* genannt.

Die Prausnitz-Küstner-Reaktion als Forschungswerkzeug. Das Experiment von Prausnitz und Küstner bestätigte den Verdacht, der 10–15 Jahre zuvor geäußert worden war, nämlich daß Heufieber und Asthma eine „menschliche Anaphylaxie" darstellten. Die Methode nahm für Jahrzehnte eine Schlüsselposition als klassische Bestimmungsmethode der reaginen Aktivität ein, wird aber heute durch die Radioimmunassays verdrängt.

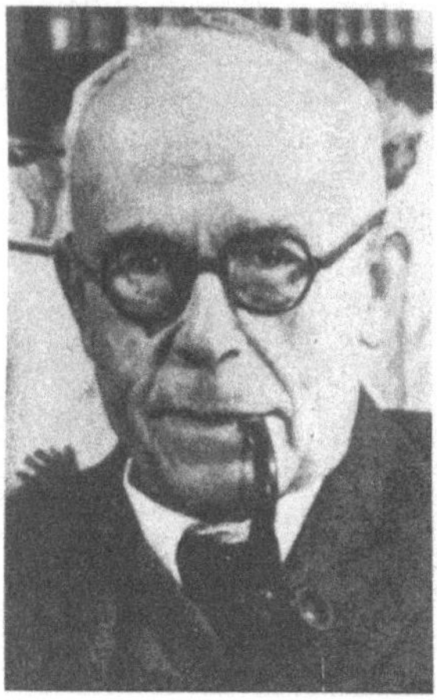

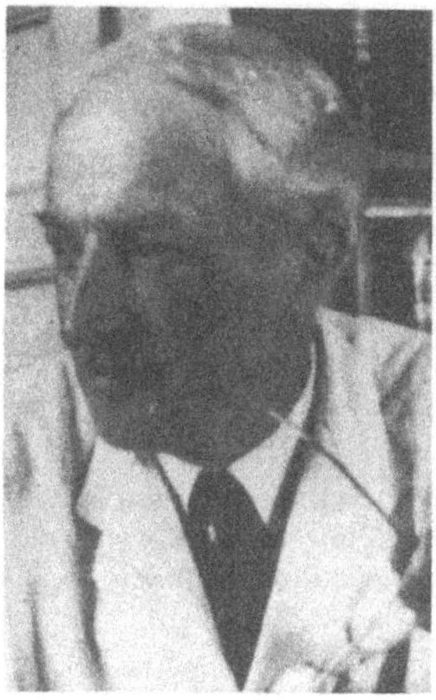

Abb. 10. Dr. Carl Prausnitz (1876–1963), der zusammen mit Heinz Küstner als erster über die passive Übertragung der Allergie berichtete [aus 24].

Abb. 11. Heinz Küstner (1897–1963), der nicht nur der Allergiepatient bei der Prausnitz-Küstner-Reaktion war, sondern auch Professor der Gynäkologie und Geburtshilfe an der Universität Leipzig [aus 24].

Reagin und Immunglobulin. Später wurde erkannt, daß Reagin mit Antikörpern in Zusammenhang stand, doch verglichen mit Antikörpern gegen Mikroorganismen hatte der „reagine Antikörper" unterschiedliche Eigenschaften. Erstens konnte er nicht im Serum mit den üblichen Präzipitationsmethoden nachgewiesen werden. Zweitens war er hitzelabil. Drittens hatte er die besondere Fähigkeit, sich für längere Zeiträume an die Haut zu heften und eine Reaktion mit Quaddeln (Ödem) und einer Rötung (Erythem) hervorzurufen.

Als später die verschiedenen Immunglobulinklassen identifiziert wurden, unternahm man den Versuch, die reaginen Antikörper einer dieser Klassen zuzuordnen. Es wurde bald deutlich, daß Reagin weder zu IgG-, IgM- noch zu IgD-Immunglobulinen paßte. Eine Zeitlang glaubte man, daß IgA der Carrier sei, doch wurde dies durch die Beobachtung widerlegt, daß Allergien bei Patienten mit komplettem IgA-Mangel existierten.

Das häßliche Entlein ... Während sich andere Gebiete der Immunologie in den 50er und frühen 60er Jahren rasch weiterentwickelten, blieb die Disziplin der Allergologie ein häßliches Entlein. Die empirisch begründete Praxis, Extrakte von Federkissen, Inhalt von Staubsaugern und Fleischbrühe in die Haut von Asthmatikern und an Rhinitis erkrankten Patienten zu injizieren, rief keinen großen Respekt bei den Kollegen der Allergologen hervor.

... wird zum Schwan. Die Situation änderte sich 1967 dramatisch. Aufgrund von Originalbeobachtungen, die unten beschrieben werden, wurde das häßliche Entlein zum Schwan, und die Allergologie zum hochgeschätzten Mitglied der exakten wissenschaftlichen Disziplin, der klinischen Immunologie. Die Metamorphose fand statt, als das „Reagin zum IgE" wurde.

Logik und Genie. Das Team des Ehepaars Kimishige und Teruko Ishizaka (Abb. 12), das in Denver, Colorado, arbeitete, isolierte eine reaginreiche Serumfraktion einer Person mit extremer Allergie gegen Ragweed-Pollen (Abb. 13). Der Prausnitz-Küstner-Test (P-K-Test) wies den Reagingehalt im Serum nach, das benutzt wurde, um Antiserum in Kaninchen entstehen zu lassen. Humanes Immunglobulin G, M, A und D wurden nun dem Antiserum hinzugefügt, um Anti-IgG, -M, -A und -D-Antikörper zu präzipitieren.

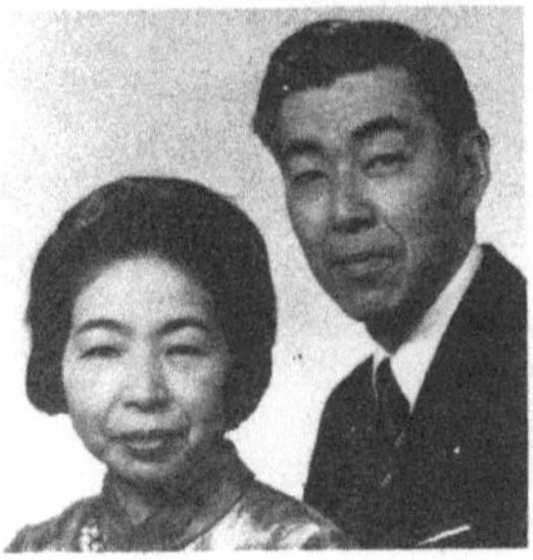

Abb. 12. Teruko und Kimishige Ishizaka, die als erste das IgE beschrieben [aus 2].

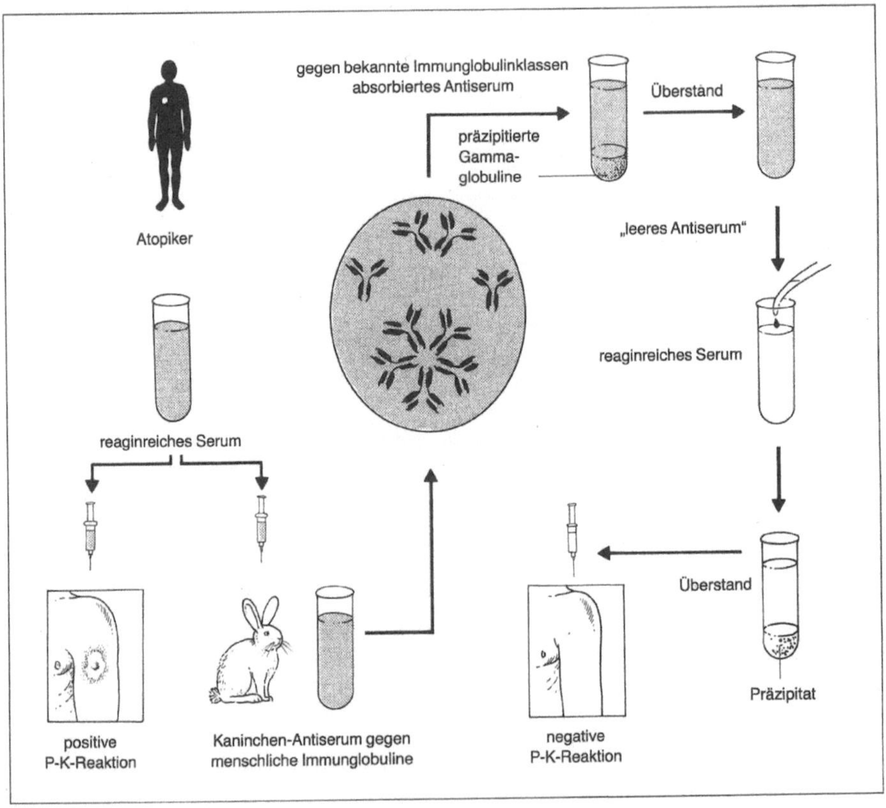

Abb. 13. Dieses Schema demonstriert die Versuche, die zu der Schlußfolgerung führten, daß reagine Antikörper zu einer eigenen Immunglobulinklasse, dem IgE, gehören [aus 14].

Obwohl das Antiserum nun eigentlich – hinsichtlich der bekannten Immunglobulinklassen – leer sein sollte, erzeugte es noch eine positive Prausnitz-Küstner-Reaktion. Das nun hinzugefügte Originalserum mit dem Reagin erzeugte jetzt eine kleine Präzipitationslinie, und der dadurch gewonnene Überstand war frei von hautsensibilisierender Aktivität. Darüber hinaus band das Präzipitat isotopenmarkiertes Ragweed-Allergen und zeigte somit also Antikörperaktivität an.

Die Ishizakas lieferten auf diese Weise den Beweis, daß reagine Antikörper zu einer vorher unentdeckt gebliebenen Immunglobulinklasse gehörten, die sie als „γ-E-Globulin" bezeichneten.

Glück und Genie. Zur gleichen Zeit, jedoch unabhängig von den Ishizakas, arbeiteten S.G.O. Johansson (Abb. 14) und Hans Bennich (Abb. 15) in Uppsala, Schweden; sie gewannen ein atypisches Protein von einem Myelompatienten. Sie waren in der Lage, eindeutig festzulegen, daß dies ein Immunglobulin war, das sich von IgG, IgM, IgA und IgD unterschied. Da die Initialen des Patienten N.D. waren, wurde das neue Immunglobulin IgND genannt. Indem sie die extrem empfindliche Methode des Radioimmunassay in Zusammenarbeit mit L. Wide nutzten, wiesen sie das Vorhandensein sehr kleiner Mengen von IgND in normalem Serum nach.

Bennich und Johansson zeigten dann, daß das Serum von Allergikern hohe IgND-Spiegel enthielten, und sie wiesen weiterhin nach, daß kleine Mengen IgND die Prausnitz-Küstner-Reaktion blockierten. Diese Beobachtungen führten, zusammen mit den Befunden der physiko-chemischen Eigenschaften von IgND, zu der Schlußfolgerung, daß Reagin zur IgND-Klasse gehörte.

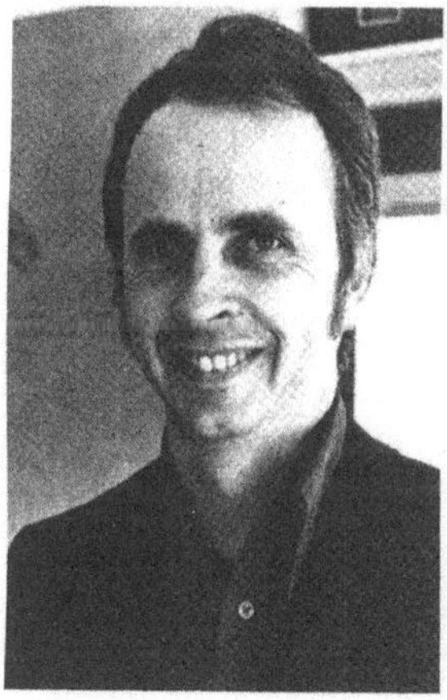

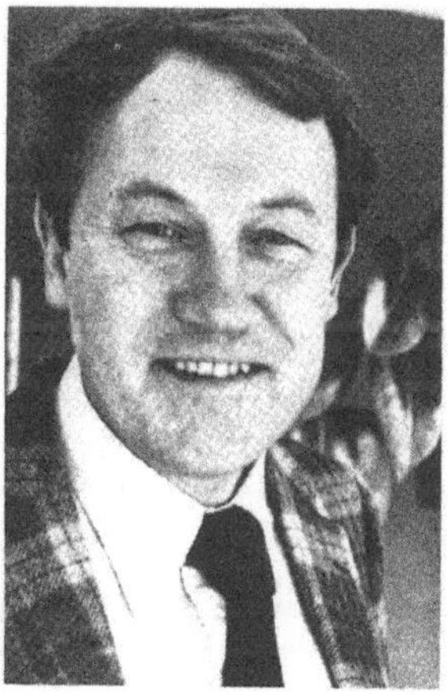

Abb. 14. S. G. O. Johansson, der zusammen mit Hans Bennich unabhängig von den Ishizakas das IgE beschrieb und der außerdem zu seiner Bestimmung Radioimmunoassays entwickelte [aus 2].

Abb. 15. Hans Bennich [aus 2].

IgE. Als die beiden Teams 1968 zusammentrafen, wurde klar, daß sie über dieselbe Immunglobulinklasse gearbeitet hatten; sie einigten sich, diese als *Immunglobulin E (IgE)* zu bezeichnen. Heute ist zweifelsfrei bewiesen, daß diese neue Immunglobulinklasse der Carrier der biologischen Eigenschaften des reaginen Antikörpers ist.

Zusammenfassung

Es mußte erst die Zeit bis zur Mitte des letzten Jahrhunderts vergehen, bis die

Krankheiten, die wir heute als atopische allergische Erkrankungen bezeichnen, als pathologische Einheit erkannt wurden. Charles Blackley zeigte 1873 ohne jeden Zweifel, daß Heufieber durch Pollen hervorgerufen wird. Zu Beginn dieses Jahrhunderts vermerkte Pirquet, daß unter bestimmten Bedingungen Patienten statt einer Immunitätsentwicklung eine verstärkte Reaktivität zeigen, und er nannte diese Allergie. Anaphylaxie wurde als Begriff benutzt, um das Gegenteil von Schutz (Prophylaxe) zu bezeichnen, den man durch eine Impfung erzielte. Arthus wies nach, daß nichttoxische Substanzen, wie z. B. Pferdeserum, nach wiederholten Injektionen Gewebeschäden und Nekrosen hervorrufen können (Arthus-Reaktion). Prausnitz zeigte 1921, daß die atopische allergische Sensibilität passiv von einem Individuum auf das andere übertragbar ist. Er führte dabei die Prausnitz-Küstner-Reaktion als Methode ein. Diese Beobachtung zeigte deutlich, daß Allergie in Beziehung zu einem Serumfaktor steht, der Reagin genannt wurde. Erst 1967 wurde bewiesen, daß Reagin zu einer neuen Immunglobulinklasse, IgE, gehörte; zu diesem Zeitpunkt wurde die Allergologie zu einem Teil einer exakten Wissenschaft, der klinischen Immunologie.

1.2 Das Immunsystem und die Lymphozyten

Da Allergien durch eine Immunreaktion hervorgerufen werden, ist das grundlegende Wissen über das Immunsystem die erste Voraussetzung für das volle Verständnis allergischer Erkrankungen. Der Arzt hat seine Kenntnisse bereits auf der Universität erhalten, und die kurze Abhandlung an dieser Stelle ist an jene gerichtet, bei denen die Vorlesungen über Immunologie vor Jahren gehört wurden und die daher eine Auffrischung benötigen.

Anatomische Lokalisation. Das Immunsystem besteht beim Erwachsenen aus 10^{12} Lymphozyten mit einem Gesamtgewicht von 200–300 g. Hinzu kommen 10^{20} Antikörpermoleküle in Plasma, Gewebeflüssigkeit und Sekreten. Das Immunsystem ist anatomisch dem lymphoretikulären System zuzuordnen; dabei befinden sich die Lymphozyten konzentriert im Knochenmark, im Thymus, in der Milz, den Lymphknoten und weniger dicht verteilt in fast allen Geweben, einschließlich der Haut und den Schleimhäuten im Bereich von Auge, Nase, Bronchien und Gastrointestinaltrakt.

Selbst und Nichtselbst. Die erste der drei grundlegenden Eigenschaften des Immunsystems ist die Fähigkeit, zwischen „Selbst" und „Nichtselbst" zu unterscheiden, d. h. zwischen Makromolekülen, die dem individuellen genetischen Code des Organismus entstammen, und solchen, die anderer Herkunft sind.

Immunantwort und Immunreaktion. Spezifität ist das zweite Schlüsselattribut des Immunsystems. Wenn ein fremdes Makromolekül in den Organismus eindringt, wirkt es als Antigen und stimuliert das Immunsystem zur Reaktion gegen dieses bestimmte Antigen. Es existieren etwa 10^6 unterschiedliche Antigene.

Die *Immunantwort* ist eine antigeninduzierte Produktion von Antikörpern oder von sensibilisierten Lymphozyten; zusammen mit dem entsprechenden Antigen führt sie zur *Immunreaktion.* Diese Immunreaktion ist die Voraussetzung für Neutralisation und Beseitigung des Antigens, aber auch für Entzündungserscheinungen. Der Immunreaktion kommt eine vitale Bedeutung bei der Abwehr von Mikroorganismen zu. Im Falle allergischer Erkrankungen verursachen nichtinfektiöse und nichttoxische Substanzen eine Immunantwort, die bei einer genetisch prädisponierten Minderheit von Menschen zu Krankheitserscheinungen führt.

Immunabwehr, Immunopathien und Allergien. Für den klinischen Alltag ist die teleologische Trennung von Immunabwehr (gegen Infektionen) einerseits und Immunopathien und Allergien andererseits nützlich. Tatsächlich aber ist es nicht möglich, klar zu entscheiden, wann eine Immunantwort für das Individuum nutzbringend oder schädlich ist. Aus theoretischer Sicht ist daher in allen Fällen der Begriff *Überempfindlichkeit* eher angebracht. Er weist auf eine spezifisch gesteigerte Antwort des Körpers hin, welche in Form einer Antigen-Antikörper-Reaktion oder einer Reaktion zwischen Antigen und sensibilisierten Lymphozyten stattfindet.

Definition der Allergie. Der Terminus Allergie wird in diesem Buch in demselben Sinn benutzt wie bei der Arbeit in der Klinik. Dieser Begriff wird also verwendet, wenn eine per se unschädliche Substanz eine Immunantwort und -reaktion hervorruft und dadurch bei einigen wenigen Individuen Krankheitserscheinungen erzeugt. Allergie ist eine Immunreaktion, die Mißempfindungen hervorruft.

Wenn Krankheitssymptome regelmäßig durch natürliche Exposition gegenüber antigenen Substanzen (Allergenen) provoziert werden, hat sich eine allergische Erkrankung entwickelt; eine einmalige allergische Reaktion z. B. gegen Penizillin darf noch nicht Krankheit genannt werden. Mehr als 95 % der in diesem Buch abgehandelten Allergien sind Atopien, d. h. IgE-abhängige Allergien bei genetisch prädisponierten Individuen.

Verarbeitung des Antigens durch Makrophagen. Ein erster wichtiger Schritt der Immunantwort ist die Aufnahme und Verarbeitung des Antigens durch Makrophagen oder Monozyten. Diese Zellen bieten das Antigen den Lymphozyten in solcher Weise aufbereitet an, daß deren Antwort enorm gesteigert wird.

Nach der Stimulation durch Antigene (oder bakterielle Produkte oder Lektine) setzen Makrophagen und Monozyten biologisch aktive, lösliche Mediatoren frei, die als *Monokine* bezeichnet werden. Interleukin ist ein Monokin mit Wirkung auf Lymphozyten; es verstärkt die antigeninduzierte Stimulation der T-Zellen und die Sekretion von Lymphokinen (siehe unten). Ebenso beeinflußt Interleukin die Antikörperproduktion, entweder direkt über die B-Zellen oder indirekt über die T-Zellen.

Zur vollständigen Stimulation benötigt demnach der Lymphozyt zwei Signale von den Makrophagen: 1. das Angebot von aufbereiteten Antigenen und 2. die Stimulation durch Interleukin. Auf diese Weise üben die Makrophagen eine sensible Kontrolle über das lymphatische System und die Immunantwort aus.

T- und B-Lymphozyten. Der Lymphozyt ist die wesentliche Zelle im Immunsystem. Diese Entdeckung ist neu; noch vor wenigen Jahrzehnten wurde diese Zelle in einem Lehrbuch der Pathologie als „träger Zuschauer bei Entzündungsreaktionen" bezeichnet. Gegenwärtig erscheinen täglich etwa ein Dutzend Artikel, die sich mit Lymphozyten beschäftigen.

Lymphozyten können aufgrund ihrer immunologischen Eigenschaften, Funktion und Lebensdauer in verschiedene Klassen unterteilt werden. Dabei ist die Unterteilung in T- und B-Lymphozyten die wichtigste (Abb. 16). Lymphozyten entwickeln sich aus Vorläuferzellen im Knochenmark, aus dem sie zum peripheren lymphatischen Gewebe wandern. Etwa die Hälfte der Zellen, die T-Lymphozyten (thymusabhängige Lymphozyten), benötigt eine Reifungsperiode im Thymus. Die andere Hälfte, die B-Lymphozyten, entwickelt sich vollständig im Knochenmark und wandert dann direkt zum peripheren Gewebe. *T-Lymphozyten* sind verantwortlich für den Ablauf der *zellulären Immunabwehr* und *B-Lymphozyten* für die *humorale Immunreaktion*.

Antigenstimulation der Lymphozyten. Werden B-Lymphozyten stimuliert, vermehren sie sich und wandeln sich in Plasmazellen um, die wiederum mit der Antikörpersynthese gegen das entsprechenden Antigen beginnen (siehe Abb. 16).

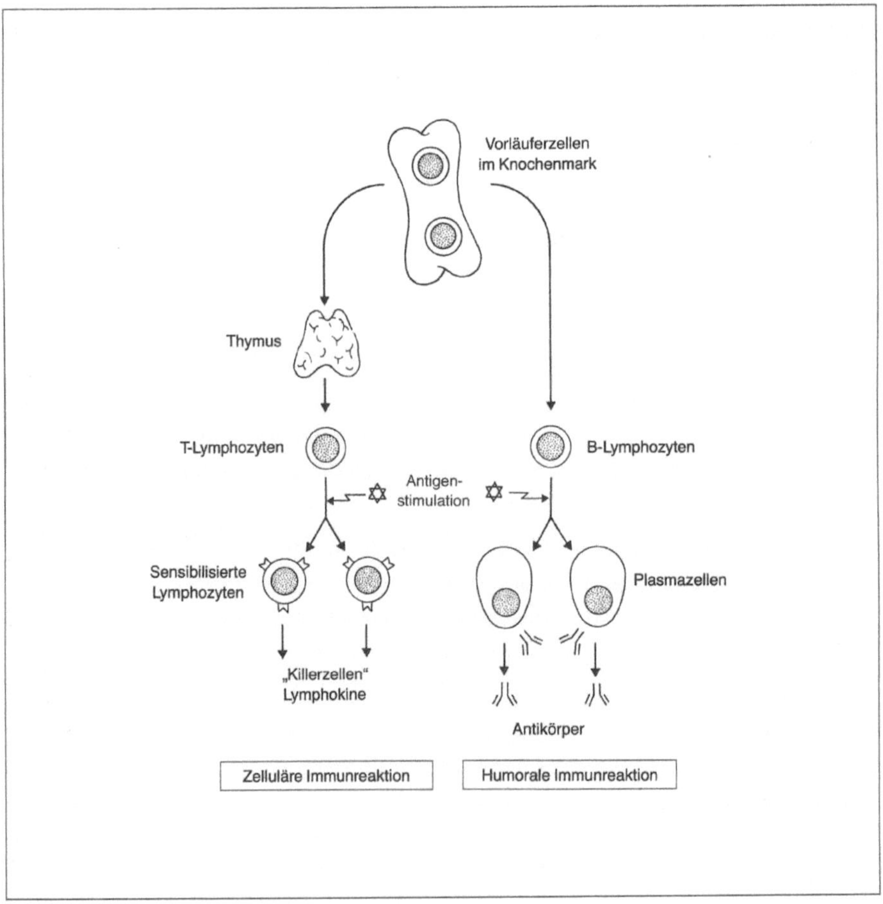

Abb. 16. Vereinfachte Darstellung des Immunsystems.

Die Antigenstimulation der T-Lymphozyten führt zu einer Differenzierung, Proliferation und Bildung *sensibilisierter Lymphozyten,* die das Antigen erkennen und mit ihm reagieren können. Diese Zellen bilden auch eine Reihe biologisch aktiver Substanzen, die *Lymphokine,* und setzen diese frei. Lymphokine üben einen fördernden oder hemmenden Einfluß auf andere Zellen aus (Granulozyten, Makrophagen, sensibilisierte B-Lymphozyten und nichtsensibilisierte Lymphozyten; siehe unten). Schließlich erkennen und zerstören sensibilisierte Lymphozyten als sogenannte Killerzellen antigenhaltige Zellen, wie z. B. maligne Zellen.

Gedächtniszellen (Memory Cells). Einige der antigenstimulierten Lymphozyten zirkulieren mit dem Blut- und Lymphstrom über Jahre und werden als Gedächtniszellen bezeichnet. Es ist diesen Zellen zu verdanken, daß eine schnellere und stärkere Immunantwort stattfindet, wenn der Organismus in erneuten Kontakt mit dem entsprechenden Antigen tritt. *Immunologisches Gedächtnis* ist die dritte fundamentale Eigenschaft des Immunsystems.

Humorale und zelluläre Immunantwort. Eine Immunantwort, die durch B-Lymphozyten, Plasmazellen und Antikörper vermittelt wird, kann in Form des Plasmas passiv auf andere Menschen übertragen werden. Daher wird diese als humorale Immunantwort bezeichnet. Eine von T-Lymphozyten, sensibilisierten Lymphozyten und Lymphokinen abhängige Reaktion kann nur durch Übertragung von Zellen passiv weitergegeben werden und wird daher zelluläre Immunantwort oder zellvermittelte Immunantwort genannt (siehe Abb. 16).

Helfer- und Suppressorzellen. In Wahrheit ist der Ablauf erheblich komplizierter als oben dargestellt. Zum Beispiel können T-Lymphozyten mit derselben Antigenspezifität ausgestattete B-Lymphozyten sowohl stimulieren als auch supprimieren. So können T-Lymphozyten als Helferzellen die Umwandlung von B-Lymphozyten in Plasmazellen fördern und als Suppressorzellen die Bildung von Antikörpern regeln und einschränken.

Funktionelle Unterklassen von Lymphozyten sind durch spezifische Zellmembranantigene charakterisiert und können heute unter Verwendung von monoklonalen Antikörpern mit immunhistochemischen Methoden an Gewebeschnitten identifiziert und quantifiziert werden.

Monoklonale Antikörper. Im Gegensatz zu polyklonalen Antikörpern, die von immunisierten Versuchstieren gewonnen wurden, haben monoklonale Antikörper insgesamt die exakt gleiche Antigenspezifität. Sie werden von genetisch identischen Zellen, einem *Zellklon,* gebildet. Zur Technik solcher Antikörpergewinnung ist die Fusion einer normalen antikörperproduzierenden Zelle mit einer neoplastischen Plasmazelle (Myelomzelle) erforderlich. Die hieraus hervorgehende *Hybridomzelle* besitzt eine einzigartige Kombination von Fähigkeiten, sie kann nämlich spezifische Antikörper produzieren (Antikörperspezifität) und sich fortlaufend vermehren. Die Zellen kann man zur Produktion von Antikörpern gewünschter Spezifität klonen. Theoretisch ist es heute möglich, serologische Reagenzien für jeglichen Zweck maßzuschneidern, doch müssen zunächst noch eine Reihe technischer Probleme gelöst werden.

Die Einführung monoklonaler Antikörper hat ein interessantes neues Feld der Immunologie eröffnet, bietet aufregende Möglichkeiten in der Diagnostik und in

Zukunft Möglichkeiten der Modulation von Immunreaktionen und der Behandlung allergischer Erkrankungen.

Zusammenfassung

Das Immunsystem besteht aus einer großen Zahl von Lymphozyten und Antikörpermolekülen. Das Immunsystem hat drei Schlüsselattribute: 1. die Fähigkeit, zwischen Makromolekülen, die dem Organismus angehören oder nicht, zu unterscheiden; 2. Spezifität der Immunantwort; 3. immunologisches Gedächtnis. Das Antigen wird zunächst aufgenommen und durch Makrophagen aufgearbeitet, die die Lymphozyten stimulieren, indem sie dieses aufgearbeitete Antigen anbieten und lösliche Faktoren bilden, die als Monokine bezeichnet werden. Lymphozyten werden in T- und B-Lymphozyten unterteilt. Die Antigenstimulation der T-Zellen führt zur Sensibilisierung von Lymphozyten, die eine Reihe von aktiven Substanzen sezernieren, genannt Lymphokine. Dieses T-Zellsystem arbeitet nach dem Prinzip der zellulären Immunität. Stimulierte B-Zellen werden in Plasmazellen umgewandelt und produzieren Antikörper: die humorale Immunreaktion. Als Helfer- und Suppressorzellen regeln die Lymphozyten die Antikörpersynthese.

1.3 Immunglobuline

Immunglobulinklassen. Indem man sich die Unterschiede der Beweglichkeit in der Elektrophorese zunutze machte, wurden zunächst die Serumproteine in Albumine, α-, β- und γ-Globuline getrennt. Nach Einführung neuer immunologischer Techniken konnte man zeigen, daß diese Fraktionen mehr als 100 verschiedene Proteine mit vielfältigen Funktionen enthalten. Humanes Serumglobulin, das einem Kaninchen injiziert wird, wird vom Immunsystem des Tieres als fremd oder „nichtselbst" erkannt. Es fungiert hier als Antigen und führt beim Kaninchen zur Antikörpersynthese. Wenn diese mit den Antigenen auf Agar zusammengebracht werden, bildet jede Antigen-Antikörper-Reaktion eine Präzipitationslinie.

Durch Zählen der Präzipitationen ist es möglich, zu zeigen, daß menschliches Serumglobulin aus fünf unterschiedlichen Immunglobulinklassen besteht: Immunglobulin G oder *IgG*, *IgA*, *IgM*, *IgD* und *IgE* in der Reihenfolge der absteigenden Serumkonzentrationen (Abb. 17). IgE kommt in sehr kleinen Mengen vor und kann normalerweise nicht durch die Präzipitation identifiziert werden (siehe Kapitel 1.4).

Immunglobulinstruktur. Alle Immunglobulinmoleküle sind aus zwei schweren (H) Ketten und zwei leichten (L) Ketten von Polypeptiden zusammengesetzt, die untereinander durch Disulfidbrücken gekoppelt sind (Abb. 18). Die fünf Arten von schweren Ketten werden durch den griechischen Buchstaben identifiziert, der ihrem Klassennamen entspricht: Gamma (γ), Alpha (α), My (μ), Delta (δ), Epsilon (ε). Die leichten Kettentypen werden Kappa (ϰ) und Lambda (λ) genannt.

Jedes Immunglobulin kann klar bezeichnet werden mit seiner schweren Kette (klassenspezifisch) und der Zusammensetzung der leichten Kette. Zum Beispiel kann ein IgG-Molekül die Formel haben: $\gamma_2\varkappa_2\ {}_{94}\gamma_2\lambda_2$.

Zusätzlich zu den Disulfidbrücken zwischen den Ketten kennt man solche innerhalb der Ketten, die die Ketten in Domänen (Kreise) teilen (Abb. 19). Diese reprä-

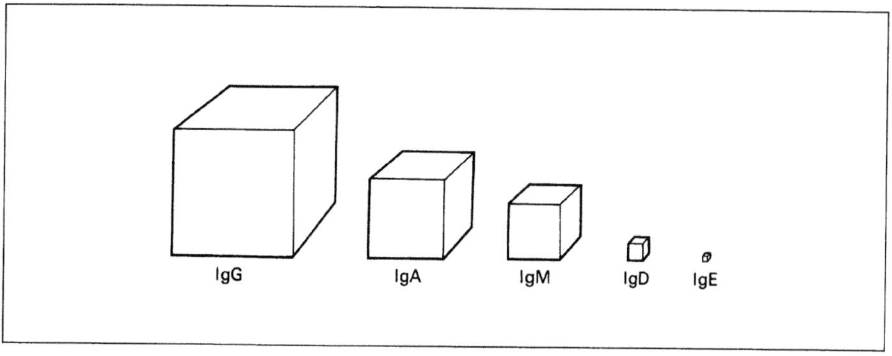

Abb. 17. Relative Mengen der fünf Immunglobulinklassen im Serum eines Gesunden. Der Anteil an IgE ist so gering, daß er nicht klein genug dargestellt werden konnte (IgG = 12 mg/ml, IgA = 2 mg/ml, IgM = 1 mg/ml, IgD = 30 µg/ml, IgE = 50 ng/ml).

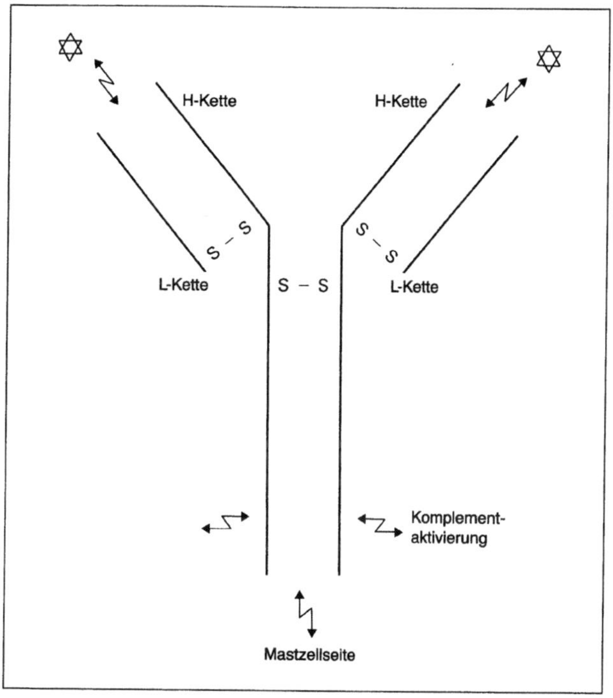

Abb. 18. Das Y-förmige monomere Immunglobulinmolekül besteht aus zwei identischen schweren Ketten (heavy chains) und zwei identischen leichten Ketten (light chains). Die Sterne stellen Antigene dar.

sentieren symmetrische „Homologiebereiche" (jeder bestehend aus ca. 110 Aminosäuren). Die V-Domänen variieren und ergeben unterschiedliche antikörperbindende Eigenschaften. Die C-Domänen haben eine konstante Aminosäuresequenz für jede einzelne Art von L-Kette oder Klasse von H-Kette. Es gibt zwei Domänen bei den L-Ketten, vier bei den γ-, α- und δ-Ketten, fünf bei den µ- und ε-Ketten. In den schweren Ketten sind die Domänen durch eine „Hinge-Region" (Scharnierregion) unterteilt. (Abb. 19).

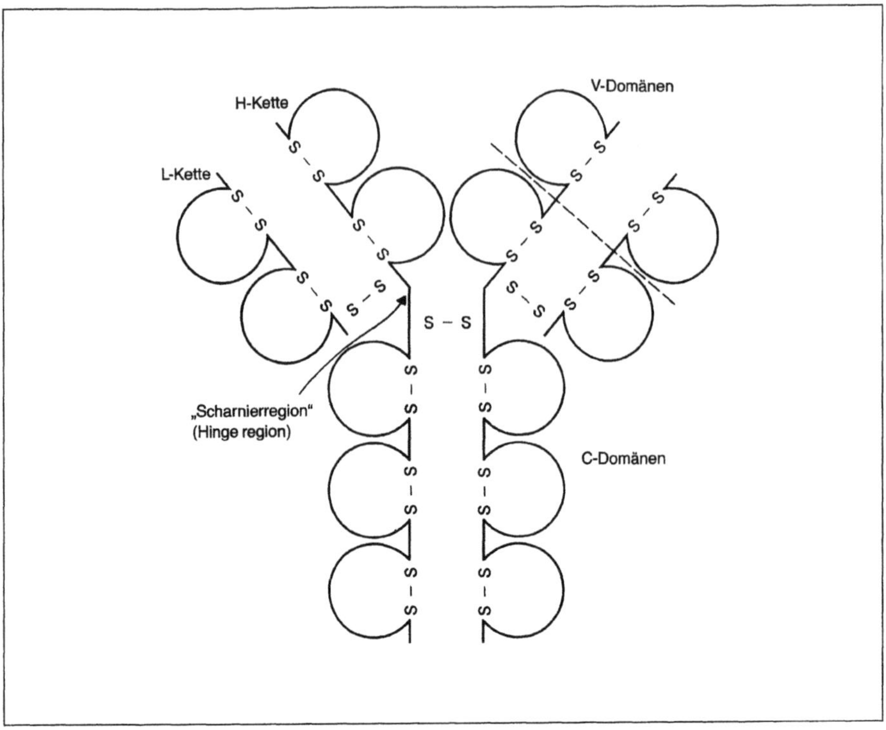

Abb. 19. Sekundärstruktur des Immunglobulinmoleküls, das aus Domänen variierender (V) und konstanter (C) Sequenz besteht.

IgG, IgD und IgE liegen als Monomere vor (d. h. zwei H- und zwei L-Ketten). IgA im Serum liegt hauptsächlich als Monomer vor, doch das meiste IgA im Sekret wird als Dimer gefunden, gebildet in den schleimhautständigen Plasmazellen. Das Dimer besteht aus zwei Monomeren, die durch eine J-Kette gekoppelt sind (Abb. 20), diese schließt sich mit einer Sekretkomponente im Drüsenepithel zusammen. IgM, das ein Pentamer ist, besitzt ebenfalls J-Ketten als Rezeptoren für Sekretkomponenten. Da das Molekulargewicht eines Monomers ca. 160000 beträgt, liegt das Molekulargewicht von IgM nahezu bei einer Million.

Enzymatische Verdauung. Das Wissen über die Immunglobulinstruktur ist größtenteils durch den Gebrauch proteolytischer Enzyme vorangebracht worden, die das Molekül in definierbare Fragmente aufsplitten.

Papain splittet das Molekül in zwei Fab-Fragmente und ein Fc-Fragment (Abb. 21). Die Antikörpereigenschaften sind mit dem Fab-Fragment verbunden, während das Fc-Fragment andere biologische Eigenschaften hat, wie die Komplementaktivierung beim IgG und die Fähigkeit zur Fixierung an Mastzellen beim IgE. Pepsin verdaut einen Teil der H-Kette, wonach dann ein $F(ab')_2$-Fragment zurückbleibt (Abb. 21). Dieses bivalente Fragment kann, im Gegensatz zu dem monovalenten Fab, Antigene präzipitieren.

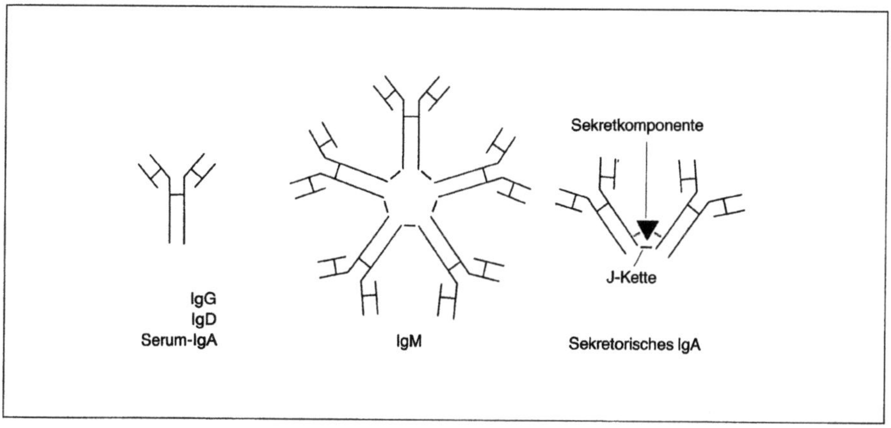

Abb. 20. Struktur eines Monomers, Pentamers und Dimers (mit Sekretkomponente).

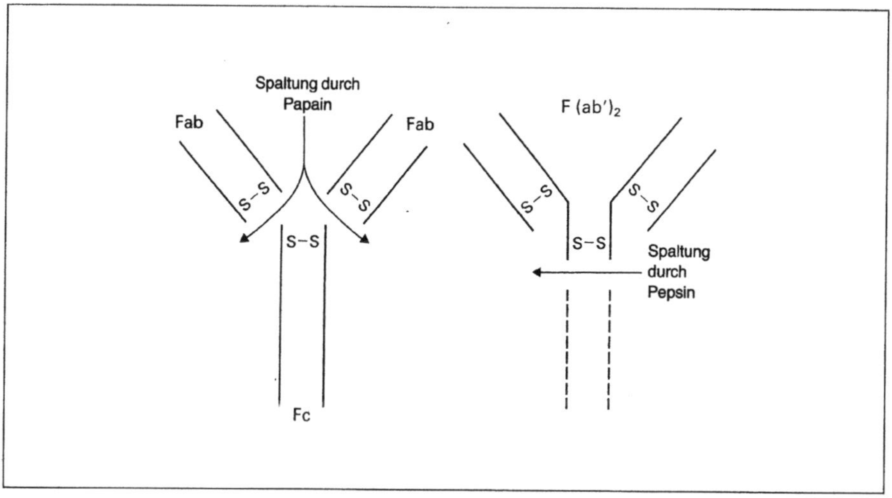

Abb. 21. Enzymatische Wirkung von Papain und Pepsin auf das Immunglobulinmolekül.

Bivalenz als Schlüsselattribut. Jedes Fab-Fragment hat einen Ort, der mit dem Antigen reagieren kann (siehe Abb. 18). Die Gegenwart zweier antigenbindender Orte innerhalb eines einzelnen Monomers ermöglicht, daß der Antikörper eine Brücke zwischen zwei Antigenen bildet. Viren und Bakterien können, in dieser Art verklumpt, sehr bald phagozytiert werden. Die Brückenbildung zwischen zwei IgE-Molekülen ist zur Degranulierung von Mastzellen notwendig (siehe Kapitel 1.7).

IgG. IgG ist das im Blut quantitativ vorherrschende Immunglobulin und stellt etwa 80 % der gesamten zirkulierenden Immunglobuline. Es passiert die Plazentarschranke und befördert dadurch Antikörper gegen eine Reihe von Viren und Bakterien zum Feten. Diese Mikroorganismen werden durch Aktivierung des Komplementsystems bekämpft, welches eine Reihe von Serumproteinen mit Enzymeigenschaften darstellt, die durch Antigen-Antikörper-Reaktionen aktiviert werden. Das Komplementsystem ist ebenso bestimmend bei der allergischen bronchopulmonalen Aspergillose (siehe Kapitel 11.1) wie bei der exogen-allergischen Alveolitis (siehe Kapitel 11.2).

Bei einer atopischen allergischen Erkrankung spielt IgG wahrscheinlich eine Rolle als *blockierender Antikörper,* der während der Desensibilierung entwickelt wird (siehe Kapitel 10.3). Im allgemeinen hat IgG nicht die Fähigkeit, sich an Mastzellen zu binden, doch hat eine der vier Unterklassen (IgG_4) eine geringe bindende Affinität. Es agiert möglicherweise als *kurzfristig sensibilisierender Antikörper* bei einigen Fällen von Asthma und bei Medikamentenreaktionen. IgG_4 aktiviert im Gegensatz zu den anderen IgG-Untergruppen keine Komplementreaktion.

IgA. IgA als sekretorisches IgA (Dimer + Sekretkomponente) ist das Immunglobulin, das quantitativ in den exokrinen Sekreten und im gesamten Körper vorherrschend ist. Man kann IgA-Globuline in zwei Untergruppen aufteilen, IgA_1 und IgA_2, die erste dominiert im Serum, die zweite in Sekreten. Das IgA-Dimer, das in den Schleimhäuten produziert wird, wird aktiv durch das Drüsenepithel durch Bindung an eine Sekretkomponente transportiert. Sekret-IgA bedeckt die Mukosaoberfläche wie ein „antiseptischer Farbanstrich" (Abb. 22) und schützt den Körper gegen eindringende Mikroorganismen. Dies geschieht, indem es das Anheften der Mikroorganismen an die Mukosaoberfläche hemmt und dadurch deren Phagozytose erleichtert. Ein wichtiger Faktor bei dieser *ersten Verteidigungslinie* ist, daß die Immunreaktion an der Oberfläche des Körpers stattfindet und daß das Sekret-IgA keine Komplementreaktion bewirkt. Wenn der eindringende Organismus dieses System überwunden hat, wird die *zweite Verteidigungslinie,* das IgG- und IgM-System in der Schleimhaut stimuliert. Da diese Antikörper zur Komplementakti-

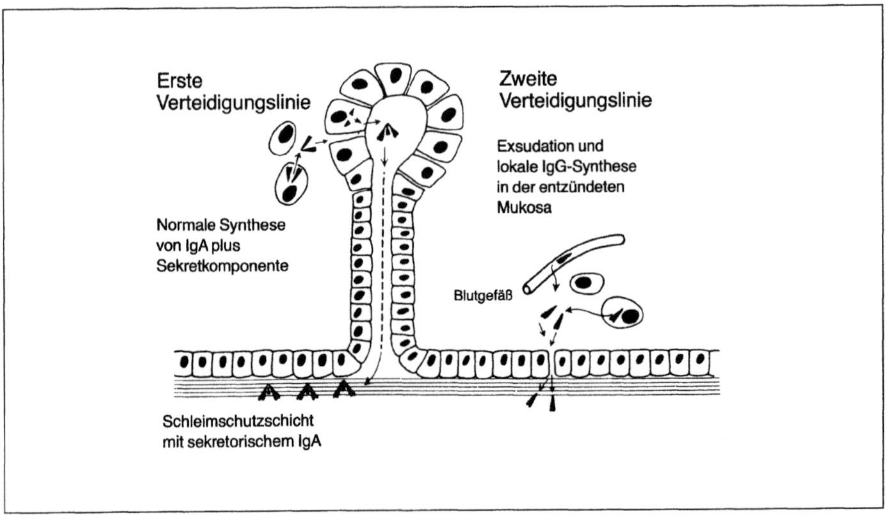

Abb. 22. Die erste Verteidigungslinie der Schleimhaut besteht aus dem aktiven Transport von sekretorischer IgA zur Epitheloberfläche. Die zweite Verteidigungslinie steht im Zusammenhang mit lokaler Komplementaktivierung und Entzündung unter Beteiligung von IgG [aus 11].

vierung fähig sind, werden dadurch Entzündungserscheinungen und entsprechende Symptome hervorgerufen (siehe Abb. 22). Wahrscheinlich verhindert Sekret-IgA auch das Eindringen von fremden Makromolekülen durch die Schleimhaut, dadurch kommt es nicht zum Auftreten einer Allergie (siehe Kapitel 4.1).

IgM. IgM kommt in der Hauptsache wegen seiner Größe intravaskulär vor (siehe Abb. 20). Seine Hauptfunktion ist die Agglutination von Partikeln und Molekülen. Es nimmt an einigen Abwehrreaktionen gegen Medikamente teil.

IgD. Die Funktion dieser Immunglobulinklasse scheint die eines Rezeptors zu sein; zusammen mit IgM stellt es das hauptsächliche Membranimmunglobulin der Lymphozyten dar. Seine Rolle bei der Allergie ist weitgehend unbekannt.

IgE. IgE ist die Immunglobulinklasse, die eine fatale Bedeutung im Zusammenhang mit den allergischen Erkrankungen hat; mit diesem Immunglobulin beschäftigt sich Kapitel 1.4.

Zusammenfassung

Immunglobuline werden in fünf Klassen unterteilt: IgG, IgA, IgM, IgD und IgE. Zwei schwere und zwei leichte Ketten bilden das Basismonomermolekül. IgG ist die quantitativ größte Immunglobulinklasse im Serum. Es bekämpft Mikroorganismen durch Aktivierung des Komplementsystems. Wahrscheinlich spielt es eine Rolle als blockierender Antikörper bei der atopischen allergische Erkrankung. IgM kommt als großes Molekül (Pentamer) größtenteils intravaskulär vor. IgA, als sekretorisches IgA (Dimer + Sekretkomponente), ist das vorherrschende Immunglobulin in den Schleimhäuten. Es wird aktiv durch das Epithel transportiert und arbeitet als antiseptische Oberflächenbeschichtung. Möglicherweise verhindert es auch die Resorption von Allergenen.

1.4 Immunglobulin E, ein homozytotroper Antikörper

Lokalisation der IgE-Produktion. IgE-produzierende Plasmazellen sind vorwiegend in dem lymphoiden Gewebe verteilt, das direkt am Respirations- und Gastrointestinaltrakt liegt. Daher werden IgE-Antikörper in der Nähe des Ortes, an dem sie mit dem Antigen zusammentreffen, synthetisiert, schließlich werden sie jedoch im ganzen Körper verteilt. Die Lokalisation der IgE-produzierenden Zellen ist ähnlich der Lokalisation von IgA-produzierenden Zellen, IgE besitzt jedoch keine J-Kette, heftet sich nicht an Sekretkomponenten und wird nicht aktiv durch die Epithelzellmembran transportiert.

IgE ist eine kleine Immunglobulinklasse, denn es macht nur unter 0,001 % des gesamten zirkulierenden Immunglobulins aus. Bei atopischen Personen (mit positivem Hauttest) erreichen die Serum-IgE-Spiegel durchschnittlich das 3–5fache des normalen Wertes, und trotzdem ist die zirkulierende Menge noch extrem klein; dies führte dazu, daß IgE erst 1967 entdeckt wurde.

Struktur des IgE. Die Entdeckung eines IgE-Myeloms ermöglichte es, die physikalischen und chemischen Eigenschaften des Moleküls festzustellen. Es ist etwas größer als IgG mit einem Molekulargewicht von etwa 190000 und es besitzt auch einen höheren Kohlenhydratgehalt. IgE ist, ebenso wie andere Monomerimmunglobuline, bivalent und besteht aus zwei L- und zwei identischen H-Ketten (ε-Ketten) (siehe Abb. 18, S. 13).

Charakteristika der IgE-Antikörper. Bei der Prausnitz-Küstner-Reaktion, der Seruminjektion mit IgE-Antikörpern, wird die Haut des Empfängers für 2–4 Wochen (Halbwertzeit 14 Tage) sensibilisiert. Dieser hautsensibilisierende Antikörper präzipitiert nicht und ist hitzelabil (56 °C für 2–4 Stunden). IgE verdankt seine hautsensibilisierenden Eigenschaften der Fähigkeit, sich mit dem Fc-Fragment an Mastzellrezeptoren und basophile Leukozyten anzuheften. Es ist das Fc-Fragment, das eine Hitzelabilität aufweist. Die hohe Affinität von IgE zu Rezeptoren von Mastzellen und Basophilen und seine niedrige Dissoziationskonstante erklären, warum winzige Mengen von IgE-Antikörpern die Zellen für einen längeren Zeitraum sensibilisieren können. Jede Zelle besitzt 50000–100000 IgE-Rezeptoren. Sie werden nicht abgesättigt, da die Zahl der anhaftenden IgE-Moleküle etwa zwischen 10000–50000 liegt. Da die IgE-Antikörper nur etwa 5–10 % des Gesamt-IgE auf der Zelloberfläche ausmachen, ist die Zahl der IgE-Antikörpermoleküle mit Spezifität für ein bestimmtes Antigen etwa 500–5000.

IgE-Antikörper werden als homozytotrop bezeichnet wegen ihrer Affinität zur gleichen homologen Spezies. Humanes IgE heftet sich jedoch auch an Affenzellen. Diese unangenehme Tatsache wurde bei einem Versuch nutzbar gemacht, in dem demonstriert wurde, wie humanes Reagin eine passive kutane Anaphylaxie der Affenhaut bewirken kann. Die Begriffe zytophil, hautsensibilisierend und homozytotrop sind untereinander austauschbar. Versuchstiere kann man sensibilisieren, um Reagine zu produzieren, die man wiederum durch den passiven Kutantest (weiter unten beschrieben) entdecken kann. Abhängig von der Tierart werden entweder langfristig sensibilisierende IgE-Antikörper, kurzfristig sensibilisierende IgG-Antikörper oder beide produziert. Die Tatsache, daß viele Tierarten zwei Typen von homozytotropen Antikörpern besitzen, läßt vermuten, daß auch beim Menschen sensibilisierte IgG-Antikörper vorliegen. IgG-Antikörper haben nur eine geringe Affinität zu Mastzellen und sensibilisieren diese daher nur für kurze Zeit.

Tests auf IgE-Antikörper. Direkte Hauttests sind die ältesten und noch klinisch nützlichsten Tests zur Messung hautsensibilisierender Antikörper, die beim Menschen praktisch identisch mit IgE-Antikörpern sind. In die Epidermis injizierte Allergene reagieren mit IgE-Molekülen, die an den Mastzellen der Haut sitzen, und induzieren eine Histaminausschüttung, die innerhalb von 5–15 min eine *Quaddel- und Erythemreaktion* auslöst. Die Hauttestung ermöglicht die Schätzung der IgE-Antikörpermenge, doch hängt das Ergebnis hierbei von der spontanen Freigabe des Mediators ab. Ein positives Hauttestergebnis beim Menschen kann gelegentlich auch durch eine kurzfristige Sensibilisierung durch IgG-Antikörper vorkommen (siehe Kapitel 11.2).

Das Serum eines allergischen Patienten kann in die Haut eines nicht sensibilisierten Menschen injiziert werden, wie ursprünglich von Prausnitz und Küstner (siehe Kapitel 1.1) beschrieben. Dieser Test ist nicht so sensitiv wie eine direkte Hauttestung und bringt das Risiko einer Hepatitis- oder AIDS-Virusinfektion mit sich. Zusätzlich gibt es einige gesunde Personen, die unfähig sind, IgE an Hautmastzellen zu binden und die daher beim Prausnitz-Küstner-Test (P-K-Test) nicht als Empfänger dienen können. Der Test wurde in der Vergangenheit als Forschungsmethode benutzt, außerdem wurde er dazu verwendet, Patienten mit generalisierter Dermatitis, Dermographismus oder einer Anamnese mit anaphylaktischen Reaktionen auf Medikamente oder Insektenstiche zu testen. Er ist heute weitgehend durch den Einsatz von Radioimmunassays verdrängt worden.

Nichthumane Primaten können als Empfänger von humanem IgE zum passiven Übertragungstest dienen. Die Sensibilisierung der Haut wird in der gleichen Weise durchgeführt wie beim P-K-Test, jedoch wird das Allergen nicht intrakutan injiziert, sondern zusammen mit einer kolloidalen Blaulösung intravenös. Eine Blauverfärbung der Haut tritt dann als Ergebnis der gesteigerten vaskulären Permeabilität ein. Dieses Verfahren wird als *passiver kutaner Anaphylaxietest* (PCA-Test) bezeichnet. Er ist weniger empfindlich als der P-K-Test, ist aber als Basisassay für die Aufdeckung von kurzfristig sensibilisierenden IgG-Antikörpern hilfreich.

Der Leukozyten-Histamin-Freisetzungstest zeigt IgE-Antikörper an peripheren basophilen Blutzellen bei allergischen Personen, indem die Menge an allergenbedingt freigesetztem Histamin (oder anderen Mediatoren) quantitativ bestimmt wird. Er kann ebenfalls dazu dienen, zirkulierende IgE-Antikörper bei allergischen Spendern zu erkennen, indem man deren Seren mit Basophilen von nichtsensibilisierten Personen präinkubiert. Die Freisetzung von Leukozytenhistamin korreliert im allgemeinen mit derjenigen bei der Hauttestung, doch wird der Test aufgrund technischer Schwierigkeiten primär für Forschungszwecke verwandt. Diese Art von Assay kann blockierende IgG-Antikörper bei desensibilisierten Patienten quantifizieren.

Die gleichen Methoden zur Feststellung der Mediatorfreisetzung kann man sich bei der Bestimmung mastzellfixierter IgE in zerkleinerten Lungengewebsfragmenten zunutze machen. Dieses Verfahren stellt ein wertvolles Forschungswerkzeug dar, wodurch die Isolation von Mastzellen in solchen Präparaten ermöglicht wird.

Die heutzutage in großem Rahmen durchgeführten Radioimmunassays für die Forschung und zur klinischen Diagnostik sind in Kapitel 3.7 beschrieben.

Regelmechanismus der IgE-Antikörpersynthese. Die familiäre Vererbung allergischer Erkrankungen läßt vermuten, daß *genetische Faktoren* die IgE-Biosynthese regulieren. Einige Genloci scheinen den Gesamtspiegel von IgE zu kontrollieren, andere wiederum die Immunerkennung spezifischer Allergene und die nachfolgende Bildung von IgE-Antikörpern.

Die IgE-Bildung wird von T-Helfer- und T-Suppressorzellen, die IgE- und antigenspezifisch sind, reguliert. Das Serum-IgE ist oft erhöht bei Erkrankungen, die mit einer mangelnden T-Zellfunktion einhergehen. Die Neurodermitis, wahrscheinlich die allergische Konjunktivitis, Rhinitis und Asthma sind mit einer Verringerung der T-Suppressorzellen verbunden.

Die IgE-Antikörpersynthese wird durch Allergenexposition stimuliert, z. B. in der Pollensaison. Dennoch persistiert die Antikörpersynthese eine lange Zeit trotz fehlender Allergene. Wäre dies nicht der Fall, könnten IgE-Antikörper mit einer Plasmahalbwertzeit von nur 2–3 Tagen einige Wochen nach der Pollensaison nicht mehr nachgewiesen werden.

Zusammenfassung

IgE stellt weniger als 0,001 % des zirkulierenden Immunglobulins. Es wird von den Plasmazellen der Luftwege und des Gastrointestinaltrakts produziert. Es wird nicht aktiv sezerniert und verteilt sich homogen im Blutstrom. IgE kann sich lange Zeit an Mastzell- und Basophilenrezeptoren binden und sensibilisiert die Haut der gleichen Spezies (hautsensibilisierende, homozytotrope Antikörper). Dies kann man durch direkte Hauttests, passive Übertragungstests (P-K-Test, PCA-Test), durch Mediatorfreisetzung aus Blutleukozyten und zerkleinertem Lungengewebe und durch Radioimmunassays demonstrieren. Die IgE-Produktion wird durch T-Suppressorlymphozyten reguliert.

1.5 Allergische Reaktionsformen

Klassifizierung. Nach Gell und Coombs können allergische Reaktionen als Typ I–IV klassifiziert werden. Dies kann bei der extremen Komplexität der Immunantwort lediglich eine nützliche starke Vereinfachung sein. Wie in Kapitel 1.2 beschrieben, kann die Immunantwort auch in humoral oder zellulär unterteilt werden. Wenn Symptome innerhalb von Minuten nach einer Immunreaktion auftreten, wird diese als *Sofort-* oder *Frühreaktion* bezeichnet. Wenn die Symptome erst nach Stunden auftreten, wird dies als *Spätreaktion* bezeichnet, sind die Beschwerden erst nach Tagen vorhanden, spricht man von einer *verzögerten Reaktion* (Tabelle 1).

Tabelle 1. Unterschiedliche Klassifizierungen der allergischen Reaktionen.

	– Typ I –	
Humoral –	{ – Typ II –	{ sofort
	– Typ III –	spät
Zellulär	– Typ IV –	verzögert

Typ-I-Reaktion – anaphylaktische Reaktion. Dies ist eine Sofortreaktion durch reagine Antikörper der IgE-Klasse (in wenigen Fällen IgG). Antigene, die diesen Typ I hervorrufen, werden als Allergene bezeichnet. Wenn das Allergen mit dem auf der Mastzelloberfläche fixierten IgE reagiert, degranuliert die Zelle und setzt chemische Mediatoren frei, die für die Symptome verantwortlich sind (Abb. 23). Erkrankungen, die diesem Reaktionstyp I zuzuordnen sind, sind allergische Rhinitis/Asthma, teilweise Neurodermitis, die meisten Fälle von anaphylaktischem Schock, einige Fälle von Urtikaria und Angioödeme.

Typ-II-Reaktion – zytotoxische Reaktion. Das Antigen ist auf der Zellmembran lokalisiert (Abb. 24). Es ist entweder ein Molekül, das von der Zelle gebildet wird (Blutgruppenantigen), oder ein Fremdmolekül (Medikament), das an die Zelle geheftet ist. Die Zellmembran wird durch die Interaktion zwischen zellgebundenem Antigen und zirkulierendem IgG- (oder IgM-) Antikörper geschädigt, die Aktivierung des Komplementsystems führt dann zur Lysis der Zelle. Beispiele für diesen II. Reaktionstyp sind drogeninduzierte hämolytische Anämie und Agranulozytose.

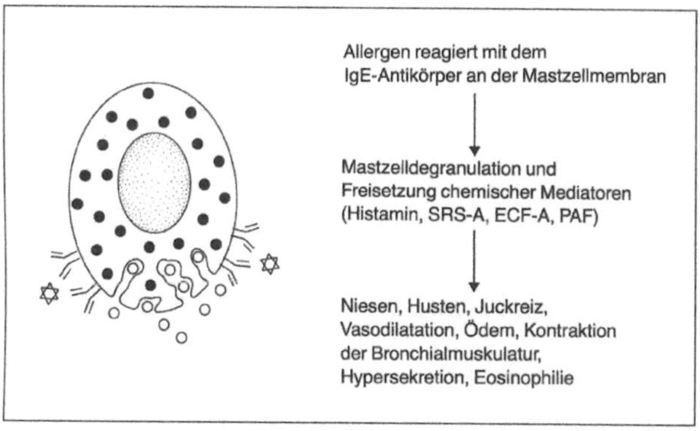

Abb. 23. Typ-I-Reaktion der Allergie.

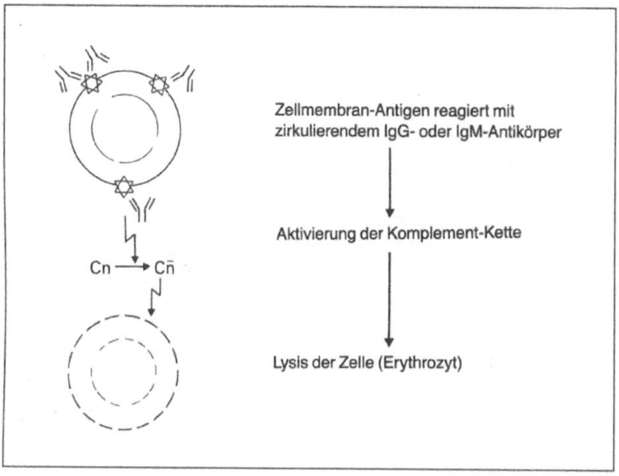

Abb. 24. Typ-II-Reaktion der Allergie.

Typ-III-Reaktion – Immunkomplexbildung. Hier werden Komplexe zwischen zirkulierendem Antigen und spezifischem Antikörper, insbesondere der *IgG*-Gruppe gebildet (Abb. 25). Die Aktivierung der Komplementreaktion verursacht eine lokale Infiltration von neutrophilen Leukozyten, die wiederum gewebsschädigende Enzyme freisetzen.

Antikörper und Antigen treten oft perivaskulär in Wechselwirkung, was sich in einer Vaskulitis wie auch bei der Serumkrankheit, äußert. Eine experimentell induzierte nekrotisierende Vaskulitis der Haut wird als *Arthus-Reaktion* bezeichnet (siehe Kapitel 1.1). Antigenfreisetzung des Schimmelpilzes *Aspergillus fumigatus,* der in den Luftwegen wächst, kann eine dem Typ III ähnliche Reaktion in den Lungen hervorrufen: die *bronchopulmonale Aspergillose* (siehe Kapitel 11.1); ebenso geschieht dies durch die Inhalation großer Mengen organischen Staubs und führt dann zur *exogen-allergischen Alveolitis* (siehe Kapitel 11.2). Diese Reaktionen erfüllen nicht alle Kriterien des Typs III, werden daher als Typ-III-ähnliche Reaktionen bezeichnet.

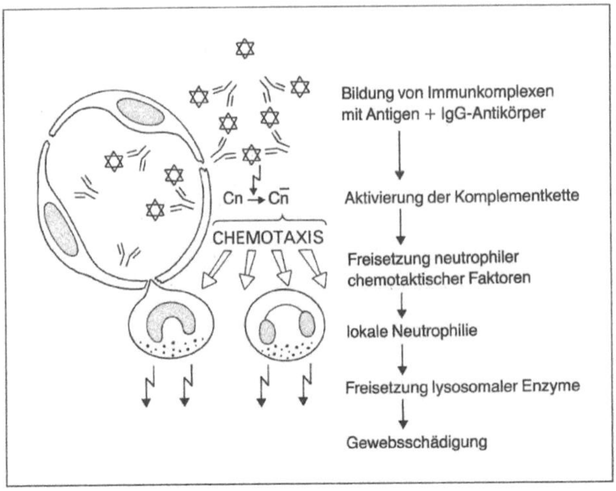

Abb. 25. Typ-III-Reaktion der Allergie.

Die Typ-III-Reaktion verursacht etwa 4–6 Stunden nach Antigenexposition Symptome in der Haut und in den Luftwegen, also eine Spätreaktion. Man beachte, daß die meisten der späten Reaktionen der Bronchien nach Provokation durch Allergene nicht zum Reaktionstyp III gehören, sondern entzündliche Folge einer Reaktion des Typs I sind (siehe Kapitel 3.8).

Typ-IV-Reaktion – zelluläre Immunreaktion. Dies ist die klassische verzögerte Reaktion, bei der die Symptome 24–48 Stunden nach Antigenexposition auftreten. Der T-Lymphozyt hat antikörperähnliche Strukturen in seiner Zellmembran, die – ebenso wie ein spezifischer Antikörper – fähig sind, ein Antigen zu erkennen und mit diesem zu reagieren. Wenn das Antigen Teil einer Zelle ist, führt die Immunreaktion zur Lysis der Zelle. Sensibilisierte T-Lymphozyten setzen außerdem Lymphokine frei, die die nichtsensibilisierten Zellen zum Kampf gegen das Antigen mobilisieren (Abb. 26). Mehr als 20 verschiedene Lymphokine wurden bereits gefunden und aufgrund ihrer biologischen Wirkungen auf andere Entzündungszellen charakterisiert, einige wurden sogar chemisch definiert. Beim allergischen Kontaktekzem (auf das in diesem Buch nicht näher eingegangen werden soll) wird eine niedermolekulare Fremdsubstanz, wie z. B. Nickel, an ein körpereigenes Protein in der Haut gebunden. Eine Verbindung einer niedermolekularen Substanz, dem *Hapten,* mit einem Carrierprotein wird vom stimulierten zellulären Immunsystem als „Nichtselbst" erkannt. Die Hautzellen, die den Komplex Hapten-Carrierprotein enthalten, sind die Targetzellen der Reaktion IV, die zu Entzündung und Ekzem führt. Das humorale Immunsystem kann auch durch einen Hapten-Carrier-komplex stimuliert werden, der z. B. aus Serumprotein und einem Medikament oder einer chemischen Verbindung, die bei bestimmten Arbeitsprozessen verwendet wird, zusammengesetzt sein kann (siehe Kapitel 2.7).

Integrierte Immunreaktion. Bei den Reaktionstypen I, II, und III ist die Bedeutung der B-Lymphozyten und der humoralen Antikörper evident. Dasselbe trifft für T-Lymphozyten, sensibilisierte Lymphozyten und Lymphokine bei der Reak-

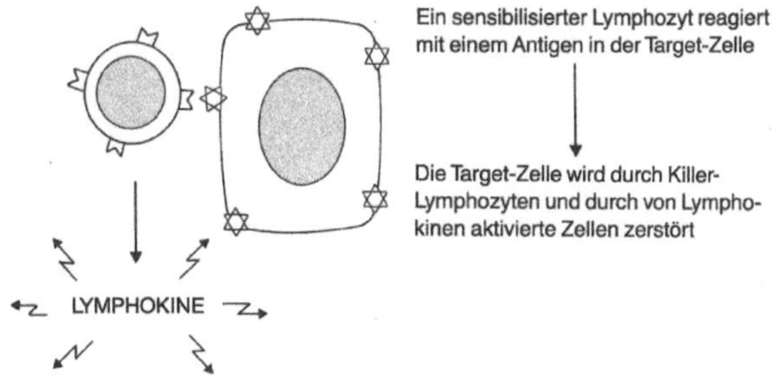

Abb. 26. Typ-IV-Reaktion der Allergie.

tion IV zu. Allerdings spielt der T-Lymphozyt eine Rolle bei der Kontrolle der humoralen Immunantwort, und eine vollständige Immunantwort auf ein Antigen ist immer ein komplexes Geschehen, das die verschiedenen Reaktionstypen betrifft. Die Klassifizierung in vier getrennte Reaktionsformen, die unabhängig voneinander bestehen, ist eine didaktische Abstraktion.

Zusammenfassung

Die Antigenstimulierung des Immunsystems führt zu einer integrierten Immunantwort, die sowohl Antikörper als auch sensibilisierte Lymphozyten einschließt, trotzdem ist die Klassifizierung von Gell und Coombs in vier unterschiedliche Reaktionstypen angebracht. Die Reaktion I hängt von der Reaktion zwischen Antigen (Allergen) und dem IgE-Antikörper, der an Mastzelle oder basophilen Leukozyten gebunden ist, ab. Die Symptome treten fast sofort auf und werden durch Histamin oder andere chemische Mediatoren hervorgerufen. Typ II ist eine zytotoxische Reaktion zwischen zellgebundenem Antigen und zirkulierendem IgG- oder IgM-Antikörper. Typ III ist eine Immunkomplexreaktion zwischen zirkulierendem Antigen und Antikörper, der hauptsächlich der Gruppe IgG zugehört. Es kann eine Vaskulitis wie bei der Serumkrankheit oder eine Arthus-Reaktion auftreten.

Während Typ I–III humorale Immunantworten sind, stellt der Typ IV eine zelluläre Immunantwort dar, die als Vermittler sensibilisierte Lymphozyten benutzt; diese reagieren direkt mit antigenhaltigen Zellen und außerdem in Form einer Freisetzung von Lymphokinen.

1.6 Mastzellen und Basophile I: Zytologie

Struktur. Paul Ehrlich hat 1879 als erster die Mastzelle durch ihren Gehalt an Granula identifiziert, die sich metachromatisch mit Toluidinblau anfärben. Die Form der 10–20 μm großen Zelle ändert sich mit ihrer Umgebung. Der Zellkern ist oval und zentral liegend; im Lichtmikroskop wird er oft durch Sekretgranula verdeckt, die etwa 200 zählen. Sie haben eine einheitliche Größe, durchschnittlich 1 μm im Durchmesser. Die Granula sind von einer dünnen perigranulären Membran eingefaßt, die man in Rattenzellen klar erkennen kann, doch ist es in menschlichem Gewebe schwierig, diese Membran intakt zu halten. Die Ultrastruktur der Granula ist bei der Ratte homogen, während sie beim Menschen charakteristischerweise laminär mit Wirbeln und Schnörkeln aussieht. Während der Degranulation verliert sich diese Struktur (Abb. 27–29).

Der basophile Leukozyt ist kleiner als die Mastzelle. Strukturell unterscheidet er sich erstens durch einen zweigelappten Zellkern, zweitens durch wenige Granula und drittens durch Granula unregelmäßiger Größe.

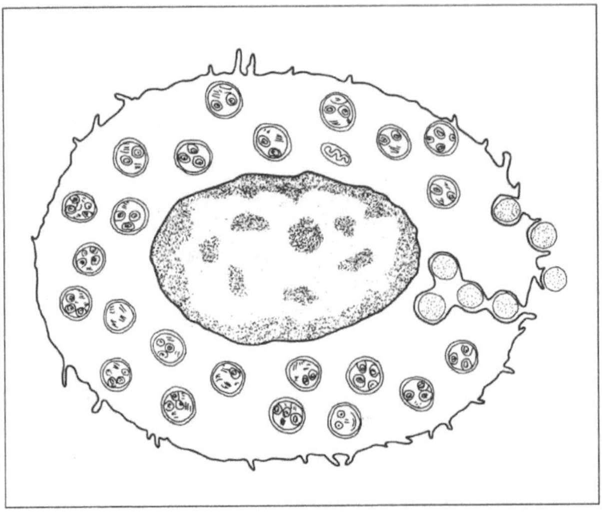

Abb. 27. Menschliche Mastzelle mit Sekretgranula, die die charakteristische laminäre Struktur zeigen. Auf der rechten Seite ist die Degranulation dargestellt.

Lokalisation. Mastzellen findet man im lockeren Bindegewebe aller Organe mit Ausnahme des Gehirns. Vorherrschend finden sie sich in der Haut, den Luftwegen und im Gastrointestinaltrakt. In der Lunge stellen sie weniger als 0,1% aller Lungenzellen dar.

Der basophile Leukozyt wird im Knochenmark gebildet. Strukturell und hinsichtlich seiner Funktion hat er vieles mit der Mastzelle gemeinsam und fungiert als „zirkulierende Mastzelle“. Er bahnt als Vermittler systemische allergische Reaktionen und ist im allgemeinen auf Knochenmark und Blut beschränkt. Bei einigen Entzündungsformen wandern Basophile in das Gewebe ein und nehmen am lokalen allergischen Geschehen teil. Wahrscheinlich kommt dies beim Reaktionstyp I der allergischen Erkrankung der Luftwege vor und wird häufig beim allergischen Kontaktekzem beobachtet (Typ-IV-Reaktion).

Bei Asthma und Rhinitis werden lebende Mediatorzellen im Lumen der Luftwege und zwischen den Epithelzellen gefunden. Als Tatsache kritallisiert sich immer mehr heraus, daß die Mediatorfreisetzung nahe der Epitheloberfläche ein wichtiger Auslösemechanismus bei den Erkrankungen der Luftwege ist.

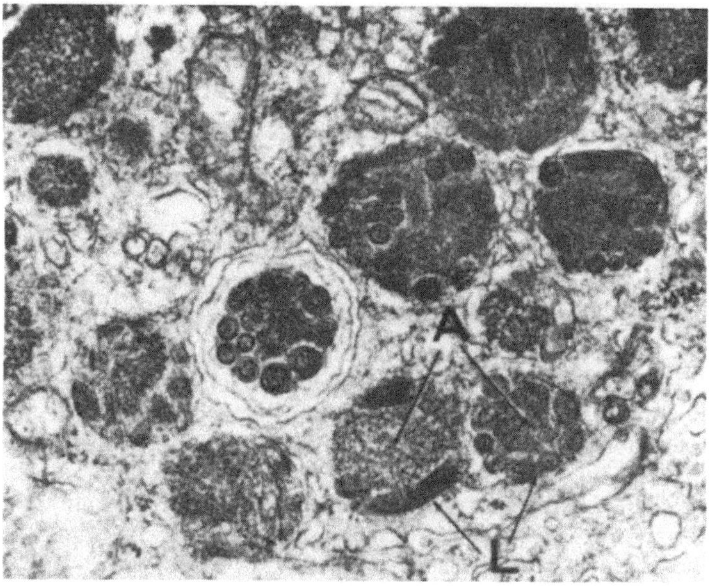

Abb. 28. Teil einer Mastzelle einer gesunden Nasenschleimhaut. Jedes Granulum besteht aus einem amorphen Kern (A) und einer laminären peripheren Zone (L) mit Wirbeln und Schnörkeln. Transmissions-Elektronenmikroskop (30000 x) [aus 8].

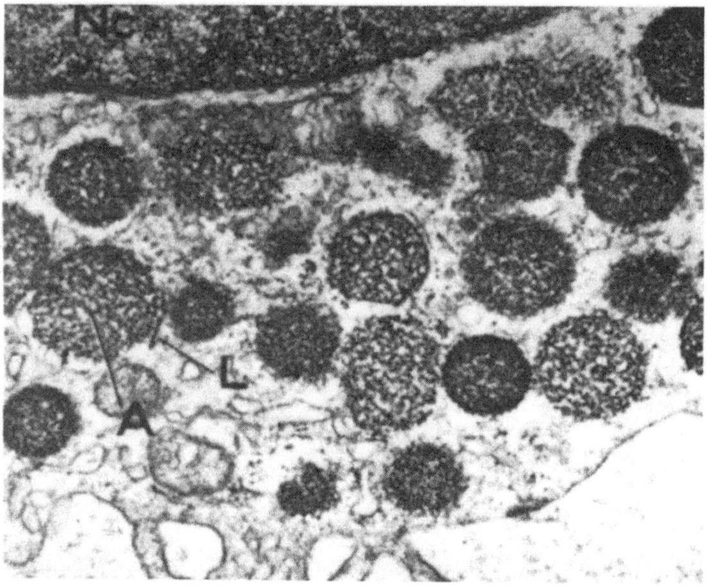

Abb. 29. Teil einer Mastzelle aus einem Nasenpolypen. Die Granula bestehen aus einem lockeren flockigen Material (A), während das periphere lamelläre Material weitgehend fehlt (L), wodurch die Freisetzung chemischer Mediatoren zum Ausdruck kommt. Transmissions-Elektronenmikroskop (30000 x) [aus 8].

Funktion. 1953 konnten Riley und West das Vorkommen von Histamin, ein bekannter Mediator bei allergischen Reaktionen, in Mastzellen nachweisen, und es wurde offensichtlich, daß Mastzelle und basophiler Leukozyt eine zentrale Rolle bei der IgE-abhängigen Allergie spielten. Die Degranulation dieser Zellen verstärkt die IgE-Allergeninteraktion und ruft als Mediator die Allergie Typ I hervor; die Zellen selbst werden als Mediatorzellen bezeichnet. Der Begriff „Degranulation" wird synonym mit den Begriffen „Histaminfreisetzung" oder „Freisetzung biochemischer Mediatoren" verwendet.

Wurmbefall ruft bei allen Individuen die Bildung von IgE-Antikörpern hervor. Der auf Mastzellen wirkende Antikörper trägt zur Abstoßung der Würmer bei. Dies ist wohl die einzige bekannte positive Funktion des IgE und der Mastzellen bzw. Basophilen.

IgE-Rezeptoren. Im Gegensatz zu allen anderen Zellarten haben Mastzellen und Basophile Rezeptoren mit ausgeprägter Affinität zu IgE; davon existieren ca. 10^5 pro Zelle. Die extrem hohe Bindungskonstante und die lange Verweildauer (ca. 6 Wochen) erlauben der Zelle, IgE-Antikörper zu konzentrieren. Ohne diesen Mechanismus würden der sehr niedrige Serumspiegel von IgE (< 100 ng/ml) und die kurze Halbwertzeit im Blutstrom (2–3 Tage) dieses Spurenimmunglobulin ineffektiv und unbedeutend erscheinen lassen.

Chemische Mediatoren. Heparin ist für die Färbeeigenschaften der Zelle verantwortlich, spielt allerdings als Allergiemediator wohl nur eine kleine Rolle. Dieses negativ geladene Molekül bindet das Kation Histamin. Beim Menschen sind die übrigen chemischen Mediatoren: die langsam reagierenden anaphylaktischen Substanzen (SRS-A = Leukotriene $C_4 + D_4 + E_4$), Leukotrien B_4, eosinophiler chemotaktischer Faktor der Anaphylaxie (ECF-A), Prostaglandin D_2 (PGD_2), plättchenaktivierender Faktor (PAF), Thromboxan A_2 (TxA_2), ein hochmolekularer neutrophiler chemotaktischer Faktor (NCF) und einige enzymatische Mediatoren und Entzündungsproteasen. Mastzellen und Basophile haben weitgehend den gleichen Gehalt an Mediatoren, doch gibt es auch Unterschiede (Tabelle 2).

Tabelle 2. Entzündungsmediatoren, die von menschlichen Mastzellen und Basophilen gebildet werden [aus 26].

Mediator	Mastzelle	Basophiler L.
Histamin	++	++
Slow-reacting substance (SRS)	++	+
Plättchenaktivierender Faktor (PAF)	++	–
Prostaglandin D_2	++	–
Thromboxan A_2	+	–
Entzündungsproteasen	++	+

Heterogenität der Mediatorzellen. Es wird zunehmend anerkannt, daß Mediatorzellen in Untergruppen klassifiziert werden können (Bindegewebsmastzellen, Schleimhautmastzellen, Basophile). Jede Gruppe unterscheidet sich von den anderen durch ihren Gehalt an Mediatoren, durch ihren Regelmechanismus der Freisetzung und durch die Reaktion auf pharmakologische Substanzen. Auf diese Weise variieren die Mediatorzellen von Spezies zu Spezies, von einem Organ zum anderen und vom gesunden zum kranken Organismus. Gemeinsam ist allen Mediatorzellen die Fähigkeit, IgE zu binden und Histamin freizusetzen.

Zusammenfassung

Mastzellen und Basophile werden durch ihre Granula charakterisiert, die sich metachromatisch anfärben. In Mastzellen besitzen diese eine einheitliche Größe, während ihr Durchmesser in basophilen Leukozyten variiert. Mastzellen haben runde, Basophile zweigelappte Kerne. Eine perigranuläre Membran umgibt die Granula, deren lamináre Ultrastruktur sich während der Degranulation verliert. Mastzellen sind in lockerem Bindegewebe lokalisiert, Basophile in Knochenmark und Blut. Gemeinsam sind Mastzellen und Basophilen Membranrezeptoren mit hoher Affinität zu IgE; diese erweitern die Allergen-IgE-Wechselwirkung durch die Freisetzung biologisch aktiver Mediatoren. Zu diesen gehören Histamin, SRS-A (Leukotriene), ECF-A, Prostaglandin D_2 und andere.

1.7 Mastzellen und Basophile II: Degranulation

Die Degranulation von Mastzellen und basophilen Leukozyten erweitert die IgE-Allergeninteraktion und vermittelt die Typ-I-Allergie. Die Degranulation ist ein aktiver sekretorischer Vorgang, der Energie und Kalzium benötigt. Deshalb kann die Mastzelle oder die basophile Zelle als *unizelluläre histaminsezernierende Drüse* angesehen werden. In diesen Zellen ist annähernd das gesamte Histamin des Körpers lokalisiert.

Auslösende Faktoren der Degranulation. Allergene, wie Pollen, Tierschuppen und Hausstaubmilben führen durch die Wechselwirkung mit den mastzellgebundenen IgE-Antikörpern zur Degranulation (Abb. 30). Mediatorfreisetzung scheint auch beim nichtallergischen Asthma, bei Rhinitis und Urtikaria eine Rolle zu spielen (siehe Kapitel 9.7), doch ist die Art dieses Freisetzungsmechanismus noch unbekannt.

Von Tieren gebildete Anti-IgE-Antikörper können die Mediatorfreisetzung durch menschliche Mastzellen verursachen. Dies macht man sich in einem Versuchsmodell zur Untersuchung des Freisetzungsmechanismus zunutze. Die Bildung humaner Anti-IgE-Autoantikörper ist eine mögliche, noch unbewiesene Krankheitsursache. Es ist weitgehend anerkannt, daß menschliche Anti-IgG-Autoantikörper, wie der Rheumafaktor, von großer Bedeutung bei der rheumatoiden Arthritis sind.

Auch nichtimmunologische Stimuli können zur Degranulation führen. Die Liste ist sehr lang und enthält mechanische und thermische Traumen, Gifte, Anaphylatoxin, Lymphokine, lysosomale Enzyme, Medikamente, wie Plasmaexpander, Muskelrelaxantien, Morphine und Polymyxin B, organische Iodverbindungen (die als Röntgenkontrastmittel verwendet werden) und Mittel, die zum Kalziumeinstrom in die Zellen führen (Ionophoren). Schließlich wurde eine mit 48/80 bezeichnete Substanz häufig experimentell als Histaminliberator bei basophilen Leukozyten eingesetzt.

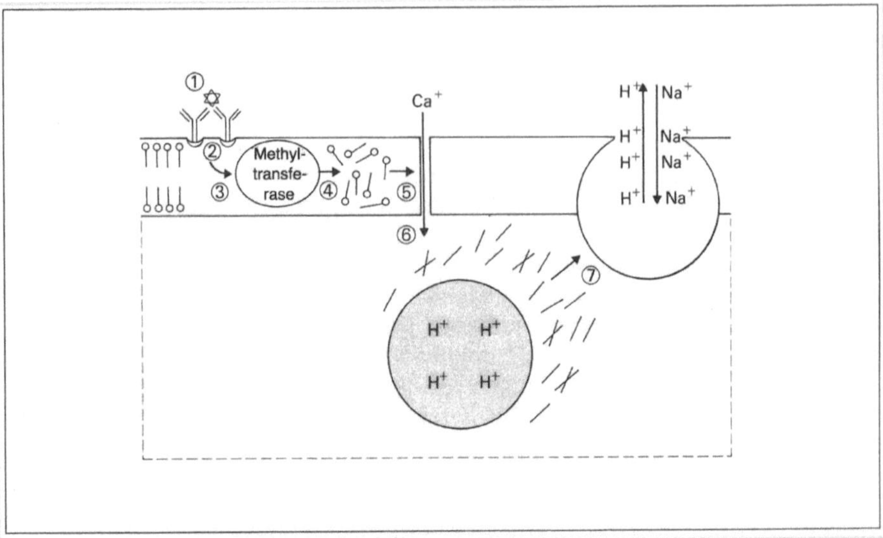

Abb. 30. IgE-abhängige Histaminfreisetzung: (1) Allergen – IgE-Wechselwirkung an der Zelloberfläche; (2) Kreuzkopplung benachbarter IgE-Rezeptoren; (3) Aktivierung der membranständigen Enzyme (Methyltransferase bewirkt die Methylierung der Phospholipide); (4) Neuaufbau der Membranphospholipide; (5) Öffnung der Membran für Ca^{2+} und Kalziumeinstrom; (6) Translokation der perigranulären Mikrotubuli; (7) Fusion von perigranulärer und Zellmembran; (8) schließlich wird Histamin, als Kation mit H^+ gekennzeichnet, durch Ionenaustausch mit Na^+ freigesetzt.

Degranulationsmechanismus. Der Prozeß beginnt an der Zelloberfläche mit der Wechselwirkung zwischen Allergen und den Fab-Fragmenten der IgE-Moleküle in der unmittelbaren Umgebung (siehe Abb. 30). Das Antigen muß bivalent (also mit zwei Antigendeterminanten) oder multivalent sein, da die Brückenbildung von IgE-Molekülen für die Aggregatbildung der IgE-Rezeptoren wesentlich ist. Dies aktiviert wiederum Enzyme, u. a. die Methyltransferase, die die Phospholipide in der Zellmembran wieder neuordnen. Die Membran wird offen für Kalzium, und es findet daraufhin ein Einstrom von extrazellulärem Kalzium statt (Abb. 31). Dieser Einstrom ist für die Mediatorfreisetzung notwendig, da diese für das Zusammenfließen der perigranulären Membran und der Zellmembran die kalziuminduzierte Aktivierung von Mikrotubuli erfordert. Durch Ionenaustausch von Na^+ wird Histamin dann freigesetzt. Die Freisetzung von membrangebundenen Mediatoren wird in Kapitel 1.8 abgehandelt.

Veränderungen der Ultrastruktur. Sind die Mediatoren freigesetzt, so wird die laminäre Struktur der Granula durch lockeres flockiges Material ersetzt (siehe Abb. 28, 29, S. 25). Menschliche Basophile stoßen jedes Granulum separat ab, während sich die Mastzellgranula zunächst intrazellulär vereinigen und dann durch einen gemeinsamen Kanal abgegeben werden. Es muß an dieser Stelle betont werden, daß Granula von den Zellen nicht ausgestoßen werden müssen, um Mediatoren in die extrazelluläre Flüssigkeit abzugeben. Die Fusion von perigranulärer und Zellmembran bildet ein kompliziertes Labyrinth von Kanälchen, die rein geographisch betrachtet innerhalb der Zellgrenzen liegen, aber frei mit dem Extrazellulärraum kommunizieren (siehe Abb. 27, S. 24). Bei den Erkrankungen des Menschen läuft immer nur ein Teil der Degranulationskapazität der Zelle ab, damit diese auf wiederholte Bedrohungen durch die Allergene reagieren kann.

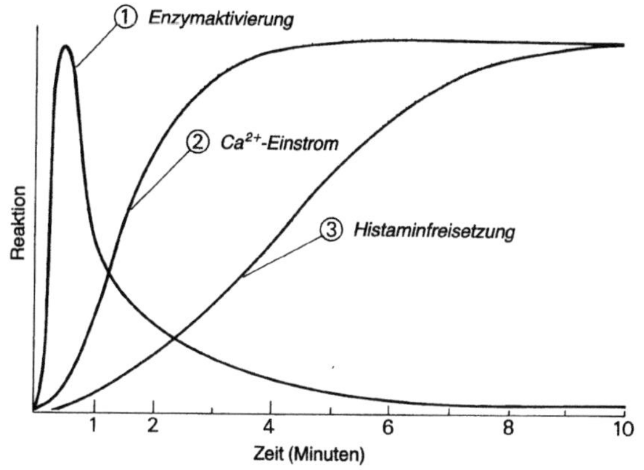

Abb. 31. Kinetik der Histaminfreisetzung, die durch die Brückenbildung von IgE-Rezeptoren der menschlichen Mastzellen und von anti-IgE-Antikörpern induziert wird: (1) Aktivierung der membranständigen Enzyme; (2) Kalziumeinstrom; (3) Histaminfreisetzung [aus 15].

Regelmechanismus der Degranulation. Die Antwort der sezernierenden Zelle auf die Allergenherausforderung wird bestimmt von: 1. ihrem Gehalt an Mediatoren; 2. ihrer Anzahl an IgE-Molekülen auf der Zelloberfläche; 3. dem intrazellulären Kalziumspiegel und 4. dem Verhältnis von cAMP/GMP.

Die Kopplung von Stimulus und Zellreaktion hängt von der intrazellulären Kalziumkonzentration ab. Das Protein Calmodulin dient hierbei als physiologischer Regler und besitzt vielfache Aufgaben in dem kalziumabhängigen System.

Die intrazellulären zyklischen Nukleotide, cAMP (Adenosinmonophosphat) und cGMP (Guanosinmonophosphat), sind bereits ausführlich untersucht worden. Als sekundäre Messenger der extrazellulären Stimuli arbeiten sie intrazellulär als Regler der Zellantwort. Das zelluläre Reaktionsvermögen steht in Zusammenhang mit dem cAMP/GMP-Gleichgewicht; ein hoher cAMP-Spiegel macht die Zelle gegenüber der Stimulation unempfindlich, so auch ein niedriger cGMP-Spiegel. Dieses Modell ist ebenso auf andere Zellarten, wie z. B. glatte Bronchialmuskulatur anwendbar (Abb. 32).

Das Enzym *Adenylcyclase* katalysiert die Bildung von cAMP aus ATP (Adenosintriphosphat). cAMP wird durch das Enzym *Phosphodiesterase* inaktiviert (Abb. 33). Betaadrenerge Stimulation durch Substanzen wie Isoprenalin (Isoproteronol) erhöht durch Aktivierung der Adenylatcyclase den Spiegel an cAMP; für die Aufrechterhaltung dieser Wirkung sind Glukokortikoide erforderlich. Von *Theophyllin* nimmt man an, daß es eine ähnliche Wirkung auf das cAMP ausüben kann durch Hemmung der Phosphodiesterase (siehe Kapitel 5.18).

Auch Histamin (H_2) und Prostaglandin E vergrößern die intrazelluläre Menge an cAMP, wodurch sie die Zelle weniger reaktionsfähig machen. Prostaglandin F, Betarezeptorenblocker (Propanolol) und α-Sympathomimetika reduzieren diesen Gehalt an intrazellulärem cAMP, womit eine Hyperreaktivität der Zelle verbunden ist. Cholinergika, wie z. B. Acetylcholin verstärken die Reaktionsfähigkeit der Zelle durch Erhöhung des cGMP (siehe Abb. 32). Zusammenfassend kann man sagen, daß die Nukleotide die Antwort der Mastzelle, der basophilen Leukozyten und der glatten Bronchialmuskelzelle auf chemische Mediatoren, unspezifische physikochemische Stimuli und nervöse Stimuli regulieren, wobei die letztgenann-

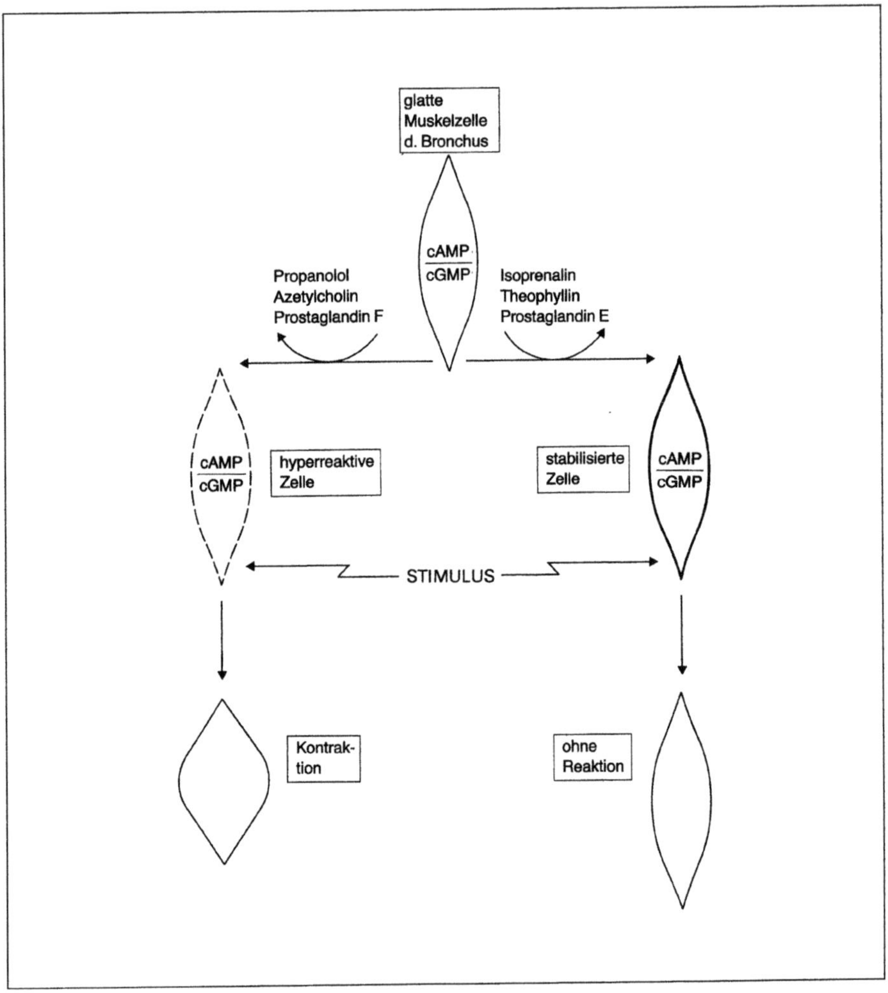

Abb. 32. Die Zellreaktivität hängt von dem Verhältnis cyclo-AMP/cyclo-GMP ab.

ten nervösen Stimuli nur bei der glatten Bronchialmuskulatur vorkommen.

Die Kontrolle der Mediatorfreisetzung bei Mastzelle und basophilem Leukozyt wird dementsprechend ausgeübt von: 1. Medikamenten (adrenerge und cholinerge Substanzen, Theophyllin, Glukokortikoide); 2. Hormonen (Adrenalin, Hydrokortison); 3. chemischen Mediatoren (Prostaglandine, Histamin) und 4. Neurotransmittern (Noradrenalin, Acetylcholin).

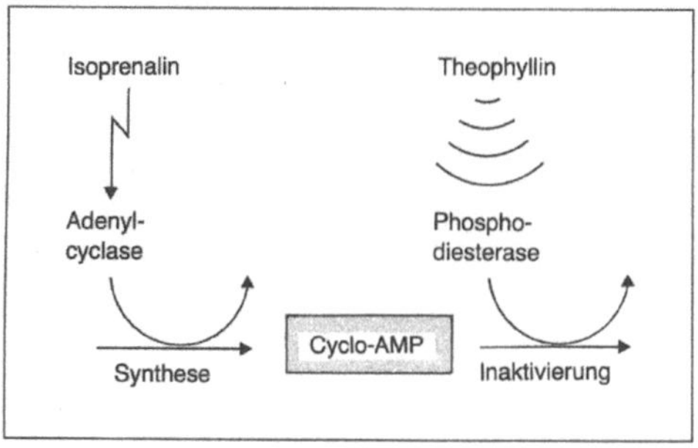

Abb. 33. Erhöhung der Syntheseleistung (Isoprenalin) und Hemmung der Inaktivierung (Theophyllin) des cAMP führt zu einer Herabsetzung der Zellreaktivität.

Zusammenfassung

Mastzellen und Basophile erweitern die Interaktion IgE – Allergen durch die Sekretion chemischer Mediatoren. Die Freisetzung erfolgt nach Stimulierung durch Allergene, Anti-IgE-Antikörper und eine Reihe unspezifischer Stimuli. Die Brückenbildung zweier IgE-Moleküle ist für die IgE-abhängige Degranulation wesentlich. Sie aktiviert nämlich Enzyme der Zellmembran und öffnet damit die Membran für Kalzium. Der Kalziumzustrom aktiviert Mikrotubuli und führt zur Fusion von perigranulärer Membran und Zellmembran. Danach wird Histamin mittels Ionenaustausch abgegeben, und die Ultrastruktur der Granula ändert sich. Es werden auch Mediatoren aus der Membran selbst abgegeben. Die Aktivität der Zelle wird durch das intrazelluläre Verhältnis cAMP/cGMP kontrolliert, welches wiederum durch eine Reihe von Medikamenten, Hormonen, chemischen Substanzen und Neurotransmittern beeinflußt wird.

1.8 Mastzellen und Basophile III: Chemische Mediatoren Histamin, ECF-A, PAF, NCF, Arachidonsäuremetaboliten

Klassifizierung. Die chemischen Mediatoren der IgE-abhängigen allergischen Reaktionen können nach drei verschiedenen Kriterien klassifiziert werden: 1. nach dem Ort der Produktion oder der Speicherung in der Zelle; 2. nach dem Zelltyp, der den Mediator erzeugt und 3. nach seiner biologischen Aktivität.

Zu 1: Präformierte granulär gebundene Mediatoren werden in der Zelle gespeichert, und neu synthetisierte membranabgeleitete Mediatoren werden als Antwort auf eine Antigenstimulierung gebildet. Arachidonsäurederivate werden neu synthetisiert.

Zu 2: Die Mediatoren können ebenso einmal als *primär* bzw. direkt von Mastzellen oder Basophilen freigesetzt eingeteilt werden oder als *sekundär* aus anderen

Zellen stammend, die durch primäre Mediatoren stimuliert worden sind. Bekannte Mastzellmediatoren sind Histamin, ECF-A, PAF, NCF, SRS-A, Prostaglandin D_2 und Thromboxan A_2.

Zu 3: Aktivität wäre ein weiteres Klassifizierungsskriterium. *Vasoaktive* und *auf die glatte Muskulatur wirkende* Mediatoren verursachen eine Quaddel- und Erythemreaktion, Ödeme, Luftwegskonstriktion und intestinale Krämpfe. *Chemotaktische* Mediatoren sind verantwortlich für eine zelluläre Infiltration; diese sind ECF-A, LTB_4 und NCF. *Enzymatische* Mediatoren katalysieren die Bildung von entzündlichen Substanzen, wie z.B. Bradykinin (Tabelle 3).

Tabelle 3. Mastzellgebildete Mediatoren.

Faktoren, die auf glatte Muskelzellen und vaskuläre Permeabilität einwirken
Histamin
SRS-A (LTC_4, LTD_4, LTE_4)
PGD_2
TxA_2
Plättchenaktivierende Substanzen
PAF
TxA_2
Chemotaktische Faktoren
ECF-A
LTB_4
NCF
Enzyme
Kallikrein

Histamin. Histamin (Abb. 34) wird mit Hilfe der Histidindecarboxylase aus der Aminosäure Histidin gebildet. Einmal freigesetzt, wird es rasch enzymatisch abgebaut und ist dann in sehr kleinen Mengen in Gewebeflüssigkeit und Plasma nachweisbar. Der normale Plasmaspiegel liegt bei <1 ng/ml, kann aber nach eimen Allergenprovokationstest auf 1–2 ng/ml ansteigen.

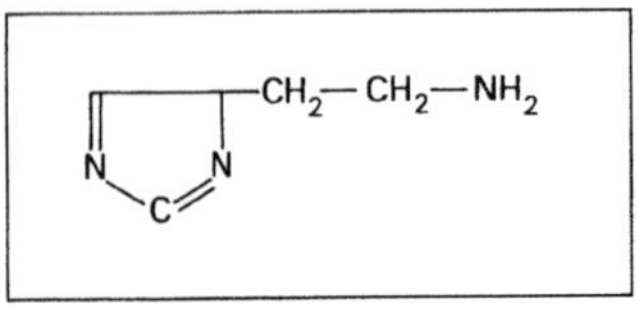

Abb. 34. Histamin.

Es gibt mehrere Histaminassays. Die klassische Technik ist der *Bioassay,* bei dem die histamininduzierte Kontraktion des Meerschweinchendünndarms gemessen wird; man kann die Reaktion mit Hilfe der Blockade mit Antihistaminika als histamininduziert identifizieren. Ein chemischer *fluorometrischer Assay,* der gewöhnlich in der Forschung angewandt wird, ist nun automatisiert worden, wodurch jetzt die allergeninduzierte Histaminfreisetzung von Leukozyten für die klinische Diagnostik genutzt werden kann. Die empfindlichste und spezifischste Methode ist ein *Enzymisotopenassay* (nur für Forschungszwecke).

Histaminsymptome werden innerhalb von wenigen Minuten durch die Stimulation von nervösen Reizrezeptoren, durch Kontraktion glatter Muskulatur und durch verstärkte vaskuläre Permeabilität ausgelöst. Histamin verursacht sofort Juckreiz, Hypersekretion und Verschluß der Nase. Inhalation in die Bronchien führt zur Kontraktion der glatten Muskulatur und damit zum Bronchospasmus. In der Haut führt Histamin zu typischen juckenden Quaddeln und zum Erythem. Hypersekretion von Magensäure, Krämpfe und Diarrhoe sind Histamineffekte im Gastrointestinaltrakt. Hohe Plasmaspiegel können zu schweren systemischen Symptomen (Anaphylaxie) führen. Da Histamin über die Neurorezeptoren den Parasympathikus stimuliert, kann Acetylcholin strenggenommen als sekundärer Mediator (Transmitter) der Mastzelldegranulation gelten.

Als pruritogene, vasoaktive und die glatte Muskulatur kontrahierende Substanz ist Histamin für die *Frühreaktion* nach Stimulierung durch Allergene (zumindest in Auge, Nase und Haut) von Bedeutung. Es erleichtert auch die entzündliche *Spätreaktion,* indem es das Einwandern von zirkulierenden Immunglobulinen und Entzündungszellen in das Gewebe bewirkt. Diese „Türhüter"-Funktion kann bei einer Infektion nützlich sein.

Mit Ausnahme seiner Wirkung auf die gastrische Sekretion ist die normale Aufgabe des Histamins weitgehend unbekannt. Es wurde angenommen, daß es an der Regulierung des mikrovaskulären Tonus beteiligt ist. Es beeinflußt auch, durch seine Wirkung auf H_2-Rezeptoren, die Reaktionsbereitschaft einiger Zellarten, einschließlich der Lymphozyten.

„Slow-reacting substance of anaphylaxis" (SRS-A). Es wurde vor vielen Jahren erkannt, daß sensibilisiertes und allergenstimuliertes Lungengewebe einen Faktor freisetzt, der im Dünndarm des Meerschweinchens, das mit Antihistaminika behandelt worden war, eine Kontraktion erzeugt. Dieser nichthistaminische kontraktile Faktor wurde „slow-reacting substance of anaphylaxis" genannt, da er bei Versuchen *in vitro* einen verzögerten Beginn und eine längere Aktivitätsdauer als Histamin zeigte. Untersuchungen *in vivo* ließen vermuten, daß hinsichtlich zeitlicher Relationen nur geringe Unterschiede zwischen den beiden Mediatoren bestehen. Antihistaminika können die allergeninduzierten Symptome in Augen, Nase und Haut, jedoch nicht in den Bronchien unterdrücken. So scheint Histamin bei Asthma von untergeordneter Bedeutung zu sein; von SRS-A vermutet man, daß es bei dieser Erkrankung ein wichtigerer Mediator ist. Dies wird durch die Tatsache belegt, daß es auf molarer Basis als Bronchokonstriktor etwa 1000mal so potent ist wie Histamin. Es verstärkt auch die vaskuläre Permeabilität und stimuliert die Schleimsekretion. Die genaue Rolle des SRS-A beim Asthma kann nicht erkannt werden, bis nicht spezifische Antagonisten synthetisiert und in der Behandlung getestet worden sind.

1982 wurde der Nobelpreis für die chemische Charakterisierung des SRS-A vergeben. Es setzt sich aus drei Leukotrienen zusammen: LTC_4, LTD_4 und LTE_4, diese gehören zu den Arachidonsäuremetaboliten.

Arachidonsäuremetaboliten. Die Brückenbildung der IgE-Rezeptoren und der nachfolgende Kalziumeinstrom aktiviert ein membranständiges Enzym, die Phospholipase A_2. Dieses Enzym setzt Phospholipid in Arachidonsäure (Abb. 35) um, die rasch durch eins der beiden Enzyme Cyclooxygenase und Lipoxygenase

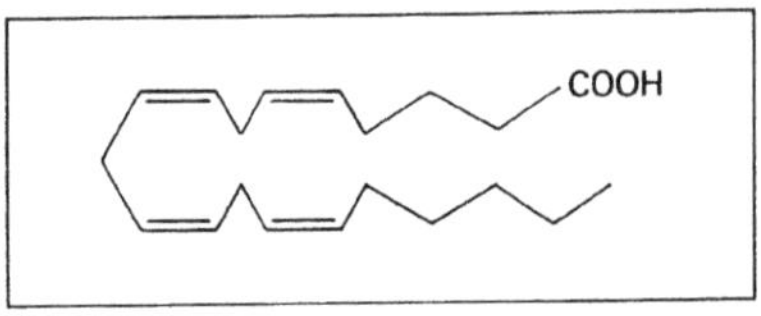

Abb. 35. Arachidonsäure.

(Abb. 36) metabolisiert wird.

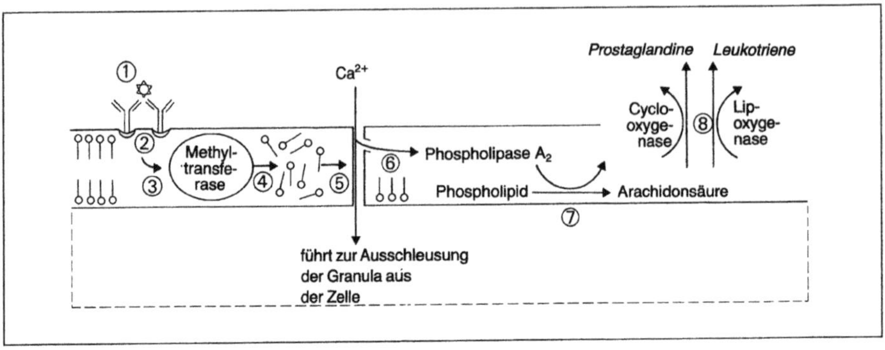

Abb. 36. IgE-induzierte Synthese und Freisetzung von Arachidonsäuremetaboliten: (1)–(5) wie Abb. 30, S. 28; (6) Kalziumaktivierung der Phospholipase A_2; (7) Phospholipidmetabolismus zu Arachidonsäure; (8) Arachidonsäuremetabolismus entweder über Cyclooxygenase oder Lipoxygenase.

Die Pertubation der Zellmembran fast aller kernhaltiger Zellen induziert die Bildung eines oder mehrerer Cyclooxygenase-Produkte: Prostaglandine (PGD_2, PGE_2, $PGF_2\alpha$, PGI_2) und Thromboxan A_2 (TxA_2). Das entstandene spezifische Produkt variiert weitgehend entsprechend den verschiedenen Zelltypen. Menschliche Mastzellen bilden PGD_2 und TxA_2, die glatte Muskulatur kontrahieren; TxA_2 aktiviert zusätzlich die Blutplättchen (siehe Tabelle 3). Prostaglandine werden auch von Zellen gebildet, die während der Spätreaktion in der Bronchialschleimhaut gehäuft gefunden werden (Neutrophile, Makrophagen, Lymphozyten). Die Kontraktion der glatten Muskulatur der Luftwege führt selektiv zur Bildung von PGE.

Prostaglandine der E-Serie dilatieren die Bronchien, können aber aufgrund ihrer lokalen Unverträglichkeit nicht als Bronchospasmolytika benutzt werden. Prostaglandine der F-Reihe ($PGF_2\alpha$) kontrahieren glatte Muskulatur in Bronchus und Intestinum und verstärken die vaskuläre Permeabilität.

Mit Ausnahme des PGD_2 sind die Prostaglandine hauptsächlich sekundäre Mediatoren. Sie tragen wahrscheinlich zur späten entzündlichen Reaktion bei, doch ist ihre Rolle bei der allergiebedingten Entzündung noch nicht genau bekannt. Das Gleiche gilt auch für TxA_2.

Leukotriene sind Produkte der Lipoxygenase (siehe Abb. 36). LTB_4 ist chemotaktisch für Eosinophile und Neutrophile; LTC_4, LTD_4 und LTE_4 bilden das SRS-A. Menschliche Mastzellen sind reich an Lipoxygenase und sind die Quelle fast des gesamten SRS-A, das von sensibilisiertem Lungengewebe freigesetzt wird.

Glukokortikoide führen zur Bildung eines Polypeptids, dem *Lipocortin,* das die Phospholipase A_2 und dadurch sowohl die Stoffwechselwege der Lipoxygenase als auch der Cyclooxygenase blockiert. Das letztgenannte Enzym wird durch nichtsteroidale antiphlogistische Medikamente (Acetylsalicylsäure, Indomethacin) blockiert.

Eosinophiler chemotaktischer Faktor der Anaphylaxie. IgE-abhängige Mechanismen ziehen Eosinophile an und deaktivieren sie zur nachfolgenden chemotaktischen Aktivierung. Eine Reihe von Substanzen und Faktoren sind verantwortlich für das Abfangen und die daraus resultierende Akkumulation von Eosinophilen. Der bekannteste ist der eosinophile chemotaktische Faktor der Anaphylaxie, ECF-A, zusammengesetzt aus Tetrapeptiden. Präformiert wird er in Mastzellen abgelagert und sofort bei Degranulation freigesetzt (bei Basophilen wird er rasch nach der Allergenexposition gebildet). Das Leukotrien LTB_4 wirkt ebenfalls chemotaktisch für Eosinophile, die innerhalb weniger Stunden nach der Mastzelldegranulation in allergischen Exsudaten auftreten und innerhalb weniger Tage wieder verschwinden.

Obwohl die Eosinophilie für eine allergische Erkrankung charakteristisch ist, ist sie nicht hinsichtlich einer Beteiligung von Mastzellen und Basophilen pathognomonisch, denn der eosinophile chemotaktische Faktor kann auch aus anderen, nicht IgE bindenden Zellen freigesetzt werden (siehe Kapitel 3.4).

Neutrophiler chemotaktischer Faktor. Ein hochmolekularer neutrophiler chemotaktischer Faktor, NCF, der Neutrophile anzieht und zur weiteren chemotaktischen Reaktion deaktiviert, kann im Überstand von allergenstimuliertem menschlichen Lungengewebsfragmenten identifiziert werden. Er erscheint innerhalb von Minuten nach Allergeninhalation und nach physikalisch ausgelöster Urtikaria (Kälte, Hitze, Sonnenexposition) im zirkulierenden Blut von Asthmakranken (siehe Kapitel 9.7). Sein rasches Auftreten läßt vermuten, daß es sich um einen primären Mediator handelt. Er ist möglicherweise für das Vorhandensein einer bescheidenen Anzahl von Neutrophilen in der Spätphase einer IgE-abhängigen Reaktion verantwortlich. LTB_4 ist ebenfalls chemotaktisch für Neutrophile.

Plättchenaktivierender Faktor. Der plättchenaktivierende Faktor, PAF, wurde zuerst in Kaninchen und erst kürzlich im Menschen nachgewiesen. Er führt zur Thrombozytenaggregation und aktiviert deren Serotoninfreisetzung. Außerdem kontrahiert er glatte Bronchialmuskulatur und verstärkt die vaskuläre Permeabilität. Die Thrombozytenaktivierung kommt bei Menschen bei IgE-abhängigen Reaktionen vor.

Serotonin. Etwa 90% des gesamten Serotonins (5-Hydroxitryptamin) ist in der Schleimhaut des Gastrointestinaltrakts lokalisiert. Bei Tieren, nicht beim Menschen, enthalten die Mastzellen Serotonin. Bei den allergischen Erkrankungen des Menschen ist es ein sekundärer Mediator, der von Thrombozyten mittels der Mastzellprodukte PAF und TxA_2 freigesetzt wird. Serotonin verstärkt die vaskuläre Permeabilität.

Enzymatische Mediatoren. Eine Vielzahl von Enzymen (Entzündungsproteasen) ist bereits in den Granula von Mastzellen und Basophilen entdeckt worden. Einige von ihnen, wie Kallikrein, können zur Entzündung durch die Bildung von Bradykinin beitragen. Dies geschieht in einer Kettenreaktion, die durch von Mastzellen gebildete Enzyme (Abb. 37) aktiviert wird. Bradykinin ist ein Plasmaprotein mit einer ganzen Reihe von entzündlichen Eigenschaften: 1. Es kontrahiert die glatte Bronchialmuskulatur; 2. es dilatiert Blutgefäße; 3. es erhöht die vaskuläre Permeabilität; 4. es verursacht Schmerz, Rötung und Ödeme der Haut.

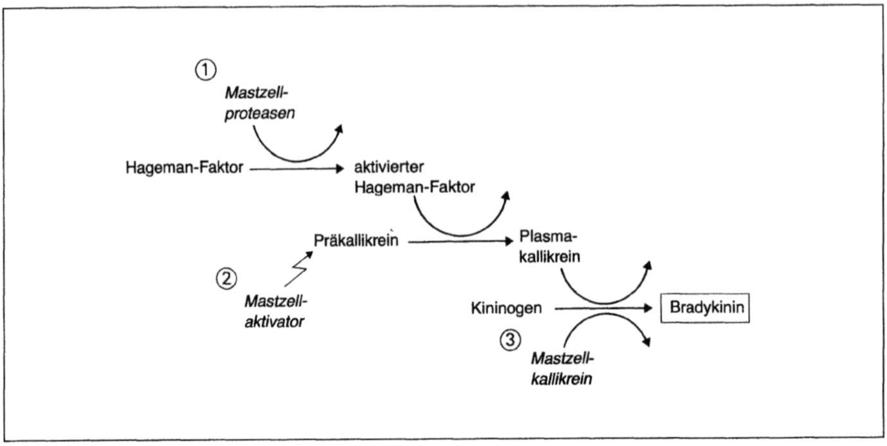

Abb. 37. Die Bradykinin-Kettenreaktion kann wenigstens auf drei unterschiedliche Weisen durch mastzellstämmige Enzyme aktiviert werden.

Zusammenfassung

Chemische Mediatoren werden entweder in den Granula abgelagert oder in den Zellmembranen als Antwort auf Allergenstimulierung synthetisiert. Der bekannteste Mediator, Histamin, stimuliert Neurorezeptoren, kontrahiert die glatte Muskulatur und verstärkt die vaskuläre Permeabilität. Histamin ist wichtig im Bereich der Augen, der Nase und der Haut, während SRS-A (LTC_4, LTD_4 und LTE_4) wahrscheinlich eher in den Bronchien von Bedeutung ist. SRS-A wird von der Zellmembran durch ein Enzym, Lipoxygenase, gebildet. Prostaglandine und Thromboxane sind Produkte der Cyclooxygenase. Dieses Enzym wird durch Acetylsalicylsäure blockiert. Kortikosteroide blockieren sowohl die Stoffwechselwege der Lipoxygenase als auch der Cyclooxygenase. Von Mastzellen stammender PAF aktiviert Thrombozyten und führt zur Freisetzung von Serotonin aus diesen Zellen, während Kallikrein die Synthese von Bradykinin katalysiert. Chemotaktische Substanzen sind für die Zellinfiltration bei der allergischen Entzündung verantwortlich; hier sind am bekanntesten ECF-A und LTB_4.

1.9 Die Rolle der Zellrezeptoren

Für das Verständnis darüber, wie chemische Mediatoren, Neurotransmitter und Medikamente auf Zellen wirken und zur Entzündungsreaktion beitragen, ist es erforderlich, näher auf das Konzept der pharmakologischen Rezeptoren einzugehen.

Populäre Definition. Die meisten Zellrezeptoren wurden chemisch noch nicht charakterisiert. Sie sind gewissermaßen das „Schlüsselloch" an der Zelle, in das ein „chemischer Schlüssel" hineinpaßt. Das „Aufschließen" der Zelle führt zu weiteren zellulären Reaktionen.

Agonist/Antagonist. Während der „richtige" Schlüssel, der Agonist (stimulierend), das Schloß öffnen kann, kann ein strukturell ähnlicher, aber nicht identischer Schlüssel, der Antagonist (blockierend), das Schlüsselloch besetzen, ohne das Schloß zu öffnen („ein abgebrochener Schlüssel"). Da die Verbindung zwischen dem Rezeptor und dem Antagonisten im allgemeinen reversibel ist, kann sie durch eine hohe Konzentration des Agonisten aufgehoben werden, und umgekehrt. Dies bedeutet, daß die Rezeptorbindung kompetitiv ist. Ein sehr bekanntes Agonist/Antagonist-Paar ist Histamin/Antihistaminikum (Abb. 38).

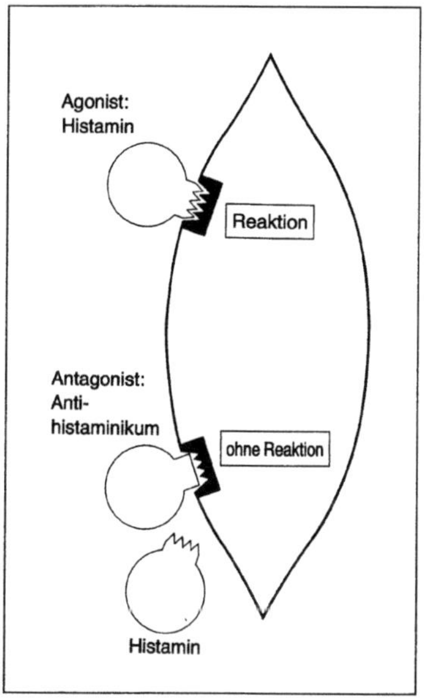

Abb. 38. Beispiel für die kompetitive Wirkung von Agonist : Antagonist auf eine glatte Muskelzelle.

Rezeptorcharakteristika. Die Rezeptoren, die chemisch als Makromoleküle, wahrscheinlich als Proteine mit enzymatischer Aktivität, charakterisiert werden konnten, sind in der Zellmembran lokalisiert. Das Rezeptorsystem ist nicht statisch: Es werden täglich neue Rezeptoren gebildet, die innerhalb der flüssigen Zellmembran mobil sind.

Oft wird von Zellrezeptoren im Zusammenhang mit Medikamenten gesprochen, doch besteht ihre Normalfunktion darin, extrazelluläre Regelsignale durch Hormone, Neurotransmitter und chemische Mediatoren zu erkennen und sie in intrazelluläre physiologische und metabolische Vorgänge zu übersetzen.

Quantifizierung der Rezeptoren. Zur Bestimmung der Rezeptoranzahl in einem Gewebe kann man einen spezifischen Antagonisten benutzen. Hierbei mißt man die Radioaktivität in einem Gewebepräparat, nachdem man eine Überzahl an radioaktiv markierten Antagonisten hinzugefügt und die nicht gebundenen Moleküle weggespült hatte. Solche Kopplungsstudien sind z. B. bei der Entwicklung neuer nichtsedierender Antihistaminika benutzt worden, die sich leicht an periphere Histaminrezeptoren binden, doch nur schwer an jene im Zentralnervensystem.

Rezeptorregelmechanismus. Fortwährende Exposition gegenüber einem Agonisten reduziert die Rezeptorzahl; ein Antagonist hat den gegenteiligen Effekt. Da die Zahl der Rezeptoren die Reaktionsfähigkeit der Zelle bestimmt, muß man an eine Abwärtstendenz während einer Therapie mit einem α-Sympathomimetikum (Vasokonstringens) oder einem β-Sympathomimetikum (Bronchospasmolytikum) denken. Der Verminderung der Zellreaktion kann durch eine erhöhte Dosierung des Medikaments entgegengewirkt werden (Abb. 39).

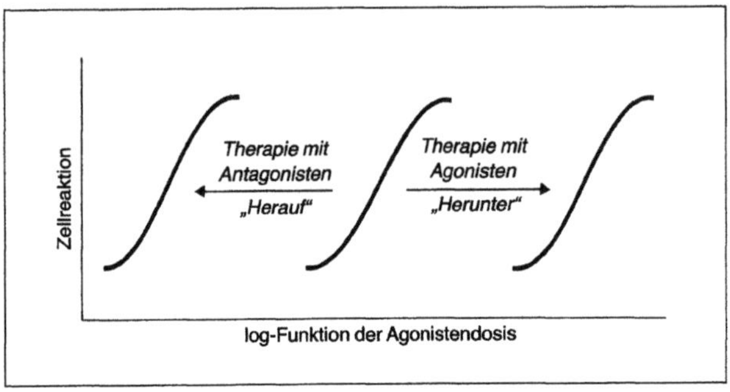

Abb. 39. Dosis-Reaktions-Kurvenverläufe bezüglich der Zellantwort auf einen Agonisten. Dauernde Vorbehandlung mit einem Agonisten drückt die Zahl der Zellrezeptoren nach unten und verschiebt die Dosis-Reaktions-Kurve nach rechts. Dauerbehandlung mit einem Antagonisten hat den gegenteiligen Effekt.

Histaminrezeptoren. Histamin wirkt auf H_1- und H_2-Rezeptoren. Der H_1-Rezeptor ist bei der Allergie vom Typ I von größter Bedeutung. Die größere Rolle bei der Stimulation der Magensekretion spielt der H_2-Rezeptor. Vaskuläre H_2-Rezeptoren erhöhen den Histamineffekt auf die Blutgefäße. Die Stimulation der H_2-Rezeptoren auf Lymphozyten und Basophile vermindert deren Reaktionsfähigkeit.

Adrenerge Rezeptoren. Das Hormon Adrenalin (Epinephrin) und der sympathische Neurotransmitter Noradrenalin stimulieren adrenerge Rezeptoren. Es existieren zwei Typen: α-Rezeptoren und β-Rezeptoren (Abb. 40). Im allgemeinen wirkt die α-Stimulation exzitatorisch, die β-Stimulation eher inhibitorisch. Die α-Rezeptoren (α_1 und α_2) liegen hauptsächlich in der glatten Muskulatur der Blutgefäße (Stimulation erzeugt hier eine Konstriktion), die β_1-Rezeptoren im Herzen und die β_2-Rezeptoren in der glatten Bronchialmuskulatur (Stimulation erzeugt Bronchodilatation). Die Stimulierung von vaskulären β_2-Rezeptoren führt zu einer leichten Vasodilatation. Eng verknüpft ist der β-Rezeptor mit dem Enzym Adenylatcyclase. Seine Stimulation aktiviert dieses Enzym, das die Synthese von cyclo-AMP aus ATP katalysiert (Abb. 41). Ein hoher intrazellulärer cAMP-Spiegel verringert die Reaktionsfähigkeit der Bronchialmuskulatur und der Mastzellen (siehe Kapitel 1.7).

Cholinerge Rezeptoren. Der parasympathische Neurotransmitter Acetylcholin stimuliert cholinerge Rezeptoren, die durch Atropin und durch andere Antagonisten (Parasympatholytika), wie z. B. Ipratropium (siehe Kapitel 5.17) blockiert werden.

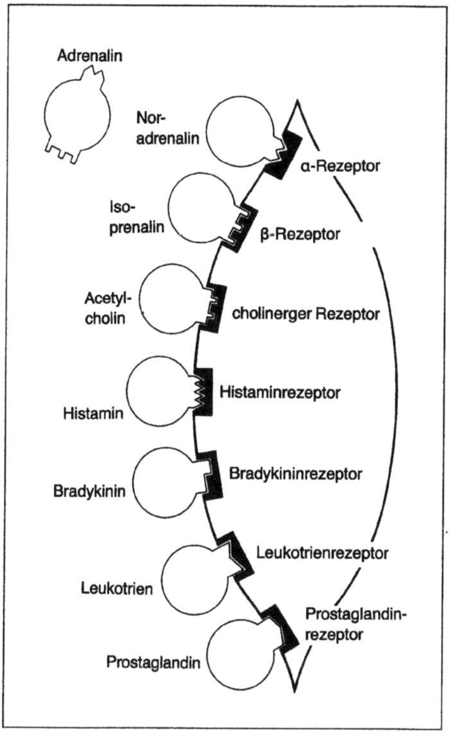

Abb. 40. Eine glatte Muskelzelle besitzt Rezeptoren für eine Reihe von chemischen Substanzen. Man beachte, daß Adrenalin sowohl α- als auch β-Rezeptoren stimulieren kann.

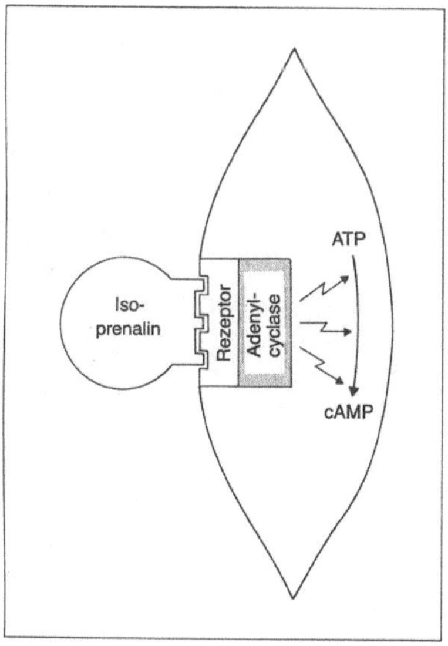

Abb. 41. Der β_2-Rezeptor arbeitet mit dem Enzym Adenylcyclase zusammen, das die Synthese von ATP aus cyclo-AMP katalysiert.

Agonisten kontrahieren die glatte Muskulatur, erhöhen die Drüsensekretion und dilatieren Blutgefäße. Antagonisten wirken nur dem Effekt auf die glatte Muskulatur und die submukösen Drüsen entgegen; Blutgefäße sind relativ atropinresistent.

Andere Rezeptoren. Man wartet derzeit noch auf die Identifikation von Rezeptoren anderer Mediatorsubstanzen durch chemische Charakterisierung und durch Entwicklung spezifischer Antagonisten. Seit der Beschreibung der chemischen Zusammensetzung von SRS-A vor einigen Jahren sucht man intensiv nach einer Anti-SRS-A-Substanz.

Zusammenfassung

Zellrezeptoren sind Makromoleküle in der Zellmembran, die mit Hormonen, Transmittern, einem chemischen Mediator oder einem Medikament spezifisch reagieren und dadurch extrazelluläre Signale in intrazelluläre physiologische Vorgänge umwandeln. Ein Agonist ist die Substanz, die sich an den Rezeptor anbindet und die Zelle zur Reaktion veranlaßt, während ein Antagonist lediglich den Rezeptor blockiert. Es gibt zwei Typen von Histaminrezeptoren:

1. H_1-Rezeptoren, die nervös erregbare Rezeptoren, glatte Muskulatur und Blutgefäße stimulieren; 2. H_2-Rezeptoren, die die Magensekretion anregen und die ebenfalls eine Rolle in den Gefäßen und bei der Reaktivität von Lymphozyten und Basophilen spielen. Adrenerge Rezeptoren werden in „alpha“ und „beta“ eingeteilt. Im allgemeinen ist die α-Stimulation exzitatorisch und die β-Stimulation inhibitorisch. Eine Stimulation der cholinergen Rezeptoren führt zu einer Kontraktion der glatten Muskulatur, verstärkt die Drüsensekretion und dilatiert Blutgefäße. Letztere sind allerdings gegenüber dem Antagonisten Atropin resistent.

1.10 Die allergische Entzündungsreaktion: Früh- und Spätreaktion

Wenn sensibilisierte Luftwege oder Haut durch ein Allergen provoziert werden, kann man oft eine zweiphasige Reaktion, besonders in den Bronchien, beobachten (Abb. 42). Die sofortige oder Frühreaktion erfolgt durch primäre Mediatoren der Mastzellen. Die Spätreaktion wird hauptsächlich durch sekundäre Mediatoren hervorgerufen, die von Entzündungszellen freigesetzt werden. Diese wiederum werden als Antwort auf die mastzellständigen chemotaktischen Faktoren angehäuft (Abb. 43).

Frühreaktion. Die frühe Phase beginnt innerhalb von Minuten und erstreckt sich über 1–2 Stunden. Sie beruht auf der Wirkung bronchospastischer und vasoaktiver Mediatoren, die von den Mastzellen freigesetzt werden (siehe Abb. 43). Die Frühreaktion wird im Bereich des Auges, der Nase und der Haut von Antihistaminika teilweise blockiert, im Bereich des Auges, der Nase und der Bronchien durch Dinatriumcromoglicat.

Spätreaktion. Die Spätreaktion beginnt nach 4–6 Stunden und klingt nach 24–48 Stunden ab. Sie wird durch zelluläre Infiltration, hauptsächlich durch Eosinophile, charakterisiert, doch auch Neutrophile, Lymphozyten und Basophile werden an den Ort der Mastzelldegranulation gelockt.

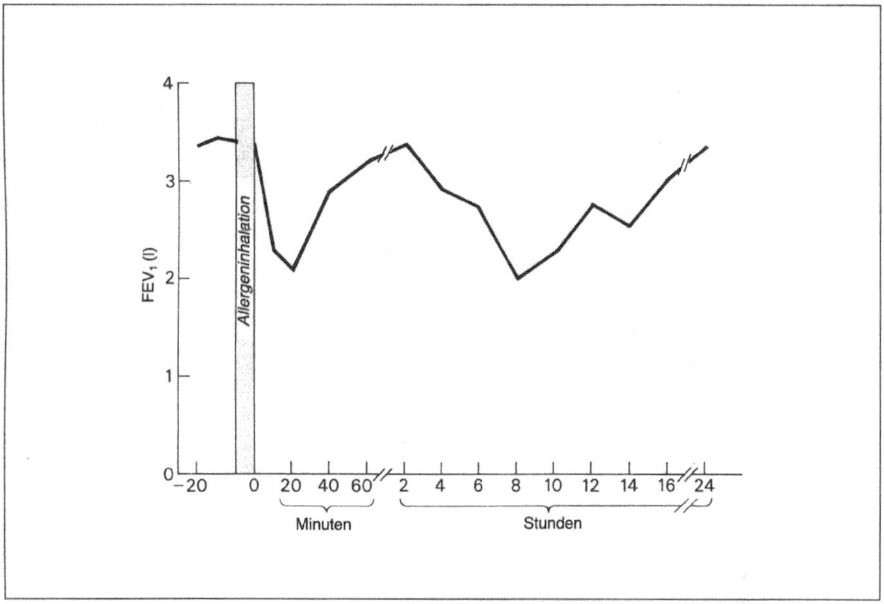

Abb. 42. Früh- und Spätreaktion des Bronchus auf Allergeninhalation.

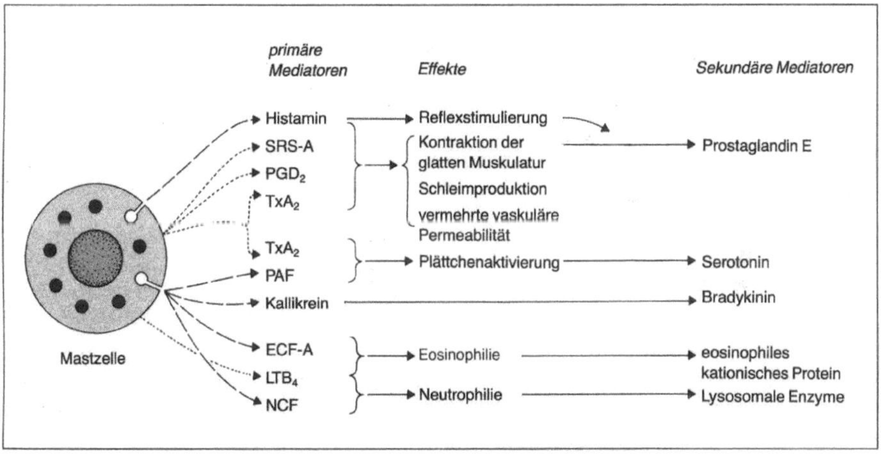

Abb. 43. Freisetzung primärer und sekundärer Mediatoren. Primäre Mediatoren beteiligen sich hauptsächlich an der Frühreaktion, sekundäre Mediatoren an der Spätreaktion.

Die infiltrierenden Zellen tragen zur Entzündungsreaktion bei: Eosinophile wahrscheinlich durch ihren Gehalt an „eosinophilic cationic protein" (Abb. 44); (siehe Kapitel 3.4), Neutrophile und Makrophagen durch lysosomale Enzyme, Lymphoyzten durch Lymphokine und Basophile durch den zweiten Mediatorfreisetzungsschritt. In einigen Fällen kann auch eine Typ-III-Reaktion zur Entzündung beitragen, da Histamin als „Türhüter“ die Diffusion von IgG-Antikörpern durch lückenhafte Kapillaren ermöglicht. Die durch Zellinfiltration gekennzeichnete Spätreaktion kann durch Glukokortikoide gehemmt werden.

Modulation der allergischen Reaktion. Wie in jedem biologischen Prozeß werden Stimulation und Aktivierung durch eine andere Reihe von Vorgängen geregelt, die dazu geeignet sind, den Prozeß zu dämpfen. Die Freisetzung durch Mastzellen bzw. Basophile wird durch β_2-Sympathomimetika, Histamin und PGE inhibiert; gefördert wird sie durch α-Sympathomimetika, cholinerge Substanzen und $PGF_2\alpha$.

Sind die Mediatoren einmal freigesetzt, werden sie enzymatisch deaktiviert und durch andere Substanzen antagonisiert. Eosinophile enthalten Histaminase, Arylsulphatase und Phospholipase D, die Histamin, SRS-A bzw. PAF entgegenwirken (siehe Abb. 44).

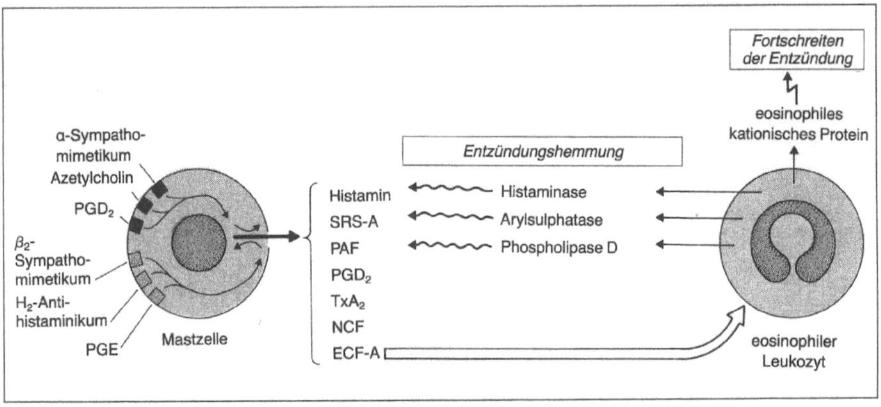

Abb. 44. Die Mediatorfreisetzung aus Mastzellen oder Basophilen wird durch einige Rezeptoren (dunkel) erleichtert und durch andere (hell) gehemmt. Einige der freigesetzten Mediatoren werden durch Produkte der Eosinophilen antagonisiert.

„Allergische Entzündung“ bei nichtallergischen Erkrankungen. Die Kenntnis über die allergische Entzündungsreaktion gewann man durch die Anaphylaxie beim Tier, durch Provokationsversuche beim Menschen sowie durch Biopsien und Autopsien allergischer Patienten. Viele nichtallergische Personen mit Asthma, Rhinitis und Dermatitis zeigen eine ähnliche Histopathologie. Die Ursache dieser „allergieähnlichen Erkrankungen“ ist gegenwärtig noch unbekannt, doch läßt die Histopathologie eine Mastzellbeteiligung vermuten.

Schließlich muß hervorgehoben werden, daß die obige Beschreibung einer allergisch bedingten Entzündung mit Früh- und Spätphase in der Hauptsache einen didaktischen Zweck verfolgt. Es mag nicht direkt mit der Entzündung bei der Erkrankung übereinstimmen, da eine einzelne Provokation mit einer großen Allergendosis unter Laborbedingungen sich grundlegend von der fortdauernden Exposition gegenüber winzigen Allergenmengen unterscheidet, die man im täglichen Leben antrifft.

Zusammenfassung

Allergenprovokation von Luftwegen und Haut führt zu einer Frühreaktion (innerhalb von Minuten), an die sich häufig eine Spätreaktion (innerhalb von Stunden) anschließt. Bronchospastische und vasoaktive Mediatoren der Mastzellen sind für die Frühreaktion direkt verantwortlich. Indirekt verantwortlich für die Spätreaktion sind chemotaktische Mediatoren, wobei diese späte Reaktion im wesentlichen auf den sekundären Mediatoren beruht, die von Entzündungszellen freigesetzt werden. Diese Zellen werden von chemotaktischen Faktoren angelockt. Die Mastzellreaktion wird durch eine Reihe von Zellrezeptoren reguliert. Einige der freigesetzten Mediatoren werden durch Produkte von Eosinophilen antagonisiert.

1.11 Der atopische Patient

Definitionen. Atopie bezieht sich auf die ererbte Prädisposition hinsichtlich der Produktion von IgE-Antikörpern. Der atopische Status einer Person kann bei Hauttests mit einer ganzen Batterie von allgemein vorhandenen Allergenen bestimmt werden. Atopische Personen reagieren gegenüber der täglichen Exposition gegenüber winzigen Allergenmengen mit einer persistierenden Produktion von IgE-Antikörpern mit hoher Affinität. Die wichtigsten atopischen Erkrankungen sind die Neurodermitis (endogenes Ekzem), allergische Rhinitis und Asthma bronchiale.

Prävalenz. *25–30%* der Gesamtbevölkerung erbringen ein positives Hauttestergebnis. Die Prävalenz ist in der Altersgruppe von 15 bis 30 Jahren am höchsten. Einige hauttestpositive Personen haben keinerlei Symptome, andere haben wenige, und ca. *10–15%* der Bevölkerung entwickeln eine atopische allergische Erkrankung.

Die Atopie mit ihrer ursprünglichen Bedeutung „fremd“ oder „ungewöhnlich“ ist tatsächlich recht verbreitet. Andererseits ist es ausgesprochen seltsam, daß ca. 70% der Bevölkerung, trotz des Vorhandenseins des IgE-Immunsystems und der Mastzellen, nie sensibilisiert werden.

Alter und Krankheit. Je ausgeprägter die Atopie einer Person ist, desto früher tritt die Symptomatik auf. Die verschiedenartigen Erkrankungen treten charakteristischerweise in verschiedenen Altersstufen in Erscheinung (Abb. 45). Je früher Rhi-

Tabelle 4. Häufigkeit einer positiven Allergiehauttestung bezogen auf das Alter bei Krankheitsbeginn [aus 20].

Alter bei Auftreten der Krankheit (Jahre)	Prozent positiver Hauttest*
<5	89
6–10	91
11–20	75
21–30	76
>30	30

* 21 Routine-Allergentests von 350 ambulanten Patienten, die zur Asthmadiagnostik kamen.

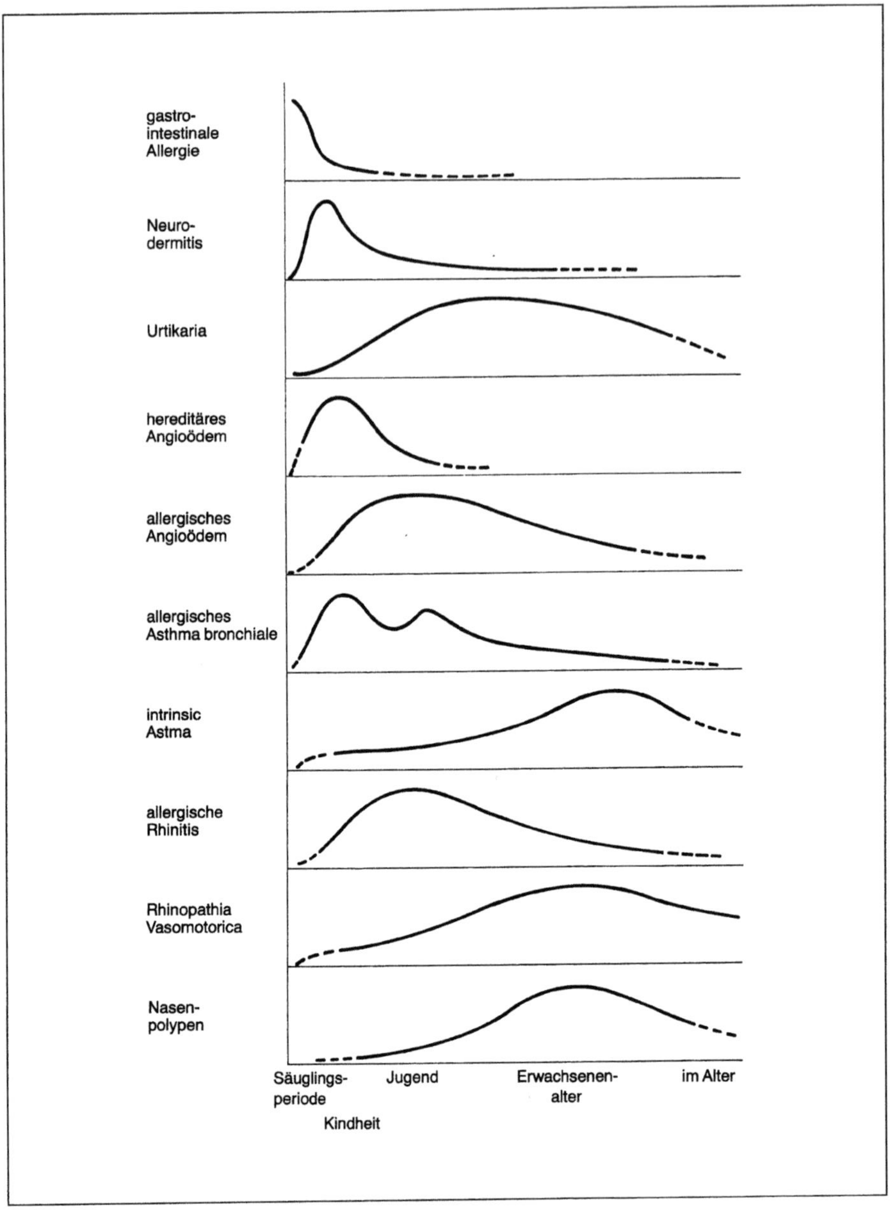

Abb. 45. Annähernde Inzidenzrate (erstes Erscheinen von Symptomen) bei verschiedenen allergischen und allergieähnlichen Erkrankungen bezogen auf das Alter.

nitis oder Asthma beginnen, desto öfter ist die Erkrankung allergischer Natur (Tabelle 4).

Vererbung. Sind beide Elternteile Atopiker, so besteht für das Kind ein Erkrankungsrisiko von *50 %*. Falls ein Elternteil oder Bruder/Schwester Atopiker sind, so liegt das Risiko bei *25 %*. Es beträgt *12,5 %*, wenn keiner der Verwandten ersten Grades Atopiker ist. Das Kind ererbt die Prädisposition für: 1. die atopische Erkrankung im allgemeinen; 2. Beteiligung ganz bestimmter Organe und 3. Schwere der Symptomatik. Ein Kind von Eltern mit schwerem Ekzem und Asthma hat daher ein größeres Risiko als ein Kind von Eltern mit unkompliziertem Heuschnupfen.

Prognose der Atopie. Ein positiver Hauttest ist ein Indikator für die Prädisposition für eine weitere Sensibilisierung gegenüber anderen Allergenen. Ein einzelner positiver Test weist auf ein niedriges Risiko hin, während vielfache allergische Reaktionen ein hohes Risiko bedeuten. Eine gegen Pollen allergische Person wird eher durch andere Pollen sensibiliert werden als durch Tierschuppen und umgekehrt.

Ein positiver Hauttest, der einmal vorhanden ist, wird nicht wieder verschwinden, jedoch wird er gewöhnlich mit zunehmendem Alter schwächer. Positive Reaktionen, z. B. gegenüber Graspollen, können weiterhin, lange nachdem die Heuschnupfensymptome abgeklungen sind, auftreten.

Prognose der Erkrankung. Die Neurodermitis verschwindet zumeist mit zunehmendem Alter, das Asthma bronchiale in einigen Fällen. Die Symptomatik des Heuschnupfens läßt im Alter nach.

Fallbeschreibungen. Ein Patient hat Verwandte ersten Grades mit atopischen Erkrankungen. Bei ihm beginnt die Neurodermitis im ersten Lebensjahr und kann durch eine Lebensmittelallergie verstärkt werden. Nach einigen Anfällen von „giemender Bronchitis" im nachfolgenden Winter entwickelt der Patient Asthma, dem keine Infektionen vorausgegangen sind. Das Asthma bronchiale wird chronisch und wird von allergischer Rhinitis und vielfältig positiven Hauttests begleitet.

Beim Heranwachsenden verschwindet das Ekzem gewöhnlich, jedoch ist die Haut weiter trocken und verletzlich. Das Asthma bronchiale kann aufgrund des Alters und der Desensibilisierungsbehandlung zurückgehen. Medikamente werden entweder täglich oder zur Behandlung gelegentlicher Attacken benötigt.

Dieser Patient besitzt einen *hohen atopischen Status;* er ist eine „Allergiemaschine" und wird unweigerlich durch neue potente Allergene sensibilisiert werden. Allergenkarenz ist wichtig, und die Behandlung ist erforderlich für Patient, Arzt und Volkswirtschaft.

Ein typisches Beispiel für einen *niedrigen Atopiegrad* stellt ein junger Mann von nichtatopischen Eltern dar, der einen positiven Hauttest gegenüber Graspollen zeigt und der in der Pollensaison an Rhinokonjunktivitis leidet. Die Behandlung macht keine Schwierigkeiten, und die Symptome gehen im mittleren Alter zurück. Dieser Patient hat einen atopischen Status niedrigerer Ausprägung. Sein Risiko für weitere Sensibilisierung und die Entwicklung anderer atopischer Manifestationen ist nur gering erhöht. Glücklicherweise ist dies Beispiel bei weitem das häufigste.

Zusammenfassung

Atopie bedeutet die ererbte Prädisposition für die Entwicklung von IgE-Antikörpern, die ihren Ausdruck findet in Neurodermitis, allergischer Rhinitis und Asthma bronchiale. Der atopische Status läßt sich an der Anzahl der positiven Hauttests gegenüber allgemeinen Allergenen ablesen und ist daher ein Indikator für das Risiko einer weiteren Sensibilisierung. Ein positiver Allergietest kommt bei 25–30% der Allgemeinbevölkerung vor, 10–15% leiden an einer atopischen allergischen Erkrankung. Während die Sensibilisierung weiter besteht, geht die Intensität der Erkrankung mit dem Alter oft zurück.

1.12 Der nichtatopische Patient

Allergische und allergieähnliche Erkrankungen. In der Kindheit sind 80–90% der Patienten mit Rhinitis/Asthma allergisch, verglichen mit lediglich 30–40% im Erwachsenenalter (Abb. 46). So sind also viele Patienten mit den hier besprochenen Erkrankungen nicht allergisch. Sie können als „allergieähnlich" bezeichnet werden, da ihre Histopathologie und klinische Erscheinungsform denen der atopischen allergischen Erkrankungen ähnlich sind. Die Ätiologie ist weitgehend unbekannt.

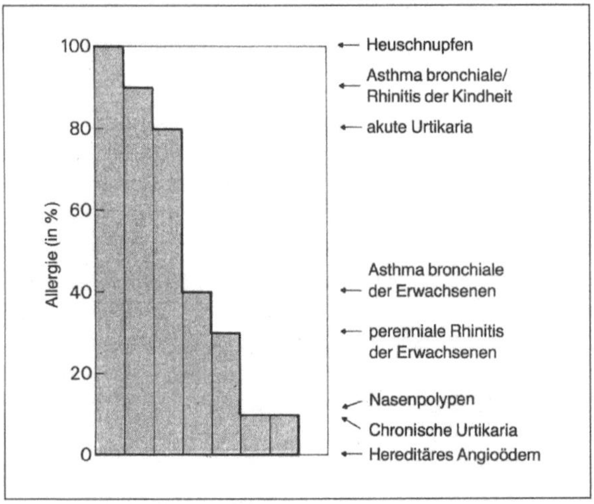

Abb. 46. Nicht alle Krankheiten, die häufig als „allergisch" bezeichnet werden, sind tatsächlich allergischer Natur.

Die ASA-Trias. Die Sensibilisierung gegenüber Acetylsalicylsäure (ASA) ist häufiger bei den allergieähnlichen als bei den allergischen Erkrankungen. Typischerweise ist sie Teil der ASA-Trias, die aus folgenden drei Punkten besteht: 1. Intoleranz gegenüber Acetylsalicylsäure; 2. Nasenpolypen / hyperplastische Sinusitis und 3. „intrinsic" Asthma (kryptogenes Asthma). Nur eine Minderheit der Patienten mit allergieähnlichen Krankheiten haben die voll ausgebildete klassische ASA-Trias; jede der Komponenten kann allein oder in Kombination vorkommen (Abb. 47).

Intoleranz gegenüber Acetylsalicylsäure – Aspirinintoleranz. Acetylsalicylsäure wurde zuerst durch die Bayer-Gesellschaft 1899 als Aspirin vermarktet. Dies war eine sehr gewinnbringende Investition; die amerikanische Öffentlichkeit konsu-

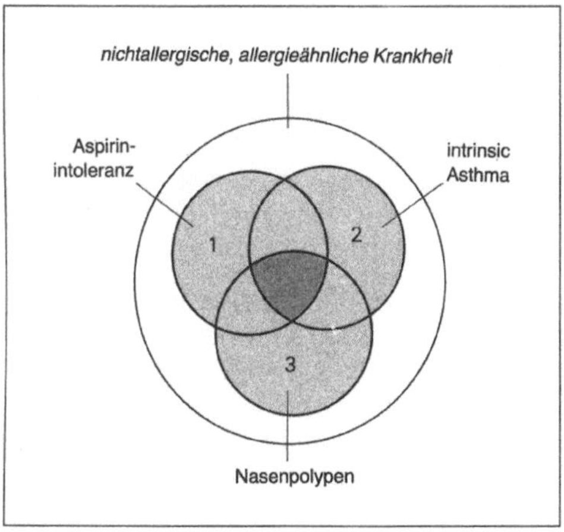

Abb. 47. Die ASA-(Acetylsalicylsäure-)Trias trifft nur auf einen kleinen Teil der Fälle von nichtallergischem Asthma bronchiale oder Rhinitis zu, jedoch kommt ihr eine zentrale Stellung beim Verständnis dieser Krankheitsform zu.

miert jeden Tag 20–30 Tonnen Acetylsalicylsäure. Drei Jahre nach der Einführung berichtete man über Gegenreaktionen auf Aspirin in Form von Angioödemen und generalisierter Urtikaria, und bald wurden auch starke Rhinorrhoe, schweres Asthma bronchiale, Schock, Koma und Tod der Liste beigefügt.

Der Begriff Intoleranz oder Idiosynkrasie wird auch anstatt Allergie gebraucht, da der Gegeneffekt nicht auf einer Immunreaktion basiert. Argumente gegen die Allergie sind: 1. Aspirinintolerante Patienten reagieren genauso auf Indomethacin und oft auf andere nichtsteroidale, antiphlogistische und nicht morphinartige Analgetika, die chemisch verschieden sind; 2. IgE-Antikörper aufgrund dieser Substanzen können nicht aufgezeigt werden; 3. Ein Patient kann nicht gegenüber einem Medikament sensibilisiert sein, dem er das erste Mal begegnet.

Pathogenese. Alle nichtsteroidalen, antiphlogistischen Medikamente wirken durch Inhibition des Enzyms Cyclooxygenase (siehe Kapitel 1.8). Wenn ein immunologischer oder nichtimmunologischer Stimulus Arachidonsäure in der Zellmembran erzeugt, wird die Bildung von Prostaglandinen durch die Wirkung von Acetylsalicylsäure auf die Cyclooxygenase blockiert (Abb. 48). Dann ist mehr Arachidonsäure

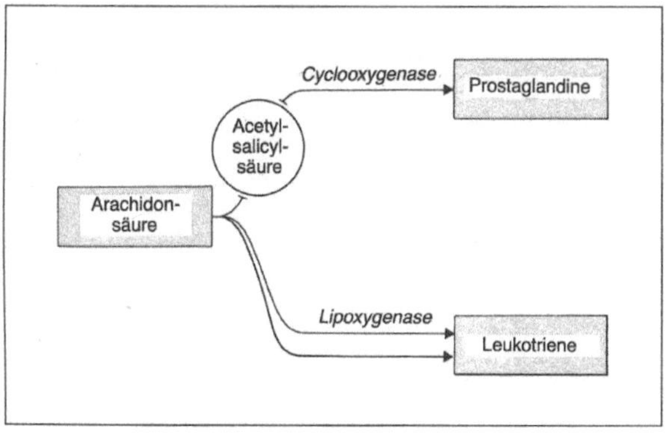

Abb. 48. Die Hemmung des Cyclooxygenase-Stoffwechselweges durch Acetylsalicylsäure kann die Bildung von Lipoxygenaseprodukten steigern. Dieser Mechanismus ist möglicherweise für aspirininduzierte Symptome verantwortlich.

für die Synthese der Lipoxygenase-Produkte, nämlich Leukotriene und Thromboxan, verfügbar. Es ist möglich, aber nicht bewiesen, daß eine erhöhte Menge dieser Entzündungssubstanzen die Gegenreaktion auf Acetylsalicylsäure hervorrufen.

Farb- und Konservierungsstoffe. Aspirinintolerante Menschen sind nicht nur sensibel gegen andere antiphlogistische Medikamente. Einige reagieren auch auf die Aufnahme von Farbstoffen und Konservierungsstoffen; *Tartrazin* ist einer der häufigsten auslösenden Stoffe dieser Art (siehe Kapitel 4.2).

Prävalenz. Die Prävalenz der Aspirinintoleranz scheint bei 2–4 % der Patienten zu liegen, die eine Allergieklinik aufsuchen, jedoch ändert sich dieser Prozentsatz beträchtlich in den Untergruppen. Etwa 20 % aller erwachsenen Patienten mit Rhinitis, Polypen und intrinsic Asthma sind gegen Acetylsalicylsäure intolerant. Die höchste Prävalenzrate findet man bei Patienten mit schweren Erkrankungen.

Alter. Die volle Ausprägung der ASA-Trias ist in der Kindheit selten. Aspirinintoleranz kommt bei Kindern mit intrinsic Asthma vor, ist aber am häufigsten bei den Patienten im mittleren Alter.

Rhinopathia vasomotorica, Nasenpolypen, hyperplastische Sinusitis. Typischerweise treten die Symptome in der Nase anfangs als Rhinopathia vasomotorica mit rezidivierender starker Sekretion auf. Der Rhinorrhoe folgt nach einigen Jahren die chronische Verstopfung, die immer weniger auf Vasokonstringenzien anspricht. Der Geruchsinn läßt nach, und bei der körperlichen Untersuchung findet man Nasenpolypen. Die Schleimhäute der paranasalen Sinus sind ebenfalls betroffen.

Asthma bronchiale. Nasale Symptome kommen gewöhnlich vor dem Asthma bronchiale vor, dem wiederum nach Jahren die manifeste Intoleranz gegen Acetylsalicylsäure folgt. Das intrinsic Asthma wird oft chronisch und verlangt eine Kortikosteroid-Therapie.

Urtikaria und Angiödem. Urtikaria bzw. Angioödem können die einzige Manifestation der Aspirinintoleranz sein oder auch zusammen mit anderen Symptomen und Beschwerden auftreten. Urtikaria ist anfangs nur nach der Einnahme von Acetylsalicylsäure zu beobachten, persistiert aber oft nach Absetzen des Medikaments. Glottisödeme sind nach Einnahme von Acetylsalicylsäure gelegentlich lebensbedrohlich.

Diagnostik. Die korrekte Diagnosestellung ist von Bedeutung, da die Vermeidung der Substanz streng befolgt werden muß und einige aspirinintolerante Patienten auch auf Tartrazin und auf andere Lebensmitteln beigefügte Substanzen reagieren. Die Intoleranzdiagnose wird nach der Anamnese und nach oralen Provokationstests gestellt, da keine verläßliche Laboruntersuchung existiert.

Eine negative Anamnese schließt eine Aspirinintoleranz nicht aus, und in verdächtigen Fällen ist ein Provokationstest notwendig. Er sollte bei einem Patienten mit einer klaren positiven Anamnese nicht durchgeführt werden. Man muß betonen, daß die Provokation mit Aspirin möglicherweise gefährlich sein kann, deshalb sollte diese nur in einem Krankenhaus und unter genauer Beobachtung des Patienten durchgeführt werden. Weiterhin ist der Vorgang sehr zeitaufwendig. Der Patient muß beschwerdefrei oder zumindest in einer stabilen Phase sein. Die Provokation wird als Titration durchgeführt, wobei man mit einer niedrigen Dosis (1–10 mg) beginnt. Wenn keine Plazebogabe, Doppelblindtechnik und wiederholte Tests stattfinden, entspricht die Zahl der falsch positiven Reaktionen der der korrekten Diagnosen (siehe Kapitel 4.5). Die Provokation mit Farbstoffen und Konservierungsstoffen ist nur bei aspirinpositiven Fällen von Nutzen. Es erfordert höhere Dosen und ist weniger gefährlich.

Behandlung. Aspirinintolerante Patienten müssen davor gewarnt werden, Präparate mit Acetylsalicylsäure, Indomethacin oder anderen Cyclooxygenase-Inhibitoren zu nehmen. Die meisten Patienten tolerieren Salicylsäure und Paracetamol. Steroide und Morphine sind die einzigen antiphlogistischen und analgetischen Mittel, die man sicher bei Patienten anwenden kann, die eine lebensbedrohliche Reaktion auf Acetylsalicylsäure hatten.

Zusammenfassung

Viele Patienten mit allergieähnlichen Hauterkrankungen, Rhinitis und Asthma bronchiale sind nichtatopisch. Einige zeigen eine Trias, bestehend aus Intoleranz gegen Acetylsalicylsäure, Nasenpolypen und intrinsic Asthma, wobei jede dieser drei Erkrankungen separat auftreten kann. Diese Patienten reagieren auf andere nichtsteroidale, antiphlogistische Medikamente, die als Cyclooxygenase-Inhibitoren wirken, und in einigen Fällen auf Farb- und Konservierungsstoffe in Nahrungsmitteln. Da die Reaktionen nicht auf einem Immunmechanismus beruhen, nennt man sie Intoleranz und nicht Allergie. Im typischen Fall beginnt die Rhinopathia vasomotorica im mittleren Alter mit Rhinorrhoe, dann folgen Nasenpolypen, hyperplastische Sinusitis und später intrinsic Asthma, das häufig chronisch wird und eine Steroidtherapie verlangt. Die Symptome exazerbieren ernsthaft durch die Einnahme von Acetylsalicylsäure, die ebenfalls Urtikaria und Angioödem hervorrufen kann. Die Diagnose wird aufgrund der Anamnese und der oralen Provokationstests gestellt. Die entsprechenden Substanzen müssen strikt gemieden werden.

Literatur

1. Abrishami MA, Thomas J (1977) Aspirin intolerance – a review. Ann Allergy 39: 28–37
2. Avenberg KM, Harper DS, Larsson BL (1980) Footnotes on allergy. Pharmacia, Uppsala, pp 1–103
3. Barnes PJ, Basbaum CB, Nadel JR, Roberts JM (1982) Localization of beta-adrenoceptors in mammalian lung by light microscopic autoradiography. Nature 299: 444–7
4. Bellanti JA (ed)(1984) Immunology: basic processes, 3rd ed. WB Saunders, Philadelphia, pp 1–287
5. Bienenstock J, Befus AD, Pearce F, Denburg J, Goodacre R (1982) Mast cell heterogeneity: derivation and function, with emphasis on the intestine. J Allergy Clin Immunol 70: 407–12
6. Buckley RH (1980) IgE antibody in health and disease. In: Bierman CW, Pearlman DS (eds) Allergic diseases of infancy, childhood and adolescence. WB Saunders, Philadelphia, pp 117–36

7. Buckley RH, Sampson HA, Fiser PM (1981) In vitro studies of IgE synthesis in normal and atopic humans. In. Johansson SGO (ed) Diagnosis and treatment of IgE-mediated diseases. Exerpta Medica, Amsterdam, pp 6–20
8. Cauna N, Hinderer KH, Manzetti GW, Swanson ES (1972) Fine structure of nasal polyps. Ann Otol Rhinol Laryngol 81: 41–58
9. Coombs RRA, Gell PGH (1975) Classification of allergic reactions responsible for clinical hypersensitivity and disease. In: Gell PGH, Coombs RRA, Lackman PJ (eds) Clinical aspects of immunology, 3rd ed. Blackwell Scientific Publications, Oxford, pp 761–82
10. Guerzon G, Pare P, Michoud M-C, Hogg JG (1979) The number and distribution of mast cells in monkey lungs. Am Rev Respir Dis 119: 59–66
11. Hanson LAM, Brandtzaeg P (1980) The mucosal defence system. In: Steihm RE, Fulginitti VA (eds) Immunological disorders in infants and children, 2nd ed. WB Saunders, Philadelphia, pp 137–64
12. Hirchberg VGSR (1902) Mitteulung über ein Fall von Nebenwirkung des Aspirin. Dtsch Med Wochenschr 28: 416
13. Ishibe T, Yamashita T, Kumazawa T, TAnaka C (1983) Adrenergic and cholinergic receptors in human nasal mucosa in cases of nasal allergy. Arch Otorhinolaryngol (NY) 238: 167–73
14. Ishizaka K (1983) The identification and significance of gamma E. In: Dixon FJ, Fisher DW (eds) The biology of immunologic diseases. Sinauer Associates, Sunderland, pp 13–23
15. Ishizaka T (1983) Biochemical analysis of triggering signals for mediator release. In: Kerr JW, Ganderton MA (eds) XI International Congree of Allergology and Clinical Immunology. The Macmillan Press, London, pp 17–21
16. Kus J, Tse KS, Enarson D, Grybowski S, Chan-Yeung M (1984) Lymphocyte sub-populations in patients with allergic rhinitis. Allergy 39: 509–14
17. Marom Z, Shelhamer JH, Bach M, Marton DR, Kaliner M (1982) Slow-reacting substance, Leukotrienes $C_4$and D_4, increase the release of mucus from human airways in vitro. Am Rev Respir Dis 126: 449–51
18. Middleton Jr E, Reed CE, Ellis EF (eds) (1983) Allergy: principles and practice, 2nd ed. CV Mosby, Saint Louis, pp 1–1440
19. Okuda M, Otsuka H, Kawabori S (1983) Basophil leukocytes and mast cells in the nose. Eur J Respir Dis 649 (Suppl 128): 7–14
20. Pepys J (1975) Atopy. In: Gell PGH, Coombs RRA, Lackman, PJ (eds) Clinical aspects of immunology, 3rd ed. Blackwell Scientific Publications, Oxford, pp 877–902
21. Roitt I (1984) Essential immunology, 5th ed. Blackwell Scientific Publications, Oxford, pp 1–324
22. Salvaggio JE (ed)(1982) Primer on allergic and immunologic diseases. JAMA 248: 2579–772
23. Samter M, Beers RF (1968) Initolerance to aspirin: clinical studies and consideration to pathogenesis. Ann Intern Med 68: 975–9
24. Samter M (ed)(1969) Excerpts from classics in allergy. Ross Laboratories, Columbus.
25. Samuelsson B (1983) The leukotrienes: role in allergy. In: Kerr JW, Ganderton MA (eds) XI International Congress of Allergology and Clinical Immunology. The Macmillan Press, London, pp 23–8
26. Schleimer RP, MacGlashan DW, Shulman ES, Peters SP, Adams GK, Adkinson NF, Lichtenstein LM (1982) Mediators of immediate hypersensitivity: mechanisms of release, and modulation by drugs. In: Morley J (ed) Bronchial hyperreactivity, Academic Press, London, pp 69–85
27. Shulman ES, MacGlashan DW, Schleimer RP, Peters SP, Kagey-Sobotka A, Newball HH, Lichtenstein LM (1983) Purified basophils and mast cells: current concepts of mediator rerelease. Eur J Respir Dis 64 (Suppl 128): 53–61
28. Spector SL, Farr RS (1976) Atopy reconsidered. Clin Allergy 6: 83–90
29. Spector SL, Farr RS (1983) Aspirin idiosyncrasy: asthma and urticaria. In: Middleton jr E, Reed CE, Ellis EF (eds) Allergy: principle and practice, 2nd ed., CV Mosby, Saint Louis, pp 1249–73
30. Taylor G, Walker J (1973) Charles Harrison Blackley, 1820-1900. Clin Allergy 3: 103–8
31. Wasserman SI (1983) Mediators of immediate hypersensitivity. J Allergy Clin Immunol 72: 101–18
32. Weiss JW, Drazen JM, Coles N, McFadden ER, Weller PF, Corey EJ, Lewis RA, Austen KF (1982) Bronchoconstrictor effects of leukotriene C in humans. Science 216: 196–8

2 Allergenquellen

2.1 Allergene: funktionell charakterisierte Antigene

Definition. Der Begriff Allergen wird für ein Antigen benutzt, das die Typ-I-Reaktion der Allergie hervorruft. Von der Immunbiochemie her betrachtet, bezieht sich der Begriff auf eine reine Verbindung, doch klinisch wird er häufig für eine Quelle allergener Moleküle, wie z. B. Pollen, Tierschuppen und Milben, verwendet. Die Extraktion dieses Materials in Wasser ergibt eine komplexe Molekülmischung, einen Allergenextrakt.

Physikalische Charakteristika. Eine ansteigende Zahl allergener Moleküle wurde gereinigt und charakterisiert. Mit wenigen Ausnahmen sind dies Proteine mit einem Molekulargewicht von 5000–50000; die untere Grenze wird durch den Grad an molekularer Komplexität bestimmt, der für das Hervorrufen einer Immunreaktion benötigt wird, die obere Grenze durch die Fähigkeit, eine Schleimhautmembran zu durchdringen. Ansonsten existieren keine physikochemischen Unterschiede zwischen Allergenen und anderen Proteinen, die deren Fähigkeit erklären könnten, die Typ-I-Reaktion hervorzurufen.

Die allergene Wirkung der Moleküle hängt von ihren antigenen Determinanten (Epitope) und von ihrem chemischen Aufbau ab. Letzterer kann durch enzymatische Verdauung, beispielsweise im Gastrointestinaltrakt, sowie durch physikochemische Prozesse während der Herstellung von Extrakten beeinflußt werden.

Antigenkomponenten. Die Analyse der Allergenextrakte erbrachte den Nachweis einer großen Zahl von Antigenen (Abb. 49), die bei Tierschuppen etwa 20 betrug, bei Pollen und Milben 40 und bei Schimmelpilzen 60. Einige dieser Antigene sind hochallergen und rufen bei den meisten Patienten eine IgE-Reaktion hervor, sie sind somit *Hauptallergene;* andere sensibilisieren nur wenige Patienten und werden als *Nebenallergene* bezeichnet. Einige Antigene sind überhaupt nicht allergen.

Allergenextrakte. Jedes Allergenmolekül besitzt mehrere antigene Determinanten (Epitope) mit besonderer Spezifität für Antikörper. Als Folge der antigenen Bandbreite ist die Immunantwort jedes Patienten einzigartig. Es ist daher keine einfache Aufgabe, die Allergenextrakte, basierend auf dem wichtigsten Parameter, der Reaktion des Patienten, zu charakterisieren und zu standardisieren.

Die allergenen Moleküle stellen nur einen kleinen Anteil des Rohmaterials dar (ca. 1% des Gesamtgewichtes), und in einem Allergenextrakt finden sich ein bis vier Hauptallergene. Als erstes Hauptallergen wurde Antigen E in Ragweed erkannt, doch wurden erst kürzlich Hauptallergene in Gräsern, Bäumen, Milben, Schimmelpilzen und verbreiteten Tierarten identifiziert. Diese biochemischen Untersuchungen stellen eine wichtige Basisforschung dar und geben direkte Hinweise für die Herstellung von besseren Allergenextrakten.

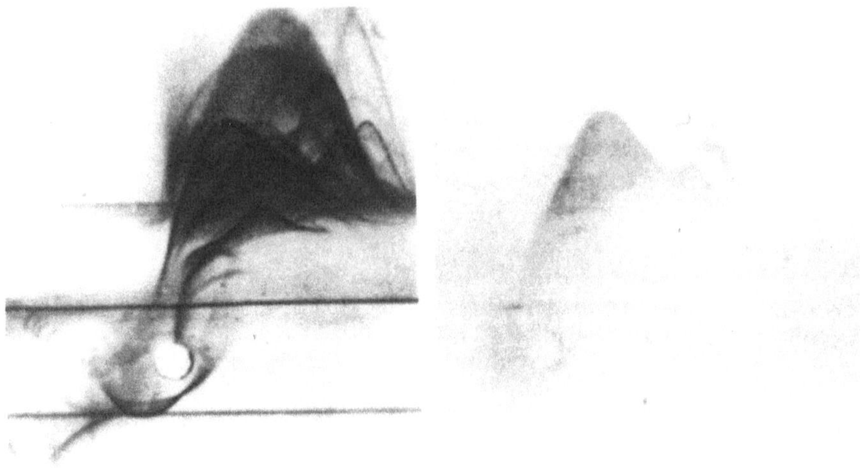

Abb. 49. Links: Gekreuzte Immunelektrophorese,die die beträchtliche Zahl der Moleküle in Ragweedpollen aufzeichnet, die vom Kaninchenimmunsystem als Antigene erkannt werden. Rechts: Eine gekreuzte Radioimmunelektrophorese, bei der zu Patientenserum radioaktiv markiertes Anti-IgE hinzugefügt wird, zeigt, daß bei diesem bestimmten Patienten nur einige Antigene als Allergene wirken [aus 10].

Zusammenfassung

Der Begriff Allergen wird für ein Antigen benutzt, das die Typ-I-Reaktion der Allergie startet und hervorruft. Allergene sind Proteine mit einem Molekulargewicht von 5000–50000. Ein wäßriger Extrakt von Pollen, Tierschuppen, Hausstaubmilben und Schimmelpilzen enthält eine große Zahl von Proteinen; einige davon sind bei den meisten Patienten Allergene (Hauptallergene), und andere wirken nur bei wenigen Patienten allergen (Nebenallergene). Eine weitere biochemische Charakterisierung und bessere Standardisierung der Allergenextrakte ist für eine Verbesserung der Allergiediagnostik und -therapie von Bedeutung.

2.2 Aufdeckung der Allergenquellen

Allergenquellen können mit morphologische Methoden (Pollen, Schimmelpilze, Milben) und mit immunbiochemischen Methoden (alle Allergene außer Schimmelpilzen) identifiziert und quantifiziert werden. Die erste Methode erfordert einen Fachmann, der die Identifikation durchführen und im Mikroskop zählen kann, während die zweite Methode in einem immunologischen Labor vorgenommen werden kann.

Morphologische Bestimmung. Die morphologische Bestimmung basiert auf der Identifikation und dem Zählen 1. der Pollenkörner auf gefetteten Objektträgern; 2. von Milben im Hausstaub und 3. von Schimmelpilzkolonien auf beimpften und inkubierten Agarplatten.

Die einfachste und billigste Art, Pollen zu sammeln, ist die *Gravitationsmethode* (Abb. 50). Ein eingeölter Objektträger wird 24 Stunden lang unter einer Schutz-

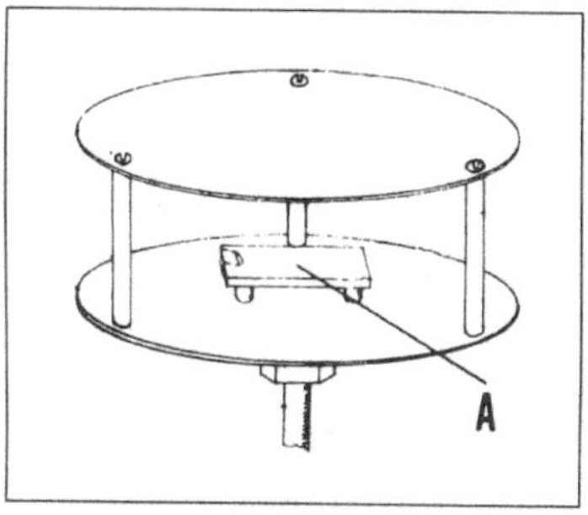

Abb. 50. Durham-Pollensammler, der mit der Gravitationsmethode arbeitet. A: eingefetteter 1x3 Zoll Glasobjektträger [aus 12].

platte dem Pollenflug ausgesetzt und dann die Zahl der Pollenkörnchen pro Quadratzentimeter des Objektträgers bestimmt. Der Sammler (nach Durham) gibt die Pollen in der Luft nicht exakt wieder, da Veränderungen der Windgeschwindigkeit die Zahl der Körner, die auf den Objektträger treffen, beeinflussen. Kleine Partikel werden durch diese Methode stark unterschätzt.

Volumetrische Methoden sind bessere Indikatoren für die Partikelprävalenz, da sie die größenabhängigen Variablen reduzieren und quantitative, vergleichbare Daten liefern. Beim Sammler mit rotierendem Arm wird ein mit einer Klebefolie versehener Stab auf einer Kreisbahn durch die Luft bewegt (Abb. 51), während beim Saugsammler (Burkard) Luft in fixen Raten in Luftkanäle hinein aspiriert wird, wobei diese scharfe Biegungen (Abb. 52) besitzen. Der Rotating Arm Impac-

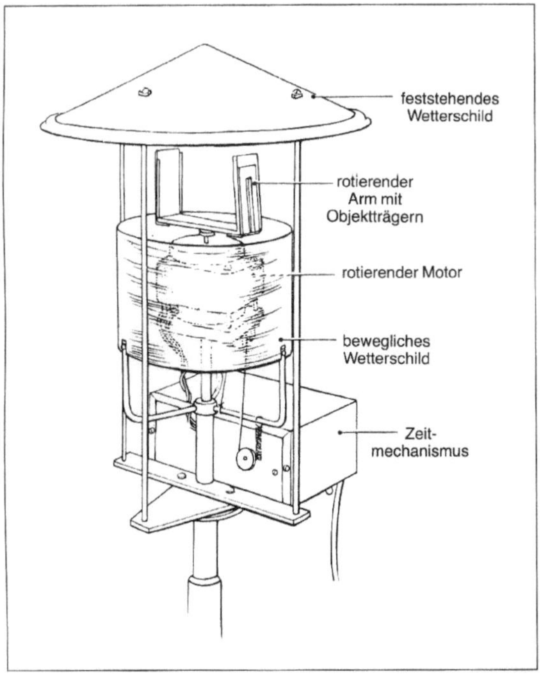

Abb. 51. Ein Impactor mit rotierendem Arm (Ogden): ein quantitativer Pollensammler [aus 12].

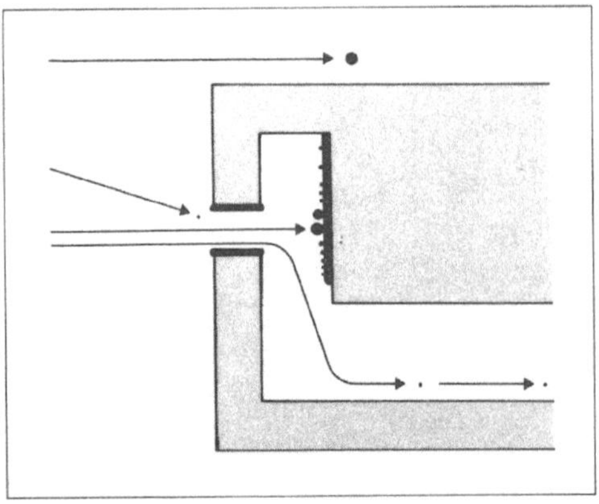

Abb. 52. Durch einen Saugsammler werden die Partikel an Biegungen des inneren Gangsystems abgelagert. Diese Vorrichtung ist besonders für kleine Partikel effektiv, die rasch mit dem sich bewegenden Luftstrom in die Falle geraten [aus 17].

tor wird von der American Academy of Allergy and Clinical Immunology empfohlen. In Europa wird weitgehend der Saugsammler benutzt.

Die Zahl von Milben im Inhalt eines Staubsaugers (der mit Milchsäure behandelt und mit Ligninrosa gefärbt wird) wird in einem Stereomikroskop (25 ×) bestimmt. Dies ist eine zeitaufwendige Aufgabe für einen Spezialisten, die nur in der Forschung Anwendung findet.

Für die Feststellung von Schimmelpilzen kann man mikroskopische Verfahren benutzen. Petrischalen werden in Häusern zum Sammeln von Sporen in der Luft plaziert und 20 Minuten exponiert. Die Pilze wachsen unter optimalen Bedingungen, um dann später mikroskopisch identifiziert und quantifiziert zu werden (Zählen der Kolonien), (Abb. 53). Die Menge der im Haus gefundenen Schimmelpilzsporen spiegelt im allgemeinen die Konzentration draußen wieder, das Sammeln in einzelnen Räumen kann jedoch dazu beitragen, das lokale Schimmelpilzwachstum zu erforschen.

Immunbiochemische Bestimmung. Der Patient gibt einige Gramm des Staubsaugerinhalts ins Labor, wo die allergenen Moleküle extrahiert werden. Sie werden dort durch Präzipitationsreaktionen mit spezifischen (vom Kaninchen gebildeten)

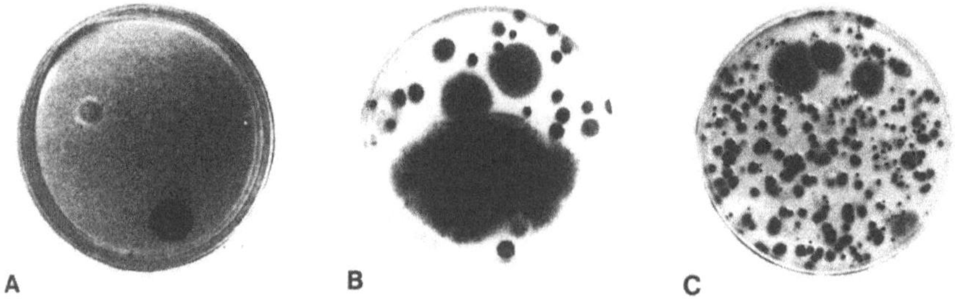

Abb. 53. Petrischalen mit Agar und Antibiotika, die 20 Minuten lang der Luft innerhalb des Hauses ausgesetzt werden. Das Schimmelpilzwachstum von einzelnen sedimentierten Sporen bei 26 °C wird nach einer Woche abgelesen. (A) ist typisch für Januar und (B) für August (nördliche Hemisphäre), (C) stammt aus einem Zimmer mit lokalem Schimmelpilzwachstum [aus 8].

Antikörpern identifiziert. Die Gegenstromimmunelektrophorese ist eine gute Methode, da sie preiswert ist und eine zufriedenstellende Empfindlichkeit zeigt (ca. 5 Milben pro Gramm Staub). Die Quantifizierung von Milben- und von Tierschuppenallergenen kann klinisch genutzt werden für: 1. die Auswertung der klinischen Bedeutung von allergischen Reaktionen durch entsprechende Hauttestung nach Exposition; 2. Entdeckung von „versteckten Allergenquellen" und Allergenexpositionen, die der Patient nicht verträgt (Haustiere); 3. Beurteilung der Folgerichtigkeit eines Allergeneliminationsprogramms.

Zusammenfassung

Allergenquellen können durch morphologische und immunbiochemische Methoden entdeckt werden. Pollenkörner werden mit Gravitationsmethoden (methodisch einfach, geben aber keine absoluten Werte wieder) oder mit volumetrischen Methoden gesammelt. Nach der letztgenannten Methode arbeiten der Sammler mit rotierendem Arm und der Saugsammler, welche weitgehend benutzt werden. Schimmelpilzsporen können als Schimmelpilzkolonien auf Agarplaten gezählt werden, die 20 Minuten lang im Haus eines Patienten aufgestellt werden. Die Menge an Tierschuppen- und Milbenantigenen im Inhalt eines Staubsaugers kann mit immunologischen Methoden erfaßt werden.

2.3 Die häufigsten Allergieverursacher

Pollen wurden vor mehr als 100 Jahren als Allergene erkannt (siehe Kapitel 1.1) und sind die häufigste Ursache von allergischen Erkrankungen; diese Art von Luftverschmutzung ist für die Volksgesundheit von größerer Bedeutung als Schwefeldioxid.

Biologie der Pollen. Ein Pollenkörnchen ist eine Zelle mit männlichem Erbgut (Gametophyt), die für die Fortpflanzung der Samenpflanzen wesentlich ist. Sie wird von einer Pflanze freigesetzt und durch Insekten oder den Wind auf eine andere übertragen.

Durch Insekten befruchtete Pflanzen haben farbige Blüten. Sie produzieren wenige, schwere Pollenkörnchen, die dadurch an den Insektenbeinen anhaften sollen. Nur enger Kontakt mit den insektenbefruchteten Pflanzen, z. B. Chrysanthemen in einem Blumengeschäft, werden eine Allergie hervorrufen können.

Die gefährlichsten Pflanzen für allergische Personen sind jene ohne farbenprächtige Blüten, die windblütigen Pflanzen, die riesige Mengen von Pollenkörnern abgeben.

Pollenkörner dringen, wenn sie auf eine Pflanze der gleichen Spezies treffen, in einen Protoplasmaschlauch (Pollenschlauch) durch eine Öffnung ein; die Paarung erfolgt dann, wenn eine aufnahmebereite Eizelle angetroffen wird. Die Zahl der Pflanzen, bei der ein spezifisches Pollenkörnchen keimen kann, ist durch den Erkennungsmechanismus, der auf Enzymen beruht, begrenzt. Diese sind die Proteine, die als Allergene wirken. Daher besitzt jede Pflanzenart ein einzigartiges Allergenprofil, doch gibt es Kreuzreaktionen (partielle immunologische Identität) zwischen verwandten Pflanzen (siehe unten).

Pollenstruktur. In wäßrigem Medium sind die durch Wind verbreiteten Pollenkörner gelblich, 15–50 μg schwer und annähernd kugelig in der Form. Viele Pollen kollabieren aber während des Lufttransports, nehmen dadurch unregelmäßige Formen an und erreichen eine kleinere aerodynamische Form.

Pollen bestehen aus einer äußeren Hülle, *Exin,* einer mittleren Zelluloseschicht, *Intin,* und einem inneren Protoplasma, das das genetische Material enthält. Das Exin stellt eine derbe, undurchdringliche Struktur dar, die tausende von Jahren bestehen kann (was in der Geologie zur Altersbestimmung von Sedimenten benutzt wird). Das Exin besitzt herausragende Oberflächenausziehungen und eine Anzahl von Aperturen (Keimstellen), (Abb. 54); es färbt sich sofort an, z. B. mit Fuchsin. Pollen verschiedener Bäume und Gräser lassen sich unter dem Mikroskop identifizieren (Abb. 55), jedoch kann man nicht zwischen verschiedenen Gräsern unterscheiden.

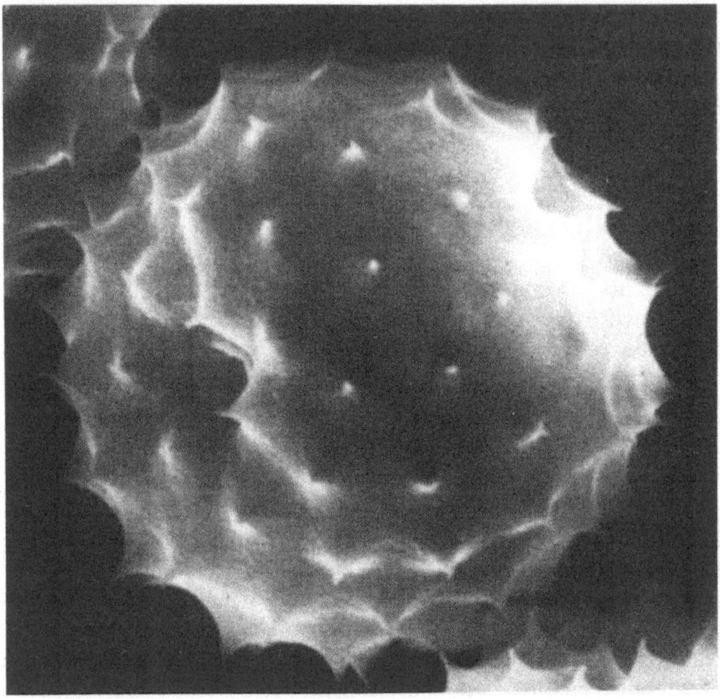

Abb. 54. Rasterelektronenmikroskopaufnahme eines Pollenkorns einer Riesenragweedpflanze (12000 x).

Laubbäume. Viele Laubbäume sind Allergenproduzenten. Der Pollenflug findet gewöhnlich im Frühling statt und ist auf eine kurze Zeitdauer begrenzt; er tritt vor, während oder kurz nach der Blattentwicklung ein. Die Pollenanzahl kann sehr hoch sein (Abb. 56) und die Beschwerden der Patienten, die in einer Gegend mit vielen Bäumen leben, sehr ernst.

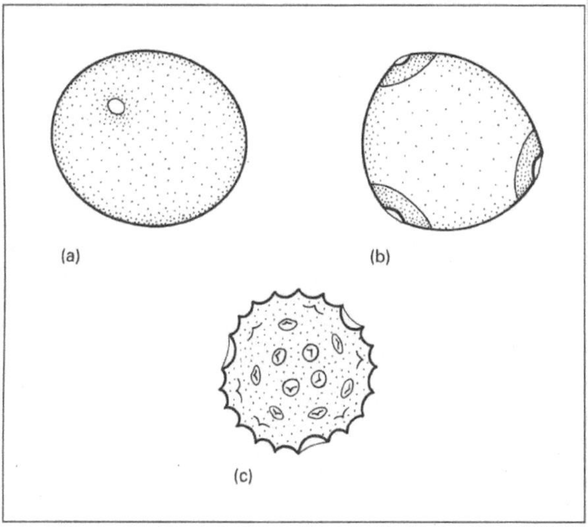

Abb. 55. Pollen von (a) Gras (30 μm, 1 Apertur), (b) Birke (25 μm, 3 Aperturen), (c) Ragweed (Ambrosia spp.); (20 μm, 3 Aperturen).

Die Birke stellt in Skandinavien eine bedeutende Allergieursache dar. Es existiert eine beträchtliche Kreuzreaktion zwischen Birkenpollen und den anderen Mitgliedern der Birkenfamilie: Haselbaum und Erle. Eiche, Ulme und Platane können bei einer begrenzten Zahl von Personen Symptome hervorrufen, während Buche und Kastanie keine Krankheitszeichen verursachen. Der immergrüne Olivenbaum ist in den Mittelmeerländern von Bedeutung.

Nadelbäume. Nadelbäume sind weitverbreitete ergiebige Produzenten von Pollen, die in der Regel nichtallergen sind. Fichten bilden z. B. eine immense Anzahl von Pollen, verursachen aber keinen Heuschnupfen. Oft werden sie von Patienten, die

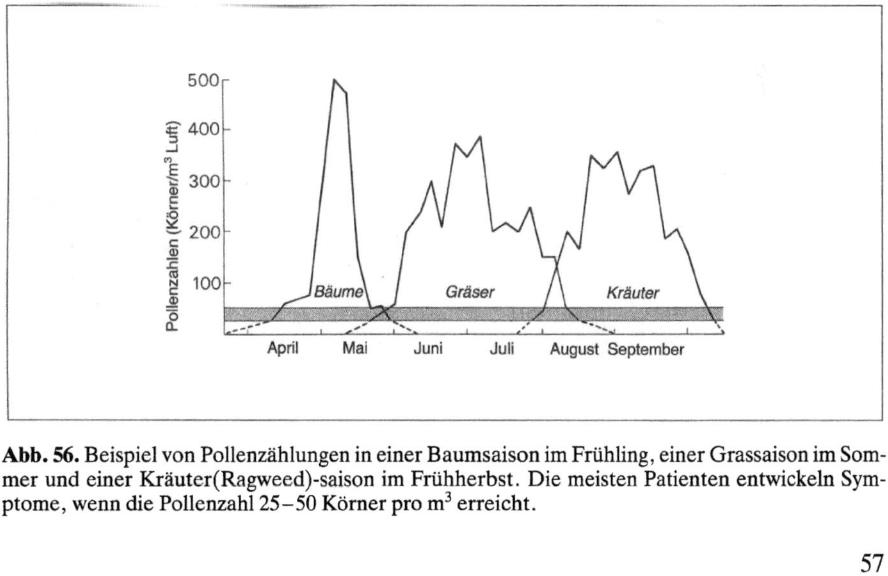

Abb. 56. Beispiel von Pollenzählungen in einer Baumsaison im Frühling, einer Grassaison im Sommer und einer Kräuter(Ragweed)-saison im Frühherbst. Die meisten Patienten entwickeln Symptome, wenn die Pollenzahl 25–50 Körner pro m^3 erreicht.

ihre Symptome mit dem gelben Film von Fichtenpollen auf Waldseen in Verbindung bringen, angeschuldigt.

In Japan ist die häufigste Quelle von Heuschnupfen die japanische Zeder (Saison: Februar – April). In den USA haben die Gebirgszeder (Saison in Texas: Spätherbst – Spätwinter) und Zypressen ihre Bedeutung. Es sind zwischen Pollen dieser Spezies allergene Ähnlichkeiten vorhanden.

Gras. Gras ist die häufigste Ursache für den Sommerheuschnupfen. Es gibt hunderte von Arten, doch bilden die meisten kleine Pollenmengen (Selbstbestäubung), und andere sind nicht weit genug verbreitet, um große Pollenwerte zu erreichen. Eine verhältnismäßig kleine Zahl von Arten sind für praktisch alle Graspollenallergien verantwortlich. Einige der wichtigsten allergieerzeugenden Gräser in Mitteleuropa sind: Wiesenlieschgras (Phleum), Knäuelgras (Dactylis), Wiesenrispgras (Poa pratensis), Glatthafer (Arrhenaterum), Wiesenschwingel (Festuca) und Wiesenfuchsschwanz (Alopecurus). Ihre Bedeutung variiert von Gebiet zu Gebiet, doch da eine ausgeprägte Kreuzreagibilität zwischen diesen Grasarten existiert, kann die Zahl der für Diagnose und Behandlung erforderlichen Extrakte auf einige wenige beschränkt werden.

Das in einigen Regionen als Allergenquelle wichtige Bermudagras zeigt mit anderen Grasarten keine Kreuzreaktion. Die wichtigsten Allergenquellen sind wilde und kultivierte Gräser (Heu). Die von diesen Quellen freigesetzten beträchtlichen Mengen an Pollen werden einige Kilometer weit vom Wind davongetragen und können ihr Opfer auch innerhalb einer Stadt erreichen.

Der Beginn der Pollensaison korreliert mit der Bodentemperatur. Auf der nördlichen Erdhälfte findet er im Norden später als im Süden statt (wichtig für die Pla-

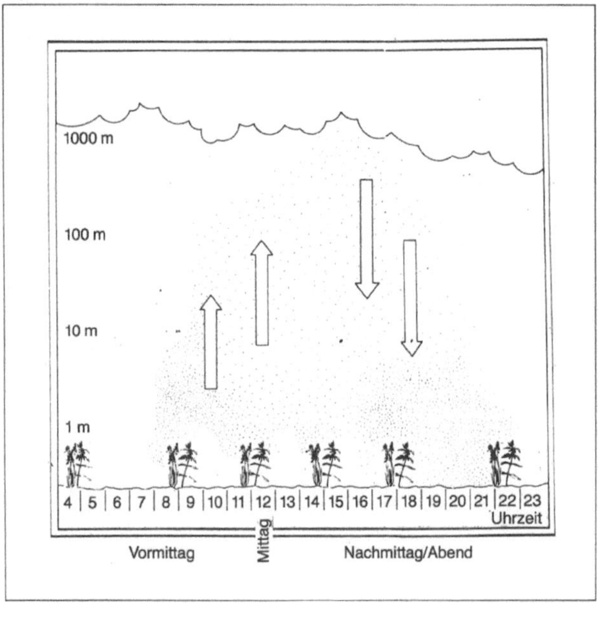

Abb. 57. Am Morgen freigesetzte Pollen werden mittags hoch in die Luft getragen und sinken am späten Nachmittag, oft mehrere Kilometer entfernt, herab.

nung der Sommerferien). Die Pollenmenge in der Luft steht in Beziehung zum Wetter. Die Pollenzahl ist an kalten, regnerischen Tagen klein und an heißen, trockenen Tagen hoch. Windbedingungen spielen eine große Rolle bei der Pollenfreisetzung und -verteilung.

Pollen werden nur während des Tages freigesetzt. Körner, die am Morgen freigesetzt werden, werden am Mittag hoch in die Luft getragen und sinken spät am Nachmittag wieder herab (Abb. 57). Die größte Pollenzahl tritt am Morgen (2–3 Stunden nach Sonnenaufgang) und am späten Nachmittag auf. Die Tageschwankung ver schiebt sich mit der Entfernung von der Quelle und reflektiert hierdurch die Transportzeit. In Städten kann die Pollenzahl auch noch am Abend groß sein, da dort die Temperaturen für längere Zeit höher bleiben.

Kräuter. Unter den Kräutern sind die Ragweeds (Ambrosia spp.) führend, da sie die wichtigste Krankheitsursache in Nordamerika darstellen. Hier sind sechs kreuzreagierende Arten weit verbreitet. In der Alten Welt sind diese Pflanzen sehr selten; dort ist lediglich Beifuß, allerdings nur annähernd, mit diesen Verwandten unter den Pflanzen vergleichbar.

Wiederkehrende Störung an Boden und Pflanzenbewuchs ist ein wesentlicher Grund für den Erfolg der Ragweedpflanzen, da sie nur wenig mit den jahrhundertealten Arten in beständigen Gegenden konkurrieren können. Eine natürliche Störung erfolgt durch fließendes Wasser, und Ragweeds wachsen auf Sandbänken und Flußniederungen. Die menschlichen Aktivitäten sind wichtiger; daher sind Ragweeds auf Abraumhalden, auf Baustellen, entlang von Straßen und insbesondere in Kornfeldern, die die größte Dichte von Ragweedwachstum aufweisen, vorherrschend. Infolgedessen bergen kultivierte Gebiete (im Mittelwesten der USA) für ragweedsensible Personen das größte Risiko.

Die Ragweedpflanzen geben im Spätsommer – Frühherbst (August – September) Pollen ab, abhängig von Lokalität und Klima. Kürzere Tage stimulieren die Reife, als Folge davon tritt die Ragweedsaison in den südlicheren Gebieten später auf (im Gegensatz zu Graspollen). Die Tagesschwankung der Pollenzahl wird in der Luft sowohl bei den Ragweedpflanzen als auch bei den Graspflanzen durch die gleichen Faktoren deutlich beeinflußt.

Es wird geschätzt, daß eine einzige Pflanze 10^9 Pollenkörnchen erzeugt und die Ragweedpflanzen auf einer Quadratmeile 16 t produzieren. Man hat errechnet, daß ein Patient, der gegen Ragweed allergisch ist, lediglich 1 μg Pollen pro Tag inhalieren muß, entsprechend 10 ng des Allergens, um unter Heuschnupfensymptomen zu leiden (nach D.G. Marsh).

Zusammenfassung

Pollen sind Zellen männlichen Geschlechts, die für die Fortpflanzung von Samenpflanzen wesentlich sind. Windbestäubte Pflanzen setzen große Mengen leichter Pollen frei, die häufig Allergieursachen darstellen. Durch Insekten befruchtete Pflanzen (farbige Blumen) produzieren wenige und klebrige Pollen, die nur bei engem Kontakt Allergien hervorrufen. Pollenkörnchen bestehen aus einer äußeren Schicht, Exin, und einer inneren, Intin. Pollen haben eine charakteristische Morphologie, wodurch die verschiedenen Gruppen unter dem Mikroskop identifiziert werden können. Gewöhnlich werden Bäume im Frühling befruchtet. Birke und Zeder sind in verschiedenen Teilen der Welt die wichtigsten Bäume. Die bedeutendste Ursache für Heuschnupfen ist weltweit Gras. Die meisten Gräser haben eine deutliche Kreuzreaktivität, Bermudagras allerdings nicht. In gemäßigten Zonen findet der Pollenflug im Sommer statt, und zwar hauptsächlich an trockenen, sonnigen Tagen. Ragweed ist die häufigste Ursache von Erkrankungen in den USA, in Europa tritt es jedoch nicht auf. Wiederholte Störungen des Gleichgewichts von Boden und Pflanzendecke sind für ihr Wachstum wichtig, dieses wird durch Kultivierung des Bodens begünstigt. Die Bestäubungsperiode ist im frühen Herbst.

2.4 Schimmelpilze als Allergieverursacher

Charakteristika. Mikropilze (Schimmel- und Hefepilze) sind mikroskopisch kleine Pflanzen, denen das Chlorophyll fehlt. Sie können aus Kohlendioxid und Wasser keine Stärken aufbauen und benötigen als Nahrung Pflanzen- und Tiermaterial. Schimmelpilze kommen ubiquitär vor und spielen eine wichtige ökologische Rolle, indem sie organisches Abfallmaterial in Humus umwandeln. Sie wachsen gewöhnlich auf totem Material saprophytär, parasitär auf Pflanzen und gelegentlich invasiv im Menschen. Sie benötigen eine hohe relative Luftfeuchtigkeit für ihr Wachstum, und die meisten Spezies bevorzugen eine Temperatur über 10 °C. Schimmelpilze überleben unter ungünstigen Bedingungen, indem sie riesige Zahlen von Sporen bilden, die die Menge der Pollenkörner in der Luft übersteigen. Während die großen Pollenkörner (20–30 μm) in der Hauptsache Konjunktivitis und Rhinitis verursachen, sind die durch kleine Schimmelpilzsporen (3–10 μm) hervorgerufenen allergischen Hauptsymptome Asthma bronchiale und Rhinitis.

Arten. *Cladosporium, Alternaria, Aspergillus, Penicillium* (Abb. 58–61) und *Mucor* sind die wichtigsten Verursacher einer Schimmelpilzallergie. Nach den Veröffentlichungen in der Literatur sind 5–50% aller Asthmatiker gegenüber inhalierten Schimmelpilzsporen allergisch (Tabelle 5). Die Allergiefrequenz ist bei Kindern höher als bei Erwachsenen. Die Bedeutung von geschluckten Schimmelpilzen und deren Produkten ist nicht bekannt.

Tabelle 5. Zehn Gründe, warum die Diagnose einer Schimmelpilzallergie schwierig und ihre Bedeutung umstritten ist.

1. Schimmelpilzsporen kommen ubiquitär vor, drinnen und draußen.
2. Die Wachstumsherde sind in der Regel unsichtbar.
3. Es gibt Hunderte von verschiedenen Spezies.
4. Jeder Schimmelpilzorganismus produziert viele verschiedene allergene Substanzen.
5. Der relative Gehalt an Myzelium, Sporen und Enzymen hängt von den Wachstumsbedingungen ab.
6. Einige Spezies wachsen nicht unter Laborbedingungen.
7. Hautreaktionen gegen Schimmelpilzextrakte sind selten überzeugend positiv.
8. Hauttest, RAST und inhalativer Provokationstest lassen sich nur schlecht miteinander korrelieren.
9. Einige der saprophytären Schimmelpilze können gelegentlich invasive Krankheitserreger sein.
10. Schimmelpilze können unterschiedliche Immunreaktionen und unterschiedliche Krankheiten auslösen.

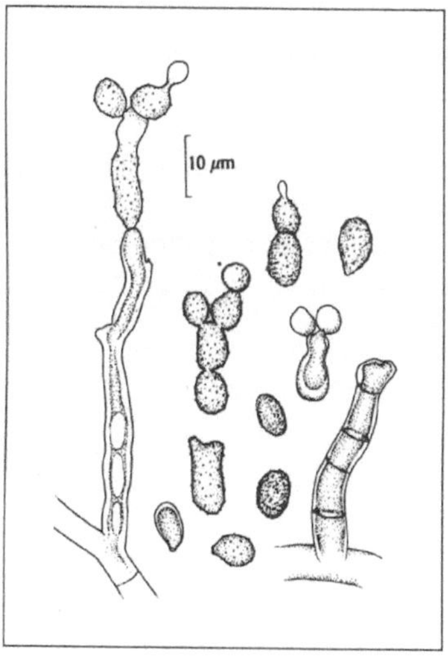

Abb. 58. *Cladosporium herbarum* [aus 14].

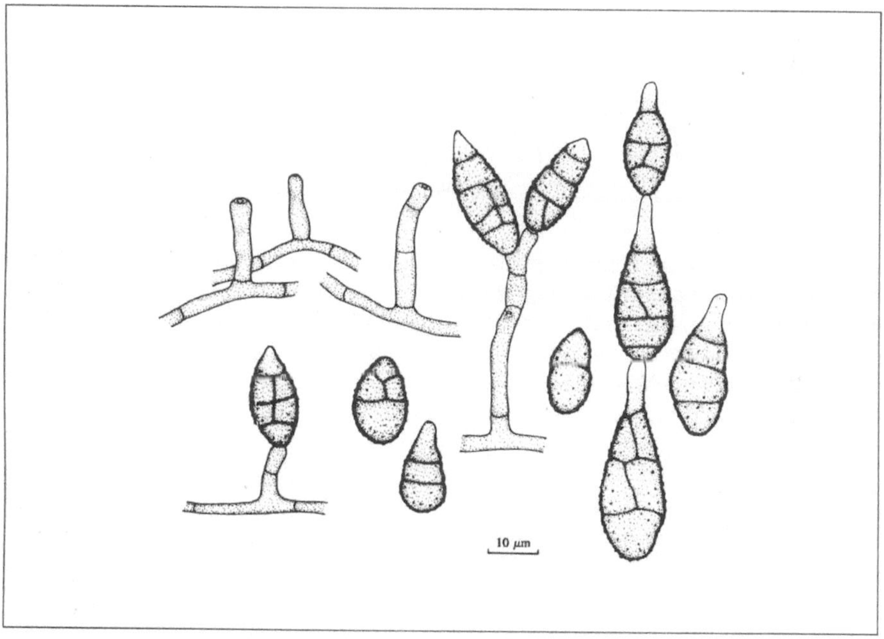

Abb. 59. *Alternaria alternata* [aus 14].

Zählen der im Freien vorkommenden Sporen. Zur Selektion von Extrakten zu diagnostischen Zwecken in einer bestimmten Region ist es wichtig, die lokal vorkommenden Sporen zu zählen. Diese Zahlen werden in Gebieten mit zerfallendem Pflanzenmaterial hoch ausfallen (Tabelle 6), jedoch können die Sporen auch mit der Luft über viele Kilometer weit davongetragen werden. Ein Vergleich zwischen täglichen Sporenbestimmungen und dem Auftreten von Symptomen kann ebenfalls eine Hilfe bei der Allergiediagnostik darstellen.

Feuchtes Wetter begünstigt das Schimmelpilzwachstum, sonniges, windiges Wetter die Freisetzung von Sporen, während Schnee den Einfluß beider Faktoren entsprechend herabsetzt. In warmen, feuchten Klimaregionen kommen Pilze in unübersehbarer Zahl das ganze Jahr über vor. In gemäßigten Zonen sind die Sporenzahlen von *Cladosporium* und *Alternaria* während des Spätsommers am höchsten.

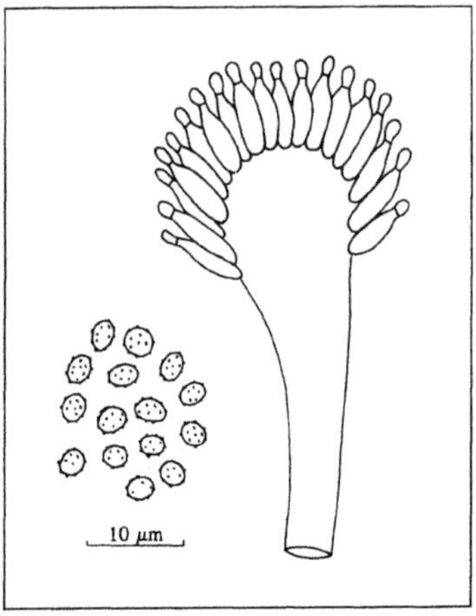

Abb. 60. *Aspergillus fumigatus* [aus 14].

Zählen der Sporen im Haus. Gewöhnlich ist die Sporenzahl im Haus niedriger als im Freien. Diese Sporen kommen von außen oder von häuslichen Wachstumskolonien. Nahrungsquellen sind zahlreich vorhanden (siehe Tabelle 6), da Schimmelpilze Enzyme besitzen, die Zellulose, außerdem Stärke und organisches Material spalten können. Feuchtigkeit ist jedoch der bestimmende Faktor für ihr Wachstum, welches in schlecht gebauten Häusern erheblich sein kann („Syndrom des kranken

Tabelle 6. Häufige Quellen von Schimmelpilzsporen.

Im Freien
Verfallende Blätter (Wald, Komposthaufen, Treibhaus)
Gras, Heu, Stroh, Korn, Mehl (Rasenschneiden, Erntearbeiten, Arbeit in Scheunen, Mühlen und Bäckereien)
Stürme (Umwälzen von Sporen)
Im Haus
Sommerhäuser, in der Jahreszeit, in der sie verschlossen sind.
Feuchte Keller
Badezimmer mit unzureichender Belüftung
Tapete auf kalten Wänden
Fensterrahmen, auf denen die Kondensation sichtbar ist
Feuchte Textilien
Gelagerte Nahrungsmittel (sogar bei 5 °C)
Künstliche Luftbefeuchter

Hauses“). Die Orte des Maximalwachstums können durch Aufstellen von Kulturschalen an verschiedenen Stellen im Haus bestimmt werden.

Berufsbedingte Exposition. Mikropilze sind immer während der Menschheitsgeschichte zur Herstellung von Brot, Käse, Bier und Wein benutzt worden. In den letzten Jahren wurde ihre Verwendung auf die Herstellung von Antibiotika, Enzymen und Steroiden ausgedehnt. Die Herstellung gereinigter Schimmelpilzextrakte

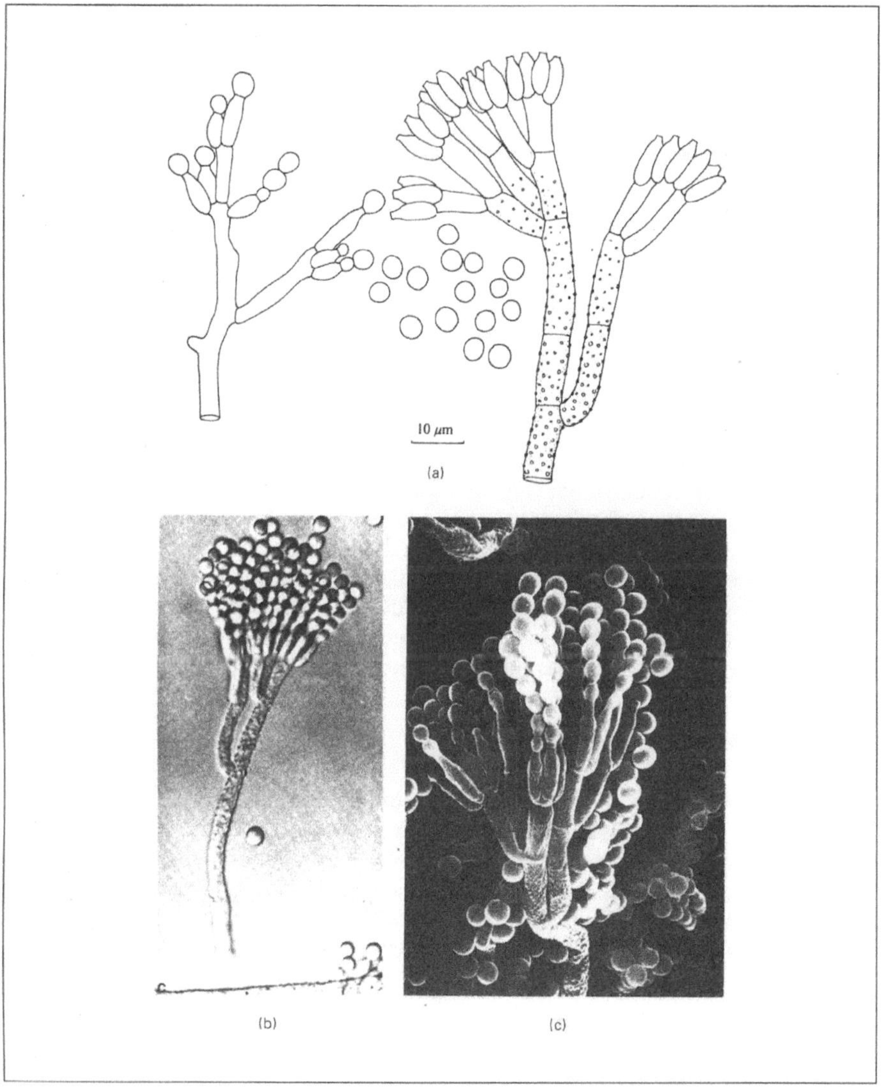

Abb. 61. *Penicillium Roquefortii,* im Diagramm (a), im Lichtmikroskop (b) und im Rasterelektronenmikroskop (c) [aus 14].

birgt das Risiko einer berufsbedingten Allergie, deshalb muß bei der Produktion auf Gewissenhaftigkeit großer Wert gelegt werden.

Kreuzreaktivität. Es existiert zwischen den Genera nur eine sehr geringe Kreuzreaktivität, sie ist jedoch häufig zwischen den Spezies, die zur selben Art gehören, vorhanden. Jeder Schimmelpilzorganismus erzeugt mehrere unterschiedliche allergene Substanzen, die kreuzreagieren können oder nicht.

Glücklicherweise entwickeln Patienten, die gegenüber dem Medikament Penizillin allergisch sind, bei der Inhalation von Sporen des Pilzes *Penicillium* keine asthmatischen Beschwerden, doch existiert ein theoretisches Risiko bei Roquefort (siehe Abb. 61), Blaukäse und Milch; Penizillin wird gelegentlich auch in der Kuhmilch gefunden, was sich aus einer zuvor erfolgten Euterbehandlung mit Penizillin erklärt.

Allergische Reaktion. Die Inhalation kleiner Allergenmengen in Form von Schimmelpilzsporen in der Umgebungsluft kann eine *IgE-Reaktion* hervorrufen und bei atopischen Patienten Asthma bronchiale verursachen. Massive Exposition gegenüber Antigenen von saprophytären Schimmelpilzen, die in den Luftwegen wachsen, können eine *IgG-Reaktion* in Form einer bronchopulmonalen Aspergillose bewirken (siehe Kapitel 11.1). Auch die Inhalation großer Mengen von Schimmelpilzantigenen in organischem Staub verursacht bei nichtatopischen Personen eine IgG-Antwort, die sich in einer exogen-allergischen Alveolitis äußert (siehe Kapitel 11.2).

Zusammenfassung

Inhalierte Schimmelpilzsporen können IgE-induziertes Asthma bronchiale und Rhinitis verursachen, insbesondere bei Kindern. Aussagen über die Prävalenz von Schimmelpilzasthma und -rhinitis weichen erheblich ab, weil es häufig schwierig ist, eine sichere Diagnose zu stellen. Sporenzählungen im Haus und im Freien können die Diagnosestellung und die Behandlung der Schimmelpilzallergie unterstützen. Eine massive Exposition verursacht eine IgG-Antikörperreaktion in Form einer bronchopulmonalen Aspergillose und einer exogen-allergischen Alveolitis.

2.5 Hausstaub und Milben

Hausstaub und Federn. Pioniere der Allergologie bemerkten zu Beginn unseres Jahrhunderts, daß die Symptomatik einiger Asthma- und Rhinitispatienten zu Hausstaub und Federkissen in Beziehung stand. Ermutigt durch die Ergebnisse der Polleninjektionen stellten die Allergologen ebenfalls wäßrige Extrakte aus Staubsaugerinhalt und Federkissen her, die eine rasche und weitreichende Verbreitung fanden. Heute sind diese durch besser definierte Extrakte ersetzt worden.

Hausstaubmilben. Hausstaub stellt ein heterogenes Gemisch von Substanzen dar. Es kann Tierschuppen und Schimmelpilze enthalten, die bei einigen Patienten für einen positiven Hauttest mit Hausstaubextrakten verantwortlich sind (Abb. 62).

1964 zeigten Voorhorst, Spieksma und Mitarbeiter in Holland, daß eine Milbe, *Dermatophagoides pteronyssinus* (Abb. 63) in erster Linie für die „Hausstauballergie“ verantwortlich war. Auch die „Federallergie“ ist weitestgehend mit den Verun-

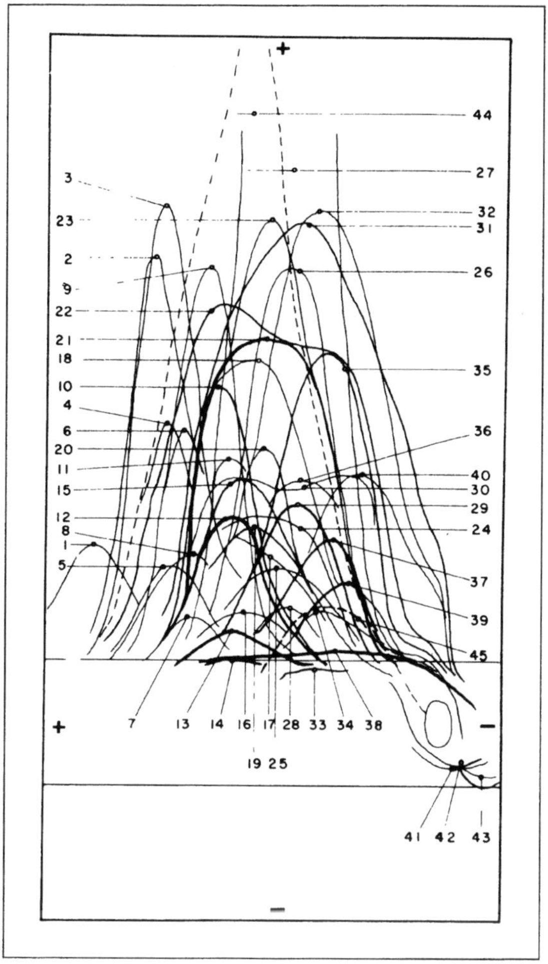

Abb. 62. Zeichnung der gekreuzten Immunelektrophorese, die die Heterogenität von Hausstaubextrakt zeigt. Jede Präzipitationslinie stellt ein Antigen dar [aus 5].

reinigungen durch *Dermatophagoides pteronyssinus* verbunden, was im Griechischen auch „hautfressende Federmilbe" bedeutet. Auf diese Weise machte die Wissenschaft in den letzten Jahren erhebliche Fortschritte.

In den Niederlanden, in Großbritannien, Japan und vielen anderen Ländern wird die Hausstaubmilbe heute als die Hauptquelle der Hausstauballergene anerkannt. In den USA, wo Milben offensichtlich eine geringere Bedeutung haben als in Europa, ist *Dermatophagoides farinae* relativ häufig, zumindest in einigen Staaten der USA. Die amerikanische Milbe *(D. farinae)* und die europäische *(D. pteronyssinus)* sind – vom Allergenstandpunkt aus betrachtet – sehr eng miteinander verwandt.

Die *Dermatophagoides*-Arten sind „Bettmilben", die sich im und um das Bett herum konzentrieren. Das beruht darauf, daß sie sich von desquamierten menschlichen Hautschuppen ernähren, die hauptsächlich im Bett verstreut werden, aber

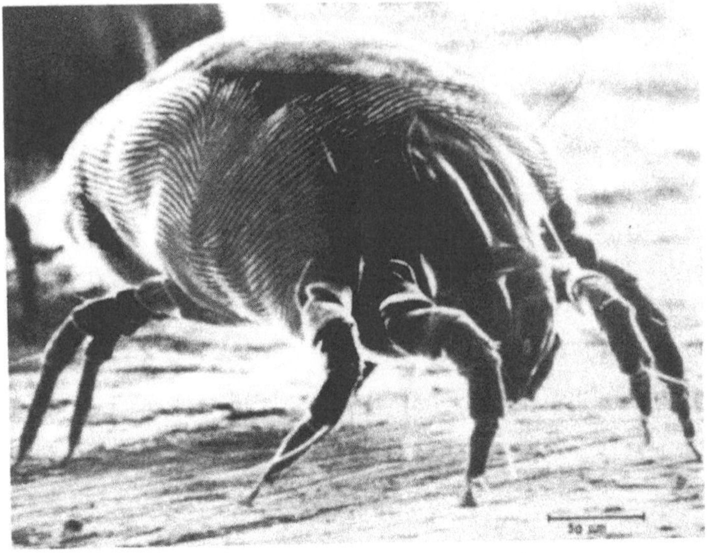

Abb. 63. Rasterelektronenmikroskopaufnahme einer Hausstaubmilbe, *Dermatophagoides farinae* [aus 21].

auch in der Kleidung und in den Stoffpuppen der Kinder kommen menschliche Schuppen vor. Da sie sich von diesem trockenen Material ernähren, benötigen die Milben offensichtlich Flüssigkeit, die sie aus der umgebenden Luft entnehmen.

Da die Nahrung in Fülle vorhanden ist (eine Person verliert 0,5–1 g Schuppen/Tag, die tausende von Milben für Monate ernähren könnten), ist die Luftfeuchtigkeit der am ehesten entscheidende Faktor für die Größe einer Milbenpopulation. Die Milbenprävalenz ist in feuchten Gebieten und Häusern größer als in trockener Umgebung. In London korreliert die Zahl der Milben mit der Entfernung von der Themse.

Das Bett mit seinem speziellen Mikroklima stellt für die Milben die ökologische Nische dar. Die Dichte der Milbenbesiedlung steigt mit der Feuchtigkeit im Bett an und mit: 1. der Zahl der Personen pro Schlafraum (500 ml Wasser werden pro Person pro Nacht abgegeben); 2. dem Isolationsgrad des Raumes und 3. der Installation eines Luftbefeuchters. Die Dichte sinkt mit: 1. der Größe des Schlafraumes und 2. dem Lüften von Zimmer und Bett. Milben gibt es in den meisten Betten, jedoch schwankt ihre Zahl zwischen den einzelnen Häusern erheblich (0–2000 pro Gramm Oberflächenstaub). Sie kommen in der Überzahl in Federkissen und Eiderdaunen, in Steppdecken und auf den Matratzenoberflächen vor, wo sie ihr gesamtes Leben verbringen, sich ernähren, ihre Faeces abgeben, sich paaren, Eier legen und schließlich eingehen. Diese Aktivitäten werden lediglich von allergischen Menschen bemerkt, da die Milben mit dem bloßen Auge kaum erkennbar sind (0,3 mm). Vorwiegend die Faekalbällchen (Abb. 64), die die Größe kleiner Graspollen haben, sind die Ursachen für Atemwegssymptome. Aufgrund der optimalen Bedingungen für die Milbenausbreitung mit 80%iger relativer Luftfeuchtigkeit und einer Temperatur von > 20 °C existieren jahreszeitliche Veränderungen der Milben-

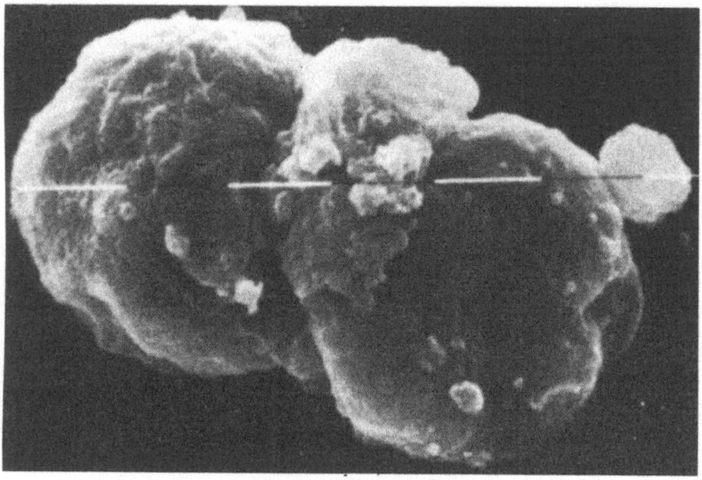

Abb. 64. Milbenfäzes sind die Hauptquelle der Hausstauballergene [aus 19].

dichte. In den gemäßigten Zonen ist die Milbenzahl im Winter, wenn die künstliche Heizungsluft die Luft in den Häusern trocknet, am niedrigsten (Abb. 65). Sinkt die Feuchtigkeit unter 50%, trocknen die Milben aus und sterben ab. In den Tropen vergrößert sich die Milbenpopulation direkt nach der Regenzeit.

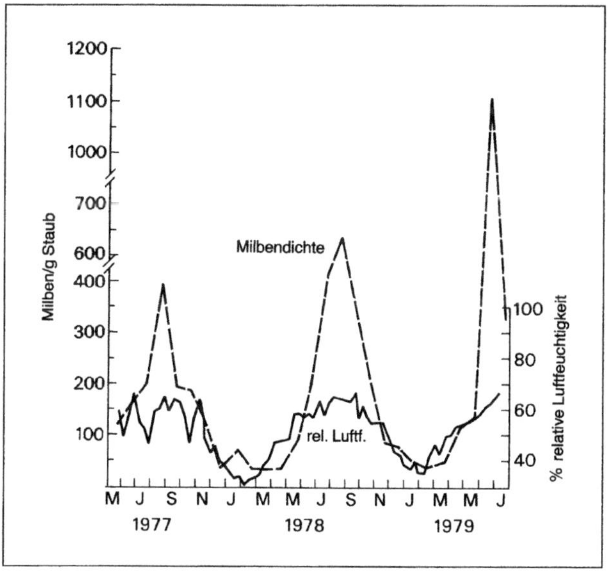

Abb. 65. Saisonale Beziehung zwischen Milbendichte in Häusern und der relativen Luftfeuchtigkeit in Wohnungen in einer gemäßigten Zone der nördlichen Hemisphäre [aus 4].

Speichermilben. Diese Milben kommen gewöhnlich in Kornsilos, Lagerhäusern, Lebensmittel- und landwirtschaftlichen Lagern vor und sind bekannte Schädlinge der gelagerten Lebensmittel (Kornmilben, Mehlmilben, Speichermilben). Sie sind gegenüber Austrocknung sogar noch empfindlicher als die Hausstaubmilben, denn ihre güngstigste Lebensbedingung liegt bei 25–30 °C und > 80 % relativer Luftfeuchtigkeit.

Wegen ihrer bevorzugten vegetarischen Nahrung kommen die Speichermilben sehr spärlich in der Bettstatt vor. Als Quelle von Allergenen wurden sie bis vor kurzem noch weitgehend übersehen. Auf den Orkneyinseln wurde zuerst gezeigt, daß die riesige Zahl von Speichermilben in gelagertem Heu eine häufige Ursache von Allergien bei Farmern darstellen. Später entdeckte man, daß diese Milben häufiger als Hausstaubmilben in den Wohnungen in den Tropen vorkommen und ein wichtigerer Verursacher von Asthma bronchiale und Rhinitis sind. Dies beruht zum Teil auf der sehr hohen Luftfeuchtigkeit, zum Teil jedoch auch darauf, daß ein und derselbe Raum häufig zum Schlafen, Kochen und Lagern von Lebensmitteln dient.

Die kürzlich erkannte Tatsache, daß die Speichermilben signifikante Allergenquellen sind, besitzt auch für die Diagnosestellung ihre Bedeutung, da sie nicht mit den *Dermatophagoides*-Spezies kreuzreagieren. Extrakte der wichtigsten Spezies *Glycyphagus, Tyrophagus, Acarus* sind daher erforderlich, um in einigen Teilen der Welt eine adäquate Allergieforschung zu betreiben. Die Diagnose kann auch mit Hilfe von RAST (Radio-Allergen-Sorbent-Test) gestellt werden, wenn Extrakte von Speichermilben nicht zur Verfügung stehen.

Zusammenfassung

Extrakte von Hausstaub und Federn sind jahrzehntelang zur Diagnosestellung und Therapie von Asthma bronchiale und Rhinitis eingesetzt worden. In den letzten Jahren konnte gezeigt werden, daß die Hausstaubmilbe *(Dermatophagoides pteronyssinus* und *Dermatophagoides farinae)* die Hauptquelle der Hausstauballergene ist. Die Milben ernähren sich von menschlichen Hautschuppen und konzentrieren sich im und um das Bett. Da sie nur aus der Luft Flüssigkeit aufnehmen können, ist die Luftfeuchtigkeit der entscheidende Faktor für die Größe der Population. Die Milben (0,3 mm) werden kaum mit bloßem Auge erkannt. Ihre Exkremente sind die hauptsächliche Quelle der Allergene.

Speichermilben (Kornmilben, Mehlmilben) sind als Schädlinge in gelagerten Lebensmitteln bekannt. In gemäßigten Zonen können die riesigen Zahlen von Speichermilben in gelagertem Heu Allergien bei Landwirten hervorrufen. In tropischen Zonen finden sich Milben häufig in den Wohnstätten, teilweise wegen der hohen Luftfeuchtigkeit und teilweise, weil die Räume oft zum Schlafen und Kochen benutzt werden.

2.6 Tierprodukte: Schuppen und Urin

Katzen und Hunde. Etwa 20–30 % der allergischen Rhinitis- und Asthmapatienten zeigen eine positive Anamnese und einen positiven Hauttest bei Katzenschuppen, und eine etwa gleich große Patientenzahl reagiert auf Hundeschuppen. Die genaue Häufigkeit der Tierallergien beruht auf der Größe der Haustierpopulation, die in vielen Ländern ansteigt, und darauf, ob die Tiere im Freien oder im Haus gehalten werden.

Wenn eine allergische Person in einen Haushalt kommt, in dem ein Tier gehalten wird, bekommt sie Symptome in den Augen, in der Nase und in den Bronchien. Dies tritt auch in dem Fall auf, wenn kein direkter Kontakt mit dem Tier erfolgte, da die gesamte Wohnung mit Allergenen kontaminiert ist. Die Latenzperiode kann von unter einer Minute bis zu einigen Stunden reichen, abhängig vom Grad der Exposition und der Sensibilität. Das vorherrschende Allergen ist das Material der epidermalen Schuppen, die von der Haut abgelöst werden und an den Haaren haften. Urin und Speichel besitzen eine geringere Bedeutung. Um die klinische Relevanz eines Haustieres abzuschätzen, ist es notwendig, es aus dem Haushalt zu entfernen und das Haus vollkommen zu reinigen. Es können Beobachtungen über mehrere Wochen erforderlich sein, besonders in Häusern, die nur schwer zu reinigen sind (viele Teppiche, stark gepolsterte Möbel). Gegen Hunde allergische Personen betonen oft, daß sie nur auf einige Hunde reagieren, auf andere jedoch nicht. Dies kann man folgendermaßen erklären: 1. Einige Hunde (kurzhaarige) verbreiten mehr Schuppen als andere (langhaarige); 2. Die relative Menge an unterschiedlichen Allergenen variiert zwischen den Rassen, jedoch ist es unwahrscheinlich, daß es rassenspezifische Allergene gibt; 3. Die Kasuistik kann ungenau sein, da es einige Patienten ablehnen, die Möglichkeit einer Abwehrreaktion gegen ein Lieblingstier zu akzeptieren.

Pferde. Die Allergie gegen Pferde stellt heute ein geringeres Problem als früher dar, da es heute nur noch wenige Pferde in den Städten gibt und da man Pferdehaar nicht mehr so häufig zur Herstellung von Polstermöbeln, Matratzen, Decken und Fellen nutzt. Menschen, die Reiten als Hobby betreiben, sind exponiert, und auch der indirekte Kontakt über ihre Kleidung kann Präzipitationssymptome bei hochsensiblen Asthmatikern hervorrufen. Die Kreuzreaktivität zwischen Pferdeschuppen und -serum (Tetanusimpfstoff) sollte man im Gedächtnis behalten.

Kühe. Die Allergie gegen Kühe ist im wesentlichen das Problem von Landwirten, Cowboys und Veterinären. Die Hauptallergene in Kuhschuppen werden auch im Speichel, Urin und im Rindfleisch gefunden. Die Konzentration im Fleisch ist allerdings sehr niedrig, weshalb glücklicherweise bei Menschen mit Kuhallergie kaum Probleme beim Essen von Rindfleisch auftreten. Bearbeitetes Fell ist nicht allergen, doch enthalten Teppiche, die aus dem entsprechenden Tierhaar hergestellt sind, erhebliche Mengen von Allergenen, die langsam freigesetzt werden.

Kleine Versuchstiere. Mäuse, Ratten und Meerschweinchen sind potente Allergenquellen. Sie werden in großem Rahmen zur medizinischen Forschung genutzt, haben zunehmende Popularität als Haustiere gewonnen und stellen ein immer grösseres gesundheitliches Problem dar. Bei diesen Tieren ist der *Urin* eine potentere Allergenquelle als Schuppen. Das staubige Material in den Käfigen ist stark kontaminiert, und die körperliche Bewegung der Tiere fördert große Mengen von Urinproteinen in die Luft. Bis zu 20 % der Personen, die gelegentlich mit Versuchstieren zusammenkommen, werden sensibilisiert. Die Krankheitssymptome entwickeln sich gewöhnlich im ersten Jahr der Exposition, und atopische Patienten, besonders diejenigen, die gegen andere Tiere allergisch sind, haben ein größeres Risiko, an Asthma bronchiale zu erkranken (Tabelle 7).

Durch Erfassung von zukünftigem Personal durch Fragebogen und die Hauttestung wird man weniger häufig bei berufskrankheitsbedingter Arbeitsunfähig-

Tabelle 7. Beziehung zwischen Symptomen, die durch Versuchstiere hervorgerufen werden und Atopie [aus 11].

	Status		
	Atopiker	Nichtatopiker	Ges.
Asthma bronchiale	9	2	11
Rhinitis und/oder Urtikaria	6	9	15
Keine Symptome	36	78	114
Total	51	89	140

keit für Ersatz sorgen müssen, jedoch werden auch Menschen, die eine negative Anamnese und negativen Hauttest hatten, sensibilisiert. Für die Akademiker, die in einem medizinischen Forschungsinstitut angestellt sind, ist eine gelegentliche Exposition gegenüber den Versuchstieren oft hinsichtlich ihrer Karriere unvermeidlich. Tritt eine Allergie wirklich auf, so kann die prophylaktische Einnahme von Dinatriumcromoglicat helfen (siehe Kapitel 5.11 und Kapitel 7.15).

Vögel. Wenn früher Federextrakte zur Hauttestung benutzt wurden, so stellte man fest, daß nur gelagerte Federn, nicht aber frisch ausgerupfte Federn eine positive Reaktion hervorriefen. Heute hat man erkannt, daß die Allergenität der Federextrakte hauptsächlich auf der Verunreinigung durch Milben beruht.

Eine Allergie gegen Vogelkot kommt bei Personen vor, die engen Kontakt mit Vögeln in schlecht durchlüfteten Räumen haben, sei es aufgrund eines Hobbys oder aus wirtschaftlichen Gründen. Dies kommt gewöhnlich bei Menschen vor, die Tauben und Wellensittiche halten, jedoch weniger bei Geflügelzüchtern. Eine IgE-Antikörperreaktion führt zu Asthma bronchiale, während die IgG-Antikörperreaktion auf Vogelantigen eine nicht ungewöhnliche Ursache für die exogen-allergische Alveolitis darstellt (siehe Kapitel 11.2).

Zusammenfassung

Allergien gegen Tiere und Tierprodukte sind häufig. Bei Katzen, Hunden, Pferden und Kühen sind Hauthornteile (Schuppen) die Hauptquelle von Allergenen. Direkter Kontakt mit Haustieren erzeugt am häufigsten allergische Symptome, jedoch reagieren hochsensible Personen auch auf indirekte Exposition gegenüber Tierschuppen in der Kleidung anderer Personen und beim Kontakt mit Gegenständen, die Pferde- oder Kuhhaar enthalten. Urin von kleinen Versuchstieren (Maus, Ratte, Meerschweinchen) ist ein potentes Allergen, und bis zu 20–30 % aller beruflich exponierten Personen werden sensibilisiert. Vogelexkremente können eine Allergie und exogen-allergische Alveolitis bei Menschen hervorrufen, die massiv exponiert sind (z. B. Wellensittiche).

2.7 Berufliche Inhalationsallergene

Wirkmechanismus. Beruflich inhalierte Stoffe können als Allergene, Haptene, Histaminfreisetzer, Reizstoffe und als pharmakologische Substanzen wirken.

Diagnostik. Die spezifische Diagnose eines berufsbedingten Asthma bronchiale erfordert: 1. die detaillierte Kenntnis über die Arbeitsprozesse und die verwendeten Chemikalien; 2. Erfahrung auf dem Gebiet der Lungenerkrankungen; 3. zur Verfügung stehende In-vivo- und In-vitro-Tests zur Diagnosestellung; und vorzugsweise 4. Methoden zur Überwachung der Umweltinhalationsstoffe. Aus diesen Gründen muß die diagnostische Arbeit auf wenige Zentren beschränkt bleiben.

Für die Frühdiagnose ist es wichtig, daß der praktizierende Allergologe und der Lungenfacharzt erkennen, daß ca. 2% ihrer Asthmapatienten (in Japan 10%) an einer Berufskrankheit leiden. Diese Möglichkeit muß auch in Betracht gezogen werden, wenn auf den ersten Blick die Krankheit wie eine einfache chronische Bronchitis erscheint.

Die Diagnose des beruflich bedingten Asthmas kann aus folgenden Gründen schwierig sein: 1. Es können mehrere Mechanismen zusammen vorkommen; 2. Haptene können nicht direkt bei einem Hauttest eingesetzt werden; 3. Die Zahl der chemischen Verbindungen in der Industrie ist riesig und wächst rasch weiter.

Getreidestaub. Ramazzini machte 1713 die Beobachtung, daß Getreidearbeiter „fast sämtlich kurzatmig waren und selten ein hohes Alter erreichten". Heute ist es bekannt, daß sie in größerem Maße an chronisch-obstruktiven Lungenerkrankungen leiden. Getreidestaub enthält eine Mischung vielfältiger organischer Materialien aus Samen, Pilzen und Insekten, eingeschlossen der Getreidekäfer und Speichermilben, die als Allergene wirken können. Außerdem kann die massive Exposition der Getreidearbeiter gegenüber bakteriellen und fungalen Endotoxinen Fieber und Atemwegssymptome hervorrufen.

Mehl. Rhinitis und Asthma bronchiale kommen häufig bei Müllern und Bäckern vor. Diese Krankheiten kann man mit den Allergenen im Getreideestaub in Zusammenhang bringen (siehe oben), gewöhnlich aber beruhen sie auf einer Allergie gegen Weizenproteine. Atopische Personen werden häufiger und rascher das Bäckerasthma entwickeln als nichtatopische Personen.

Rizinusbohnenstaub (Kastorbohne). Über lange Jahre hat man erkannt, daß Asthma bronchiale auch aufgrund einer Allergie gegen Rizinusbohnenprotein auftritt. Es kann sich bei den Arbeitern entwickeln, die sich mit der Herstellung des Rizinusöls beschäftigen, bei Menschen, die in der Nähe einer Rizinusbohnenmühle wohnen und bei den Personen, die getrocknete Reste der Bohnen als Dünger benutzen.

Staub der Rohkaffeebohnen. Etwa 10% der Arbeiter, die dem Staub der rohen Kaffeebohnen ausgesetzt sind, entwickeln allergische Symptome. Glücklicherweise verschwindet die Allergenität weitgehend bei geröstetem Kaffee. Leidenschaftliche Kaffeetrinker sind also nicht in Gefahr.

Sägemehl. Asthma aufgrund von Hartholz, besonders der Western Red Cedar (Rote Zeder), kommt bei ca. 5% der Sägewerkarbeiter vor; die Hälfte davon klagt auch über Rhinitis. Andere Harthölzer, vor allen Dingen Rotholz, können ebenso Krankheiten hervorrufen. Im Gegensatz zum Asthma, das durch die im obigen Abschnitt diskutierten Substanzen hervorgerufen wird (Getreidestaub nur teilweise), kann man die Diagnose des Asthmas durch die Rote Zeder nicht durch eine

Hauttestung erhärten. Ebenso wird ein Bronchialprovokationstest mit Staub der Roten Zeder oder mit der verantwortlichen Verbindung, Plikatinsäure (MG 400), im Gegensatz zu den obengenannten Substanzen vorwiegend zu einer Spätreaktion der Bronchien führen.

Die exponierten Arbeiter bekommen oft Asthmaanfälle während der Nacht; aufgrund dieser Zeitverschiebung kann die Beziehung zwischen Exposition und Symptomen leicht übersehen werden. Dies ist tragisch, da nur die Hälfte der Patienten nach dem Verlassen ihrer Arbeitsstelle vollständig genesen. Das klinische Erscheinungsbild bei den verbleibenden Arbeitern unterscheidet sich nicht von der Symptomatik des intrinsic Asthma.

Der genaue Pathomechanismus des Asthmas durch die Rote Zeder ist nicht beschrieben, jedoch spielt wohl die Hyperreaktivität der Bronchien aufgrund der Plikatinsäure eine wichtige Rolle (Abb. 66).

Einige Patienten besitzen IgE-Antikörper gegen eine konjugierte Form der Plikatinsäure und gegen humanes Serumalbumin, allerdings ist die Bedeutung dieser Tatsache noch nicht klar. Atopie ist bei dem Zeder-Asthma kein bedeutender prädisponierender Faktor.

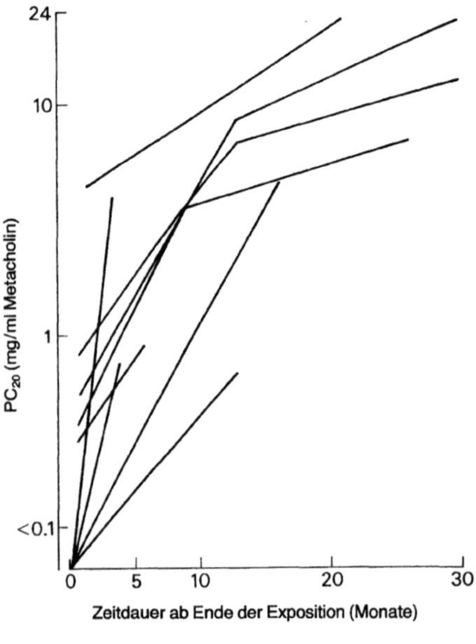

Abb. 66. Berufliche Exposition gegenüber der Roten Zeder (Western Red Cedar) führt bei Asthmatikern unter den Arbeitern zur Hyperreaktivität der Bronchien. Die Abbildung zeigt die langsame Normalisierungsrate der bronchialen Reaktivität bei 9 Arbeitern nach Beendigung der Exposition. Die bronchiale Reaktivität wird als Sensibilität gegen Metacholininhalation definiert. Ein hoher PC_{20} weist auf eine niedrige (normale) Reaktivität hin [aus 9].

Baumwollstaub. Arbeiter, die bei den ersten Verarbeitungsstadien (Krempeln) von Baumwolle, Flachs oder weichem Hanf beschäftigt sind, entwickeln das Baumwollstaubasthma, die *Byssinose.* Typischerweise sind die Symptome bei dieser Erkrankung anfangs auf den ersten Arbeitstag nach einem Wochenende beschränkt, weshalb man vom sogenannten Montagmorgenasthma spricht; bei weiterer Exposition persistieren die Beschwerden an mehr und mehr Tagen und werden schließlich chronisch.

Die Byssinose wird eher durch einige Begleitstoffe der Baumwolle hervorgerufen als durch die Zellulose selbst. Trotz ausgedehnter Studien muß die Ursache dieser bedeutenden Berufskrankheit noch vollständig erforscht werden. Vermutete Mechanismen sind eine unspezifische Histaminfreisetzung, eine endotoxinähnliche Wirkung und eine Allergie.

Penizillin, Ampicillin. Arbeiter werden bei der Produktion von Penizillinen leicht sensibilisiert. Es ist bei diesen Medikamenten keine einzelne Substanz, die wegen der allergischen Phänomene angeschuldigt werden kann; vielmehr existiert eine große Zahl von Antigenverbindungen mit unterschiedlicher Bedeutung. Einige der sensibilisierten Arbeiter weisen nur eine Spätreaktion der Bronchien auf.

Enzyme. Proteolytische Enzyme des *Bacillus subtilis* sind hochgradig allergen. Als sie, wie in den 60er Jahren, den Detergenzien zur Herstellung von sogenannten biologischem Waschpulver hinzugefügt wurden, entwickelte eine Anzahl von Arbeitern in der Waschmittelindustrie Bronchialasthma und IgE-Antikörper gegen die Enzyme Alkalase und Maxatase. Bei verbesserter Kontrolle der Einflüsse am Arbeitsplatz ist die Inzidenzrate inzwischen weitgehend gesunken. Verbraucher der Waschmittel haben kein vermehrtes Risiko, da die Enzyme in granulierter oder verkapselter Form hinzugefügt werden und nur wenig Staub erzeugen.

Platinsalze. Berufskrankheiten durch Kontakt mit komplexen Platinsalzen wurden bei Arbeitern der Photoindustrie und der metallverarbeitenden Industrie beschrieben. Positive Hauttestergebnisse sind häufig und weisen auf einen allergischen Mechanismus hin. Es reichen extrem kleine Mengen des komplexen Salzes aus, um einen positiven Bronchialprovokationstest zu erhalten.

Härter für Epoxidharze. Epoxidharze finden eine ausgedehnte Anwendung in der Kunststoff- und Elektroindustrie. Gegenüber des Epoxidharzes selbst konnte eine Allergie noch nicht nachgewiesen werden, doch konnte man ein positives Ergebnis des Bronchialprovokationstests bei den Härtern beobachten, die Phthalsäureanhydrid enthalten. Die erwähnten Substanzen wirken offensichtlich als Haptene.

Kolophonium (Kiefernharz). Dämpfe von Kolophonium, einem natürlichem Kiefernharz, benutzt als Lösungmittel oder als Klebstoff, kann eine weitere Ursache für Asthma bronchiale bei Arbeitern in der Elektroindustrie sein. Das durch Kolophonium hervorgerufene Asthma bronchiale besitzt viele Merkmale einer allergischen Reaktion, allerdings ist der Hauttest negativ, und spezifisches IgE konnte im Serum nicht nachgewiesen werden.

Isocyanate. Seit dem zweiten Weltkrieg konnte man eine explosive Zunahme der Isocyanatanwendung in der Kunststoffindustrie beobachten, insbesondere von Toluendiisocyanat (TDI). Da Isocyanate hochgradig reaktive -NCO-Gruppen enthalten, reagieren sie sofort mit Wasserstoffatomen in anderen chemischen Verbindungen und erzeugen damit Polymerisationsprodukte (Polyurethan). Diese Erzeugnisse, wie Schaum, Oberflächenbeschichtungen, Klebstoffe, synthetischer Gummi und Fasern, werden für Polster, Möbel, Isolationsmaterial, Verpackungsmaterial, Farben und Kunststoffe benutzt.

TDI-Dampf passiert die Luftwege der Nase aufgrund seiner hydrophoben Natur. Hohe Konzentrationen (> 2 ppm) besitzen einen direkten Reizeffekt, der zur Verengung der Luftwege bei allen exponierten Personen, besonders bei jenen mit hyperreaktiven Bronchien, führt. Hohe und sehr hohe Spiegel in der Luft finden sich, wenn isocyanathaltiges Material verbrannt wird. In niedrigen Konzentration (< 0,02 ppm) verursacht TDI bei ca. 5 % aller beruflich exponierten Arbeiter einen Bronchospasmus. Arbeiter, die Polyurethanschaum herstellen, Lackierer und Kunststoffarbeiter besitzen ein besonderes Risiko.

Der verläßlichste diagnostische Test ist eine dosisorientierte Bronchienreizung mit dem verdächtigten Isocyanat unter kontrollierten Bedingungen. Die Reaktion bei den sensibilisierten Arbeitern ist derjenigen bei Allergenprovokation ähnlich, allerdings stimmen die meisten Wissenschaftlicher dahingehend überein, daß nichtimmunologische Mechanismen bei der Pathophysiologie des TDI-Asthmas beteiligt sind.

Es sind Hinweise vorhanden, daß TDI teilweise als β-Sympathomimetikum wirkt, indem es die β-Rezeptoren blockiert und das intrazelluläre cAMP reduziert. Hinweise gibt es auch auf IgE-Antikörper gegen Komplexe mit Isocyanat und humanem Protein bei einem geringen Prozentsatz von sensibilisierten Arbeitern. In diesen Fällen kann die Diagnose mit Hilfe eines RAST gestellt werden. Atopische Patienten besitzen keine besondere Veranlagung, TDI-Asthma zu bekommen. Dadurch wird die Theorie unterstützt, daß eine unzureichende pharmakologische Kontrolle hierbei den Hauptmechanismus darstellt. Menschen mit hyperreaktiven Bronchien haben auf der anderen Seite ein erhöhtes Risiko und sollten in bestimmten Industriezweigen nicht beschäftigt werden.

Trimellitsäureanhydrid. Trimellitsäureanhydrid (TMA) wird in großem Rahmen zur Herstellung von Kunststoff, Epoxidharzen und Farben benutzt. Die Beschäftigten, die Rhinitis und Asthma bronchiale nach Exposition von TMA-Dämpfen entwickeln, besitzen IgE-Antikörper gegen Konjugate von Trimellityl-Protein. IgE-Antikörper sind nicht nur gegen das TMA-Hapten gerichtet, sondern auch gegen die neue antigene Determinante, der vom TM-Proteinkomplex gebildet wird. Große IgG-Antikörperspiegel korrelieren mit den Spätsymptomen der Atemwege und dem Risiko, an exogen-allergischer Alveolitis (siehe Kapitel 11.2) zu erkranken; wahrscheinlich handelt es sich hier auch um eine Typ-III-ähnliche allergische Reaktion.

Weitere Untersuchungen der Erkrankungen in der Anhydridindustrie werden einen weitreichenden Effekt auf unser Verständnis der allergischen Krankheiten und auf die Prävention dieser Leiden am Arbeitsplatz haben.

Reizstoffe. Zufällige Exposition gegenüber Ammonium, Salzsäure oder Schwefeldioxid in der Petroleum- und der chemischen Industrie kann zu Asthmaanfällen führen, vor allem bei Personen mit hyperreaktiven Bronchien.

Harnstoff-Formaldehyd, das zum Herstellen der Sandformen in Metallgießereien benutzt wird, wurde als Reizstoff mit einer Bronchokonstriktion in Verbindung gebracht. Formaldehyd verdampft aus einigen Bauprodukten, zum Beispiel aus Schalttafeln (Platinen). Die Konzentration ist in der Raumluft in neuen Häusern hoch und erzeugt eine Reizung von Augen, Nase und Bronchien (letztere nur bei Asthmatikern).

Als letztes Beispiel eines speziellen Mechanismus bei einer Berufskrankheit ist akutes Asthma bronchiale bei Landarbeitern beschrieben worden, die das Getreide mit organischen phosphorhaltigen Insektiziden spritzen. Diese Substanzen wirken als Anticholinergika und können auf pharmakologischer Grundlage Asthma bronchiale hervorrufen.

Zusammenfassung

Berufsasthma wird durch Kontakt mit Materialien hervorgerufen, die bei Fabrikationsprozessen benutzt werden oder bei ihnen entstehen. In einigen Industriezweigen kommt Asthma bronchiale bei 5–20 % der exponierten Arbeiter vor. Wenn die entscheidende Substanz ein Allergen ist (Tierschuppen oder -urin, Mehl, Rizinusbohnenstaub, Penizillinstaub, Waschmittelenzyme), kann die Diagnose mit Hilfe des Hauttests und des RAST erfolgen. In anderen Fällen ist die Bronchusreizung unter kontrollierten Bedingungen zur Stützung der speziellen Anamnese erforderlich. Niedermolekulare Chemikalien können als Haptene wirken (Platinsalze, Härter für Epoxidharze, Trimellitsäureanhydrid), während andere Stoffe eher eine nichtimmunologische Wirkung haben (Tabelle 8). Einige Gase und Dämpfe wirken

Tabelle 8. Beispiele für wahrscheinliche und mögliche (?) Mechanismen beim beruflichen Asthma bronchiale.

Mechanismus	Material
Typ-I-Allergie	
Allgemeine Allergene	Tierschuppen und -urin
Berufsallergene	Detergenzien (Enzyme)
Haptene	Trimellitinsäureanhydrid
Histaminfreisetzung	Staub von Rohbaumwolle?
Blockierung der β-Rezeptoren	Toluendiisocyanat?
Bronchiale Hyperreaktivität	Plikatinsäure (Rote Zeder)
Endotoxin	Getreidestaub?
Reizstoffe	Schwefeldioxid Formaldehyd

als einfache Reizstoffe. Menschen mit hyperreaktiven Bronchien besitzen ein erhöhtes Risiko, berufsbedingtes Asthma bronchiale zu entwickeln, und atopischen Personen droht eher das Risiko, gegenüber Berufsallergenen und -haptenen sensibilisiert zu werden. Die Gefahr für Landarbeiter, Getreide- und Baumwollarbeiter ist bereits seit Jahrzehnten bekannt. In den letzten Jahren und Jahrzehnten hat die Kunststoffproduktion eine Reihe hochgradig reaktiver Chemikalien in die Fabriken gebracht, von denen viele mit der Erkrankung an Asthma bronchiale in Zusammenhang stehen. Die pharmazeutische und die Waschmittelindustrie sind ebenfalls Hersteller potenter Berufsallergene.

Literatur

1. Aas K (1978) What makes an allergen an allergen; Allergy 33: 3–14
2. Agarwal M, Yunginger JW, Swanson MC, Reed CE (1981) An immunochemical method to measure atmospheric allergens. J Allergy Clin Immunol 68: 194–200

3. Apold J, Havnen J, Hvatum M, Oseid S, Aas K (1974) The radioallergosorbent test (RAST) in the diagnosis of reaginic allergy. Clin Allergy 4: 401–9
4. Arlian LG, Bernstein IL, Gallagher JS (1982) The prevalence of house dust mites, Dermatophagoides spp. and associated enironmental conditions in homes in Ohio. J Allergy Clin Immunol 69: 527–32
5. Carlsen SD, Weeke B, Loewenstein H (1979) Analysis of antigens in a commercial house dust extract by means of quantitative immunoelectrophoresis. Allergy 34: 155–65
6. Davies RJ, Blainey AD, Pepys J (1983) Occupational asthma. In: Middleton Jr E, Reed CE, Ellis EF (eds) Allergy: principles and practice, 2nd ed. CV Mosby, Saint Louis, pp 1037–65
7. Gabriel M, Cunnington AM, Allan WGL, Pickering CAC, Wraith DG (1982) Mite allergy in Hong Kong. Clin Allergy 12: 157–71
8. Gravesen S (1979) Fungi as a cause of allergic disease. Allergy 34: 135–54
9. Lam S, Wong R, Yeung M (1979) Nonspecific bronchial reactivity in occupational asthma. J Allergy Clin Immunol 63: 28–34
10. Loewenstein H (1978) Quantitative immunoelectrophoretic methods as a tool for the analysis and isolation of allergens. Progr Allergy 25: 1–62
11. Newman-Taylor AJ (1982) Laboratory animal allergy. Eur J Respir Dis 63 (Suppl 123): 60–4
12. Norman PS, King TP (1978) Antigens that cause atopic disease. In: Samter M (ed) Immunologic diseases. Little, Brown, Boston, pp 787–803
13. Patterson R, Goldstein RA (1982) Symposium proceedings on occupational immunologic disease. J Allergy Clin Immunol 70: 1–2
14. Samson RA, Hoekstra ES, Van Oorschot CAN (eds)(1981) Introduction to food-borne fungi. Institute of the Royal Netherlands Academy of Arts and Sciences, Delft, pp 1–247
15. Schumacher MJ, Tait BD, Holmes MC (1981) Allergy to murine antigens in a biological research institute. J Allerg Clin Immunol 68: 310–18
16. Schwartz B, Lind P (1984) Immunochemical method for investigation of allergic patients‘ environment. Result of elimination treatment of the allergen source (abstract). J Allergy Clin Immunol 73: 156
17. Solomon WR (1980) Common pollen and fungus allergens. In: Bierman CW, Pearlman DS (eds) Allergic diseases of infancy, childhood and adolescence. WB Saunders, Philadelphia, pp 219–59
18. Tovey ER, Chapman MD, Wells CW, Platts-Mills TAE (1981) The distribution of dust mite allergen in houses of patients with asthma. Am Rev Respir Dis 124: 630–5
19. Tovey ER, Chapman MD, Platts-Mills TAE (1981) Nature 289: 592–3
20. Vanto T, Viander M, Koivikko A (1983) Humoral and cell-mediated immune response to dog dander and hair in asthmatic children. Allergy 38: 103–12
21. Wharton CW (1970) Mite and commercial extracts of house dust. Science 176: 1382–5
22. Wraith DG, Cunnington AM, Seymour WM (1979) The role and allergenic importance of storage mites in house and other environments. Clin Allergy 9: 546–61

3 Diagnose der Allergie und Hyperreaktivität

3.1 Allergie und Hyperreaktivität – zwei wichtige Determinanten

Spezifische und unspezifische Reaktivität. Charakteristisch für die in diesem Buch behandelten Erkrankungen ist, daß eine Reihe von Stimuli, die bei Normalpersonen geringe oder keine Reaktionen hervorrufen, bei den Patienten zu Niesen, Husten, Giemen, Juckreiz und Kratzen führt. Diese abnormen Reaktionsformen können eine *spezifische* Allergie darstellen, eine *unspezifische Hyperreaktivität* oder beides.

Früher glaubte man, daß die Allergie die Ursache fast aller Fälle von Asthma bronchiale, Rhinitis oder Dermatitis seien. Wenn man ein Allergen nicht eindeutig bestimmen konnte, wurden Bakterien, Lebensmittel und noch unbekannte Substanzen angeschuldigt. Jedoch erkannte man im letzten Jahrzehnt, daß die erhöhte unspezifische Antwort des jeweils erkrankten Organs, die Hyperreaktivität, dabei eine beträchtliche Rolle spielt.

Wechselspiel zwischen Allergie und Hyperreaktivität. Das Miteinander von Allergie und Hyperreaktivität scheint höchst bedeutend zu sein und wurde am genauesten im Falle des Asthma bronchiale untersucht, das aus diesem Grunde das Hauptthema des vorliegenden und der folgenden zwei Kapitel sein wird. In einigen Fällen von Asthma bronchiale ist die Allergie der entscheidende Faktor, zum Beispiel, wenn eine Person bereits beim Kontakt mit einem Meerschweinchen giemt. Bei Patienten mit regelmäßigen Symptomen liegt Hyperreaktivität vor, entweder allein (intrinsic Asthma) oder zusammen mit einer Allergie („extrinsic" oder allergisches Asthma). Generell kommt der Hyperreaktivität eine größere klinische Bedeutung als der Allergie zu, da sie für die Symptome verantwortlich ist, die durch körperliche Belastung, kalte Luft und Reizstoffinhalation hervorgerufen werden. Ein Test zur bronchialen Reaktivität trennt die erkrankte von der Normalbevölkerung eher als ein Allergietest (Abb. 67).

Primäre Hyperreaktivität. Die primäre Hyperreaktivität der Luftwege ist ein grundlegender Defekt, der nicht durch Allergene oder Reizstoffe herbeigeführt wird; durch die abnorme Reaktion auf Histamin/Metacholin-Inhalation (siehe Kapitel 3.3) ist dies erwiesen und wird auch bei beschwerdefreien Asthmatikern gesehen. Sie ist ein Merkmal von großer Bedeutung für die klinische Ausprägung des Asthma bronchiale, doch hat sie einen nur ungenügend verstandenen Hintergrund und scheint therapieresistent zu sein. Wahrscheinlich sind hier Veränderungen an den nervösen Reizrezeptoren, den efferenten vegetativen Nerven, den Zellrezeptoren und der glatten Bronchialmuskulatur (Hypertrophie, Änderung der Kontraktilität) beteiligt. Populär ausgedrückt kann man die primäre Hyperreaktivität als Ergebnis eines vegetativen Ungleichgewichts beschreiben. Einiges weist dar-

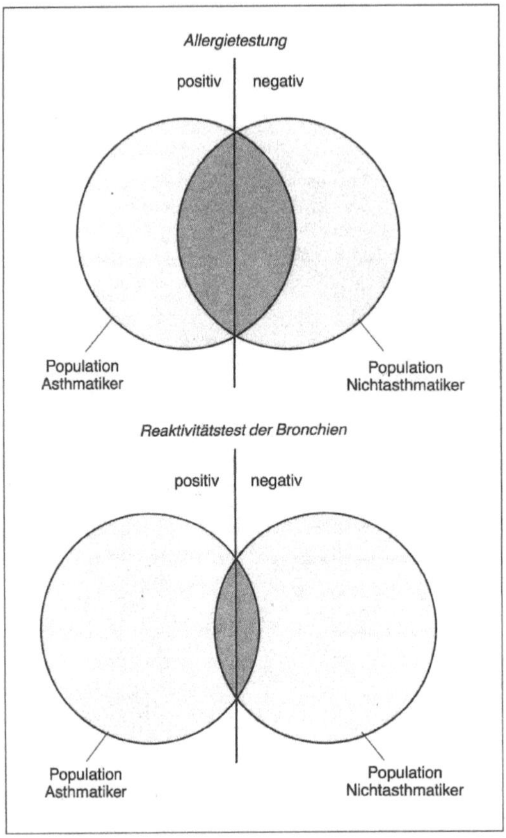

Abb. 67. Zwei Arten, eine asthmatische von einer nichtasthmatischen Population zu trennen.

auf hin, daß das Patientenkollektiv der Atopiker Zeichen für ein Ungleichgewicht des vegetativen Nervensystems aufweist, das sowohl durch eine Verringerung als auch eine Verstärkung der Reaktionsfähigkeit der β-Rezeptoren und der cholinergen Rezeptoren charakterisiert wird. Dies stellt jedoch gegenwärtig eine bloße Hypothese dar.

Induzierte Hyperreaktivität. Es gibt deutliche Hinweise darauf, daß die späte entzündliche Reaktion nach Allergenprovokationstest der Bronchien mit einer Verstärkung der unspezifischen Reaktionsfähigkeit (Abb. 68) verbunden ist. Außerdem verstärkt die tägliche Allergenexposition die Reaktivität. Endet die Exposition, so kann es Wochen und Monate dauern, bis die Reaktionsfähigkeit zu der früheren Ebene zurückkehrt (siehe Abb. 66, S. 72). Offensichtlich erzeugt eine Allergenexposition einen Circulus vitiosus (Abb. 69). Virusinfektionen der Luftwege, Ozon und Schwefeldioxid können ebenso eine Hyperreaktivität der Bronchien hervorrufen. Diese induzierte Hyperreaktivität kann durch Behandlung mit inhaliertem Dinatriumcromoglicat und Steroiden, wahrscheinlich auch durch Desensibilisierung, gehemmt werden.

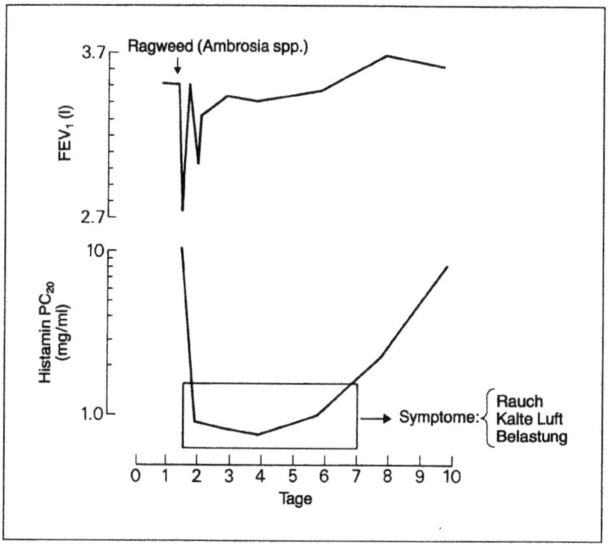

Abb. 68. Ein Allergeninhalationstest, der eine Spätreaktion der Bronchien auslöst, induziert – zusammen mit Symptomen, die durch unspezifische Stimuli erzeugt werden – eine verstärkte Reaktion der Bronchien auf Histamin [aus 8].

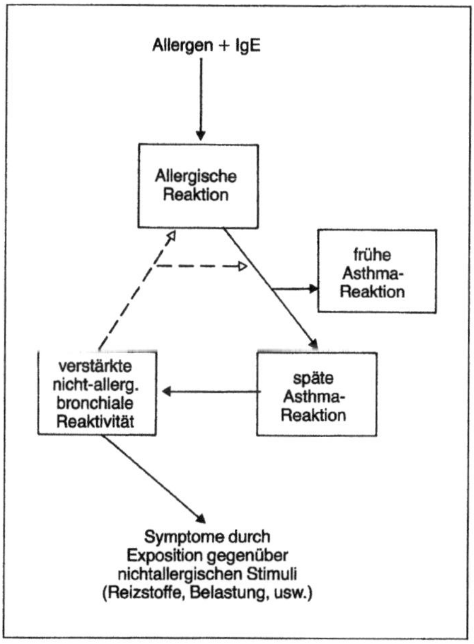

Abb. 69. Diagramm einer Hypothese, die die Entwicklung und Persistenz des perennialen allergischen Asthma bronchiale erklären soll [aus 8].

Vegetatives Ungleichgewicht. Obwohl die Rolle der β_2-Rezeptoren, die nicht durch adrenerge Nerven versorgt werden, schwer zu definieren ist, sind die β_2-Sympathomimetika die wirkungsvollsten Medikamente sowohl zur Prävention als auch zur Umkehr jeder lokalen oder reflektorischen Stimulation der glatten Bronchialmuskulatur. Die Entdeckung der β_2-Rezeptoren in den Bronchien war für die Asthmapatienten von großem Nutzen. Szentivanyi vermutete 1968, daß dem Status asthmaticus eine partielle Blockade der β-Rezeptoren zugrundeliegen könnte. Zur Stützung dieser Hypothese gibt es einige Hinweise, da Studien von verschiedenen Gewebearten bei Asthmapatienten eine abnorme Funktion der adrenergen Rezeptoren zeigten; sie weisen eine reduzierte β- und eine verstärkte α-Reaktion auf. Die Tatsache, daß die Behandlung mit Betablockern bei keinem Gesunden asthmatische Beschwerden hervorruft, obwohl sie das Befinden eines Asthmakranken ernsthaft verschlechtern kann, unterstützt zusätzlich Szentivanyis Hypothese.

Eine andere Hypothese zur Begründung der Hyperreaktivität der Bronchien beruft sich auf eine verstärkte parasympathische Aktivität. Unterstützende Beweise erhält diese Hypothese durch das Vorkommen bronchialer Hyperreaktivität bei Gesunden nach Virusinfektion und nach Exposition gegenüber schädlichen Gasen. Diese Effekte werden durch Anticholinergika weitgehend neutralisiert, wodurch auf eine Beteiligung eines parasympathischen Reflexes hingewiesen wird.

Offensichtlich ist, daß bei der Pathogenese des Asthma bronchiale eine abnorme vegetative Kontrolle der Luftwege eine bedeutende Rolle spielt, doch ist es unwahrscheinlich, daß dies die zugrundeliegende Hyperreaktivität vollständig erklärt. Jeder Aktivitätsanstieg an irgendeinem Punkt des parasympathischen Reflexweges (siehe Abb. 110, S. 143) wird zur erhöhten Reaktivität beitragen und kann sie auch teilweise erklären. So können Epithelschäden, verstärkte Sensibilität der Reizrezeptoren, Verstärkung der Masse an glatter Muskulatur und ihrer Kontraktilität insgesamt als Summe die Veränderungen in der vegetativen Regulation ergänzen.

Rhinitis. Rhinitispatienten reagieren auf die Exposition gegenüber einer Reihe unspezifischer Stimuli, was eine Hyperreaktivität der Nasenschleimhaut nahelegt. Dies kann mit Hilfe einer nasalen Metacholinprovokation (Hypersekretion) oder einer Histaminprovokation (Niesen, Hypersekretion, Blockade) demonstriert werden. Diese Tests können nicht so gut wie der Inhalationstest beim Asthma bronchiale in normale oder kranke Personengruppen trennen und werden momentan nur zu Forschungszwecken durchgeführt.

Dermatitis. Hauterkrankungen stehen in Zusammenhang mit abnormer Reaktivität, insbesondere auf pruritogene Stimuli. Patienten mit Neurodermitis zeigen eine abnorme Reaktion auf injiziertes Metacholin (siehe Kapitel 9.3); viele Patienten mit chronischer Urtikaria haben eine abnorme Reaktion auf mechanischen Streß, und einige können auch auf andere physikalische Stimuli reagieren (siehe Kapitel 9.9).

Zusammenfassung

Die wichtigsten in diesem Buch behandelten Krankheiten sind durch abnorme, nachdrückliche Reaktionen auf verschiedene Stimuli gekennzeichnet. Dies beruht auf spezifischer Allergie, unspezifischer Hyperreaktivität oder auf beiden Phänomenen. Die Grundlage der unspezifischen Hyperreaktivität ist noch unbefriedigend erforscht. Gegenwärtig wird sie am ehesten als die Folge eines vegetativen Ungleichgewichtes, das aus adrenergen oder cholinergen Komponenten zusammengesetzt sein kann, beschrieben. Die Reaktionsfähigkeit beim Asthma bronchiale kann durch Virusinfektionen, Exposition gegenüber einem Allergen, Ozon und Schwefeldioxid verstärkt werden; diese Krankheit wurde in diesem Zusammenhang am genauesten untersucht.

3.2 Der körperliche Belastungstest

Geschichte. Es ist seit vielen Jahre bekannt, daß bei disponierten Personen ein Asthmaanfall durch körperliches Training ausgelöst werden kann. Unter der Herrschaft des Römischen Kaisers Trajan schrieb Aretaeus aus Kappadozien: „Wenn durch Laufen, körperliche gymnastische Übungen oder andere Arbeiten die Atmung erschwert wird, nennt man das Asthma ...“ . Heute, 1800 Jahre später, wird der Belastungstest zunehmend zur Demonstration der Bronchialhyperreaktivität benutzt und damit zur Diagnosestellung des Asthma bronchiale.

Klinische Bedeutung. Ein belastungsinduzierter Bronchospasmus kommt bei einem großen Prozentsatz (> 80%) der Asthmatiker vor. Dies ist so charakteristisch, daß das Ausbleiben dieser Erscheinung dazu führen sollte, die Diagnose noch einmal zu überdenken. Bei Kindern bedeutet dies eine Einschränkung der körperlichen Entwicklung und ein ernsthaftes Handicap. Ein Kind, das beim Spiel hustet und keucht, wird leicht von seinen Kameraden ausgeschlossen. Viele Erwachsene werden nicht beeinträchtigt, da sie sich einfach nicht so weit körperlich anstrengen, daß das Asthma bronchiale hervorgerufen wird.

Die Art der Belastung. Es ist eine submaximale Anstrengung bei kräftiger körperlicher Belastung für 6–8 Minuten notwendig. Der Bronchospasmus tritt kurz nach Absetzen der Belastung ein, ist nach 3–5 Minuten maximal und kehrt zum Ruhezustand innerhalb von 1–2 Stunden zurück (Abb. 70). Diesem Post-Trainingsbronchospasmus geht gewöhnlich eine vorübergehende Bronchodilatation während der ersten 1–2 Minuten der Übung voraus. Einige Arten von Belastung sind eher asthmogen als andere. Am ehesten geeignet ist der freie Lauf; Radfahren ist eher durchschnittlich geeignet, und das Schwimmen wird von den Testpersonen am besten überstanden. Asthmatiker haben bei der Olympiade Medaillen in Schwimmwettkämpfen gewonnen.

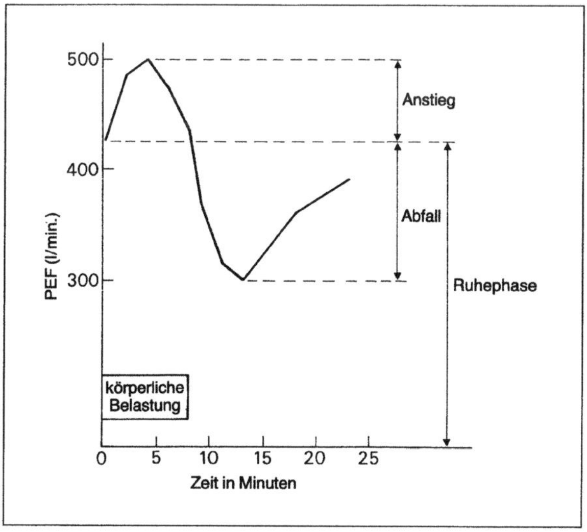

Abb. 70. Veränderung des Peak Expiratory Flow (PEF, max. exspiratorische Flußgeschwindigkeit) während und nach 8minütigem Lauf in der „Tretmühle“ bei einem Asthmatiker. Man beachte den Anstieg während der Belastung und den deutlichen Abfall nach der Belastung. Das Ergebnis wird – verglichen mit dem Ruhewert vor der Provokation – als prozentualer Abfall dargestellt [aus 3].

Mechanismus. Bei körperlicher Belastung wird ein großes Volumen der umgebenden Luft in die intrathorakalen Atemwege gebracht, wo es auf 37 °C erwärmt und vollständig mit Wasserdampf abgesättigt sein muß, bevor es die Alveolen erreicht. Dies erfordert die Verdampfung von Wasser und die Weiterleitung von Wärme ausgehend von der Bronchialschleimhaut.

Gerade dieser Schleimhautwärmeverlust ist es, der für den belastungsinduzierten Bronchospasmus verantwortlich ist. Die Gesamtmenge des Wärmeaustausches ist direkt mit der Ventilation und umgekehrt mit der bei der Atmung aufgenommenen Lufttemperatur und dem Wassergehalt proportional. Dies erklärt, warum Schwimmen eher als Laufen toleriert wird.

In Übereinstimmung mit der Wärmeverlusttheorie steht, daß belastungsinduziertes Asthma bronchiale vollkommen durch das Inhalieren von 37 °C warmer Luft bei 100% relativer Luftfeuchtigkeit vermieden werden kann. Es ist ebenso verständlich, daß die willkürliche Hyperventilation, besonders von kalter Luft, eine Bronchokonstriktion herbeiführen kann (Abb. 71). Allerdings ist nicht geklärt, wie der Wärmeverlust in den hyperreagiblen Luftwegen die Kontraktion der glatten Muskulatur auslöst (direktes Abkühlen der glatten Muskelzellen? Mastzelldegranulation? vagaler Reflex?).

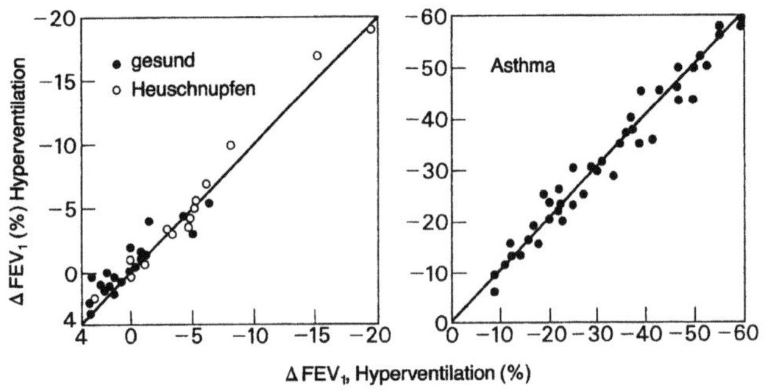

Abb. 71. Vergleich der Reaktionen von Gesunden, von Heuschnupfen- und Asthmapatienten auf Belastung und Hyperventilation unter Isokapnie. Die diagonalen Linien sind Identitätslinien; die fast identischen Resultate lassen eine ähnliche Pathogenese vermuten [aus 13].

Praktische Durchführung. Ein Vorteil des Belastungstests ist die einfache Ausrüstung, die dabei erforderlich ist: eine *Laufbahn* oder ein *Fahrradergometer* und ein preiswertes *Peak-Flow-Meßgerät* (peak flow = maximale Flußgeschwindigkeit). Zu klinischen Zwecken besteht ein Belastungstest aus freien Lauf über 6–8 Minuten. Die Anstrengung muß groß genug sein, um den Patienten in Maßen atemlos werden zu lassen und die *Pulsfrequenz* auf > 160/min bei Erwachsenen und auf > 180/min beim Kind ansteigen zu lassen. Das forcierte Exspirationsvolumen oder FEV_1 oder expiratory peak flow rate wird vor und 1, 5, 10, 15 und 20 Minuten nach

Beginn der Belastung gemessen. Ein Abfall von 20 % oder mehr ist pathologisch. Für Forschungszwecke ist es erforderlich, wie folgt zu standardisieren: standardisierte Belastung (Tretmühle), Atemmuster (Nase oder Mund), Belüftung, Lufttemperatur und -feuchtigkeit.

Sicherheitsmaßnahmen. Bei allen Patienten muß vor Testbeginn der *kardiovaskuläre Status* erfaßt werden, um optimale Sicherheit zu gewährleisten. Ein Belastungstest sollte nicht durchgeführt werden bei Patienten mit dem Verdacht auf kardiovaskuläre Erkrankung oder mit einem FEV_1 von weniger als 70 % des erwarteten Wertes. Das Laufen muß von einer Schwester oder einem Arzt überwacht werden, und ein Inhalationsaerosol (Bronchospasmolytikum) und Sauerstoff sollten zur Hand sein.

Wirkung von Pharmaka. Ein inhaliertes β_2-Sympathomimetikum kann sofort den belastungsinduzierten Bronchospasmus unterdrücken oder umkehren (Abb. 72). Orale Bronchospasmolyse (β_2-Sympathomimetika, Theophyllin) können ebenso die Reaktion hemmen, sind aber weniger wirksam. Anticholinergika zeigen bei einigen Patienten einen Effekt, wodurch möglicherweise auf einen Reflexmechanismus hingewiesen wird. Bei den meisten Patienten kann die Bronchokonstriktion durch Dinatriumcromoglicat unterdrückt, aber nicht rückgängig gemacht werden (siehe Kapitel 5.11). Steroide besitzen keinen akuten und lediglich einen schwachen chronischen Effekt.

Steroide können während der Belastungstests weiter verabreicht werden, andere Medikamente sollten jedoch wenigstens 8 Stunden vor dem Test (24 Stunden für Retardpräparate) abgesetzt werden.

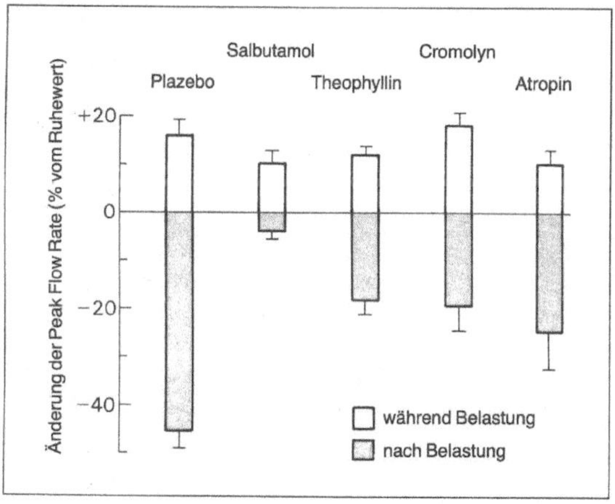

Abb. 72. Bronchodilatation während und Bronchospasmus nach Belastung, als prozentuale Änderung des Ruhewertes ausgedrückt. Wirkung der Vorbehandlung mit einem inhalierten β_2-Sympathomimetikum (Salbutamol), mit oralem Theophyllin, mit Dinatriumcromoglicat (Cromolyn) und mit einem Anticholinergikum (Atropin) [aus 4].

Diagnostischer Wert. In den meisten Fällen kann Asthma bronchiale leicht aufgrund der Anamnese, der körperlichen Untersuchung und der Reaktion auf ein Bronchospasmolytikum diagnostiziert werden. Wenn die Anamnese zweifelhaft und der Patient zum Zeitpunkt der Untersuchung beschwerdefrei ist, kann in ausgewählten Fällen ein Test auf Bronchialhyperreaktivität eine nützliche Ergänzung darstellen.

Er kann darüber hinaus dazu verwendet werden, Asthmapatienten von den Patienten mit anderen Atemwegsproblemen zu unterscheiden. Ein belastungsinduzierter Abfall des FEV_1 von 20% oder mehr ist hochverdächtig auf Asthma bronchiale. Chronisch Bronchitiskranke sind als Gruppe weniger reagibel als Asthmatiker, sie zeigen jedoch eine stärkere Reagibilität als gesunde Kontrollpersonen. Dies trifft auch auf Rhinitiskranke zu, die husten, auf frühere Asthmatiker, Verwandte von Asthmatikern und Personen mit positivem Hauttestergebnis.

Testkandidaten. Belastungstests sind hauptsächlich für Kinder und junge Erwachsene geeignet. Eine Dame, die zum Besuch ihres Arztes in der Stadt angezogen ist, wird selten zu motivieren sein, einen schweißtreibenden Lauf zu absolvieren. Gefährlich kann der Test für einen Patienten mit einer kardiovaskulären Erkrankung sein; er sollte außerdem nicht bei älteren Menschen durchgeführt werden.

Belastungsdyspnoe. Ein Belastungstest zur Demonstration einer Hyperreaktivität der Bronchien erfordert eine normale oder nur leicht reduzierte Lungenfunktion und muß bei submaximaler Leistung durchgeführt werden. Diese Art von respiratorischer Beeinträchtigung sollte nicht mit der einschränkenden Dyspnoe verwechselt werden, die bei Patienten mit erheblicher Atemwegsobstruktion vor der Provokation schon durch mäßige körperliche Anstrengung hervorgerufen wird. Ein guter Test zur Feststellung des Einschränkungsgrades bei chronisch-obstruktiver Lungenerkrankung und zur Überprüfung der Medikation ist der 12-Minuten-Gehtest. Der Patient wird aufgefordert, in 12 Minuten so weit wie möglich zu gehen, danach wird die zurückgelegte Strecke gemessen.

Zusammenfassung

Kräftige Belastung ruft bei den meisten Asthmatikern einen Bronchospasmus hervor; besonders bei Kindern ist dies ein Problem. Er wird durch Abkühlung der Bronchialschleimhaut bewirkt; willkürliches Hyperventilieren bei kalter Luft kann die gleichen Symptome erzeugen („Wärmeverlusttheorie"). Schwimmen wird am ehesten vertragen, und freies Laufen ist die potenteste Methode, einen Bronchospasmus hervorzurufen. Belastungsinduziertes Asthma kann als Maß der Hyperreaktivität der Bronchien benutzt werden, um die Diagnosestellung bei Verdacht auf Asthma bronchiale gerade bei symptomfreien Patienten zu stützen. Der Test besteht aus einem Lauf von 6–8 Minuten, der anstrengend genug sein muß, um eine Pulsfrequenz von 160–180/min zu erzeugen. Ein Abfall der Peak-Flow-Rate oder des FEV_1 von 20% nach Belastung ist pathologisch und hochverdächtig auf Asthma bronchiale. Der Test ist vor allem für Kinder und junge Menschen geeignet. Bei Patienten mit kardiovaskulären Störungen kann er gefährlich sein. Der Bronchospasmus kann durch Inhalation von β_2-Sympathomimetika vollständig vermieden und umgekehrt werden, und er kann teilweise durch orale Bronchospasmolytika, Dinatriumcromoglicat und ein zu inhalierendes Anticholinergikum unterdrückt werden.

3.3 Der Metacholin/Histamin-Test

Grundprinzip. Die Abkühlung der Atemwege während einer Belastung ist ein Weg, die Hyperreaktivität der Bronchien zu demonstrieren. Durch Inhalation von Metacholin (Acetylcholin-Analogon) und von Histamin kann dies ebenso erreicht werden. Die Testwahl hängt von der persönlichen Erfahrung, der Ausrüstung und dem Alter des Patienten ab. Der Inhalationstest wird bei Erwachsenen bevorzugt und ist in gewisser Weise sensibler als der Belastungstest.

Metacholin stimuliert direkt die glatte Muskulatur der Bronchien, während Histamin auch über nervöse Reizrezeptoren und einen vagalen Reflex wirkt (siehe Kapitel 5.3). Trotzdem ergeben sich bei beiden ähnliche Resultate, und praktisch gesehen bestehen zwischen beiden nur wenig Wahlmöglichkeiten. Hohe Dosen von Histamin können Nebenwirkungen (Rachenreizung, Heiserkeit, Husten, Hautrötung, Kopfschmerz) hervorrufen, es ist jedoch billiger und haltbarer als Metacholin (gelagert haltbar bis zu drei Monaten).

Methode. Als Sicherheitsmaßnahme sollte die Inhalationsprovokation nur in einer Umgebung durchgeführt werden, wo eine geeignete Notfallausrüstung rasch bei der Hand ist. Dann ist das Risiko sehr klein. Der Test sollte nicht bei einem FEV_1 von weniger als 60–70% des zu erwartenden Normalwertes durchgeführt werden. Ein Patient mit mehr als einer leichten Bronchokonstriktion muß zum Beweis seiner Bronchialanfälligkeit auf umgekehrtem Wege untersucht werden, nämlich durch Bronchospasmolyse als Reaktion auf entsprechende Pharmaka.

Ein positives Ergebnis bei Metacholin oder Histamin ist als eine Reduktion des FEV_1 von 20% oder mehr definiert. Die Reaktion kann durch Dosis-Reaktions-Kurven in einer der beiden folgenden Arten bestimmt werden: 1. durch Inhalation eines Lösungsbolus genau zum Zeitpunkt des Beginns einer tiefen Inspiration; die Zahl der Atemzüge und die Metacholinkonzentration können variiert werden; die gesamte Testdosis, die einen 20%igen Abfall des FEV_1 verursacht, wird PD_{20} FEV_1 genannt; 2. durch fortlaufende Inhalation von ansteigenden Metacholinkonzentrationen zwei Minuten lang während regelmäßiger Atmung; die Testkonzentration von Metacholin, die einen 20%igen Abfall des FEV_1 hervorruft, wird PC_{20} FEV_1 genannt. Die erstgenannte Methode ist die schnellere, doch erfordert sie ein Spezialinstrument (Verneblungsdosimeter). Durch folgende Faktoren kann das Ergebnis beeinflußt werden: 1. ein Kaliber der Atemwege an der unteren Grenze; die Größe des Laminarstromes ist proportional der vierten Potenz des Radius; gleiches Maß der Verkürzung der glatten Muskulatur wird daher in kontrahierten Bronchien eine größere Reduktion des Luftstroms verursachen, verglichen mit offenen Bronchien; daraus folgt, daß ein annähernd normales FEV_1 vor dem Versuch unbedingt erforderlich ist, um vergleichbare Resultate zu erhalten; 2. Virusinfektion, da diese sogar bei Gesunden die Sensibilität gegenüber Metacholin verstärkt; 3. Exposition gegenüber Allergenen, Ozon und Schwefeldioxid, von denen jedes die Reaktivität heraufsetzt; 4. medikamentöse Behandlung und 5. insgesamt Schwere der Erkrankung (siehe unten).

Medikamentenwirkung. Inhalation von *Antihistaminika* blockiert die Reaktion auf Histamin, doch nicht auf Metacholin. Die Inhalation von *Anticholinergika* blokkiert die Reaktion auf Metacholin, hat aber eine geringere Wirkung auf die Histaminreaktion. Ein auf β_2-Rezeptoren wirkender Spray verhindert beide Reaktionen und kehrt sie um. Die langfristige Behandlung mit Steroidinhalanzien und vielleicht auch mit Dinatriumcromoglicat kann die Reaktionsfähigkeit leicht herabsetzen. Sprays mit Wirkung auf die β_2-Rezeptoren sollten acht Stunden vor dem Test nicht mehr verabreicht werden.

Klinischer Nutzen. Ein Metacholin/Histamin-Test kann die Gruppe der normalen Individuen gegenüber den symptomatischen Asthmatikern nahezu vollkommen voneinander trennen, wobei die Asthmatiker in fast allen Fällen eine 100–1000fach erhöhte Sensibilität gegenüber dem provozierenden Mittel haben. Beim Asthma bronchiale steht der Grad der Reaktion in Relation zu: 1. der Schwere der Erkrankung insgesamt; 2. zur Reversibilität der Atemwegsobstruktion; 3. den im Tagesverlauf schwankenden Flow Rates und 4. den benötigten Medikamenten (Abb. 73). Die Hyperreaktivität sinkt nach der klinischen Erholung von der Erkrankung ab, jedoch persistiert sie bei einigen Patienten noch jahrelang bei fehlendem manifesten Asthma bronchiale. Daher ist dieser Test sowohl für latentes wie klinisch manifestes Asthma anwendbar. Der Inhalationstest kann in ausgesuchten Fällen als Hilfsmittel bei der Diagnostik des Asthma bronchiale dienen und auch für die Bestimmung der Schwere der Erkrankung und der erforderlichen Medikation herangezogen werden. Besonders nützlich ist er, wenn die Anamnese atypisch ist, wenn Zeichen eines reversiblen Bronchospasmus bei der Untersuchung fehlen und wenn der Verdacht auf eine unangemessene Reaktion des Patienten auf die Symptome besteht (Neurotiker, indolenter Patient).

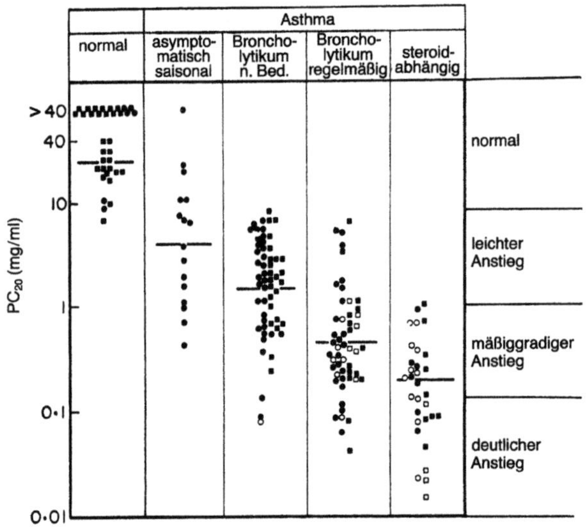

Abb. 73. Individuelle Werte der bronchialen Hyperreaktivität gegenüber Histamin bei Gesunden und bei den Untergruppen der Asthmatiker. Kreise: Atopiker; Quadrate: Nichtatopiker, schwarze Symbole: $FEV_1 > 70\%$ des erwarteten Wertes; weiße Symbole: $FEV_1 < 70\%$ des erwarteten Wertes [aus 9].

Eine Über-Therapie birgt das Risiko eines paradoxen Effekts des Medikaments in sich, während Unter-Therapie Lebensgefahr bedeuten kann. Der Metacholin/Histamin-Test kann als Indikator für die erforderliche Medikation dienen, allerdings sollte wie bei jedem technischen Verfahren der Vorteil der gewonnen Information gegenüber dem Risiko für den Patienten, den Kosten und den diagnostischen Alternativen abgewogen werden.

Der Test ist zur Untersuchung der Pathophysiologie des Asthma bronchiale und der Pharmakologie nützlich und kann ebenso bei der medizinischen Untersuchung von Arbeitern, die sich für Arbeitsstellen bewerben, die ein Berufskrankheitsrisiko tragen (siehe Kapitel 2.7), einen Platz finden.

Eine ähnliche Information kann man erhalten, wenn man bei einem Patienten 3–4mal täglich über einige Wochen die Lungenfunktion aufzeichnet, eine empfehlenswerte Routine. Allerdings ist der Metacholintest der empfindlichste aller diagnostischer Maßnahmen beim Asthma bronchiale und gibt wieder, wie leicht ein Anfall durch unspezifische Stimuli hervorgerufen werden kann.

Die Mehrzahl der Patienten mit chronisch-obstruktiver Bronchitis zeigt keine Hinweise auf Hyperreaktivität der Bronchien nach Reizung. Allerdings gibt es einige Patienten darunter, die einen ähnlichen Grad an Reaktivität wie Asthmakranke zeigen und einige, die eine Stellung dazwischen einnehmen. Man muß dis-

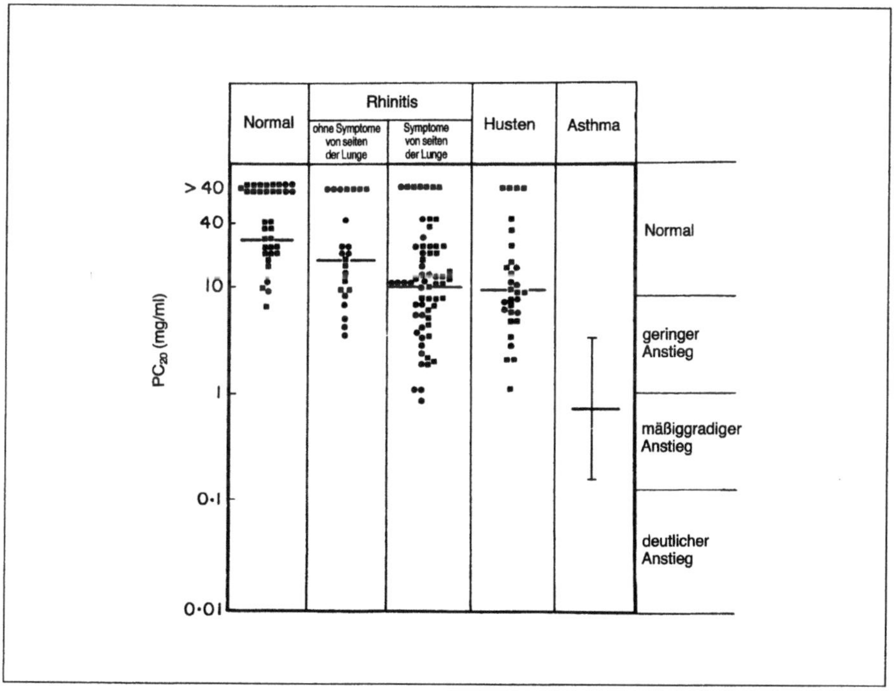

Abb. 74. Individuelle Werte der bronchialen Reaktivität auf Histamin bei Gesunden, Patienten mit Rhinitis und Patienten mit Husten. Das geometrische Mittel (+SD = Standardabweichung) für alle Asthmatiker wird in der Säule 5 dargestellt [aus 9].

kutieren, ob diese Patienten tatsächlich an Asthma bronchiale erkrankt sind. Wichtig ist hierbei, daß eine Verbesserung des Krankheitsbildes durch antiasthmatische Therapie in solchen Fällen erreicht werden kann.

Das Ausmaß der Symptomatik nach Verabreichung von Metacholin variiert bei etwa der Hälfte aller Patienten mit *Rhinitis* und *Husten* ebenso wie bei den Patienten, die lediglich über *persistierenden, trockenen Husten* klagen, zwischen der Reaktion bei gesunden Personen und dem Beschwerdebild der Asthmatiker (Abb. 74).

Zusammenfassung

Reizung der Bronchien mit Metacholin oder Histamin kann als Test der unspezifischen Hyperreaktivität benutzt werden, die ein Patient im symptomfreien Stadium typischerweise aufweist. Ein positives Resultat wird als durch den Test verursachte Reduktion des FEV_1 von 20% oder mehr definiert. Vor dem Test werden Bronchospasmolytika abgesetzt. Durch den Test kann man eine nahezu vollständige Trennung von Gesunden und symptomatischen Asthmatikern erreichen. Früher an Asthma bronchiale Erkrankte weisen ebenfalls eine erhöhte Reaktivität auf. Die Reaktivität der Patienten mit Rhinitis und Husten insgesamt liegt zwischen derjenigen von Normalpersonen und von Asthmatikern; das Gleiche gilt für die chronischen Bronchitiker. Der Test ist als Hilfsmittel bei der Diagnostik der Patienten mit normaler Lungenfunktion zum Zeitpunkt der Untersuchung, bei der Feststellung der Schwere der Erkrankung und zur Festsetzung der erforderlichen Therapie nützlich. Ein positives Testergebnis ist ein verläßlicher Indikator für gutes Ansprechen auf antiasthmatische Therapie, ob nun die Atemwegssymptome typisch für Asthma bronchiale sind oder nicht.

3.4 Bestimmung der Eosinophilenzahl im Blut

In dem Drama der Allergie werden die zwei führenden Rollen von den „blauen Mastzellen“ und den „scharlachroten Eosinophilen“ gespielt. Offensichtlich ist die Mastzelle in dem Spiel der Gauner, doch die Rolle des eosinophilen Granulozyten ist weniger deutlich. Man kann sie vielleicht als „Zelle von Schönheit und Mysterium“ bezeichnen.

Funktion der Eosinophilen. Vorliegende Daten lassen vermuten, daß der eosinophile Leukozyt eine friedliebende Zelle ist; er setzt Substanzen frei, die auf eine Eindämmung der Entzündungsmediatoren der Mastzelle zielen (siehe Kapitel 1.10). Er ist allerdings auch eine hochzytotoxische Zelle, die bei der Abwehr von Wurmparasiten eine bedeutende Rolle spielt. Wahrscheinlich kommt das zytotoxische Potential bei allergischen Erkrankungen zum Ausdruck. Die momentan gängige Meinung läßt also auf eine *Dualfunktion* des Eosinophilen schließen.

Obwohl die präzise Funktion der Eosinophilen in der Pathogenese der allergischen Erkrankungen noch nicht genau definiert ist, kommt den Zellen diagnostische Bedeutung zu; seit Jahrzehnten stellen sie eine wertvolle Größe bei allergischen und allergieähnlichen Reaktionen dar.

Struktur und Ultrastruktur. Im Lichtmikroskop erkennt man den Eosinophilen durch den zweigelappten Kern und 100–200 hellroten Granula im Zytoplasma. Im

Elektronenmikroskop sind die Granula durch scheibenförmige, kristalline Strukturen gekennzeichnet (Abb. 75).

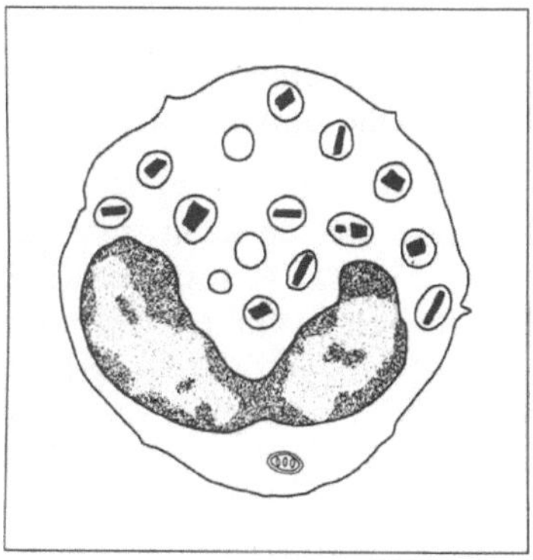

Abb. 75. Eosinophiler Leukozyt mit zweigelapptem Kern und eosinophilen Granula, mit Kristalloiden, die kationisches eosinophiles Protein enthalten.

Chemische Bestandteile. Der eosinophile Granulozyt hat mit dem neutrophilen viele biochemische Merkmale gemeinsam. Besonders wichtig ist allerdings das Fehlen von Lysozym und der große Gehalt an einer speziellen Peroxidase, die sich histochemisch von der Verdoperoxidase der Neutrophilen unterscheidet. Ein anderes Charakteristikum ist der Gehalt an Arylsulphatase, Histaminase und Phospholipase D, die fähig sind, SRS-A, Histamin und PAF (Tabelle 9) zu inaktivieren. Die allergische Reaktion kann also selbstregulierend sein, da die Mastzelle gleichzeitig Entzündungssubstanzen und chemotaktische Faktoren freisetzt, die die Eosinophilen anziehen (siehe Abb. 44, S. 42). Neuere Studien haben gezeigt, daß die eosino-

Tabelle 9. Substanzen, die mit eosinophilen Leukozyten in Beziehung stehen.

Bezeichnung	Wirkung
eosinophiler chemotaktischer Faktor der Anaphylaxie (ECF-a)	eosinotaktischer Faktor, entstammt Mastzellen
Leukotrien B_4	Potenter eosinotaktischer und neutrotaktischer Faktor, entstammt Mastzellen
eosinophiler chemotaktischer Faktor des Komplements (ECF-C oder C5a)	eosinotaktische und neutrotaktische Substanz, entsteht während der Komplement-aktivierung
Kallikrein	schwaches eosinotaktisches und potentes neutrotaktisches Enzym, entsteht bei einer Entzündung
Eosinophile stimulierender Promoter	Lymphokin, von sensibilisierten Lymphozyten freigesetzt; notwendig zur Bildung von Eosinophilen
Arylsulphatase	Enzym der Eosinophilen, das SRS-A inaktiviert
Histaminase	Enzym der Eosinophilen, das Histamin inaktiviert
Phospholipase D	Enzym der Eosinophilen, das PAF inaktiviert

philen Granula einige Moleküle, nämlich eosinophiles „cationic protein", „major basic protein", enthalten, die in hoher Konzentration eindringende Würmer und verschiedene Arten von Säugetierzellen zerstören. Diese von den Eosinophilen stammenden Proteine sind wahrscheinlich für kardiale und retroperitoneale Fibrose beim eosinophilen Leukämoid verantwortlich. Anscheinend tragen diese auch zum Epithelschaden beim Asthma bronchiale bei (siehe Kapitel 5.4).

Eosinophile Chemotaxis. Eosinophile wandern vorzugsweise zu bestimmten chemischen Substanzen, den *eosinotaktischen Faktoren.* Am besten kennt man die Mastzellfaktoren ECF-A und LTB 4 (siehe Kapitel 1.8). Die Aktivierung der Komplementkette sowie unspezifische entzündliche Reaktionen (Kallikrein) können eine eosinotaktische Substanz (C5a oder ECF-C) erzeugen. ECF-A ist selektiv chemotaktisch für Eosinophile, ECF-C gleichermaßen für Eosinophile und Neutrophile und Kallikrein vorzugsweise für Neutrophile. Folglich wird die Typ-I-Reaktion der Allergie durch eine Eosinophilie gekennzeichnet, die Typ-III-Reaktion durch Eosinophilie und Neutrophilie und die unspezifischen Entzündungsreaktionen durch eine Neutrophilie.

Chemotaktische Substanzen für Eosinophile können von bestimmten Tumorzellen, z. B. Bronchialkarzinomen, gebildet werden. Obwohl die Eosinophilie für allergische und allergieähnliche Erkrankungen sehr charakteristisch ist, muß man betonen, daß sie nicht pathognomonisch ist.

Die Entwicklung der Eosinophilie hängt vom Vorhandensein eines funktionierenden T-Zellimmunsystems ab. Anscheinend ist ein Lymphokin für die Produktion der Eosinophilen notwendig (siehe Tabelle 9).

Kinetik. Der eosinophile Granulozyt entsteht und reift im Knochenmark und wird dann in den Blutstrom freigegeben. Nach einer durchschnittlichen Zirkulationszeit von 12 Stunden verläßt er die Blutgefäße und wandert in der Hauptsache zur Haut, zu den Atemwegen und zum Gastrointestinaltrakt, wo er mehrere Tage bleibt. Der Eosinophile ist vor allem eine Gewebszelle bei einem Blut/Gewebe-Verhältnis von 1:100. Eosinophile können im Gewebe, in Sekreten (siehe Kapitel 7.6) und im Blut (siehe unten) identifiziert werden.

Eosinophile im Blut. Allergische Reaktionen mit Freisetzung von eosinotaktischen Faktoren im Gewebe (Schockorgane) stimulieren die Bildung von Eosinophilen im Knochenmark und entnehmen sie dem Blutstrom. Da die Gesamtzahl der extravaskulären Eosinophilen die Zahl im Blut bei weitem übersteigt, gibt die Bestimmung der zirkulierenden eosinophilen Leukozyten nur ein vorübergehendes Bild wieder, welches von dem aktuellen Verhältnis zwischen Angebot und Nachfrage abhängig ist.

Der Grad der Bluteosinophilie gibt zur Schwere der Entzündung und zur Größe des Schockorgans Informationen. Wenn das Organ groß ist (Lunge, Haut), ist die abgerufene Zahl der Eosinophilen im Knochenmark beträchtlich. Folglich zeigen mehr Asthmatiker als Rhinitispatienten eine Bluteosinophilie.

Zählen der Eosinophilen. Die Eosinophilen stellen bei Rhinitis und Asthma bronchiale selten mehr als 10% der Gesamtzahl an zirkulierenden Leukozyten. Die obere Normgrenze liegt gewöhnlich bei 4%. Wenn 4 von 100 Leukozyten im Differentialblutaustrich Eosinophile sind, sind die Grenzen mit 95%iger Wahrscheinlichkeit zwischen 1–10 %, d. h., daß der wahre Wert zwischen 1 und 10 % liegt. Folglich ist der einzige vernünftige Bluttest bei Eosinophilen das Zählen der Zellen in einer Zählkammer. Für das Ergebnis von 500 Eosinophilen/mm^3 liegt die Zahl mit 95 %iger Wahrscheinlichkeit zwischen 400 und 600.

Normalwerte. Bei einer Erwachsenenpopulation ohne Wurmerkrankung liegt die obere Normgrenze am Morgen zwischen 350–400 Eosinophilen/mm^3 und 400–450 am Nachmittag. Die Normalwerte bei Kindern liegen um 50–100 Zellen/mm^3 höher.

Allergische und allergieähnliche Erkrankungen. Beim Asthma bronchiale korreliert die Eosinophilie mit der Erkrankung selbst und nicht mit dem Vorhandensein eines IgE-vermittelten Mechanismus. Das Zählergebnis der Eosinophilen liegt im allgemeinen bei nichtallergischem Asthma bronchiale höher als beim allergischen. Weiterhin wurde eine positive Korrelation zwischen der Schwere des Asthmas und der Zahl der Bluteosinophilen beobachtet. In der klinischen Praxis wurde diese Kopplung als Leitlinie für die Therapie der Krankheit genutzt (siehe Kapitel 5.8).

Andere Erkrankungen. Die Eosinophilie im Blut kommt außer bei allergischen und allergieähnlichen Erkankungen der Atemwege und der Neurodermitis bei *Wurmerkrankungen,* der *Hodgkin-Krankheit,* der *Periarteriitis nodosa,* dem *Löffler-Syndrom,* bei einer Reihe von *Hauterkrankungen* und bei einer *Medikamentenallergie* vor. Die Vermehrung ist allgemein bei allergischen Erkrankungen leicht (500–1500 Zellen/mm^3) und bei intrinsic Asthma und bronchopulmonaler Aspergillose mäßig (1000–2000/mm^3). Höhere Spiegel sind auf die anderen erwähnten Krankheiten verdächtig.

Faktoren für Eosinopenie. Faktoren, die die Eosinophilenzahl im Blut reduzieren, sind eine akute *Infektion,* alle Arten von *Streß, Fasten* von mehr als 12–24 Stunden und *Drogen.* Der eosinopenische Effekt von ACTH und Kortikosteroiden ist deutlich und allgemein bekannt; er kann eine Eosinophilie maskieren. Sympathomimetika und Theophyllin können ebenso die Zahl der Bluteosinophilen reduzieren.

Zusammenfassung

Den eosinophilen Leukozyten kann man an seinem zweigelappten Kern und den zytoplasmatischen Granula, die sich hellrot mit Eosin anfärben lassen, erkennen. Jedes Granulum enthält eine typische kristalline Struktur. Die Zelle wird biochemisch durch ihren Gehalt an Peroxidase und an Arylsulphatase, Histaminase und Phospholipase D gekennzeichnet. Die letzten drei Substanzen inaktivieren SRS-A, Histamin und PAF. Das Eindämmen der durch Mastzellen induzierten Entzündungserscheinungen ist wohl die bedeutende Funktion der Eosinophilen bei der Allergie. Die Zelle hat jedoch auch zytotoxische Potentiale und trägt wahrscheinlich zur Gewebeschädigung bei. Der eosinophile Leukozyt wird im Knochenmark gebildet und wird durch eosinotaktische Faktoren (ECF-A, LTB_4) zu einem Schockorgan herangelockt. Eosinophilie ist hochcharakteristisch für allergische und allergieähnliche Erkrankungen, aber nicht pathognomonisch. Die Zahl der Bluteosinophilen wird am besten in der Zählkammer bestimmt und kennzeichnet die Schwere der allergischen Entzündung und die Größe des beteiligten Organs.

3.5 Serum-IgE bei atopischer Prädisposition und Allergie

Bildung von IgE. IgE wird in Plasmazellen produziert und primär in das Lymphgewebe in der Nähe des Respirations- und Gastrointestinaltrakts verteilt. Obwohl es nahe der Lokalisation des Aufeinandertreffens von Organismus und Allergen synthetisiert wird, wird es schließlich auch homogen in den Körperflüssigkeiten verteilt und kann im Serum gemessen werden.

Neugeborene atopischer Eltern haben im Nabelblut (das fetalen Ursprungs ist) einen höheren Gesamt-IgE-Spiegel als die Kinder nichtatopischer Eltern (siehe unten). Jedoch hat das Neugeborene noch nicht die Bekanntschaft mit einem Allergen gemacht, und spezifische IgE-Antikörper sind nicht in seinem Serum nachweisbar. Der Säugling mit einer atopischen Prädisposition ist genetisch durch sein IgE als stark ansprechbar determiniert, offensichtlich aufgrund eines Funktionsdefektes der T-Suppressorzellen (siehe Kapitel 9.3). Der Gesamt-IgE-Spiegel gibt in diesem Fall die atopische Prädisposition wieder.

Bei Heuschnupfen (monovalente Allergie) konnte gezeigt werden, daß 25–50% des Gesamt-IgE durch IgE-Antikörper gegen Pollen gestellt werden. Hier spiegelt der erhöhte Gesamt-IgE-Wert das Vorhandensein spezifischer IgE-Antikörper wider und ist ein Indikator der aktiven Allergie.

Der IgE-Spiegel korreliert positiv mit: 1. dem Status der Atopie; 2. der Zahl und dem Grad an spezifischen Allergien und 3. dem Grad und der Dauer der Allergenexposition. Die Menge an IgE hängt ebenso von den betroffenen Organen ab (Haut und Atemwege > Haut > Bronchien > Nase). Sie läßt sich gut mit der Schwere der atopischen Dermatitis, doch wenig mit der Schwere der Atemwegssymptome korrelieren.

Labormethoden. IgE stellt weniger als 0,001% der gesamten zirkulierenden Immunglobuline beim gesunden Individuum. Da die Serumkonzentration des IgE extrem niedrig liegt, sind Immunodiffusionsmethoden, die zur Messung der anderen Immunglobuline zur Verfügung stehen, unbrauchbar.

Empfindliche Radioimmunassays (RIA) mit radioaktiven Isotopen und später Enzymimmunassays (EIA) sind entwickelt worden, um die Nachfrage nach einem sehr sensiblen Verfahren zu erfüllen. Ein in solider Phase kompetitiv bindender Radioimmunassay, genannt Radio-Immuno-Sorbent-Test (RIST) wurde früher zur Messung des IgE verwendet. Die Methode zeigte in der Folgezeit immer wieder eine zu hohe Einschätzung des niedrigen Serumspiegels. Jetzt ist sie ersetzt worden durch den präziseren und empfindlicheren Papierradioimmunosorbent-Test (PRIST), der ein in solider Phase nichtkompetitiver Immunassay ist und der Anti-IgE benutzt, das an einen nichtlöslichen Carrier gekoppelt ist (Abb. 76).

Serum-IgE-Werte werden generell in Internationalen Einheiten (IU pro ml) ausgedrückt. Ein Unit entspricht 2,4 ng IgE (WHO-Referenzgröße).

Normalwerte. IgE kann an den Zelloberflächen des menschlichen Fetus (ab der 11. Woche) gefunden werden, doch ist die IgE-Produktion in utero vernachlässigbar gering. In dieser Hinsicht verhält sich IgE ähnlich wie die anderen Immunglobulinklassen. Da mütterliches IgE nicht die Plazentarschranke überschreitet, sind die Werte in der Nabelschnur normalerweise sehr niedrig (< 0,5 IU/ml). Im ersten

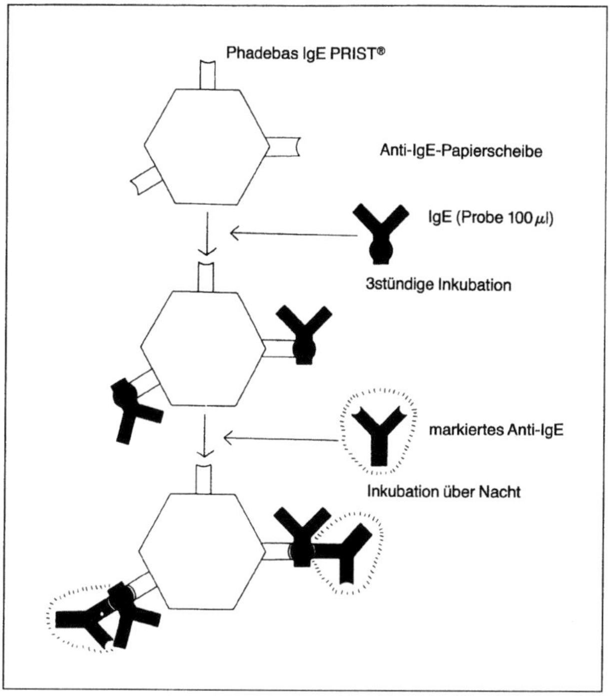

Abb. 76. Prinzipien des Papierradioimmunosorbent-Test (Prist). Die solide Phase ist eine Cellulose-Papierscheibe, an die Anti-IgE-Antikörper gekoppelt werden. Patientenserum wird hinzugefügt, und das IgE bindet sich an das Anti-IgE auf der Papierscheibe. Nach Spülung fügt man radioaktiv markiertes Anti-IgE hinzu, das sich an das IgE des Patienten bindet, das bereits an die Papierscheibe gekoppelt ist.

Lebensjahr vergrößert sich der Wert des Serum-IgE langsamer als der des IgG, doch vergleichbar mit IgA (Abb. 77). Die niedrige Syntheserate des IgE in der Neonatalperiode läßt sich gut mit dem bekannten Fehlen von IgE-vermittelten Erkrankungen beim Säugling bis zum Alter von 2–3 Monaten korrelieren.

Wegen der komplizierten Verteilung des Serum-IgE in der Bevölkerung werden Mittelwerte am ehesten als geometrische Mittel (Gauss-Verteilung) wiedergegeben. Log-Funktionen von Serum-IgE-Werten großer Populationen sind normal verteilt (Abb. 78). Der obere Normalreferenzwert für IgE (geometrisches Mittel + 2 Standardabweichungen) beträgt etwa 20 IU/ml bis zum Alter von 2 Jahren, 100 IU/ml zwischen 2 und 6 Jahren, 150–200 IU/ml zwischen 6 und 16 Jahren und 100 IU/ml bei Erwachsenen (siehe Abb. 77).

In den Veröffentlichungen variieren die Normalwerte erheblich. Dies beruht weitgehend auf den Unterschieden in den untersuchten Populationen. Wenn Werte einer nicht selektierten Population gesammelt werden (d. h. es werden keine atopischen Individuen ausgeschlossen), so sind die Gesamt-IgE-Werte erheblich höher als dies bei Studien der Fall ist, bei denen Atopiker systematisch aufgrund der Anamnese, des Hauttests und RAST ausgeschlossen werden. Die Definition der Normgrenzen wird durch die Beobachtung weiter kompliziert, daß Menschen, die keine Eigenanamnese hinsichtlich einer Allergie haben und eine positive Familienanamnese aufweisen, höhere Spiegel zeigen als Personen mit einer negativen Familienanamnese.

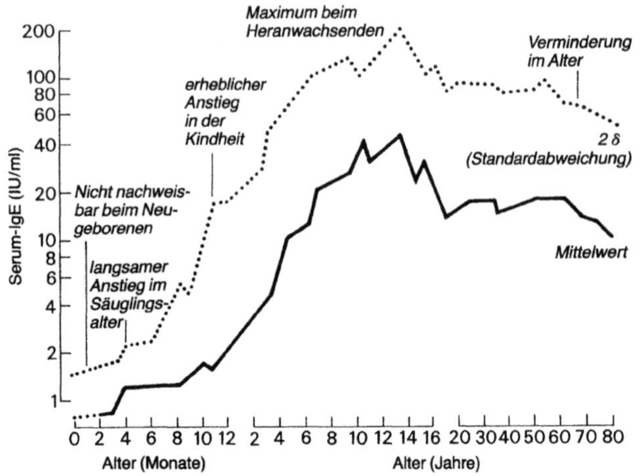

Abb. 77. Normalwerte des Gesamtserum-IgE. Geometrisches Mittel (durchgezogene Linie) + 2 SD (= Standardabweichung; gepunktete Linie).

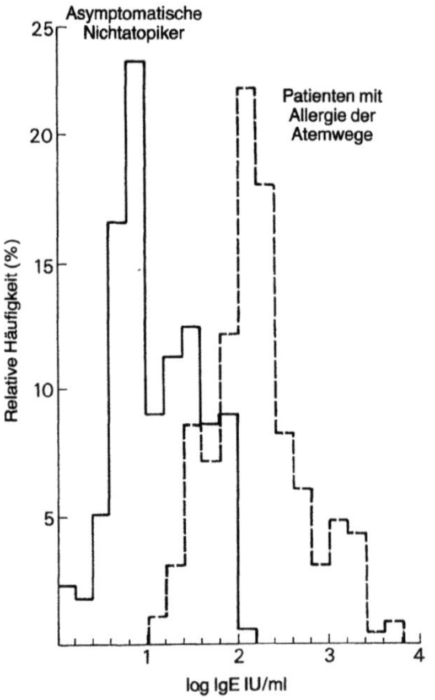

Abb. 78. Die logarithmische Verteilung der IgE-Werte bei einer normalen Bezugsgruppe (schwarze Linie) und bei erwachsenen Atopikern (gepunktete Linie). In dieser Untersuchung konnte man eine ungewöhnlich deutliche Trennung zwischen Gesunden und Atopikern darstellen [aus 26].

Allergievorhersage bei Säuglingen. Durch die Bestimmung des Gesamt-IgE kann man hinsichtlich der Entwicklung allergischer Erkrankungen während der Kindheit sehr wohl eine Prognose stellen, da hohe IgE-Spiegel monatelang vor Erscheinen einer klinisch manifesten Allergie vorhanden sind. Ein solches Screening sogar anhand des Nabelblutes wurde empfohlen, wenn beide Elternteile Atopiker sind oder falls bei einem Elternteil, Bruder oder Schwester eine schwere atopische Erkrankung vorliegt. Diese Praxis ist nur dann gerechtfertigt, wenn danach prophylaktische Maßnahmen ergriffen werden. Man könnte argumentieren, daß man bei einem Neugeborenen mit starker familiärer Disposition prophylaktische Maßnahmen, von denen man sich eine Wirkung erhofft, danach ausrichten sollte, in welcher Frequenz allergische Symptome in dieser bestimmten Gruppe vorkommen.

Neurodermitis. Patienten mit der milden Form einer Neurodermitis (atopisches Ekzem) haben oft normal hohe IgE-Werte. Dagegen haben Patienten mit deutlichem Ekzem in der Regel hohe IgE-Spiegel, besonders wenn sie auch unter Atemwegssymptomen leiden. Ein hoher Wert spiegelt wahrscheinlich den fundamentalen Funktionsdefekt der T-Suppressorzellen wider. Dies ist gewöhnlich mit der Bildung spezifischer IgE-Antikörper assoziiert, die für die Hautkrankheit weniger wichtig sind.

Die Messung des Gesamt-IgE kann zur Unterscheidung zwischen Neurodermitis und anderen Hauterkrankungen hilfreich sein. Ein Wert von unter 20 IU/ml bei einem erkrankten Patienten würde bedeuten, daß eine Neurodermitis nicht vorliegt, und ein Wert von über 450 IU/ml ist, falls eine Parasitose ausgeschlossen werden kann, fast pathognomonisch für eine solche Dermatitis. Ein leicht erhöhter IgE-Wert wird auch bei anderen Hauterkrankungen festgestellt.

Urtikaria. IgE-Antikörper spielen bei der chronischen Urtikaria nur selten eine Rolle, und die Bestimmung des IgE ist wenig hilfreich.

Gastrointestinale Symptome. Patienten mit IgE-vermittelter Allergie haben Sofortsymptome und sind sich gewöhnlich ihrer Allergie auch bewußt. Sie meiden das Allergen und weisen daher kein erhöhtes Gesamt-IgE auf. Die Messung des Gesamt-IgE kann in gewisser Weise bei kleinen Kindern mit gastrointestinalen Symptomen nützlich sein, doch sind die meisten der chronischen allergischen Symptome des Gastrointestinaltrakts nicht durch IgE vermittelt (siehe Kapitel 4.2).

Uncharakteristische Atemwegssymptome. Man muß den Verdacht auf eine Allergie äußern, wenn ein Kind rezidivierende „Atemwegsinfektionen" hat oder unter einer spastischen Bronchitis leidet. In diesem Fall ist die Bestimmung des IgE oft eine gute Leitlinie, jedoch schließt ein normaler IgE-Spiegel die Allergie noch nicht aus. Die Korrelation zwischen Serum-IgE und atopischer Erkrankung ist bei Kindern besser als bei Erwachsenen herzustellen, und ein Test besitzt bei einem Erwachsenen mit vagen Atemwegssymptomen nur wenig diagnostischen Wert.

Asthma bronchiale. Bei 50–75% der Patienten mit allergischem Asthma bronchiale ist das Serum-IgE signifikant erhöht (> geom. Mittel + 2 SD); dies ist bei Kindern häufiger als bei Erwachsenen der Fall. Ein hoher IgE-Spiegel ist bei der weiteren Suche nach einem Allergen bei einem Patienten, bei dem man sonst nur an ein intrinsic Asthma gedacht hätte, nützlich. Ein Wert von unter 20 IU/ml weist deutlich darauf hin, daß ein allergisches Asthma bronchiale nicht vorliegt, während ein Wert von über 100–500 IU/ml hochverdächtig auf eine Allergie ist. Die Stärke der Atemwegssymptome zeigt eine gute Korrelation mit der Zahl der Bluteosinophilen, korreliert jedoch nur gering mit dem IgE-Spiegel. Dies weist darauf hin, daß andere Faktoren als der Grad der Allergie für die Manifestation des Asthma bronchiale (Entzündungsreaktion, unspezifische Reaktivität) wesentlich bestimmend sind.

Rhinitis. Die *saisonale allergische Rhinitis* hat den höchsten IgE-Spiegel nach Exposition während der Pollenflugsaison, allerdings bleibt der Spiegel auch häufig innerhalb der Normgrenzen. Ein IgE-Assay ist für die Behandlung des Heuschnupfens nicht erforderlich.

Das Serum-IgE ist bei 25–50 % der Patienten mit *perennialer allergischer Rhinitis* erhöht. Der Prozentsatz ist wahrscheinlich bei Patienten, die lediglich an Beschwerden von seiten der Nase leiden, noch niedriger. Die Bestimmung des IgE ist bei Kindern, die in der Regel auch unter Symptomen der unteren Luftwege leiden, wertvoll. Der Test besitzt bei erwachsenen Rhinitispatienten nur einen begrenzten Wert.

Allergische bronchopulmonale Aspergillose. Diese Patienten weisen ein erhöhtes Serum-IgE auf, das oft sehr hohe Werte erreicht. Rezidive gehen mit einer Erhöhung einher, die der klinischen Verschlechterung des Krankheitsbildes vorausgeht. Die regelmäßige Kontrolle des Gesamt-IgE ist daher wichtig, um die Krankheitsaktivität und die Notwendigkeit einer Steroidtherapie abzuschätzen (siehe Kapitel 11.1).

Wurmparasitosen. Parasitosen führen zu einem markanten Anstieg des Gesamt-Serum-IgE. Der Nutzen des Tests als Indikator einer Allergie ist daher in den Ländern von nur begrenztem Wert, in denen Wurmerkrankungen häufig sind.

Andere Erkrankungen. Da T-Zellen die Produktion des IgE kontrollieren, führen T-Zellfunktionsstörungen häufig zur Erhöhung der IgE-Produktion. Dies kann man am Beispiel der Hodgkin-Erkrankung, des Wiskott-Aldrich-Syndroms und der zytostatischen Therapie erkennen. IgE-bildende Myelome führen zu extrem hohen IgE-Werten.

Schlußfolgerungen. Die Einführung des IgE-Konzepts in die Allergologie hatte einen tiefgreifenden Einfluß auf die Entwicklung dieses Faches. Durch die Einführung der In-vitro-Diagnostikverfahren wurde die Präzision insgesamt erhöht, und die Ergebnisse, die von einem Allergologen gewonnen werden, können nun von anderen Kollegen verstanden und reproduziert werden. Der IgE-Assay hat seine Grenzen, da viele Patienten mit atopischen Erkrankungen IgE-Spiegel innerhalb der Normgrenzen aufweisen, und da Patienten mit hohen Serum-IgE-Konzentrationen leicht aufgrund ihrer klinischen Symptome und der Ergebnisse der Hauttestung als Atopiker zu erkennen sind. Die Messung des Gesamt-Serum-IgE ist in vielen Allergiekliniken Routine, doch darf diese Praxis durchaus von einem kostenbewußten Arzt in Frage gestellt werden. Wenn diese Untersuchung in ausgewählten Fällen bedacht angewandt wird, ist sie wertvoll.

Zusammenfassung

Der Serum-IgE-Spiegel hängt von der genetischen Kontrolle des Gesamt-IgE und von der Bildung spezifischer IgE-Antikörper ab. Bei der Neurodermitis stellt diese Bestimmung hauptsächlich eine Messung der Atopiegrades dar, während sie bei Asthma bronchiale oder Rhinitis die Zahl der Allergien und eine kurz zuvor erfolgte Allergenexposition widerspiegelt. Der Serum-IgE-Spiegel ist sehr niedrig, daher sind sensible Immunassays notwendig. Am meisten wird der Papierradioimmunosorbent Test (PRIST) angewandt, ein in solider Phase nichtkompetitiver Immunassay. Normalwerte variieren mit Alter und Selektion der Referenzpopulation. Charakteristischerweise sieht man ein breites Spektrum und eine erhebliche Überlappung zwischen der Gruppe der Nichtatopiker und der Atopiker. Die IgE-Messung ist im ersten Lebensjahr am nützlichsten, wo sie zur Prognose hinsichtlich der Entwicklung einer Allergie beitragen kann und die allergische Natur von uncharakteristischen Erkrankungen aufdecken hilft. Bei Erwachsenen ist die IgE-Messung bei unklaren Asthmafällen sinnvoll. Bei Rhinitis ist sie allerdings wenig hilfreich. Wurmerkrankungen und Krankheiten mit T-Zellfunktionsstörungen gehen mit erhöhtem IgE einher.

3.6 Hauttestung

Prinzipien. Die Hautquaddel- und Rötungsreaktion (Ödem und Erythem) aufgrund eines Allergens wird benutzt, um mastzellfixierte Antikörper, die man auch als *homozytotrope Antikörper* oder *Reagine* (siehe Kapitel 1.4) bezeichnet, nachzuweisen. Vom praktischen Gesichtspunkt her ist das Reagin identisch mit dem IgE-Antikörper. Theoretisch kann es auch ein IgG-Antikörper sein (Unterklasse 4), ein sog. kurzfristig sensibilisierender Antikörper, der die Zelle nur für einige Tage sensibilisiert; IgE-Antikörper sensibilisieren für Wochen.

Die *Sofortreaktion* der Haut ist nach 15–20 Minuten am heftigsten. Sie kann von einer Spätreaktion nach 4–8 Stunden gefolgt sein. Die späte entzündliche Reaktion ist in der Regel eine Konsequenz der IgE-abhängigen Reaktion, jedoch beruht sie in einigen Fällen auf einer Typ-III-Reaktion.

IgE-Antikörper, die durchaus lokal gebildet werden können, werden in allen Körperteilen durch Plasma und Gewebsflüssigkeit verteilt. Die Sensibilisierung erfolgt generalisiert und ist daher leicht im Hauttest zu demonstrieren, wobei dieser Test das Hauptwerkzeug zur Bestätigung eines Verdachtes auf IgE-vermittelte Erkrankungen der Luftwege, der Haut und des Darmes darstellt. Zwei Methoden, der Intrakutan- und der Pricktest, können benutzt werden. Eine dritte Methode, der Scratchtest, wurde heute aufgrund seines Mangels an Genauigkeit weitgehend verlassen.

Intrakutantest. Etwa 0,02 ml eines wäßrigen Allergenextraktes wird mit einer 1 ml Tuberkulin-Einwegspritze oberflächlich in die Haut injiziert, wodurch eine 3 mm große Vorwölbung entsteht (Abb. 79). Zunächst wird mit einer niedrigen Konzentration, die kaum in der Lage ist, eine starke Reaktion auszulösen, getestet; dann werden schrittweise jeweils 10fache Konzentrationslösungen verwendet, um eine 5–15 mm große Quaddelreaktion hervorzurufen. Intrakutantests sind die Vorzugsmethode zur Allergentitration der Haut.

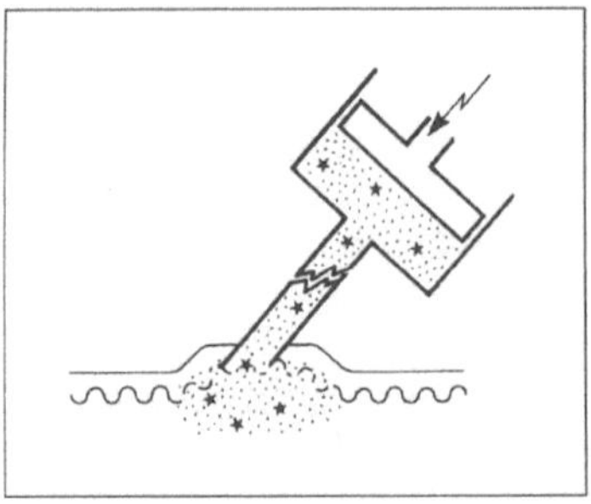

Abb. 79. Der Intrakutantest besteht aus der Injektion eines schwachen Allergenextraktes, die oberflächlich in das Korium erfolgt.

Pricktest. Ein Tropfen glyzeringelösten Allergenextraktes (50 %iges Glycerol) wird auf der Haut plaziert. Die oberflächliche Schicht wird mit einer Lanzette oder einer Nadel angehoben: modifizierter Pricktest (Abb. 80), oder mit einer Nadel mit 1 mm langen Spitze punktiert: Prickpunktionstest (Abb. 81).

Die benutzten Extrakte sind 1000–10000mal konzentrierter als jene, die beim Intrakutantest verwendet werden. Nur etwa 5 μl gelangen in die Haut, wobei diese Methode ein sehr geringes Risiko einer anaphylaktischen Reaktion birgt. Außerdem kann sie schneller durchgeführt werden und wird von Kindern besser vertra-

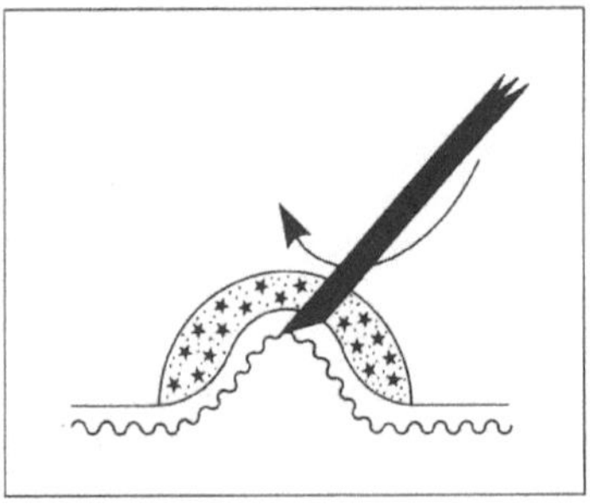

Abb. 80. Der modifizierte Hautpricktest besteht aus dem Plazieren eines Tropfens eines konzentrierten Extraktes auf die Haut, um danach durch den Tropfen die Haut mit einer anhebenden Bewegung anzustechen.

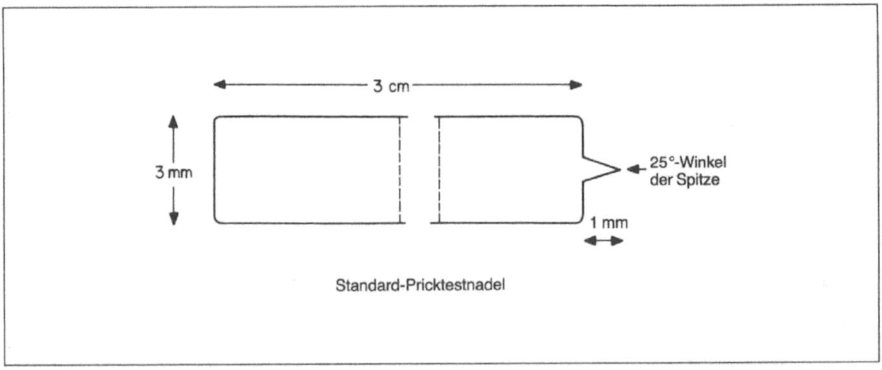

Abb. 81. Nadel für den Pricktest. Diese Technik setzt nur geringes Geschick des Anwenders voraus und liefert reproduzierbare Ergebnisse [aus 6].

gen; sie ist außerdem spezifischer als der Intrakutantest. Ihre Empfindlichkeit ist geringer, jedoch nur in dem Fall, wenn konzentriertes und potentes Extrakt nicht verfügbar ist.

Kontrollen. Eine positive Kontrolle (0,01 % Histamin für den Intrakutantest, 1 % für den Pricktest) erlaubt eine Bewertung der Qualität der Technik und der Reaktionsfähigkeit der Haut, außerdem kann eine überlagernde Medikamentenwirkung aufgedeckt werden. Eine negative Kontrolle (Verdünnungslösung) wird ebenfalls durchgeführt, da Patienten mit Dermographismus auch auf das Trauma selbst reagieren.

Allergenextrakte. Durch die Adhärenz von Allergenen an Glasoberflächen verliert ein wäßriger Extrakt in Lösung von niedrigen Konzentrationen rasch seine Aktivität. Diesen Aktivitätsverlust kann man durch das Hinzufügen von Proteinen (Humanalbumin) oder eines Detergens (Tween 20) verringern. Allerdings ist der fortwährende Potenzverlust während der Lagerung des wäßrigen Extraktes wegen des Konservierungsmittels (Phenol) noch ausgeprägter. Ein ausgesprochener Vorteil des Pricktests besteht darin, daß der verwendete Glycerolextrakt erheblich stabiler als die wäßrigen Extrakte ist. Die Konzentration der Allergenextrakte wird oft in Gewicht/Volumen (w/v) oder Protein-Stickstoff-Einheiten (PNU) angegeben. Extrakte mit identischen w/v- oder PNU-Etiketten können tatsächlich erheblich in der Allergenkonzentration schwanken, da das wichtige Allergen nur einen kleineren, variablen Prozentsatz des gesamten Proteins darstellt. Es ist daher ratsam, die kürzlich eingeführten Extrakte hoher Qualität zu benutzen. Das Etikettieren solcher Phiolen geschieht auf der Basis biologischer Testung und immunchemischer Methoden (RAST, Kreuzimmunelektrophorese).

Faktoren, die die Hautreaktivität beeinflussenden. Antihistaminika setzen die Hautreaktivität deutlich herab; die Behandlung muß vier Tage vor dem Test unterbrochen werden. Eine systemische Steroidtherapie hat keinen oder nur einen geringen Effekt auf die Sofortreaktion der Haut, die leicht durch orale β_2-Sympathomimetika reduziert wird.

Auch die Lokalisation der Hauttestung kann wichtig sein. Gewöhnlich wird der Rücken oder, was noch bequemer ist, der Unterarm benutzt. Am Unterarm wird die Haut nahe der Ellbogenbeuge und des Handgelenks gemieden, und es müssen wenigstens 2 cm zwischen den einzelnen Testfeldern liegen.

Die Quaddelreaktion geht mit fortschreitendem Alter zurück, jedoch haben sogar Personen gleichen Alters eine unterschiedliche Hautreaktivität. Dieser Tatsache kann man dadurch Rechnung tragen, daß man den Allergentest mit einem Histamintest vergleicht.

Ablesen der Hautreaktion. Die Histaminreaktion wird nach 10 Minuten und die Allergenreaktion nach 15 Minuten abgelesen. Eine positive Reaktion besteht im Auftreten von Juckreiz und Erythem und wird durch die typische Quaddel, die man sowohl sehen als auch fühlen kann, bestätigt. Der größte Durchmesser (D) und der Durchmesser im rechten Winkel dazu (d) werden gemessen und die Reaktion in $D + d/2$ ausgedrückt. Falls man dies möchte, kann man die Quaddel mit einem weichen Kugelschreiber umreißen und diesen markierten Umriß auf kariertes Papier übertragen.

Bedeutung des positiven Testergebnisses. Ein sorgfältig durchgeführter und korrekt interpretierter Hauttest mit einem Allergenextrakt hoher Qualität ist eine einfache rasche, schmerzlose, preiswerte und sichere Methode mit einem hohen Grad an Spezifität und Empfindlichkeit. Daher ist die Hauttestung, am ehesten mit der Pricktechnik durchführbar, das primäre Werkzeug zur Allergiediagnostik.

Eine Quaddel von 3–5 mm oder größer nach einem Pricktest ist immunologisch spezifisch, vorausgesetzt der Extrakt ist frei von Reizstoffen (negative Reaktion bei Gesunden). Falls irgendein Zweifel hinsichtlich der Reaktion aufkommt, kann der Test wiederholt werden, oder der Pricktest wird immer von vornherein doppelt angesetzt. Ist der Pricktest negativ ausgefallen, gehen einige Fachärzte zum empfindlicheren Intrakutantest über. Wenn dieser dann positiv ausfällt, ist die klinische Bedeutung einer solch geringgradigen Allergie fragwürdig.

Ein positiver Hauttest bei beschwerdefreien Personen wird als Beweis einer latenten Allergie (keine Symptome, keine Eosinophilie) oder einer subklinische Allergie (keine Symptome, lokale Eosinophilie) angesehen. Zum Beispiel bedeutet ein positiver Graspollentest beim beschwerdefreien Individuum das zehnfach erhöhte Risiko, an Heuschnupfen zu erkranken. Beim symptomatischen Patienten ist die Exposition gegenüber einem hauttestpositiven Allergen gewöhnlich für die Erkrankung von Bedeutung. Allerdings kann ein Hauttest Jahre nach Verschwinden der Symptomatik positiv bleiben. Bei inhalierten, jedoch nicht bei in den Magen-Darm-Trakt aufgenommenen Allergenen, kann man einen positiven Hauttest gut mit den allergeninduzierten Symptomen korrelieren (siehe Kapitel 4.5).

Prävalenz eines positiven Hauttests. Bei begrenzter Anzahl von allgemein verbreiteten Allergenen (4–6) kann der Pricktest zur Bestimmung der Prävalenz der Atopie in einer allgemeinen Population herangezogen werden. Eine Reihe von Untersuchungen in verschiedenen Teilen der Welt ergab die höchste Frequenz positiver Hauttestung bei jungen Erwachsenen. In dieser Altersgruppe haben *25–30% einen positiven Hauttest,* jedoch entwickeln nur *10–15% eine entsprechende Symptomatik* (Abb. 82).

Zusammenfassung

Die sofortige Quaddel- und Rötungsreaktion nach Allergenexposition als Maß der mastzellständigen IgE-Antikörper und die Hauttestung sind die Hauptwerkzeuge

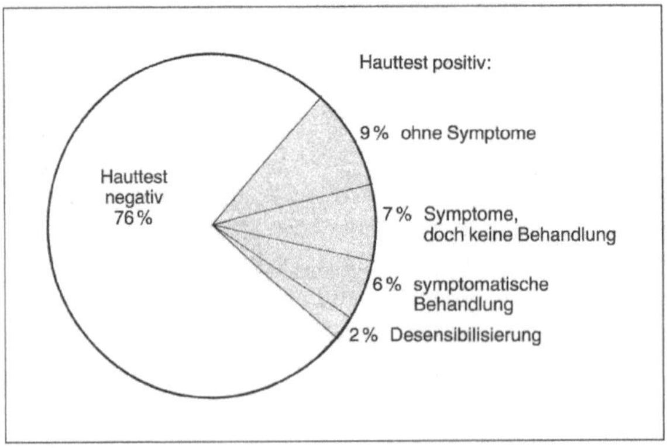

Abb. 82. Häufigkeit der Heuschnupfensymptome und der Hautsensibilität gegen Graspollen bei einer Zufallspopulation von dänischen Medizinstudenten.

in der Allergiediagnostik. Intrakutantests sind sehr empfindlich, allerdings kann man Pricktests rascher und sicherer durchführen, und die in Glycerol gelösten Extrakte sind stabiler als die wäßrigen Extrakte, die für die Intrakutantests benutzt werden. Eine positive (Histamin) und negative (Lösungsmittel) Kontrolle sollte immer mit angesetzt werden. Vor dem Test muß eine Behandlung mit Antihistaminika abgesetzt werden. Eine Reaktion von gleicher Größe wie diejenige bei Histamin (3–5 mm und größer beim Pricktest) ist immunologisch spezifisch, jedoch kann man dies bei symptomfreien (latente Allergie) und bei klinisch manifest erkrankten Patienten sehen. Bei unselektierten jungen Erwachsenen ist ein positiver Hauttest häufig (25–30%).

3.7 Radio-Allergen-Sorbent-Test (RAST)

Prinzip. RAST ist ein quantitatives Laborverfahren zur Erfassung der zirkulierenden IgE-Antikörper (allergenspezifisches IgE). In der Theorie unterscheidet sich dieser immunologische Test von biologischen In-vivo-Tests, die ebenfalls die Affinität von IgE an Mastzellen und deren Degranulation messen (Abb. 83). In der Praxis ist die zelluläre Komponente ziemlich konstant, zumindest in der Haut. Die In-vivo-Tests hängen ebenfalls von der Gewebereaktivität auf die freigesetzten Mediatoren ab. Diese Variable kann bei der Haut durch den Vergleich der Reaktionen auf Allergen und Histamin ausgeschlossen werden. In den Luftwegen spielt die unspezifische Reaktivität bei der Antwort auf eine Allergenprovokation eine Rolle, die konsequenterweise mit der Schwere der Symptomatik schwankt; RAST mißt lediglich IgE-Antikörper.

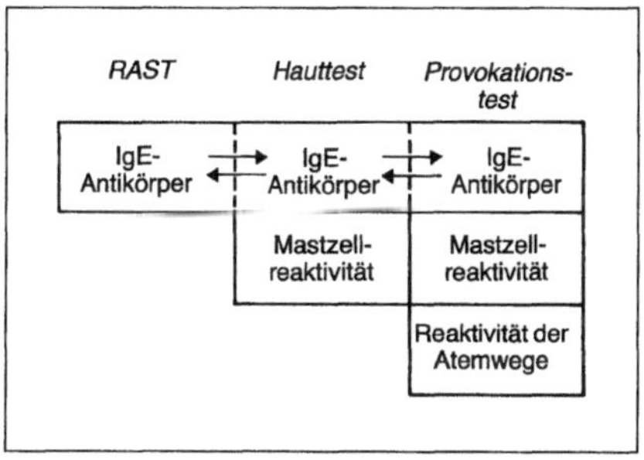

Abb. 83. Determinanten der verschiedenen Allergietests. Die IgE-Antikörper entstammen demselben zirkulierenden Pool, und es gibt nur quantitative Unterschiede zwischen IgE im Serum, in der Haut und in den Atemwegen. Theoretisch besteht der Hauptunterschied zwischen diesen Tests darin, daß der Inhalationstest ebenfalls von unspezifischer Reaktivität des Gewebes abhängt. In der Praxis beschränken sich die Unterschiede auf die Präzision, die Sensibilität, die Spezifität der Tests und die Verschiedenartigkeit der Parameter, die gemessen werden.

Methoden. Das Allergen wird chemisch an eine Unterlage in solider Phase gekoppelt, zum Beispiel an eine Papierscheibe (Abb. 84). Auf diese Weise läßt sich das Allergen besser bearbeiten und ist stabiler. Die Papierscheibe wird mit dem Serum des Patienten inkubiert. Wenn IgE-Antikörper vorliegen, binden sich diese an das Allergen. Das Papier wird dann gespült, um das ungebundene Protein zu entfernen. In der zweiten Stufe wird das Papier mit Anti-IgE-Antikörpern inkubiert, die mit einem C-emittierenden Isotop markiert sind. Alle freien Anti-IgE werden weggespült und die Radioaktivität des Blattes mit einem Szintillationszähler erfaßt. Für klinische Zwecke wird das Ergebnis in RAST units oder in Klassen, wie Klasse 0, 1,

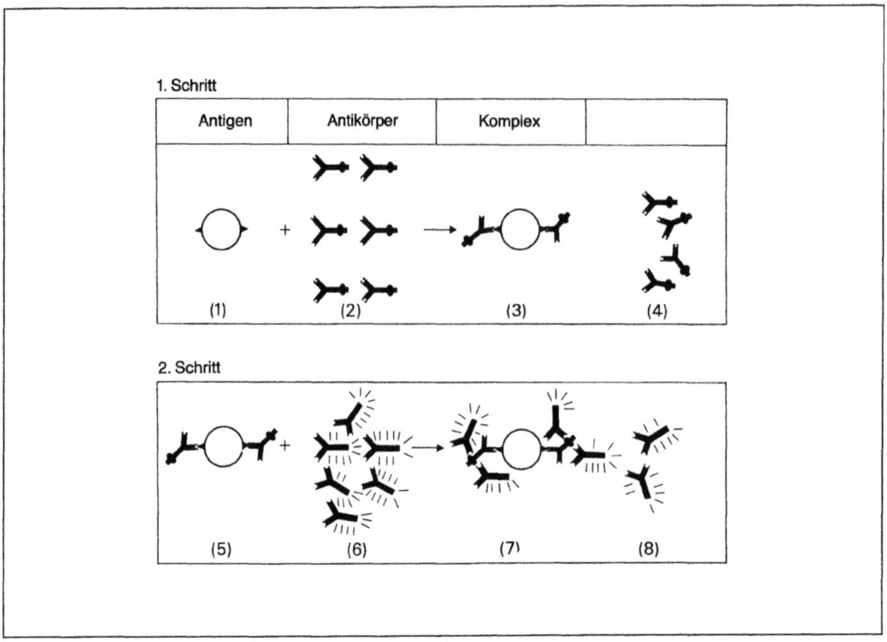

Abb. 84. RAST, ein Verfahren zur Bestimmung von IgE-Antikörpern, beruht auf einer Immunreaktion in zwei Schritten. *Erster Schritt:* 1. Das Antigen wird vom Hersteller an eine solide Phase gekoppelt (Papierscheibe) bereitgestellt; 2. Die Papierscheiben werden mit Patientenserum inkubiert; 3. IgE-Moleküle mit Spezifität für das an die solide Phase gebundene Antigen; 4. nicht gebundenes IgE wird abgespült. *Zweiter Schritt:* 5.-6. Radioaktiv markiertes Anti-IgE-Serum wird hinzugefügt; 7. Dies verbindet sich mit dem gebundenen IgE; 8. Nachdem nichtgebundenes Anti-IgE weggespült worden ist, bestimmt man die Radioaktivität der soliden Phase und nimmt diesen Wert als Meßgröße für den Serumspiegel an spezifischem IgE-Antikörper des Patienten.

2, 3 oder 4 angegeben, wodurch das Fehlen oder die entsprechend hohen Spiegel von IgE-Antikörper angezeigt werden. Der Schnittpunkt hinsichtlich der klinischen Bedeutung liegt zwischen 1 und 2. Es wird hierbei eine standardisierte Probe benutzt, um die Ergebnisse von verschiedenen Zeitpunkten und Untersuchungsorten vergleichbar zu machen.

Vor einigen Jahren wurde eine Methode eingeführt, die mit einem Enzym statt eines Isotops zur Markierung des Anti-IgE arbeitet. Die Enzymmenge, die an die solide Phase gebunden ist, wird durch Spektrophotometrie des Substrats gemessen, das durch enzymatische Verdauung seine Farbe ändert. Diese enzymatische Methode ist eine geeignete Alternative zu RAST in Labors, die keine Isotopenzählvorrichtungen besitzen. Im übrigen halten sich die Vor- und Nachteile die Waage.

Korrelation mit anderen Tests. Es ist eine annähernd 100%ige Korrelation zwischen dem Hautpricktest und RAST vorhanden, vorausgesetzt: 1. daß die gleiche Charge Allergenextrakt verwendet wird; 2. daß die Hauttestung als Endpunkttitration durchgeführt wird (Bestimmung der niedrigsten Allergenkonzentration, die noch eine positive Reaktion auslöst) und 3. daß der Patient eine große Empfindlichkeit zeigt (Ergebnis des Hautpricktests ebenso groß wie beim Histamintest, oder

≥ 5 mm). Bei Patienten mit geringerer Sensibilität ist die Korrelation nicht sehr ausgeprägt. In der Regel ist RAST negativ, wenn der Hauttest fraglich positiv ist. Eine solch gering ausgeprägte Allergie ist keine Indikation zum Beginn einer Desensibilisierungsbehandlung, jedoch kann man dem Patienten z.B. nahelegen, kein Haustier zu halten. Da der empfindliche Intrakutantest alle Fälle auch geringgradig ausgeprägter Allergie erkennen läßt, ist die Korrelation zwischen ihm und RAST relativ schlecht. RAST ist eng verknüpft mit einer positiven inhalativen Allergenprovokation.

Vorteile. RAST besitzt ausgeprägte Vorteile. Das benutzte Allergen läßt sich bei RAST leichter als beim Hauttest standardisieren, wo die Schwankungen von Charge zu Charge beträchtlich sein können. Ein Ergebnis bei RAST weist nur eine geringe Schwankungsbreite hinsichtlich des Zeitpunkts und der verschiedenen Labors auf. Der Test hängt nicht von einer Medikation oder dem Vorhandensein einer Hautkrankheit ab. Er ist vollkommen sicher und ungefährlich und kann im Gegensatz zum Provokationstest bei einem manifest erkrankten Patienten durchgeführt werden. Eine Serumprobe kann zum exakten Vergleich mit späteren Proben tiefgefroren aufbewahrt werden. Er ist ein glänzendes Verfahren in der Forschung, und eine Variante dieses Tests (RAST-Inhibitionstest) kann zur Standardisierung von Allergenextrakten benutzt werden.

Nachteile. RAST besitzt auch Nachteile. Das Ergebnis ist nicht sofort greifbar, wodurch ein zweiter Besuch des Patienten notwendig ist. RAST ist nicht so empfindlich wie die Hauttestung. Die IgE-Antikörperkonzentration im Plasma variiert mit der Allergenexposition. Bei einigen Heuschnupfenpatienten fällt RAST vor der Pollensaison negativ, nachher positiv aus. Wenn man aufgrund von RAST eine Desensibilisierung ohne Hauttestung durchführt, werden gewöhnlich Extrakte unterschiedlicher Hersteller für Diagnostik und Therapie verwendet.

Ein sehr hoher Spiegel von IgG-Antikörpern mit derselben Allergenspezifität wie die IgE-Antikörper kann die Allergene auf der Papierscheibe besetzen und zu einem falsch negativen Ergebnis führen. Ein extrem hoher Spiegel des Gesamt-IgE (in einigen Fällen von Neurodermitis, Wurmerkrankung, Myelomen) kann ein falsch positives Resultat ergeben, da kleine Mengen von IgE-Molekülen auf dem Papier unspezifisch angeheftet werden. Der wesentliche Nachteil des RAST sind die Kosten, die nur teilweise durch die größere diagnostische Effektivität ausgeglichen werden. Für die internationale Allergenstandardisierung ist es ebenso ein Nachteil, daß es sich bei RAST um ein patentiertes Verfahren handelt.

Diagnostik der Inhalationsallergie. Die Hauttestung unter sorgfältiger Beachtung der Extraktqualität und der Technik stellt das primäre Werkzeug zum Screening der Inhalationsallergie dar. Ein solches Screening scheint effektiv zu sein, da die Allergene, die bei sorgfältiger Hauttestung negativ sind, auch bei RAST eher negativ ausfallen.

RAST kann als Screeningmethode in Gebieten benutzt werden, wo die Allergiebehandlungsmöglichkeiten unbefriedigend sind, jedoch muß betont werden, daß das Resultat einer Laboruntersuchung nie die Untersuchung und die Auswertung durch einen Spezialisten ersetzen kann. Die „industriemäßig betriebene Desensibilisierung", ausschließlich aufgrund von RAST, kann nicht empfohlen werden.

RAST kann als primäre Methode vom Allgemeinarzt benutzt werden, wenn eine bestimmte spezifische Frage vorliegt (Allergie gegen einen Hund? Allergie gegen Graspollen?) und wenn die Symptome gering ausgeprägt sind und eine Desensibilisierung nicht in Betracht kommt. Der Spezialist wird RAST in erster Linie in Fällen seltener Allergene nutzen und bei Allergenen, die als Extrakte in wäßriger Lösung nicht zur Verfügung stehen.

RAST ist dem Hauttest vorzuziehen, wenn: 1. eine ausgedehnte Hauterkrankung vorliegt; 2. die Haut Zeichen von Dermographismus zeigt; 3. Antihistaminika nicht abgesetzt werden können und 4. bei Patienten, die bereits schwerwiegende Reaktionen auf das in Frage kommende Allergen hatten (Penizillin, einige Berufsallergene). Wenn ein Hautpricktest klar positiv ist und mit der Anamnese übereinstimmt, liefern RAST oder ein Provokationstest keine weiteren Informationen mehr als eine Wiederholung des Hauttests auf dem anderen Arm. Besteht ein Zweifel hinsichtlich der Interpretation des Hauttests, kann ein anderer Test angeschlossen werden, wenn das Ergebnis für die Wahl der Therapie entscheidend ist. Benötigt man einen Test zur Bestätigung, sollte RAST dem Allergenprovokationstest vorgezogen werden, denn er ist preiswerter, ungefährlicher und präziser. RAST kann als Alternative zum Hauttest mit Endpunkttitration angewandt werden, um den Grad der Sensibilisierung und die ungefährliche Startdosis zur Desensibilisierungsbehandlung festzulegen.

Diagnostik der Lebensmittelallergie. Das RAST-Verfahren kann nützliche Zusatzinformationen bei der schwierigen Auswertung der Lebensmittelallergie erbringen. Es wird eine engere Übereinstimmung mit den klinischen Befunden als bei der Hauttestung erreicht, obwohl beide Verfahren gewöhnlich mehr positive Ergebnisse zeigen, als durch die Anamnese oder Eliminations- oder Provokationsdiäten erhärtet werden können. Insbesondere haben Patienten mit Neurodermitis oft ein positives RAST-Ergebnis gegenüber Lebensmitteln, welches jedoch keine klinische Bedeutung besitzt.

Es besteht eine gute Korrelation zwischen Anamnese und RAST bei Patienten mit ernster, lebensmittelinduzierter Symptomatik, weniger gut ist die Kokrrelation bei Patienten mit milden Symptomen. Sie hängt ebenfalls von den jeweils beteiligten Organen (Tabelle 10) und Allergenen ab. Verläßliche Resultate erhält man bei Kabeljau, Krabben, Nüssen, Erdnüssen und Eiern. Die Interpretation eines positi-

Tabelle 10. Bei Patienten mit einer positiven Anamnese hinsichtlich nahrungsmittelinduzierter Symptome hängt die Korrelation zwischen Anamnese und RAST von der Art der Symptome ab [aus 17].

Symptom	Zahl d. Pat.	% RAST positiv
Anaphylaxie	10	100
Bronchospasmus	23	96
Angioödem	13	92
Neurodermitis	30	87
Urtikaria	26	62
Diarrhö	12	42
akute gastrointestinale Beschwerden	6	33
lediglich Rhinitis	25	0
Anpassungssyndrom	15	0

ven RAST-Ergebnisses bei Getreidekörner- und Sojabohnenextrakt ist aufgrund der hohen Inzidenzrate eines positiven Testergebnisses gegenüber diesen Allergenen bei Patienten ohne entsprechende Anamnese schwierig.

Zusammenfassung

RAST ist ein Labortest zur Bestimmung der zirkulierenden IgE-Antikörper. Der Assay besteht aus drei Schritten: 1. Das Allergen wird an einen Träger solider Phase gekoppelt (im Handel erhältliche Papierscheiben); 2. Die Serumprobe wird hinzugefügt und antigenspezifisches IgE an die Scheibe gebunden; 3. Radioaktiv markierte Anti-IgE-Antikörper werden hinzugefügt, und die IgE-Antikörper werden quantitativ als Menge an Radioaktivität gemessen, die an das Papier gebunden ist. Das Ergebnis wird mit einer Standardreferenzprobe verglichen und in den Klassen 0–4 angegeben. Zu den Vorteilen von RAST gehören die Ungefährlichkeit, fehlende Abhängigkeit von Hautreaktivität und Medikation, große Präzision und Standardisierung. Zu den Nachteilen zählen hohe Kosten, nicht unmittelbar erhältliche Resultate und ein geringes Risiko falsch positiver und falsch negativer Ergebnisse. RAST wird hauptsächlich als Ergänzung zur Hauttestung benutzt, wenn hinsichtlich der klinischen Bedeutung des Ergebnisses Zweifel bestehen. Wenn ein bestätigender Test angezeigt ist, sollte RAST einem Allergenprovokationstest vorgezogen werden.

3.8 Inhalative Allergenprovokation

Historischer Hintergrund. Früher, als noch schlecht definierte Allergenextrakte zur Intrakutantestung benutzt wurden, waren falsch positive Reaktionen durch Reizstoffe häufig. Dies führte zu einer Reihe fruchtloser Versuche einer Injektionstherapie. Kritische Forscher erkannten, daß man das Risiko einer Fehlinterpretation der Hauttestresultate vermindern konnte, wenn man den positiven Test durch eine Allergenprovokation des erkrankten Organs bestätigen könnte.

In den letzten Jahren hat sich dic Situation verbessert, da besser definierte und dialysierte Allergenextrakte ohne niedermolekulare Reizsubstanzen zur Verfügung stehen. Zusätzlich kann nun RAST zur Bestätigung eines positiven Hauttests herangezogen werden.

Theoretischer Hintergrund. Das Argument, das zugunsten eines Provokationstests ins Feld geführt wird, ist, daß in dieser Methode die einzige Möglichkeit liegt, direkte Informationen über die Bedeutung eines spezifischen Allergens für die Erkrankung eines bestimmten Organs zu erhalten. Obwohl in dieser Aussage einige Logik steckt, gibt es auch Argumente dagegen. Diese Aussage impliziert nämlich, daß die Beziehung Mastzelle : IgE in unterschiedlichen Geweben verschieden ist. IgE-Antikörper zirkulieren jedoch in allen Teilen des Körpers, und es gibt keinen verläßlichen Hinweis darauf, daß eine spezifische Sensibilisierung in einem Einzelorgan lokalisiert sein könnte. Die Reaktion der Bronchien auf den Provokationstest mit einem Inhalationsallergen reflektiert eher die Empfindlichkeit des Patienten gegenüber dem Allergen, als daß dadurch die Existenz einer spezifischen Erkrankung wie Asthma bronchiale bewiesen wird. Eine inhalative Allergenprovokation mit Pollenkörnern ruft bei pollenallergischen Asthmatikern keinen Bronchospasmus hervor, weil die großen inhalierten Pollenteilchen die Bronchien nicht erreichen. Die Provokation mit Pollenextrakt erzeugt auf der anderen Seite sogar bei Heuschnupfenpatienten, die in der Pollensaison nie unter Asthma bronchiale gelitten haben, einen Bronchospasmus.

Die oben angeführten Tatbestände stehen in engem Zusammenhang mit einigen fundamentalen Unterschieden zwischen einem Provokationstest in einem Labor und der natürlichen Exposition: 1. Beim Provokationstest erreichen die durch den Mund eingeatmeten 1–2 µm großen Tröpfchen alle Teile der Atemwege; bei der natürlichen Exposition werden die 20–30 µm großen Pollenstaubteilchen in der Nase abgefangen; 2. Die tägliche Exposition in der Saison besteht aus 15000 „Miniprovokationen"; ein Provokationstest im Labor bietet auf der anderen Seite den Atemwegen eine Allergendosis an, die der Exposition von Tagen oder Wochen während der Pollensaison entspricht.

Determinanten. Die Reaktion auf einen Allergenprovokationstest hängt von folgenden Faktoren ab: 1. Stärke des Allergenextraktes (von Charge zu Charge können die Schwankungen erheblich sein); 2. Ablagerung des Allergens in den Atemwegen, die bei klinisch manifest erkrankten Asthmatikern anomal und schwankend sein kann; 3. die Zahl der Bronchialmastzellen, deren Gehalt an Mediatoren und deren Freisetzungsgrad; 4. die unspezifische Reaktivität der Bronchien auf die freigesetzten Mediatoren und 5. Medikamentenbehandlung.

Daraus folgt, daß die Schwankungsbreite des Inhalationstests nur bei annähernd symptomfreien Asthmatikern, die ohne Medikation auskommen, akzeptiert werden kann. Der Patient, der diagnostische Probleme aufwirft, gehört gewöhnlich nicht in diese Gruppe. Ein Test kann aufgrund von Reizsubstanzen, Hyperventilation und eines zufälligen Bronchospasmus falsch positiv sein. Falsch negative Ergebnisse sind selten, wenn potente Extrakte benutzt werden.

Korrelation zu anderen Tests. Eine Übereinstimmung zwischen Hauttest, RAST und inhalativer Allergenprovokation der Bronchien hängt vom Allergen (Abb. 85) und vom Grad der Sensibilisierung ab. Die Korrelation ist gut, wenn die Hautreaktion ausgedehnt ist, jedoch kommen bei positivem RAST oder Provokationstest normalerweise keine kleinen Hautreaktionen vor.

Methode. Eine Anzahl von Vorsichtsmaßnahmen muß unbedingt getroffen werden, um die Ungefährlichkeit des Verfahrens sicherzustellen. Dieses sollte nur im Krankenhaus unter sorgfältiger ärztlicher Aufsicht Anwendung finden. Asymptomatische Patienten werden untersucht, wenn das Basis-FEV_1 wenigstens 80% des erwarteten Wertes darstellt. Die Untersuchung eines klinisch erkrankten Patienten erhöht sowohl das Risiko eines schweren Asthmaanfalls als auch das Risiko eines falsch positiven Ergebnisses. Es wird ein wäßriger Extrakt, vorzugsweise von trokkengefrorenen Proben, unter Verwendung eines Verdünnungsmittels ohne Konservierungsstoffe gewonnen. Glycerinierte Extrakte sollten nicht benutzt werden, da sie die starke Tendenz haben, unspezifische Reaktionen auszulösen. Man beginnt mit dem Lösungsmittel allein, dann weiter mit ansteigenden Allergenkonzentrationen, bis ein 20%iger Abfall des FEV_1 erreicht ist. Die Konzentration, die zu einem positiven Provokationsergebnis führt, hat gewöhnlich dieselbe Größenordnung wie diejenige, die einen positiven Intrakutantest hervorruft. Sehr hohe Konzentrationen werden vermieden, da diese oft genügend Reizsubstanzen enthalten, um

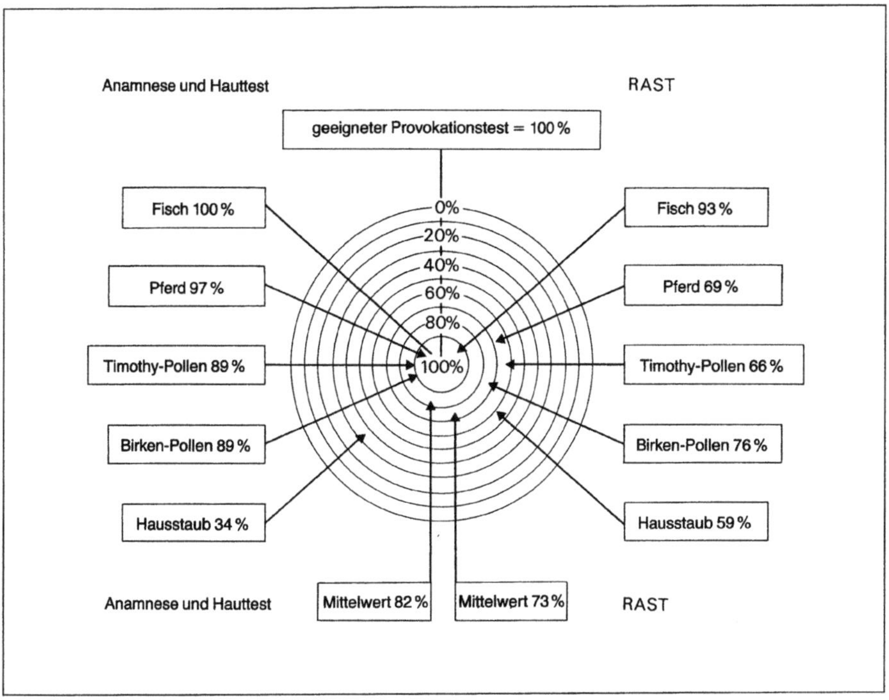

Abb. 85. Vergleich der diagnostischen Verläßlichkeit von: 1. Anamnese + Hauttestung und 2. RAST, wenn man Resultate eines geeigneten inhalativen Provokationstest = 100% setzt und als Kriterium für das Vorhandensein einer klinischen Allergie nimmt [aus 1].

unspezifische Bronchialreaktionen zu verursachen. Dinatriumcromoglicat und Bronchospasmolytika werden acht Stunden vor der Untersuchung abgesetzt. Steroide kann man weiter verabreichen, obwohl eine Dauerbehandlung die Reaktionsschwelle anheben kann.

Indikation und Grenzen. Man kann die Diagnose einer Pollen- und Tierschuppenallergie mit ausreichender Sicherheit aufgrund der Anamnese, des Hautpricktests und eventuell RAST stellen. Hinsichtlich Milben und Schimmelpilzen besitzt man selten eine überzeugende Anamnese, um den positiven Hauttest zu bestätigen. Wenn eine Desensibilisierung ins Auge gefaßt wird, mag es sinnvoll sein, die diagnostische Sicherheit weiter zu erhöhen. Zu diesem Zweck ist in den meisten Fällen RAST vorzuziehen, da die Inhalationsprovokation zeitraubend und mit einem gewissen Risiko behaftet ist.

Die Allergenprovokation kann man einsetzen, um die Wirkung der Desensibilisierung zu kontrollieren, jedoch sind durchdachtes Ansetzen und wiederholte Tests notwendig, um falsche Schlußfolgerungen aus zufälligen Schwankungen zu vermeiden. Das Verfahren ist in der Forschung sinnvoll, allerdings ist es in der klinischen Routine fraglich, ob der therapeutische Nutzen die Anstrengung rechtfertigt.

In den letzten Jahren war diese Art von Untersuchung sehr nützlich, um neue Allergene und Haptene zu identifizieren, die man noch nicht mit Hauttestung oder

RAST entdecken konnte. Diese Frage nimmt einen wichtigen Platz in der Medizin der Berufskrankheiten ein.

Arten der Bronchialreaktion. Der Bronchospasmus setzt 5–10 Minuten nach Allergeninhalation ein, erreicht ein Maximum nach 20–30 Minuten und bildet sich gewöhnlich innerhalb 1–3 Stunden zurück. Der Zeitverlauf erfolgt ähnlich wie bei der Sofortreaktion der Haut, jedoch unterscheidet sich die Pathophysiologie: 1. Die Ursache der Quaddelreaktion der Haut ist das Ödem, während die Kontraktion der glatten Bronchialmuskulatur die Hauptursache für den Bronchospasmus darstellt; 2. Histamin ist für die Hautreaktion verantwortlich, allerdings ist seine Rolle in den Bronchien zweifelhaft; SRS-A ist wahrscheinlich von größerer Bedeutung.

Die Frühreaktion der Bronchien, die Reaktion der Frühphase, wird teilweise durch Dinatriumcromoglicat verhindert. Inhalierte β_2-Sympathomimetika verhindern ebenfalls die Frühreaktion und kehren sie um. Steroide besitzen akut keinen Effekt, jedoch können sie bei Dauerbehandlung eine therapeutische Wirkung aufweisen.

Der Spätreaktion, Reaktion der Spätphase, die bei vielen Patienten 4–8 Stunden nach Allergenprovokation einsetzt, wurde zunehmende Aufmerksamkeit geschenkt (Abb. 86). Sie kann durch einmalige Steroidgabe blockiert werden, jedoch spricht sie nicht wie die Frühreaktion auf Bronchospasmolytika an. In seltenen Fällen wird die Spätreaktion durch eine Typ-III-ähnliche allergische Reaktion ausgelöst, allerdings ist sie beim Asthma bronchiale in der Regel eine direkte Entzündungsfolge aufgrund der IgE-abhängigen, von Mastzellen freigesetzten Mediatoren. Durch Anti-IgE läßt sich die Spätreaktion provozieren, wodurch bewiesen ist, daß sie eine Funktion der IgE-Antikörper darstellen kann.

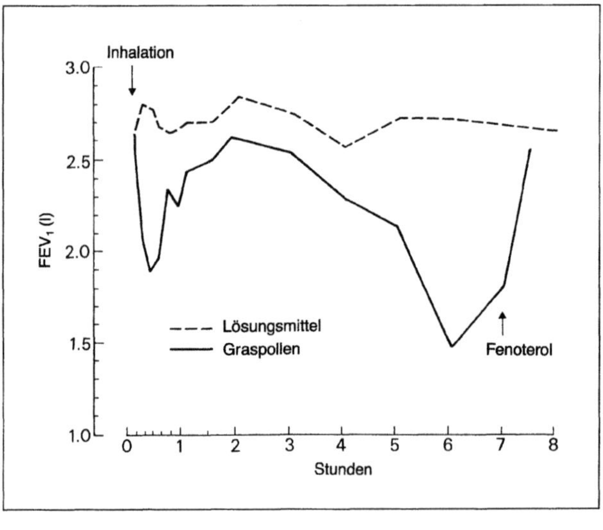

Abb. 86. Früh- und Spätreaktionen nach Allergeninhalation. Die Spätreaktion kann man häufig nur viel schwieriger aufheben, als es in der Zeichnung zum Ausdruck kommt [aus 8].

Kontrollierte Exposition. Untersuchungen des berufsbedingten Asthma bronchiale führten zur Entwicklung eines anderen Typs des Inhalationsprovokationstests, der kontrollierten Exposition. Dies ist eine einfache und ungefährliche Technik, mit der in der Krankenhausumgebung die berufsbedingte Exposition simuliert wird. Der Patient wird dem in der Industrie verwendeten Gas, Dampf oder Rauch in der gleichen Form und Konzentration ausgesetzt, wie dies an seinem Arbeitsplatz der Fall ist. Solche Tests sind manchmal der einzige Weg, eine spezifische Empfindlichkeit bei berufsbedingtem Asthma bronchiale zu erkennen.

Zusammenfassung

Die inhalative Allergenprovokation ist für die Erforschung der Physiologie und Pharmakologie des Asthma bronchiale nützlich. Die Reaktion der Bronchien hängt sowohl von der spezifischen Allergie als auch von der unspezifischen Reaktivität gegenüber den freigesetzten Mediatoren ab. Der Test ist auch benutzt worden, um vor Beginn einer Desensibilisierung einen positiven Hauttest zu bestätigen. Die Rolle dieses zeitraubenden Tests ist in der täglichen klinischen Praxis fraglich, und heute sind die Indikationen zu seinem Gebrauch durch Einführung der Extrakte hoher Qualität zur Hauttestung und durch Einführung von RAST eingeschränkt worden. Er mag seinen Platz bei der Diagnosestellung der Milben- und Schimmelpilzallergie haben, wenn andere Tests widersprüchliche Ergebnisse erbringen. Der Inhalationsprovokationstest besitzt einen sicheren Platz in der Diagnostik der Berufskrankheiten, wenn der entsprechende Extrakt für Hauttestung und RAST nicht verfügbar ist. Die Allergeninhalation führt zu einer frühen (Sofortreaktion) und gelegentlich zu einer späten Reaktion der Bronchien.

Literatur

1. Aas K (1975) The bronchial provocation test. Charles C. Thomas, Springfield, pp 1–209
2. Aas K, Backman A, Belin L, Weeke B (1978) Standardization of allergen extracts with appropriate methods. Allergy 33: 130–7
3. Anderson S, Seale JP, Ferris L, Schoeffel R, Lindsay DA (1979) An evaluation of pharmacotherapy for exercise-induced asthma. J Allergy Clin Immunol 64: 612–24
4. Anderson SD, Silverman M, König P, Godfrey S (1975) Exercise-induced asthma. Br J Dis Chest 69: 1–5
5. Barbee RA, Lebowitz MD, Thompson HC, Burrows B (1976) Immediate skin-test activity in a general population. Ann Intern Med 84: 129–33
6. Brown HM, Su S, Thantrey N (1981) Prick testing for allergens standardized by using a precision needle. Clin Allergy 11: 95–8
7. Chai H, Farr RS, Froehlich LA, et al. (1975) Standardization of bronchial inhalation challenge procedures. J Allergy Clin Immunol 56: 323–7
8. Cockcroft DW (1983) Mechanism of perennial allergic asthma. Lancet 2: 253–6
9. Cockcroft DW, Kilian DN, Mellon JJA, Hargreave FE (1977) Bronchial reactivity to inhaled histamin: a method and clinical survey. Clin Allergy 7: 235–43

10. Cockcroft DW, Ruffin RE, Frith PA, Cartier A, Juniper EF, Dolovich J, Hargreave FE (1979) Determinants of allergen-induced asthma; dose of allergen, circulating IgE antibody concentration and bronchial responsiveness to inhaled histamine. Am Rev Respir Dis 120: 1053–8
11. Croner S, Kjellman N-IM, Eriksson B, Roth A (1982) IgE screening in 1701 newborn infants and the development of atopic disease during infancy. Arch Dis Child 57: 364–8
12. Dahl R, Venge P (1982) Role of the eosinophil in bronchial asthma. Eur J Respir Dis 63 (Suppl 122): 23–8
13. Deal EC, McFadden ER, Ingram RH, Breslin FJ, Jaeger JJ (1980) Airway responsiveness to cold air and hyperpnoe in normal subjects and in those with hay fever and asthma. Am Rev Respir Dis 121: 621–28
14. Dockhorn RJ (1982) Using the RAST and PRIST with an overview of clinical significance. Ann Allergy 49: 1–8
15. Griffin MP, McFadden ER, Ingram RH, Pardee S (1982) Airway cooling in asthmatics and nonasthmatic subjects during nasal and oral breathing. J Allergy Clin Immunol 69: 354–9
16. Hargreave FE (ed) (1980) Airway reactivity. Astra Pharmaceuticals, Mississauga, pp 1–238
17. Hoffman DR, Haddah ZH (1974) Diagnosis of IgE mediated hypersensitivity reactions to food antigens by radioimmunoassay. J Allergy Clin Immunol 54: 165–73
18. Johansson SGO (ed) (1981) Diagnosis and treatment of IgE-mediated diseases. Exerpta Medica, Amsterdam, pp 1–178
19. Kaliner M, Shelhammer JH, Davis PB, Smith LJ, Venter JC (1982) Autonomic nervous system abnormalities and allergy. Ann Intern Med 96: 349–57
20. Kay AB, Lee TH (1983) Mediators of hypersensitivity in exercise-induced asthma. Eur J Respir Dis 64 (Suppl 128): 237–41
21. Morley J (ed)(1982) Bronchial hyperreactivity. Academic Press, London, pp 1–274
22. Permutt S, Rosenthal RR, Norman PS, Menkes HA (1977) Bronchial challenge in ragweed-sensitive patients. In: Lichtenstein LAM, Austen KF (eds) Asthma: physiology, immunopharmacology and treatment. Academic Press, New York, pp 265–81
23. Rosenthal RR (ed) (1979) Workshop proceedings on bronchoprovocation techniques for the evaluation of asthma. J Allergy Clin Immunol 64: 561–92
24. Shapiro GG, Furukawa CT, Pierson WE, Bierman CW (1982) Methacholine bronchial challenge in children. J Allergy Clin Immunol 69: 365–9
25. Svedmyr N (1983) Airway hyperreactivity: cholinergic and adrenergic receptors. In: Simonsson BG (ed) Airway hyperreactivity. Eur J Respir Dis 64 (Suppl 131): 70–98
26. Zetterström O, Johansson SGO (1981) IgE concentrations measured by PRIST in serum of healthy adults and in patients with respiratory allergy. Allergy 36: 537–47

4 Gastrointestinale Reaktionen und Sensibilisierung gegenüber Nahrungsmitteln

4.1 Der Gastrointestinaltrakt und die Immunologie

Nahrungsmittelallergie: ein kontroverses Thema. Die Auffassung, daß bestimmte Nahrungsmittel bei empfänglichen Individuen abnorme Reaktionen auslösen können, hat eine lange Geschichte; Lucretius (100 v. Chr.) wurde der Aphorismus „das Fleisch des einen Mannes ist das Gift des anderen“ zugeschrieben. Trotzdem hat die Idee von den Abwehrreaktionen gegen Nahrungsmittel eine große Kontroverse ausgelöst. Einige Laien und Mediziner führen alle erfaßbaren Symptome (Verhaltensauffälligkeiten, Darmbewegungen, Verstopfung, Migräne, Otitis) auf eine „Nahrungsmittelallergie“ zurück, während andere Akademiker meinen, dies sei ein Thema jenseits der klinischen Glaubwürdigkeit. Der Mangel an objektiven und reproduzierbaren diagnostischen Tests, die persönliche Eigenschaften und psychologische Faktoren eliminieren könnten, hat zu dieser Kontroverse beigetragen. Die Einführung der Doppelblind-Provokationstests (siehe Kapitel 4.5) hat inzwischen die Verläßlichkeit der Nahrungsmittelallergiediagnose und, hoffentlich, die Kontroverse beruhigt.

Intestinales Immunsystem. Ein Immunologe könnte den Gastroinestinaltrakt als eine Epithelröhre beschreiben, die hochimmunogene Antigene im Lumen von immunreaktiven Zellen und Antikörpern in der umgebenden Lamina propria trennt. In der Tat enthält die Darmmukosa große Mengen an T- und B-Lymphozyten (in den Peyersche Plaques konzentriert), Plasmazellen und Mastzellen. Werden Makromoleküle resorbiert, so können sie die Bildung aller Arten von Antikörpern stimulieren (Abb. 87).

Das sekretorische *IgA* ist quantitativ der wichtigste Antikörper im Magen-Darm-Trakt (wie in den Luftwegen). Es kann sich mit Antigenen an der Epitheloberfläche verbinden (Abb. 88). Auf diese Weise spielen die sekretorischen IgA-Antikörper eine wichtige Rolle bei der Reduktion der Allergenpenetration. Die Atemwege eines atopischen Menschen werden durch Nanogramm inhalierten Allergens sensibilisiert (siehe Kapitel 2.3), während der Gastrointestinaltrakt täglich mit Grammeinheiten allergenen Materials beladen wird. Bemerkenswert ist, daß er sich nicht ständig im Stadium des Immunaufstandes befindet.

Die Aufnahme von Nahrungsantigenen (z. B. Kuhmilchprotein) führt auch bei Gesunden zu einer Immunantwort. Eine übersteigerte Antwort kann als primäres Phänomen bei Atopikern vorkommen, hauptsächlich durch *IgE-Antikörper,* und als sekundäres Phänomen, hauptsächlich durch *IgG-Antikörper,* bei Erkrankungen des Magen-Darm-Trakts, die mit einer erhöhten Epithelpermeabilität einhergehen.

Aufgenommene Antigene. Die sensibilisierenden Antigene sind gewöhnlich solche

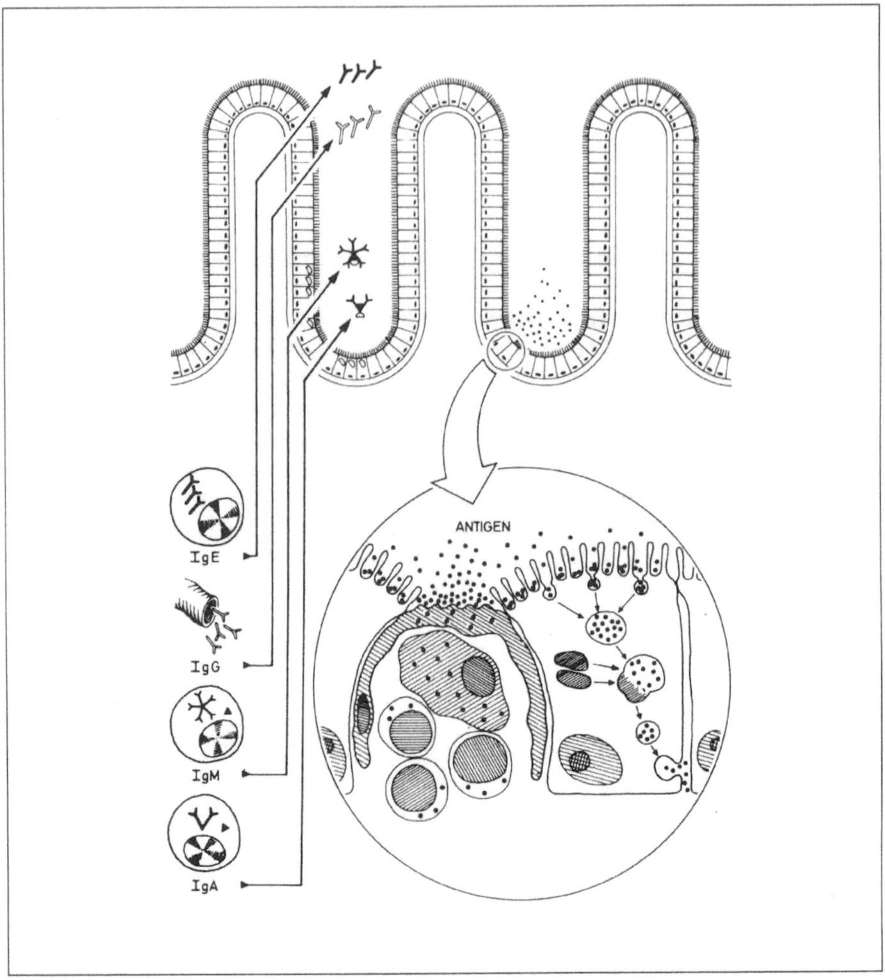

Abb. 87. In den Peyerschen Plaques wird das Antigen auf zwei Arten resorbiert: 1. durch Transport durch spezialisierte Makrophagen (flache Zelle im linken Teil der Vergrößerung), was das Erkennen des Antigens erleichtert; 2. durch Pinozytose/Exozytose in Epithelzellen, was auch die lysosomale Verdauung miteinschließt. Wie hier dargestellt, kann das resorbierte Antigen unterschiedliche Immunglobulinklassen stimulieren.

Antigene, die häufig aufgenommen werden. Es ist jedoch andererseits nicht bekannt, warum einige häufig gegessene Nahrungsmittel Allergien verursachen und andere nicht. Die Nahrung ist eine komplexe Mischung einer Reihe allergener Moleküle, welche sehr viel weniger genau als Inhalationsantigene beschrieben sind.

Antigenaufspaltung. Einige Nahrungsmittel sind nur in frischem Zustand allergener Natur; Kochen und enzymatische Verdauung reduzieren oder eliminieren ihre

Allergenität. Dies ist für die Herstellung von Allergenextrakten und für die Interpretation der Hauttestresultate wichtig. Zum Beispiel verursachen einige Früchte, Gemüse und Gewürze eine positive Schleimhautreaktion in Mundhöhle und Rachen, jedoch verlieren sie ihre Allergenität durch die enzymatische Verdauung im Gastrointestinaltrakt. Es ist möglich, daß die enzymatische Verdauung zur Entstehung neuer antigener Determinanten im Darm führen kann.

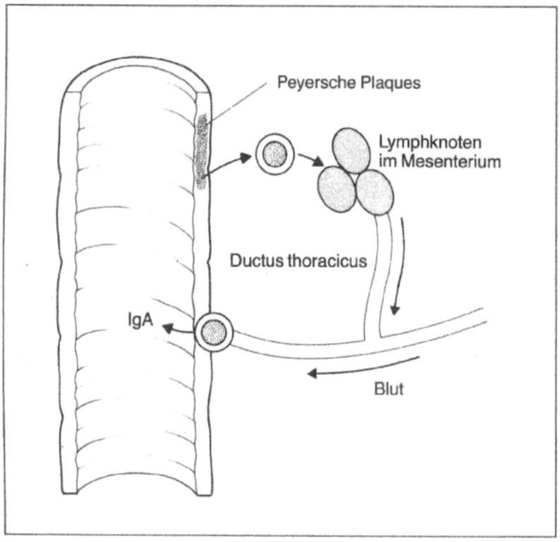

Abb. 88. Ablauf der Vorgänge zwischen Antigenstimulierung und Bildung der Sekret-IgA. Die Antigenerkennung findet in den Peyerschen Plaques statt. IgA-Vorläuferzellen wandern über die Lymphwege zum Blut und dann selektiv zurück zum Darm, wo IgA gebildet wird. Diese Zellen kehren ebenfalls während der Laktation zu den Milchdrüsen zurück [aus 14].

Antigenpenetration. Die enzymatische Verdauung im Darm eliminiert bei vielen Nahrungsmitteln die Allergenität nicht. Die Menge des resorbierten Antigenmaterials wird durch die *anatomischen* (Schleimschicht, Epithel) (siehe Abb. 87) und *immunologischen Grenzen* (Antigeneliminierung durch Kopplung an sekretorisches IgA) in Grenzen gehalten. So vermindern diese Mechanismen die Antigenflut auf das IgG- und IgE-Immunsystem. Wenn die Grenzen durch eine entzündliche Erkrankung (Abb. 89, 90) oder durch einen IgA-Defekt geschwächt sind (Abb. 91), kann das Eindringen großer Antigenmengen zu einer allergischen Sensibilisierung und zur Erkrankung führen.

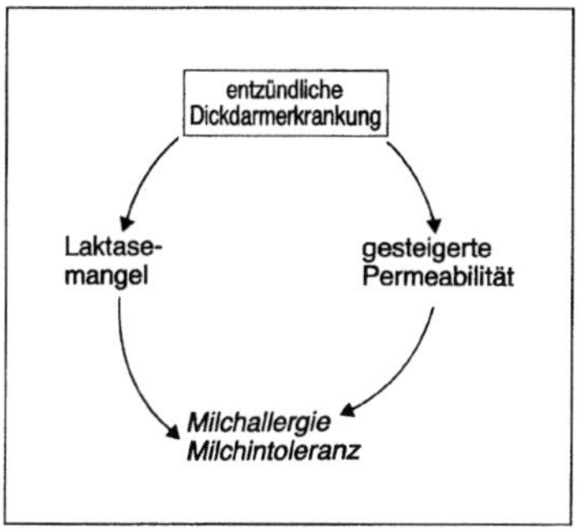

Abb. 89. Eine entzündliche Dickdarmerkrankung verstärkt die Epithelpermeabilität und damit das Risiko einer Nahrungsmittelallergie. Schleimhautschäden und Laktasemangel führen zur Laktoseintoleranz.

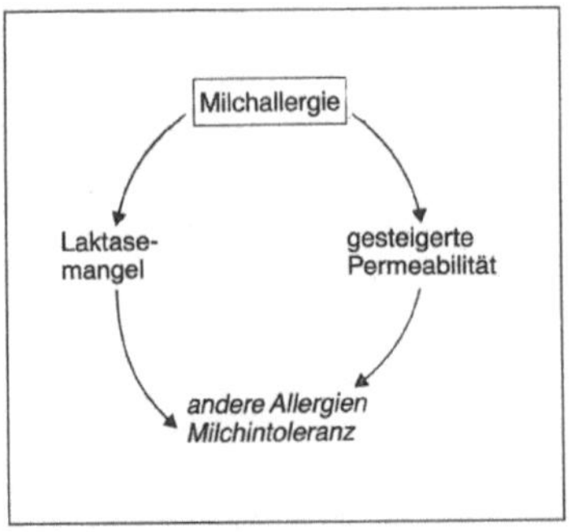

Abb. 90. Nahrungsmittelallergie als ein Beispiel der entzündlichen Erkrankung. Dasselbe Ergebnis wie in Abb. 89. Ein Teufelskreis beginnt.

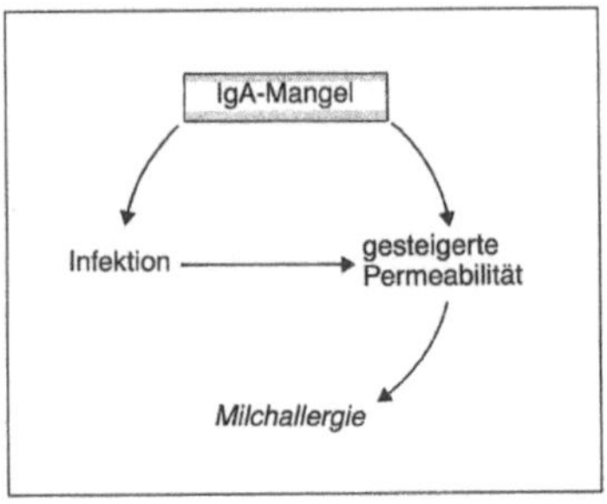

Abb. 91. IgA-Mangel verstärkt das Risiko einer Nahrungsmittelallergie.

Vermehrte Permeabilität. Bei den meisten Patienten mit Nahrungsmittelallergie entwickelt sich der allergische Status in der frühen Kindheit. Diese Entwicklung kann mit der reduzierten Verdauungskapazität und vermehrten Epithelpermeabilität in den ersten Lebensmonaten in Zusammenhang gebracht werden und außerdem mit der physiologischen IgA-Funktionsschwäche in der Kindheit. Patienten mit entzündlicher Dickdarmerkrankung (vermehrte Permeabilität) und mit einem IgA-Defekt zeigen einen erhöhten IgG-Antikörperspiegel gegen Nahrungsmittel.

Atopische Prädisposition. Die Bildung von IgE-Antikörpern hängt im wesentlichen von der atopischen Prädisposition ab. Falls man Säuglinge mit atopischer Prädisposition innerhalb der ersten 3–6 Lebensmonate, wenn sie ganz besonders empfindlich sind, nicht mit potenten Allergenen zusammenbringt, wird die Entwicklung der Typ-I-Allergie hinausgeschoben, und wahrscheinlich wird dadurch das Risiko insgesamt reduziert.

Determinanten der Nahrungsmittelreaktion. C.D. May und A. Bock haben die Bedeutung der beiden Konzeptionen der Nahrungsmittelallergie hervorgehoben: 1. die symptomatische Sensibilisierung im Gegensatz zu asymptomatischer Sensibilisierung (positiver Hauttest mit oder ohne Relevanz hinsichtlich aktueller Symptome); 2. die Beziehung Stimulus–Reaktion, dies bedeutet, daß jede empfindliche Person eine Schwelle für die Antigenherausforderung besitzt, unterhalb welcher sie keine klinischen Symptome entwickelt (Abb. 92). Die Folge der oralen Aufnahme allergener Nahrungsmittel hängt von folgenden Faktoren ab: 1. der Allergenmenge; 2. deren Verdauung im Magen-Darm-Trakt; 3. der Epithelpermeabilität; 4. der Antikörpermenge; 5. der Zahl von Mastzellen und 6. der Reaktivität der Gastrointestinalschleimhaut.

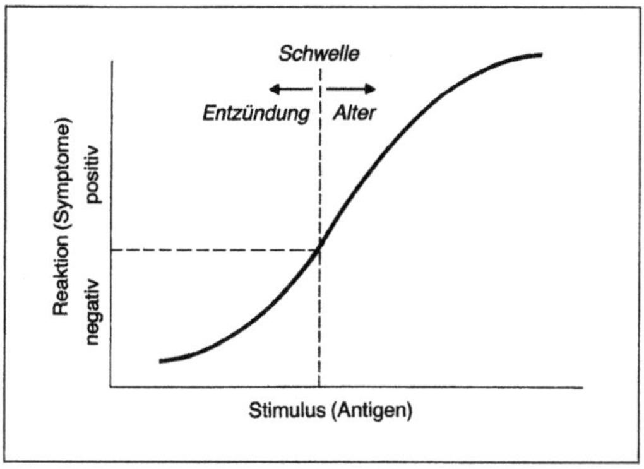

Abb. 92. Die Beziehung Stimulus (Antigendosis) : Reaktion (Symptome) bei der Nahrungsmittelallergie und Änderung der Reaktionsschwelle durch den Einfluß von Alter und entzündlicher Dickdarmerkrankung.

Zusammenfassung

Abwehrreaktionen gegen Nahrungsmittel stellen aufgrund der fehlenden objektiven und verläßlichen diagnostischen Tests ein kontroverses Thema dar. Viele, jedoch nicht alle aufgenommenen Antigene werden im Gastrointestinaltrakt verdaut; daher trennt das Epithel große Mengen von Antigenen vom lokalen Immunsystem. Sekretorische IgA-Antikörper verbinden sich an der Epitheloberfläche mit dem Antigen und hemmen dessen Penetration. Die Antigenresorption und damit die Synthese von IgG-Antikörpern, bei Atopikern ebenfalls von IgE-Antikörpern, ist erhöht, wenn das Epithel „Lücken" aufweist (erste Lebensmonate, entzündliche Dickdarmerkrankungen) und wenn eine IgA-Schwäche vorliegt (physiologisch bei Säuglingen, pathologisch bei Erwachsenen).

4.2 Allergie und Intoleranz gegenüber Nahrungsmitteln

Terminologie. Zum Allgemeinwissen gehört, daß einige Menschen wiederholt und vorhersehbar krank werden, wenn sie bestimmte Nahrungsmittel essen. Laien neigen gewöhnlich dazu, dies als „Nahrungsmittelallergie" zu bezeichnen. Da Nahrungsmittelempfindlichkeit sowohl auf immunologischen wie nichtimmunologischen Mechanismen beruhen kann, sollte der Arzt zwischen *Nahrungsmittelallergie* (immunologische Ätiologie bewiesen oder wahrscheinlich) und *Nahrungsmittelintoleranz,* Pseudoallergie oder Idiosynkrasie (immunologische Ätiologie unwahrscheinlich) unterscheiden.

Typ-I-Reaktion. Die Interaktion zwischen aufgenommenen Allergenen und mastzellständigen Antikörpern kann innerhalb von Minuten oder wenigen Stunden Symptome des Gastrointestinaltrakts, der Haut und der Atemwege hervorrufen. *IgE-Antikörper* sind bei weitem die wichtigsten Antikörper, jedoch spielen in einigen Fällen möglicherweise zytophile (IgG-)Antikörper (IgG_4, kurzfristig sensibilisierende Antikörper) eine Rolle.

Typ-III-Reaktion. Im Gegensatz zum IgE-Antikörper, der nur in wenigen prädisponierten Individuen gebildet wird, werden *IgG-* und *IgM-Antikörper* bei all denen synthetisiert, die gegenüber ausreichenden Mengen von aufgenommenen Antigenen exponiert werden. Die Bindung von Antigenen und präzipitierenden Antikörpern (IgG oder IgM) ist der normale Weg, das Antigen zu eliminieren, und bleibt gewöhnliche ohne entzündliche Konsequenzen.

Immunkomplexe von Antigen und präzipitierendem Antikörper können zerstörend wirken, da sie eine Komplementreaktion auslösen. Dies ist von der Serumkrankheit (zirkulierende Immunkomplexe) und von der Arthusreaktion (Immunkomplexe im Gewebe) bekannt. Neuere Beobachtungen haben gezeigt, daß Typ-III-ähnliche Reaktionen eine *primäre* Rolle bei einigen Fällen von Abwehrreaktionen gegen Nahrungsmittel und eine *sekundäre* Rolle bei entzündlichen Dickdarmerkrankungen aufgrund der erhöhten Epithelpermeabilität spielen können.

Intoleranz gegenüber Cyclooxygenasehemmern. Einige Patienten mit intrinsic Asthma, Urtikaria, nasaler Polyposis und gastrointestinalen Symptomen in verschiedener Kombination erfahren nach Einnahme von Acetylsalicylsäure eine rasche Verschlechterung ihres Zustandes, die sogenannte Aspirinintoleranz (siehe Kapitel 1.12). Es existiert kein spezifischer Antikörper, und diese Patienten reagieren ganz regelhaft bei anderen Analgetika und Antiphlogistika, die den gleichen Wirkmechanismus (Hemmung der Cyclooxygenase), allerdings eine unterschiedliche chemische Struktur aufweisen. Hier liegt wohl keine Immunreaktion vor. Einige Patienten reagieren auch auf die Aufnahme von Nahrungsmitteln mit dem künstlichen Farbstoff Tartrazin und dem Konservierungsmittel Benzoesäure.

Biologisch aktive Substanzen. Nahrungsmittel enthalten oft biologisch aktive Moleküle. Freies *Histamin* kommt in großen Mengen in Thunfisch, Makrele und anderen Fischen mit dunklem Fleisch und in reifem Käse vor. Bestimmte Nahrungsmittel besitzen eine histaminfreisetzende Aktivität (z.B. Erdbeeren, Eiweiß, Tomaten). *Lektine,* entdeckt in einer Reihe von Gemüsen, Früchten und Getreidearten, können eine Histaminfreisetzung durch unspezifische Bindung an mastzellständiges IgE (Fc-Fragment) verursachen. Andere *vasoaktive Amine* (Tyramin, Phenyläthylamin), die z. B. in Schokolade, Rotwein und reifem Käse gefunden werden, können Kopfschmerz und Urtikaria auslösen. Auch Natriumnitrat (antioxidierend, antimikrobiell), das oft gekochtem Fleisch hinzugefügt wird, kann zu Symptomen führen. Schließlich müssen noch Toxine und Mikroorganismen als Ursachen nahrungsmittelinduzierter Symptome angesehen werden.

In großen Mengen können diese biologisch aktiven Substanzen eine ganze Bandbreite von Symptomen bei praktisch allen Individuen auslösen, obwohl die Anfälligkeitsschwelle erheblich variiert. Patienten mit hyperreaktiver Schleimhaut im Gastrointestinaltrakt und in den Luftwegen und Menschen mit leicht reizbarer Haut haben eine niedrige Schwelle und reagieren schon auf kleine Mengen. Nahrungsmittelinduzierte Symptome sind bei diesen Menschen öfter ein Zeichen ihrer Krankheit als deren Ursache.

Glutenintoleranz. Die gluteninduzierte Enteropathie (Zöliakie) tritt erstmals gewöhnlich im ersten Lebensjahr in Erscheinung, jedoch werden mildere Fälle oft zuerst beim Erwachsenen diagnostiziert. Die Patienten besitzen eine persistierende Intoleranz gegen das Glutenprotein Gliadin. Die Krankheit geht mit einer IgG-

Reaktion gegen dieses Protein einher, allerdings ist noch unklar, welche Rolle die Immunreaktion in der Pathogenese spielt. Die Diagnosestellung erfolgt aufgrund des Malabsorptionssyndroms, einer Dünndarmbiopsie (Zottenatrophie) und aufgrund der klinischen Besserung durch glutenfreie Kost (kein Weizen, kein Roggen).

Laktasemangel. Mit der *hereditären Form* liegt eine seltene Ursache einer Laktoseintoleranz und einer Enteropathie vor. Ein *erworbener Defekt* ist häufiger verbreitet; er tritt sekundär nach einer Schleimhautschädigung auf, die bei Patienten mit entzündlichen Dünndarmveränderungen gefunden wird (Milchallergie, Glutenintoleranz, Colitis ulcerosa, Kwashiorkor). Laktasemangel, Laktoseintoleranz und die damit verbundene milchinduzierte Gastroenteropathie werden nach erfolgreicher Behandlung der zugrundeliegenden Erkrankung verschwinden.

Zusammenfassung

Abwehrreaktionen gegen Nahrungsmittel können eine allergische und nichtallergische Ätiologie aufweisen (Nahrungsmittelallergie und Nahrungsmittelintoleranz). Die IgE-vermittelte Allergie Typ I ist die allgemein anerkannte Ursache für nahrungsmittelinduzierte Symptome des Gastrointestinaltrakts, der Haut und der Luftwege. Wahrscheinlich spielen IgG-vermittelte Typ-III-ähnliche Reaktionen mit zirkulierenden Immunkomplexen ebenfalls als primäre Ursache und als sekundäres Phänomen bei der entzündlichen Dickdarmerkrankung eine Rolle. Reaktionen gegen Acetylsalicylsäure, Farbstoffe und Konservierungsmittel sind keine Immunreaktionen. Viele Nahrungsmittel enthalten freies Histamin und histaminfreisetzende Substanzen. Die Glutenenteropathie (Zöliakie) beruht auf einer spezifischen Intoleranz gegen Glutenprotein, verbunden mit einer Immunreaktion unbekannter Bedeutung. Laktasemangel und laktoseinduzierte Symptome können primär vorkommen, treten aber gewöhnlich sekundär nach einer Darmerkrankung mit geschädigter Schleimhaut auf.

4.3 Allergieerzeugende Nahrungsmittel

Praktisch jedes Nahrungsmittel kann allergische Symptome hervorrufen, jedoch sind einige Nahrungsmittel eher allergen als andere (Tabelle 11). Dieses Kapitel beschäftigt sich mit einigen der meistverbreiteten anzuschuldigenden Nahrungsmittel, gibt aber keine komplette Auflistung wieder.

Kuhmilchprotein. Kuhmilch als das Hauptfremdprotein während der frühen Lebensmonate ist in der Säuglingsperiode der erste Allergieauslöser und somit Verursacher von gastrointestinalen Symptomen. Es bleibt ein Hauptnahrungsmittel und stellt eine bedeutende Allergieursache in der späteren Kindheit dar, da es als Getränk, ebenso als Eiskrem, Käse und als Zutat zu unzähligen Rezepten benutzt wird.

Es existieren mindestens 20 Proteine in der Kuhmilch, allerdings sind nur fünf von spezieller allergener Bedeutung. Hierzu gehören *hitzelabile* Proteine (bovines Serumalbumin, γ-Globulin, α-Laktalbumin) und *hitzestabile Proteine* (β-Laktoglo-

Tabelle 11. Inzidenzrate der Nahrungsmittelallergien, wie sie von verschiedenen Autoren angegeben wird [aus 21].

Eyermann	Rowe	Feinberg	Unger	Randolph
Weizen	Weizen	Eier	Eier	Mais
Eier	Eier	Weizen	Weizen	Weizen
Milch	Milch	Milch	Milch	Milch
Gemüse	Schokolade	Gemüse	Schokolade	Eier
Kartoffel	Orange	Nüsse	Kartoffel	Kartoffel
Fisch	Tomate	Fisch	Fisch	Orange
Zwiebel	Hafer	Zwiebel	Schweinefleisch	Bohnen
Tomate	Schweinefleisch	Kartoffel	Gemüse	Rindfleisch
Gurke	Kartoffel	Schokolade		Tomate
Rindfleisch	Roggen	Früchte		Kaffee
Mais	Reis			Schokolade
Walnuß				Schweinefleisch

Fortsetzung

Davison	Solari	Gerrard et al	Speer
Milch	Milch	Milch	Milch
Eier	Weizen	Sojabohnen	Schokolade – Cola
Weizen	Eier	Eier	Mais
Schokolade	Reis	Weizen	Zitrusfrüchte
Rindfleisch	Tomate	Reis	Eier
Schweinefleisch	Schokolade	Hafer	Gemüse
	Rindfleisch	Rindfleisch	Tomate
	Erdbeere	Hühnerfleisch	Weizen
	Zitrusfrüchte		Apfel
	Hühnerfleisch		Zimt
	Kartoffel		Reis
			Farbstoffe

bulin, Kasein). Reaktionen auf einzelne Allergene sind die Ausnahme; normalerweise sind zwei oder mehr Proteine beteiligt. Am wichtigsten ist das β-Laktoglobulin, das gegen Erhitzen und gegen die Wirkung proteolytischer Enzyme im Magen-Darm-Trakt (Tabelle 12) resistent ist. Diese Eigenschaften erleichtern die Resorption eines relativ intakten Moleküls. Das Kochen der Milch kann daher ihre Allergenität nur bei Menschen reduzieren, die gegenüber hitzelabilen Proteinen allergisch sind.

Patienten mit Milchallergie sind normalerweise nicht gegen Rindfleischprotein oder inhalierte Rinderschuppen allergisch. Oft kommt es zu einer *Kreuzreaktivität* zwischen Kuh- und Ziegenmilch, da diese Tiere Mitglieder derselben Familie sind. Spuren von Penizillin in der Kuhmilch können Symptome bei Patienten hervorrufen, die hochsensibel auf dieses Medikament reagieren.

IgE-Antikörper werden nur bei einigen Patienten mit klinischer Empfindlichkeit gegen Kuhmilchprotein gefunden. Wahrscheinlich spielen bei den übrigen Patienten präzipitierende IgG-Antikörper eine Rolle, jedoch ist dies nur schwer zu beweisen. Das Thema der Kuhmilchallergie wird kontrovers diskutiert und stand immer im Brennpunkt bei kinderärztlichen Debatten. Im Klartext sollte der Begriff Into-

Tabelle 12. Immunologische Charakteristika von Allergenen [aus 7].

	Kabeljau	Tomate	Eiweiß	Kuhmilch	Antigen E
Aktive Komponente	Glyko-proteine	Glyko-proteine	Glyko-proteine	Glyko-proteine	Glyko-proteine
mg der aus 100 g isolierten Komponente	200	2,5	225	100	40
Hautreaktivität (μg) (Menge, die einen positiven Hauttest ergibt)	0,0001	0,15	0,0025	0,10	0,001
Molekulargewicht	18.000	20.000	31.500	36.000	38.000
Stabilität gegenüber:					
Hitze (100 °C)	+	+	+	+	–
Säure (pH 2)	+	+	+	+	–
Enzyme (proteolytisch)	–	+	+	+	±

leranz gebraucht werden, wenn IgE-Antikörper nicht nachgewiesen werden können. Sekundärer Laktasemangel ist eine häufige Ursache für allergische Reaktionen gegen Milch (siehe Kapitel 4.2).

Hühnerei. Zusammen mit der Kuhmilch ist das Hühnerei von außergewöhnlicher Bedeutung sowohl bei der Ernährung als auch in der Allergologie, dies gilt besonders für Kinder mit Neurodermitis. Die am ehesten allergene Fraktion des Hühnereis ist das Ovomukoid im Eiweiß. Auch andere Proteine im Eiweiß sind allergen (z. B. Ovalbumin, doch nicht Lysozym). Wie das β-Laktoglobulin in der Kuhmilch ist das Ovomukoid resistent gegen Hitze (100 °C), Säure (pH 2) und proteolytische Enzyme (siehe Tabelle 12). Reaktionen gegen den Eidotter beruhen gewöhnlich auf einer Kontamination mit Eiweiß. Patienten, die gegen Ei allergisch sind, tolerieren Hühnerfleisch und -federn, jedoch nicht vom Hühnerei gewonnene *Impfstoffe.*

Fisch. Fisch enthält sehr potente Allergene. Das Hauptallergen findet sich im Kabeljaumuskel, Allergen M, das erste Allergen, das jemals in reiner Fraktion isoliert werden konnte (siehe Tabelle 12). Allergiker reagieren sowohl auf rohen wie gekochten Fisch, das bedeutet, daß die Fischallergene hitzeresistent sind. Allergen M wird von proteolytischen Enzymen inaktiviert, jedoch benötigt man dazu 2–4 Stunden. Eine Hälfte aller fischallergischen Menschen reagiert auf alle Spezies, während die andere Hälfte einige Fischarten toleriert: Es gibt also speziesspezifische Allergene.

Die Diagnose einer Fischallergie ist leicht zu stellen, da alle Fälle offensichtlich IgE-vermittelt sind. Fisch übt seine Wirkung gewöhnlich als Ingestionsallergen aus, indem es Angiödeme, Urtikaria und Asthma bronchiale hervorruft. Inhalierte Komponenten von Fisch, wie z. B. Dampf beim Kochen, kann bei sehr empfindlichen Patienten Asthma bronchiale verursachen.

Schalentiere. Garnelen, Hummer und Krebse sind wegen ihrer Tendenz, gewaltige allergische Reaktionen vom Urtikaria- und Angioödemtyp hervorzurufen, zu erwähnen. Die Reaktion ist IgE-vermittelt; die Diagnose stellt hier zumeist der

Patient selbst, und bestätigende Tests werden nicht mehr benötigt. Eine bestehende Sensibilisierung gegen Schalentiere impliziert nicht generell eine Empfindlichkeit gegenüber Wirbelfischen.

Nüsse. Erdnüsse, Cashew-Nüsse und Haselnüsse, die zu unterschiedlichen Familien gehören, können eine IgE-vermittelte Allergie hervorrufen. Die Reaktion auf Cashew-Nüsse ist manchmal anaphylaktisch, und Todesfälle wurden schon beschrieben. Allergien gegen Haselnüsse (und Walnüsse) sind bei Patienten mit Baumpollenallergie häufig. Das Hauptsymptom ist Juckreiz im Rachen.

Früchte und Gemüse. Eine Sensibilisierung ist häufig, jedoch beschränken sich die Symptome meist auf den Pruritus der Mundhöhle, wahrscheinlich wegen der enzymatischen Verdauung im Gastrointestinaltrakt. Viele dieser Allergene verlieren beim Kochen (2 Minuten) oder Einfrieren (2 Wochen) ihre Aktivität. Frisches Material löst eine Sofortreaktion der Haut aus, also wahrscheinlich eine Typ-I-Allergie, jedoch spielt dabei eine lektininduzierte Histaminfreisetzung eine Rolle (siehe Kapitel 4.2). Sensibilität gegen Früchte und Gemüse ist bei Atopikern mit Heuschnupfen häufig, besonders bei Patienten mit Birkenpollenallergie (Abb. 93). Diese Patienten sind oft gegen Nüsse, Äpfel, Kirschen, Birnen und Karotten in verschiedener Kombination empfindlich; das Schälen neuer Kartoffeln verursacht bei ihnen Niesen und Giemen. Es gibt kaum Hinweise darauf, daß diese Überempfindlichkeit zu chronischen Symptomen der Haut und der Atemwege bedeutend beiträgt. Zitrusfrüchte sind häufige Ursachen für Hautausschlag bei Säuglingen und Kindern.

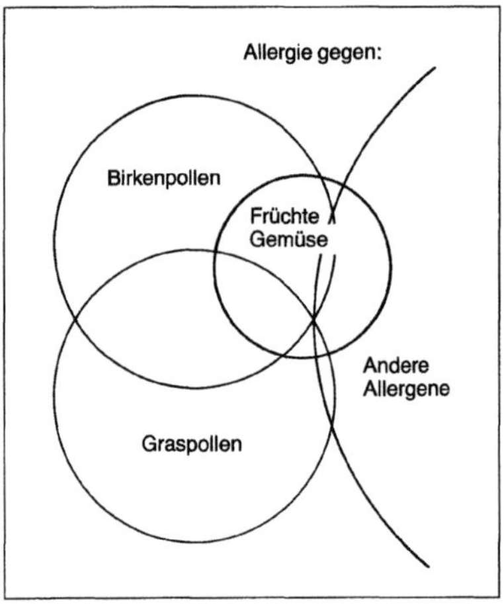

Abb. 93. Allergie gegen Früchte und Gemüse im Verhältnis zu anderen Allergien.

Sojabohnen. Das Sojaprotein ist ein schwaches Allergen und wird oft als Kuhmilchersatz bei allergischen Kindern eingesetzt. Obwohl eine reagine Sensibilisierung gegen Sojaprotein auftreten kann, ist diese kaum klinisch interessant, und die Allergenität wird größtenteils durch Erhitzen herabgesetzt. Sojaprotein, das heute in der Nahrungsmittelindustrie (Hamburger!) weitverbreitet ist, kann Reaktionen durch das darin enthaltene Lektin hervorrufen.

Getreide. Die Aufnahme verschiedener Produkte der Getreidesorten (Weizen, Roggen, Gerste, Hafer, Mais, Reis) ist in der Lage, bei einigen Menschen allergische Reaktionen hervorzurufen. Am besten untersucht und auch am wichtigsten sind die *Weizenmehlproteine*.

Es existiert eine ausgesprochene Kreuzreaktivität zwischen Weizen, Roggen und Gerste; alle gehören zur selben Familie. Die Grasart Englisches Raygras oder Weidelgras (rye grass; engl. rye = Roggen, bot. *Lolium perenne*) ist ebenso ein Familienmitglied, allerdings läßt sich nur schlecht eine Korrelation zwischen dem Vorkommen von IgE-Antikörpern gegen Weizen und diesem Gras herstellen, weil unterschiedliche anatomische Teile der Pflanze beteiligt sind – Getreidekörner unterscheiden sich von Pollen. Etwa 10 % des Weizenmehls besteht aus Gluten. Es umfaßt ca. 40 isolierbare Proteinarten, die traditionell auf der Basis ihrer Löslichkeit als Albumine, Globuline, Glutenine und Gliadine eingeteilt werden. Diese Proteine verursachen drei Arten von Erkrankungen: 1. Glutenenteropathie bzw. Zöliakie (Gliadinintoleranz) (siehe Kapitel 4.2); 2. Inhalationsallergie (Bäckerasthma); 3. Nahrungsmittelallergie.

Etwa 20 Weizenproteine sind potentielle Allergene, so daß die individuelle Bandbreite erheblich sein kann. Ein Patient mit einer Inhalationsallergie reagiert möglicherweise nicht auf das Herunterschlucken des Allergens, und umgekehrt. Die Verdauung durch proteolytische Enzyme reduziert die Allergenität des Weizenproteins erheblich.

Mais (USA) und *Reis* (Japan) gehören zu anderen Stämmen und verursachen selten eine Sensibilisierung.

Getränke. Alkoholische Drinks rufen häufig bei Patienten mit Erkrankungen des Magen-Darm-Trakts, der Haut und der Atemwege Symptome hervor. Getränke enthalten eine Reihe von biologisch aktiven Molekülen, Farbstoffen, Konservierungsstoffen und Allergenen. Die Diagnose wird gewöhnlich durch die Eigenbeobachtung des Patienten gestellt; die Behandlung beschränkt sich auf die Empfehlung, die Trinkgewohnheiten zu ändern. In der Bevölkerung ist der Alkoholismus weit eher die Ursache von Beschwerden im Bereich des Magen-Darm-Trakts als die von Nahrungsmittelallergie und -intoleranz.

Zusammenfassung

Kuhmilch ist der größte Aggressor in der frühen Kindheit. Das wichtigste Allergen, β-Laktoglobulin, ist hitzeresistent und wird beim Kochen nicht zerstört. Milchallergische Kinder tolerieren Rindfleisch und die Hautschuppen der Tiere. IgE-Antikörper kommen selten vor, und man diskutiert die Rolle der präzipitierenden IgG-Antikörper. Allergie gegen Hühnerei ist häufig und wird durch IgE vermittelt. Das Eiweiß, nicht der Dotter enthält die Allergene. Gegen Eier allergische Patienten tolerieren Hühnerfleisch, jedoch nicht die auf dem Ei entwickelten Impfstoffe. Fische sind potente Allergenquellen. Die Hälfte aller Fischallergiker reagiert auf alle Spezies. Schalentiere sind hervorzuheben, da sie Urtikaria und Angioödeme verursachen. Früchte und Gemüse rufen häufig oralen Pruritus bei birkenpollenallergischen Patienten hervor. Weizenmehl kann eine Glutenintoleranz, Bäckerasthma und IgE-vermittelte Nahrungsmittelallergie erzeugen.

4.4 Die nahrungsmittelinduzierte Krankheit und ihre Symptome im Gastrointestinaltrakt, in der Haut und den Atemwegen

Die nahrungsmittelinduzierte Entzündung ist nicht auf den Darm beschränkt, und Nahrungsmittelallergie ist nicht synonym mit *Gastrointestinalallergie.* Die Symptome, die der Nahrungsmittelallergie zugerechnet werden, existieren in riesiger Zahl, jedoch ist in vieler Hinsicht die Beziehung Ursache – Wirkung nur unbefriedigend dokumentiert.

Häufigkeit. Die Kuhmilchsensibilisierung kommt bei 1–2 % der Kinder vor. Etwa 10 % der asthmatischen Kinder und 30 % der Kinder mit Neurodermitis zeigen Reaktionen gegen Nahrungsmittel; die Häufigkeit sinkt deutlich mit zunehmendem Alter. Während Reaktionen, die zu alltäglich wiederkehrenden Symptomen führen, selten sind, gibt es häufig nur sporadisch auftretende nahrungsmittelinduzierte Symptome.

Verlauf. Die Allergie gegen Kuhmilch tritt im Säuglingsalter auf, während die Allergie gegen Früchte gewöhnlich erstmals im heranwachsenden Alter vorkommt. Überempfindlichkeit gegen einige Nahrungsmittel wie Kuhmilch, Hühnerei und Sojabohnen kann verschwinden, während die Überempfindlichkeit gegenüber anderen Speisen wie Fisch, Schalentieren und Nüssen persistiert. Die Überempfindlichkeit der Haut bleibt bestehen, während die klinisch manifeste Sensibilität bei IgE-vermittelter Allergie verschwinden kann. Je länger die Nahrungsmittelüberempfindlichkeit besteht, um so geringer ist die Wahrscheinlichkeit, daß sie sich zurückbildet.

Früh- und Spätsymptome. *Frühsymptome,* die innerhalb der ersten zwei Stunden auftreten, sind gewöhnlich, jedoch nicht immer, IgE-vermittelt. Milch kann ohne nachweisbare IgE-Antikörper frühe (Sofort-)Symptome im Gastrointestinaltrakt von Säuglingen provozieren. *Späte Symptome* (2–24 Stunden) treten durch verzögerte Allergenresorption und eine Typ-I-Reaktion auf. Eine Typ-III-ähnliche Reaktion mag eine Rolle spielen, allerdings ist der Wirkungsmodus in den meisten Fällen noch unklar.

Beteiligte Organe. Der Gastrointestinaltrakt ist in den meisten Fällen betroffen. Symptome können an den Lippen, im Mund, im Magen und Darm auftreten. Die Lokalisation hängt wahrscheinlich vom Typ der Reaktion, dem Grad der Sensibilisierung, der Löslichkeit des Allergens und der Aufspaltung durch Magensäure und Dünndarmsaft ab. Die Haut ist häufig involviert, die Atemwege gelegentlich und andere Organsysteme selten. Der Wirkmechanismus kann in einem direkten Effekt des Allergens auf die Schockorgane bestehen, oder es kann ein indirekter Effekt der freigesetzten Mediatoren im Darm und im Blut beobachtet werden.

Symptome von seiten des Gastrointestinaltrakts. Säuglinge, die zuvor gestillt wurden, können mit Blässe, Benommenheit und Erbrechen reagieren, wenn sie auf Kuhmilch umgestellt werden. Dies geschieht sogar bei der ersten Kuhmilchmahlzeit, da IgG- (jedoch nicht IgE-) Antikörper über die Plazenta auf das Kind übertragen werden. *Erbrechen* ist das am ehesten ins Auge fallende Symptom. Darauf folgen *Tenesmen* und *Diarrhö.* Rezidivierendes Erbrechen und chronische Diarrhö führen zu Gedeihstörungen. Die *Malabsorption* entwickelt sich in schweren Fällen aufgrund der Zerstörung der Dünndarmzotten (dies ist nicht von der typischen Zöliakiehistologie zu unterscheiden). Extreme Sensibilität kann zum *anaphylaktischen Schock* führen, und es kann nach einigen Tropfen Kuhmilch sogar zum Exitus kommen (Abb. 94).

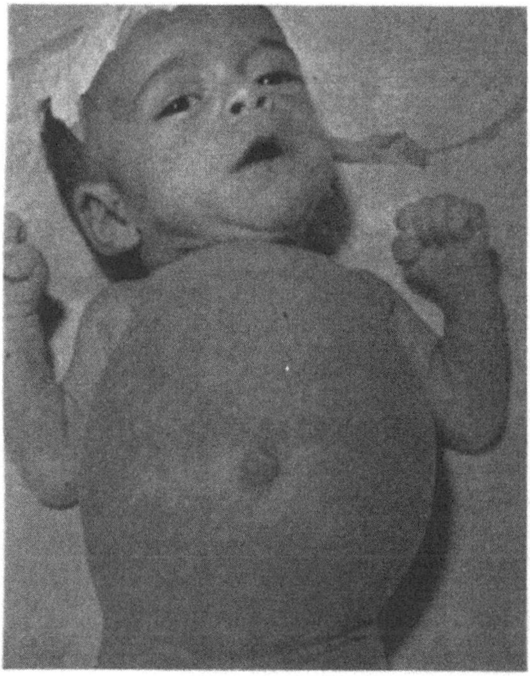

Abb. 94. Malabsorptionssyndrom mit Auftreibung des Abdomens bei einem Säugling, der an einer Milchallergie leidet. Es kann durch allgemeine Vasodilatation und Austreten intestinaler Flüssigkeit eine schwere systemische Reaktion ausgelöst werden [aus 6].

Stomatitis. Häufig kommen nach dem Genuß von Nüssen, frischem Obst und Gemüse Symptome vor, die auf den oberen Teil des Magen-Darm-Trakts begrenzt sind (Pruritus des Mundes und Rachens). *Perioraler Ausschlag* und *Dermatitis* stützen die Verdachtsdiagnose einer Nahrungsmittelallergie.

Neurodermitis. Bei ca. 30% der Neurodermitispatienten werden die Symptome durch die Aufnahme bestimmter Nahrungsmittel (Milch, Ei, Schokolade) verschlimmert. Das chronische Ekzem wird nicht durch die Nahrungsmittelallergie verursacht, und eine Kost unter Vermeidung der spezifischen und unspezifischen provozierenden Faktoren wird nicht zur Heilung führen; selten sind die Patienten unter einer solchen Diät beschwerdefrei (siehe Kapitel 9.5).

Urtikaria und Angiödem. Haut- und Schleimhautsymptome kommen rasch nach Aufnahme vieler Nahrungsmittel vor. Die akute Reaktion, besonders bei Schalentieren, kann mit lebensbedrohlichem Angioödem des Pharynx und Larynx sehr ernst sein. Nahrungsmittelüberempfindlichkeit liegt häufig bei der akuten Urtikaria vor, jedoch ist sie selten die Ursache einer chronischen Urtikaria.

Rhinitis und Asthma bronchiale. Bei empfindlichen Individuen können Nahrungsmittel akute Atemwegssymptome verursachen. Ihre Bedeutung hinsichtlich der täglichen Symptomatik der chronischen Rhinitis und des Asthma bronchiale bleibt strittig und sollte nicht überschätzt werden. Die Bedeutung schwankt mit dem Alter des Patienten und mit der Kombination der Symptome. Wenn Nahrungsmittel bei Atemwegssymptomen, die täglich auftreten, eine Rolle spielen, ist die Wahrscheinlichkeit größer, daß ein Effekt biologisch aktiver Moleküle auf eine hyperreaktive respiratorische Schleimhaut vorliegt als eine spezifische Allergie.

Zusammenfassung

Viele Krankheiten sind mit der Nahrungsmittelallergie in Zusammenhang gebracht worden, jedoch wurde die Beziehung Ursache – Wirkung oft schlecht dokumentiert. Eine Kuhmilchallergie kommt bei 1–2% aller Kinder vor, hauptsächlich bei Atopikern. Nahrungsmittelinduzierte Symptome können früh (< 2 Stunden; im wesentlichen IgE-vermittelt) oder spät auftreten (selten IgE-vermittelt). Die beteiligten Organe sind: Gastrointestinaltrakt > Haut > Atemwege. Im Säuglingsalter verursacht Kuhmilch Erbrechen, Bauchschmerz, Diarrhö und in schweren Fällen Malabsorption und Anaphylaxie. Eine schmerzhafte Stomatitis ist gewöhnlich die einzige Reaktion auf Nüsse, Früchte und Gemüse. Neurodermitis wird bei ca. 30% der Patienten durch Nahrungsmittel verschlimmert, allerdings bringt eine entsprechende Karenzdiät das Ekzem kaum zur Abheilung. Nahrungsmittel sind eine häufige Ursache der akuten Urtikaria und des Angioödems, weniger häufig verursachen sie Rhinitis und Asthma bronchiale. Sie tragen nur wenig zur täglichen Symptomatik einer chronischen Erkrankung bei.

4.5 Diagnostik der Nahrungsmittelallergie und -intoleranz

Differentialdiagnose. Bei Säuglingen und Kindern können die Symptome einer gastrointestinalen Allergie durch eine mannigfaltige Reihe anderer klinischer Syndrome imitiert werden. Erbrechen kann als Folge eines gastroösophagealen Refluxes und einer Pylorusstenose auftreten. Funktionelle Dickdarmveränderungen und Organerkrankungen müssen als Ursache einer Diarrhö ausgeschlossen werden. Von ganz besonderem Interesse ist die Unterscheidung zwischen Milchproteinallergie und Laktoseintoleranz, und zwischen Weizenprotein- und Glutenintoleranz. Muttermilch wird von allergischen Säuglingen vertragen, allerdings nicht von den Kindern mit *Laktoseintoleranz*. Ein pathologischer Laktosetoleranztest kann sekundär nach einer Milchallergie vorkommen, jedoch wird er sich normalisieren, wenn das Kind einige Wochen lang eine kuhmilchfreie Diät erhalten hat. Die Trennung zwischen *Glutenintoleranz* und Allergie gegen Weizenprotein kann schwierig sein. Die Diagnose der Glutenintoleranz wird durch eine schwere Malabsorption und deutliche Atrophie der Dünndarmzotten sowie durch das Vorkommen eines bestimmten Gewebetyps (80% besitzen HLA-B8) gestützt. Die Diagnose der Weizenproteinallergie wird durch Symptome in anderen Organen und durch den Nachweis von IgE-Antikörpern untermauert.

Anamnese. Kinder mit einer Nahrungsmittelallergie haben oft atopische Eltern oder Geschwister. Eine detaillierte Anamnese mit den Symptomen und der Kost des Kindes sind eine Selbstverständlichkeit. Hat ein Patient bei mehr als einer Gelegenheit deutliche Symptome bald nach dem Genuß eines Nahrungsmittels oder nach der Einnahme eines Medikaments beobachtet (Angioödem nach Krabben, Asthma bronchiale und Urtikaria nach Acetylsalicylsäure), so steht die Diagnose fest. Wenn die Anamnese weniger offensichtlich ist und wenn man eine Spätreaktion vermutet, ist die diagnostische Arbeit schwierig und zeitraubend, und in der Regel erhält man ein negatives Ergebnis. Weitere Untersuchungen sollten nur bei wenigen Patienten mit schweren, chronischen Symptomen durchgeführt werden.

Körperliche Untersuchung. Bei Säuglingen sollte man dem Gewicht und der Größe eine besondere Beachtung schenken (wiederholte Messungen), weiterhin der Frage des Wohlbefindens, einer eventuellen Reizbarkeit oder einer verschmächtigten Gesäßmuskulatur.

Nachweis von IgE-Antikörpern. Der Nutzen einer Allergietestung ist aus folgenden Gründen *begrenzt:* 1. Nahrungsmittel sind als Allergenquellen nur schlecht standardisiert und enthalten eine Vielfalt von Allergenen; sie sind daher unzureichend definiert; 2. Der Allergengehalt schwankt mit dem Zustand der Nahrung: reif/unreif, frisch/gelagert, roh/gekocht; 3. Einige aufgenommene Allergene werden in Magen und Darm inaktiviert; 4. Der Nachweis von IgE-Antikörpern kann ohne klinische Relevanz sein; 5. Einige Allergien werden wahrscheinlich durch präzipitierende IgG-Antikörper vermittelt.

Ein Hautpricktest und RAST ergeben prinzipiell identische Resultate, vorausgesetzt, daß derselbe Allergenextrakt benutzt wurde. RAST kann eher standardisiert werden, jedoch wird er durch hohe Spiegel des Gesamt-IgE (falsch positives Ergebnis) und von hohen IgG-Antikörperspiegeln (falsch negatives Ergebnis) beeinflußt. Die Korrelation zwischen einem positiven Hautpricktest oder RAST und der klinischen Sensibilität ist annähernd 100 %. Der Nutzen eines IgE-Antikörpernachweises gegen andere Allergenextrakte variiert. Weizenprotein z. B. ergibt Befunde, die sich gut mit den Symptomen beim Bäckerasthma korrelieren lassen, jedoch nur schlecht mit den Beschwerden bei Neurodermitis. Intrakutantests sind wegen der großen Zahl falsch positiver Reaktionen bei beschwerdefreien Personen von begrenztem Wert.

Diagnostische Karenzdiät. Die klinische Bedeutung der Nahrungsmittelallergie oder -intoleranz wird durch das Aufzeichnen von Symptomen während einer Zeit unter Karenzdiät erfaßt; anschließend folgt die Wiederaufnahme des verdächtigten Nahrungsmittels in den Diätplan (Provokation). Vor dem Diätzeitraum (Dauer: 2–3 Wochen) muß man eine 1–2wöchige Vorbereitungsperiode durchführen, danach folgen die Provokationstests. Der Patient (oder die Eltern) führen ein genaues Tagebuch (Symptome des Gastrointestinaltrakts, der Haut, der Nase, der Bronchien, Lungenfunktionsmessungen). Dies Programm ist für einige Patienten zu streng, und sie werden sich nie an eine therapeutische Diät halten. Die diagnostische Diät (Tabelle 13) basiert auf dem Alter des Patienten und seinen Symptomen, der Anamnese und dem Resultat des Hautpricktests und/oder RAST.

Idealerweise sollte der Patient während der Diät beschwerdefrei sein, jedoch geschieht dies selten. Falls sich die Symptome unter der Diät signifikant bessern, ist der nächste Schritt die Provokation mit dem verdächtigten Nahrungsmittel.

Tabelle 13. Verschiedene Typen von Karenzdiäten.

Aminosäureformel (Vivonex)
Muttermilch (enthält Laktose)
Milchproteinhydrolysat (Nutramigen)
Sojabohnenformel (Mull-soy)
Farbstofffreie Kost
Glutenfreie Kost

Zur genaueren Beschreibung der verschiedenen Karenzdiäten ziehe man einen professionellen Diätfachmann zu Rate (siehe auch Lit. 5).

Nahrungsmittelprovokation. Chronische allergische Krankheiten besitzen eine multifaktorielle Pathogenese und einen unvorhersehbaren Verlauf mit rascher Verschlechterung oder auch Remission. Der voreingenommene Patient, der an seiner Vorstellung festhält, und ein unkritischer Arzt riskieren, eine spontane Symptomänderung auf die Karenz oder das Wiedereinsetzen eines Nahrungsmittels in den Speiseplan zurückzuführen.

In den letzten Jahren konnte überzeugend gezeigt werden, daß mehr als die Hälfte der Diagnosen unkorrekt ist, wenn sie nicht auf einer Doppelblindprovokation beruhen, die als Routinemaßnahme durchgeführt werden sollte (Tabelle 14). Da das Einhalten einer therapeutischen Diät für lange Zeit sehr schwer ist, muß die Diagnose so verläßlich wie möglich sein. Das Doppelblindverfahren bewahrt viele Patienten vor unnötiger Sorge und Geldausgabe und hilft dem Arzt, sein kritisches Urteilsvermögen zu bewahren.

Man darf aber nie ein Nahrungsmittel im Test anwenden, bei dem der Verdacht auf eine anaphylaktische Reaktion besteht.

Tabelle 14. Doppelblindmethode bei der Nahrungsmittelprovokation.

1. Die Symptome müssen sich während einer 3wöchigen Probekost signifikant gebessert haben.
2. Der Patient ist beschwerdefrei oder in einem ausgeglichenen Status.
3. Besorgen Sie trockene Nahrungsmittel; feuchte Nahrung kann trockengefroren und pulverisiert werden.
4. Lassen Sie in der Apotheke das fragliche Nahrungsmittel in undurchsichtige (Glukose-)Kapseln füllen.
5. Geben Sie initial 20–2000 mg, abhängig von dem vermuteten Sensibilitätsgrad; bei Säuglingen läßt man das fragliche Nahrungsmittel von der Schwester in die Säuglingsnahrung mischen.
6. Wenn innerhalb von 24 Stunden keine Reaktion auftritt, erhöht man die Konzentration solange täglich um das Zweifache, bis 8000 mg erreicht werden.
7. Eine ausbleibende Reaktion auf 8000 mg bedeutet, daß man das Nahrungsmittel wieder in den Diätplan aufnehmen kann.

Messung von Mediatoren. Da sich die Symptome sehr „launisch" verhalten können, wurde die Bestimmung der lokalen oder systemischen Mediatorspiegel (Histamin, Prostaglandin, Leukotriene) mit Erfolg in der Forschung eingesetzt, und in Zukunft wird sie wahrscheinlich Eingang in die klinische Praxis finden.

Erfassung von IgG-Antikörpern. IgG-Antikörper gegen Nahrungsmittelprotein und zirkulierende Immunkomplexe zeigen nur an, daß der Patient mit dem in Frage kommenden Allergen konfrontiert wurde und sind von keinerlei diagnostischem Wert. Der Nachweis hoher Spiegel zirkulierender Immunkomplexe und einer Komplementaktivierung nach Provokation scheint für die Typ-III-Reaktion pathogenetisch wichtig zu sein. Solche Tests werden nur in der Forschung angewendet.

Zusammenfassung

Zunächst müssen andere Ursachen der gastrointestinalen Symptomatik ausgeschlossen werden, besonders die Laktoseintoleranz und die Gluenintoleranz. Der Nachweis von IgE-Antikörpern kann sinnvoll sein, jedoch hängt der Wert vom Allergen und der Erkrankung ab. Als generelle Regel wird die Diagnose durch ein Karenz-Provokations-Verfahren bestätigt. Die Provokation wird am ehesten als Doppelblindversuch durchgeführt. Niemals darf man ein Nahrungsmittel bei der Provokation einsetzen, bei dem der Verdacht auf eine anaphylaktische Reaktion besteht.

4.6 Behandlung der Nahrungsmittelallergie und -intoleranz

Diagnose. Die Desensibilisierung ist im Falle der Nahrungsmittelallergie nicht wirkungsvoll; die einzige Wahl besteht in der Karenz. Für den Arzt ist es leicht, eine Nahrungsmittelkarenz zu verschreiben, für den Patienten ist es allerdings schwierig, teuer und langweilig, sich daran zu halten. Die Diagnose muß daher so sicher wie möglich sein. Zu viele Menschen haben angeblich lebenslang die Diagnose einer „Erdbeerallergie", da eine große Portion dieser Früchte einmal durch unspezifische Histaminfreisetzung (siehe Kapitel 4.2) die Exazerbation eines kindlichen Ekzems hervorgerufen hat. Zu viele Erwachsene sind in dem populären Glauben bestätigt worden, daß die „Nahrungsmittelallergie" die bedeutende Ursache einer chronischen Krankheit der Haut und der Atemwege sei und haben den größten Teil ihrer geistigen Energie dazu eingesetzt, sich auf eine nutzlose Diät zu verlegen und sie durchzuhalten.

Diätbehandlung. Der erwartete Nutzen der Diätbehandlung hängt vom Alter des Patienten und von den beteiligten Organen ab. Offensichtlich muß die Strenge der Diät im Verhältnis zum Ausprägungsgrad der Symptome stehen.

Ein schwerkranker Säugling mit Milchallergie und Malabsorption benötigt zunächst intravenös Flüssigkeit, Elektrolyte und Glukose. Danach wird ein Milchersatz verabreicht (Sojaverbindung, Milchproteinhydrolysat). Beim älteren Säugling werden, sobald der Milchersatz eingesetzt wurde, alle paar Tage einfache Speisen hinzugefügt, um diejenigen zu bestimmen, die man auf langfristiger Basis geben kann und jene zu erfassen, die man ausschließen muß. Bei Säuglingen und Kleinkindern ist es wichtig, möglichst wenig Speisen so kurz wie möglich abzusetzen. Ein vorsichtiges Wiedereinsetzen der angeschuldigten Nahrungsmittel kann nach 6–12 Monaten versucht werden. Der Verlauf der Nahrungsmittelallergie zeigt bei vielen Kindern regelmäßig eine Verminderung der Symptomatik, eine Beschwerdefreiheit bei dieser Allergie ist jedoch noch nachzuweisen. Kinder entwickeln oft eine Toleranz gegenüber Milch, Weizen, Gemüsen und Früchten, manchmal gegenüber Eiern, jedoch nicht gegenüber Fisch und Nüssen. Bei der

Neurodermitis sind Kuhmilch und Hühnerei häufig die schuldigen Speisen; die Milchproteinhydrolysate (Nutramin, Pregestimil) sind ein guter Kuhmilchersatz. Gewöhnlich muß das Verhältnis zwischen Konzentration und Reaktion noch ausgearbeitet werden (siehe Kapitel 4.1), und die Reduktion der gewohnten Nahrungsaufnahme mag genügen. Das Gleiche gilt für Speisen, die Histamin enthalten oder freisetzen (Fisch mit dunklem Fleisch, Erdbeeren, Schokolade).

Patienten mit einer Intoleranz gegenüber Farbstoffen und Konservierungsstoffen können diese Substanzen nie vollständig meiden. Die Aufnahmemenge kann eingeschränkt werden, wenn der Patient seine Nahrung aus frischen Rohmaterialien selbst zubereitet und verpackte, industriemäßig hergestellte Waren vermeidet. Es ist erforderlich, daß er lernt, im Supermarkt die Beschreibung auf den Verpakkungen zu lesen.

Erwachsene mit schwerer chronischer Urtikaria oder Asthma bronchiale, seien diese Erkrankungen allergischer Natur oder nicht, erfahren gelegentlich eine Besserung durch kurzfristige Diät mit einem nichtallergenen Aminosäurepräparat, dies ist jedoch teuer. Das Meiden von Substanzen, die Histamin enthalten oder freisetzen und die in der normalen Nahrung häufig vorkommen, erzielt wahrscheinlich den gleichen Effekt.

Medikamentöse Therapie. Beim Auftreten einer Anaphylaxie ist die sofortige Injektion von Adrenalin notwendig, ebenfalls bei schwerem Glottisödem. H_1-Antihistaminika besitzen bei nahrungsmittelinduziertem Juckreiz und Urtikaria einen guten Effekt. Man kann den Versuch einer oralen Therapie mit Dinatriumcromoglicat bei einigen Patienten, die schwere Reaktionen gegenüber einer Vielzahl von Nahrungsmitteln aufweisen, unternehmen, jedoch ist die Behandlung teuer und nicht ohne Nebenwirkungen.

Prävention. Die zivilisierte Frau ist die einzige Vertreterin der Säugetiere, die im Laufe der Zeit das Stillen aufgegeben hat. Offensichtlich kann sie dies im Gegensatz zur Kuh, die mit der Milch Antikörper von lebenswichtiger Bedeutung für die Resistenz gegen Infektionen und die Reifung der Darmmukosa überträgt, ungestraft tun. Jedoch mehren sich die Hinweise, daß das Verlassen der Stillgewohnheit für die Säuglinge das Risiko erhöht, sowohl unter Darminfektionen als auch unter einer Nahrungsmittelallergie zu leiden (siehe Kapitel 9.5) (Abb. 95, 96). Es gibt inzwischen Berichte, die aussagen, daß die Muttermilch einen gewissen Schutz gegen die spätere Entwicklung einer Inhalationsallergie bietet, jedoch muß dies noch bestätigt werden.

Die Mutter eines Säuglings mit atopischer Prädisposition (atopische Eltern oder Geschwister) sollte angehalten werden, ihm für 3–6 Monate ausschließlich Muttermilch zu geben und keine potenten Allergene wie Fisch, Nüsse oder Zitrusfrüchte zu früh oder während eines Magendarminfektes in den Speiseplan einzuführen. Das Risiko der Sensibilisierung durch Stillen ist klein, jedoch kann eine Sensibilisierung eintreten, da die Milch Spuren von Allergenen enthält, die die Mutter aufgenommen hat.

Zusammenfassung

Viel zu häufig halten Patienten jahrelang an lästigen Diätplänen fest, die für sie nur

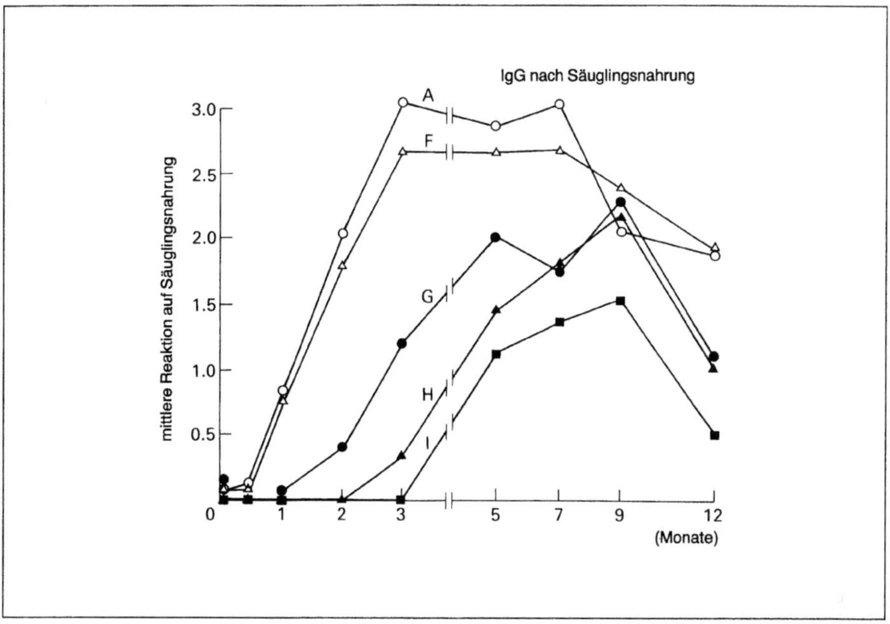

Abb. 95. Kinetik der Antikörperproduktion gegen Milch vom IgG-Typ, aufgeteilt in Gruppen von Säuglingen, die unterschiedlich lange gestillt wurden. Die späte Einführung der Kuhmilch ergibt eine späte und eine geringe Antikörperreaktion. Es ist möglich, aber noch nicht bewiesen, daß das Gleiche für die IgE-Antikörper gilt. **A:** nur Kuhmilchernährung; **F:** zwischen 21–44 Tage gestillt; **G:** 45–74 Tage gestillt; **H:** 75–104 Tage gestillt; **I:** > 104 Tage gestillt [aus 11].

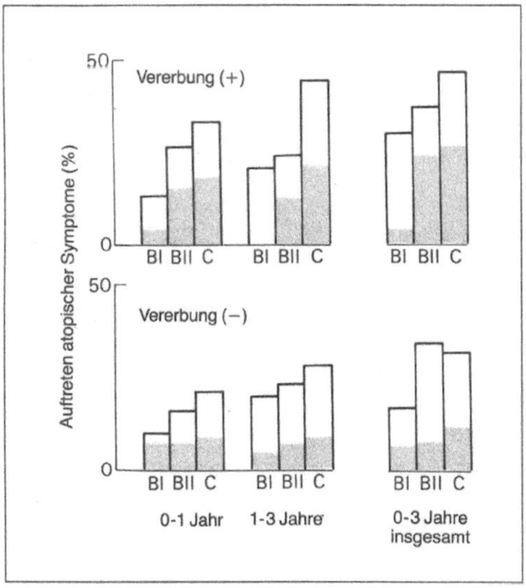

Abb. 96. Atopische Symptome bei Säuglingen und Kindern, die 6 Monate (BI), 2-6 Monate (BII), und weniger als 2 Monate lang (C) ausschließlich gestillt wurden. Die schattierten Bereiche geben eine schwere und offensichtliche Atopie, die hellen Bereiche nur eine vermutete Atopie wieder.

wenig oder keinen Nutzen haben. Eine verläßliche Diagnose muß daher vorliegen, bevor der Arzt eine therapeutische Diät anordnet. Die Schwere der Krankheit bestimmt die Strenge bei der Einhaltung der Diät. Eine spezielle Karenzdiät aufzustellen ist schwierig, und es sollte dabei ein professioneller Diätetiker hinzugezogen werden. Durch Stillen für 3–6 Monate ist man möglicherweise in der Lage, atopische Erkrankungen zu verhindern, und Müttern, die Säuglinge mit atopischer Prädisposition haben, sollte dies empfohlen werden.

Literatur

1. Aas K (1978) The diagnosis of hypersensitivity to ingested feeds. Clin Allergy 8: 39–50
2. Bock SA (1982) The natural history of food sensitivity. J Allergy Clin Immunol 69: 173–7
3. Brostoff J, Challacombe SJ (eds) (1982) Food Allergy. WB Saunders, London, pp 1–260
4. Brunner M, Walzer M (1928) Absorption of undigested proteins in human beings: The absorption of unaltered fish proteins in adults. Arch Intern Med 173: 42–6
5. Farrell MK (1981) Food allergy. In: Lawlor GJ, Fischer TJ (eds) Manual of allergy and immunology. Little, Brown and Company, Boston, pp 257–67, 461–73
6. Freier S (1973) Paediatric gastrointestinal allergy. In: Brostoff J (ed) Clinical immunology in paediatric medicine. Report of the first Unigate paediatric workshop. Blackwell Scientific Publications, Oxford, pp 107–28 (supplement to Clin Allergy)
7. Galant SP (1980) Common food allergens. In: Bierman CW, Pearlman DS (eds) Allergic diseases of infancy, childhood and adolescence. WB Saunders, Philadelphia, pp 211–8
8. Høj L, Østerballe O, Bundgaard A, Weeke B, Weiss M (1981) A double-blind controlled trial of elemental diet in severe, perennial asthma. Allergy 36: 257–62
9. Jarrett EEE (1977) Activation of IgE regulatory mechanisms by transmucosal absorption of antigen. Lancet 2: 223–5
10. Kajosaari M (1982) Food Allergy in Finnish children aged 1 to 6 years. Acta Paediatr Scand 71: 815–9
11. Kletter B, Gery I, Freier S, Davies AM (1971) Immune response of normal infants to cow milk. Int Arch Allergy Appl Immunol 40: 667–74
12. Lebenthal E, Freier S, Lee PC (1983) Ontogeny of the gastro-intestinal tract and food hypersensitivity. In: Kerr JW, Ganderton MA (eds) XI International Congress of Allergology & Clinical Immunology. The Macmillan Press, London, pp 153–8
13. Lessof MH, Brueton MH (1984) Gastrointestinal reactions and food intolerance. In: Lessof MH (ed) Allergy: immunological and clinical aspects. John Wiley & Sons, Chichester, pp 175–217
14. Lessof MH, Buisseret PD (1981) Gastrointestinal reactions. In: Lessof MH (ed) Immunological and clinical aspects of allergy. MTP Press, Lancaster, pp 141–77
15. May CD, Bock SA (1978) A modern clinical approch to food hypersensitivity. Allergy 33: 166–88
16. Moneret-Vautrin DA (1983) Non specific reactions to foodstuffs: false food allergies. In: Kerr JW, Ganderton MA (eds) XI International Congress of Allergology & Clinical Immunology. The Macmillan Press, London, pp 175–9
17. Niinimaki A, Hannuksela A (1981) Immediate skin test reaction to spices. Allergy 36: 487–93
18. Paganelli R, Levinsky RJ, Brostoff J, Wraith DG (1979) Immune complexes containing food proteins in normal and atopic subjects after oral challenge and effect of sodium cromoglycate on antigen absorption. Lancet 1: 1270–2
19. Saarinen UM, Kajosaari M, Backman A, Siimes MA (1979) Prolonged breast-feeding as prophylaxis for atopic disease. Lancet 2: 163–6
20. Savilahti E (1981) Cow's milk. Allergy 36: 73–88
21. Speer F (1973) Management of food allergy. In: Speer F, Dockhorn RJ (eds) Allergy and immunology in children. Charles C Thomas, Springfield, pp 397–402
22. Sutton R, Hill DJ, Baldo BA, Wrigley CW (1982) Immunoglobulin E antibodies to ingested cereal flour components: studies with sera from subjects with asthma and eczema. Clin Allergy 12: 63–74

5 Asthma

5.1 Die Atemwege von der Nase zu den Alveolen

Unterteilung. Die menschlichen Atemwege werden funktionell in leitende und gasaustauschende Atemwege (Alveolen) eingeteilt. Die leitenden Luftwege werden anatomisch in Nase und/oder Mund, Pharynx, Larynx und Tracheobronchialbaum unterteilt. Dieses komplizierte, verästelte Röhrensystem kann auf verschiedene Art und Weise weiter unterteilt werden (Abb. 97). Wichtig ist, sich nicht auf einen einzigen Teil des Systems zu konzentrieren, sondern die Luftwege als Einheit von der Nase bis zu den Alveolen zu betrachten. Die Form des Lumens sagt etwas über die spezialisierte Aufgabe des jeweiligen Teils der Luftwege aus, und der Charakter des Wandaufbaus ist für Atemwegsobstruktion und -erkrankung von Bedeutung (Abb. 98).

Die Nase. Die Nase besteht aus den Nasenlöchern (vestibulum nasi) und den Nasenhöhlen. Zwischen Nasenlöchern und Nasenhöhle liegt das innere Ostium

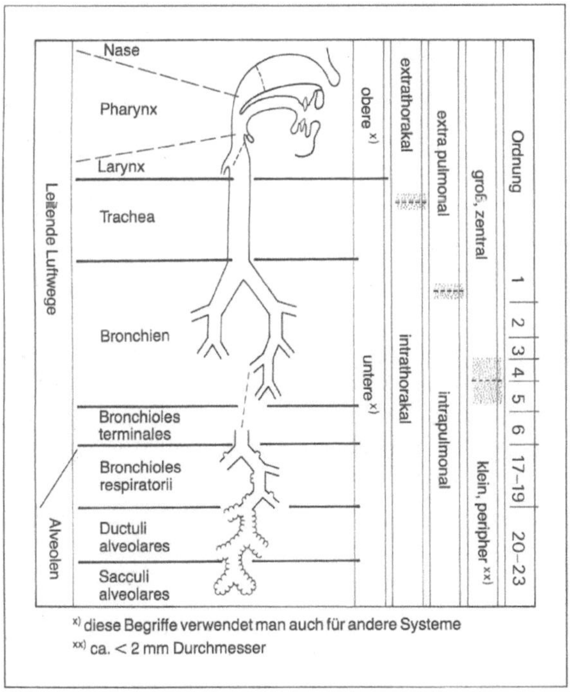

Abb. 97. Mögliche Einteilung der Atemwege.

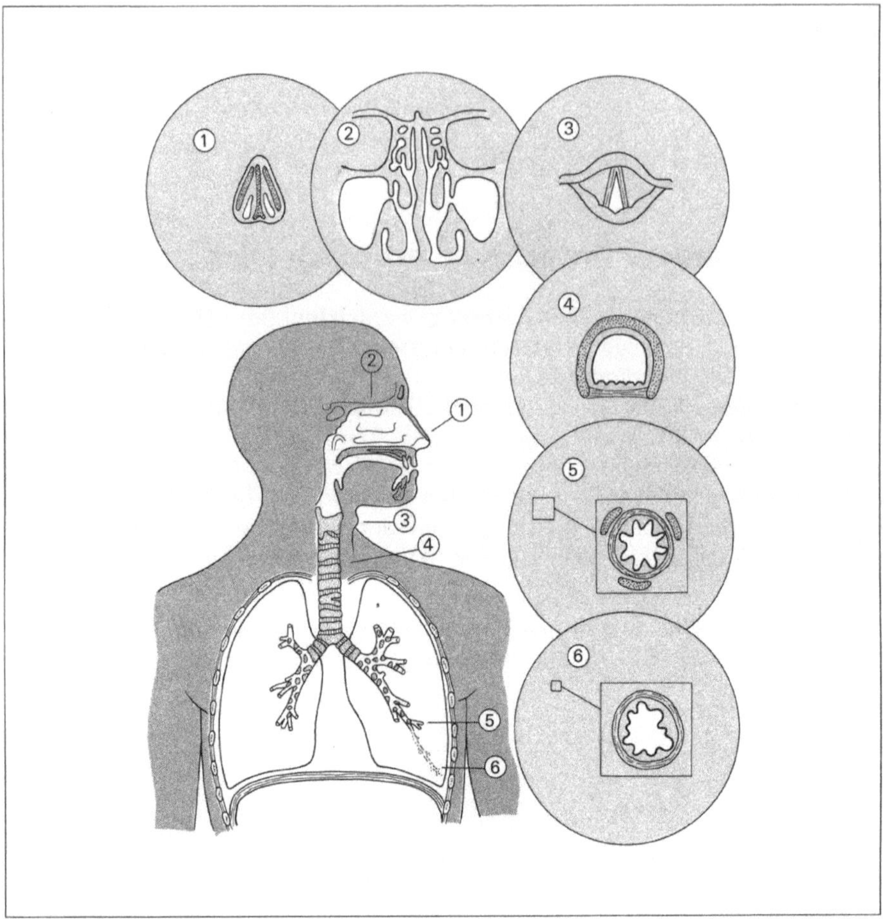

Abb. 98. Diagramm und Querschnitte der Atemwege: 1. inneres Ostium der Nase; 2. Nasenhöhle; 3. Larynx; 4. Trachea; 5. intrapulmonaler Bronchus; 6. Bronchiolus.

(Nasenventil), welches der engste Teil der gesamten Luftwege (0,3 cm^2 auf jeder Seite) ist. Es liegt an der unteren Grenze des Lateralknorpels, der mit dem Finger erreicht werden kann. Das Nasenseptum trennt die zwei Nasenhöhlen, die aufgrund der Vorwölbung der drei Conchae ein kompliziertes schlitzartiges Lumen besitzen (siehe Abb. 98). Die Nase wird ausführlicher in Kapitel 7.1 beschrieben.

Pharynx. Der Rachen enthält die Öffnungen der Eustachschen Röhre und die Tonsillen. Die Atmung kann durch die enorme Vergrößerung dieser Gewebe beeinträchtigt werden, besonders im Schlaf (nächtliche Apnoe). Die Tonsillen als immunkompetente Organe bewachen den Eingang zu den Luftwegen bzw. dem Magen-Darm-Trakt; sie sind bei Krankheiten häufig mitbeteiligt.

Die Mundhöhle. Der Mund kann als Ersatz der Nase dienen außer in den ersten

Lebenswochen, wo ein vollständiger Verschluß der Nase (Choanalatresie) fatal sein kann. Patienten mit Rhinitis und Nasenblockade atmen unter Ruhebedingungen durch den Mund; dies kommt besonders im Liegen vor, wenn die Nase verstopft ist. Gesunde Personen atmen während körperlicher Anstrengung durch den Mund und geben die Luft fast in gleicher Menge durch Nase und Mund wieder ab. Patienten mit Dyspnoe atmen durch den Mund, um den Luftwiderstand der Nase zu vermeiden. Etwa die Hälfte des gesamten Widerstands gegen die Einatmungsluft geht auf das Konto der Nase. Dies ist auch bei gesunden Personen der Fall. Atmen mit geschürzten Lippen hebt den nasalen Luftstrom durch den Verschluß des weichen Gaumens auf.

Larynx. Die Larynxregion zwischen den Stimmbändern stellt die zweite Engstelle der Luftwege dar (siehe Abb. 98). Die Schleimhaut distal der Stimmbänder ist nur lose mit dem darunterliegenden Knorpel verbunden, so daß sich Ödemflüssigkeit hier rasch ansammeln kann. Das Glottisödem führt zu inspiratorischer Dyspnoe. Dies erfolgt häufig bei Kindern mit einer Virusinfektion (Krupp) aufgrund des kleinen Lumens ihrer Luftwege. Allergie und Komplementaktivierung können auch bei Erwachsenen eine ähnliche Wirkung haben (Angioödem; siehe Kapitel 9.10). Der Kehlkopfabschnitt kann auch obliteriert sein, wenn die kleinen Larynxmuskeln, die normalerweise für die Sprache notwendig sind, einer starken reflexartigen Stimulation unterworfen werden: *Laryngospasmus* oder Stimmritzenkrampf.

Trachea und Hauptbronchien. Die Trachea und die beiden Hauptbronchien (eigentlich der extrathorakale Teil des Tracheobronchialbaumes) werden durch hufeisenförmige Knorpelringe verstärkt (siehe Abb. 98).

Eine Kontraktion der glatten Muskulatur am hinteren Ende der Knorpelringe

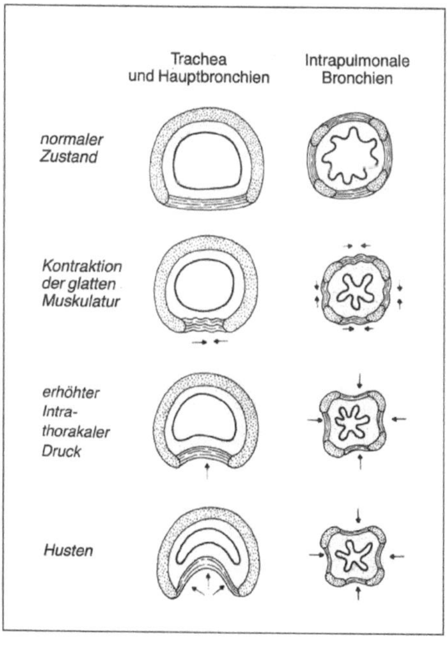

Abb. 99. Wirkung der Kontraktion der glatten Muskulatur, des erhöhten intrathorakalen Drucks und die Wirkung von Husten auf Trachea/Hauptbronchien und intrapulmonale Bronchien.

kann nur leicht verengen, aber nicht das Lumen obliterieren (Abb. 99). Das Gleiche gilt für erhöhten intrathorakalen Druck, der auf Hauptbronchien und Teile der Trachea wirkt. Beim Husten kann sich das Lumen dieses Teils der Luftwege durch die Invagination der hinteren weichen Wand in einen U-förmigen Schlitz verwandeln (siehe Abb. 99).

Intrapulmonale Bronchien. Die intrapulmonalen Bronchien werden durch einzelne Knorpelplatten verstärkt (siehe Abb. 98), die allmählich nach distal hin verschwinden. Die glatte Muskulatur ist unterhalb des Epithels in einer zirkulären Schicht angeordnet, so daß die Obliteration das Lumen komplett verschließen kann (siehe Abb. 99).

Bronchiolen. Die Bronchiolen sind „Bronchien ohne Knorpel" (Abb. 100). Die terminalen Bronchioli sind die letzte Stufe der Bronchiolen ohne Alveolen (siehe Abb. 97). Respiratorische Bronchiolen besitzen einige Alveolen, und bilden dann als respiratorische Bronchioli der III. Ordnung ausschließlich den Zugang zu den Ductuli und Sacculi alveolares. Glatte Muskulatur gibt es sogar in den kleinsten Bronchiolen. Die Alveolen werden nur durch elastische Fasern verstärkt, die insgesamt in den Atemwegen vorkommen (Abb. 101).

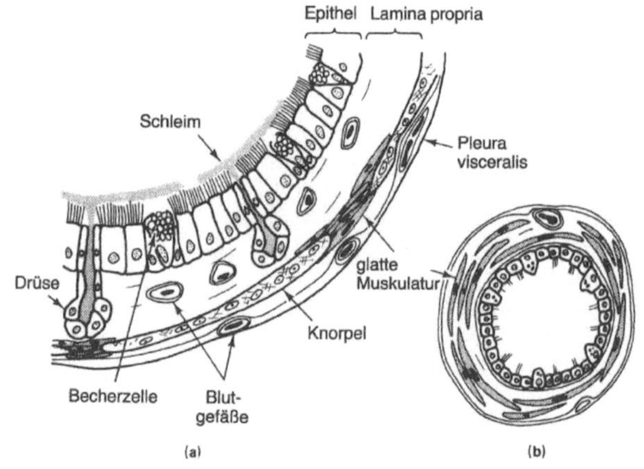

Abb. 100. Diagramm des Aufbaus a) der Bronchien und b) der Bronchiolen. Der Bronchus besitzt ein stärkeres Epithel und eine dickere Lamina propria, ebenso submuköse Drüsen und Knorpel. Der Bronchiolus hat relativ gesehen viel mehr glatte Muskulatur, aber keine Drüsen und keinen Knorpel [aus 63].

Zusammenfassung

Die leitenden Luftwege bestehen aus Nase, Pharynx, Larynx und Tracheobronchialbaum. Das innere Ostium (zwischen Nasenlöchern und Nasenhöhle) und das Gebiet zwischen den Stimmbändern sind die engsten Stellen der Atemwege. Distal

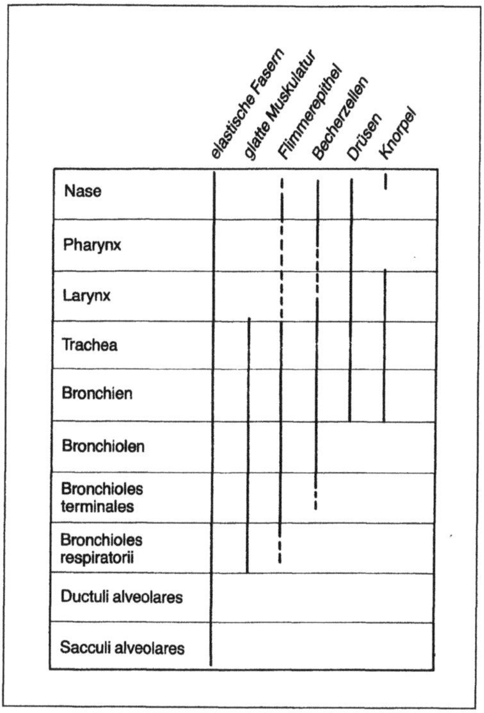

Abb. 101. Verteilung von Strukturen, Zellen und Gewebearten im Verlauf der Atemwege.

der Stimmbänder ist die Schleimhaut nur locker mit der Unterlage verbunden, und bei Kindern mit Infektionen und Erwachsenen mit Angioödem bildet sich hier rasch ein Ödem. Trachea und Hauptbronchien sind durch hufeisenförmige Knorpelspangen eingefaßt; das Lumen kann nicht durch Muskelkontraktion obliteriert werden. Knorpelplättchen stützen die intrathorakalen Bronchien; diese können durch Muskelkontraktion und erhöhten intrathorakalen Druck vollständig verschlossen werden. Bronchiolen sind Bronchien ohne Knorpelanteile. Die gasaustauschenden Luftwege bestehen aus respiratorischen Bronchiolen, Alveolarductuli und -sacculi.

5.2 Das Epithel der Luftwege

Gastaustauschende Luftwege. Es gibt einige 100 Millionen Alveolen, die eine Fläche von ca. 70 m^2 ausmachen. Sie sind von flachen Zellen (Typ 1 der Alveolarzellen) und von einigen globulären Nischenzellen (Typ 2 der Alveolarzellen) ausgekleidet (Abb. 102); die letzteren synthetisieren ein Phospholipid, das als Surfactant Faktor für die ständige Entfaltung der Alveolen wichtig ist. Die Zelle des Typs 2 ist eine widerstandsfähige, reichlich mit Organellen ausgerüstete Zelle. Sie kann den empfindlichen Zelltypus 1 ersetzen, wenn die Alveolen geschädigt werden. Die Folge hiervon ist eine Fibrosierung und ein ungenügender Gasaustausch. Das Kapillarendothel stellt die letzte Grenzschicht für den Gasaustausch dar.

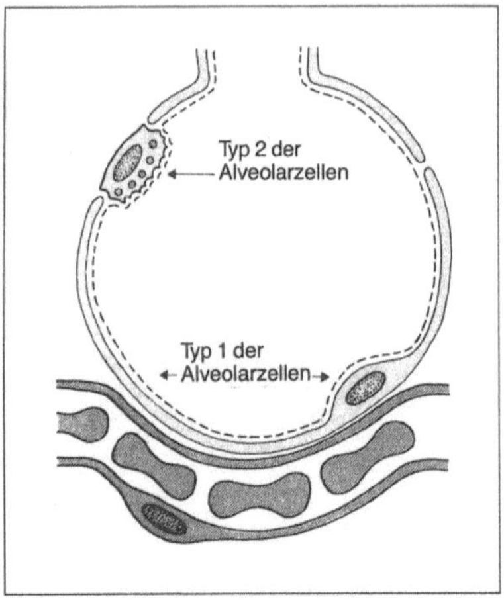

Abb. 102. Gasaustauschendes Gewebe: Alveole und Kapillare. Die gestrichelte Linie stellt den Surfactant Faktor dar.

Leitende Luftwege. Es ist Aufgabe der leitenden Luftwege, die Alveolen mit Sauerstoff in reiner, aufbereiteter Luft zu versorgen (Körpertemperatur, vollständige Anfeuchtung). Die leitenden Luftwege werden zuerst von einem Plattenepithel ausgekleidet (vorderer Anteil der Nase), dann von einem mehrreihigen Flimmerepithel (Rest der Nase, Teile von Pharynx und Larynx, die gesamte Trachea und die Bronchien) und schließlich von einem einschichtigen isoprismatischen Epithel (Bronchiolen).

Zelltypen. Das typische Epithel der Luftwege (mehrreihiges Flimmerepithel) besteht aus vier Hauptzellarten (Abb. 103, 104): 1. flimmerlose Zylinderepithelzellen; 2. Becherzellen; 3. Flimmerepithelzellen; 4. Basalzellen, die den Nachschub für die drei ersten Zelltypen darstellen.

Schleimproduzierende Zellen. Die *Becherzellen* sind schleimproduzierende Zellen an der Epitheloberfläche. Sie kommen in allen leitenden Luftwegen vor. In den Bronchiolen werden sie allmählich durch eine andere sekretorische Zelle, die Clara-Zelle, ersetzt. Becherzellen produzieren kleine Mengen viskösen Sekrets, etwa 50mal soviel Sekret produzieren die *seromukösen Drüsen,* die proximal der Bronchiolen in den Luftwegen verteilt sind (8 Drüsen/mm^2 in der Nase, 1/mm^2 im Tracheobronchialbaum) (Abb. 105). Kinder und Erwachsene haben gleich viel Drüsen, die – insbesondere bei der chronischen Bronchitis – hyperplastisch werden können. Die Drüsen werden, im Gegensatz zu den Becherzellen, vom vegetativen Nervensystem versorgt und kontrolliert.

Sekretion. Das oberflächliche Epithel wird von einer doppelten Sekretschicht bedeckt: eine obere muköse Schicht (oder Decke) und eine wäßrige (seröse) periziliäre Flüssigkeitsschicht (Abb. 106). Die Produktion dieser periziliären Schicht steht mit dem Ionentransport in Zusammenhang, jedoch wird das Regelsystem hierfür derzeit noch nicht voll durchschaut. Eine Fehlregulation spielt eine Rolle bei der Bildung von Schleimpfropfen in den Luftwegen bei der Mukoviszidose und vielleicht auch beim Asthma bronchiale.

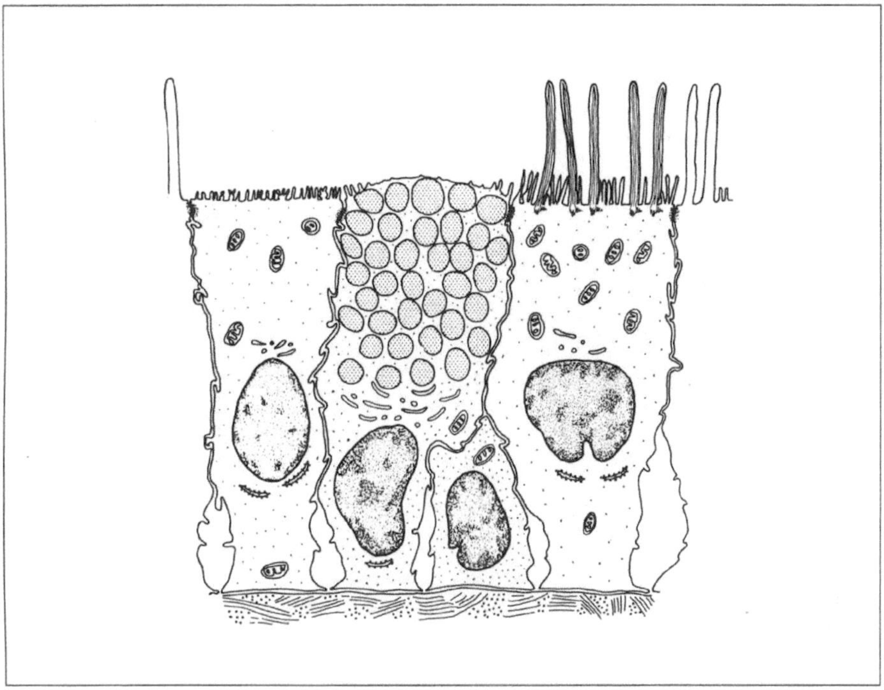

Abb. 103. Die vier vorkommenden Zellarten in einem typischen mehrzeiligen Epithel der Atemwege. Von links: Zylinderepithelzelle (ohne Zilien), Becherzelle, Basalzelle, Flimmerepithelzelle.

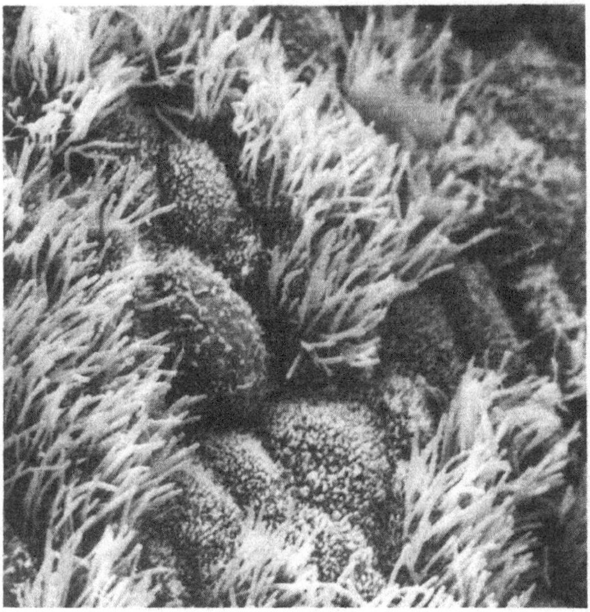

Abb. 104. Oberfläche des Flimmerepithels der Atemwege, in einer Rasterelektronenmikroskopaufnahme (3300 x).

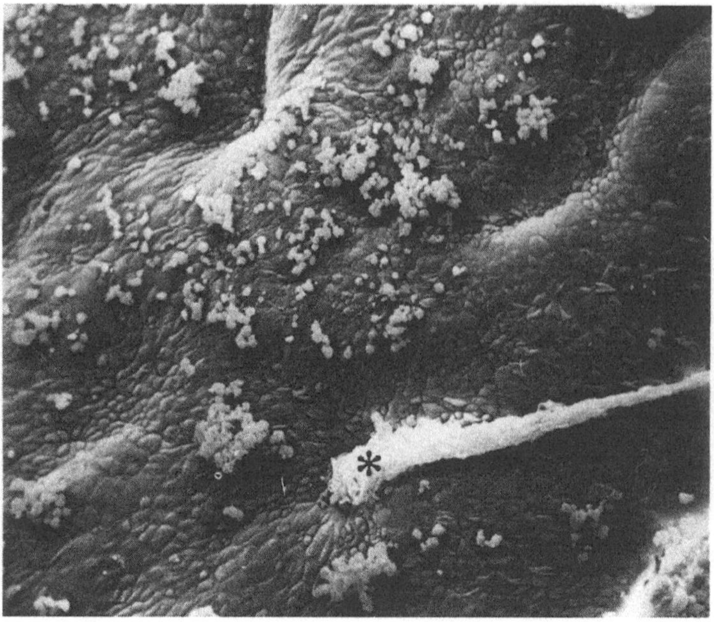

Abb. 105. Ausstoß von Schleimsekret aus Becherzellen und Drüsen (*) in menschlichen Atemwegen (Nase) während eines Infektes. Rasterelektronenmikroskopaufnahme (1000 x) [aus 39].

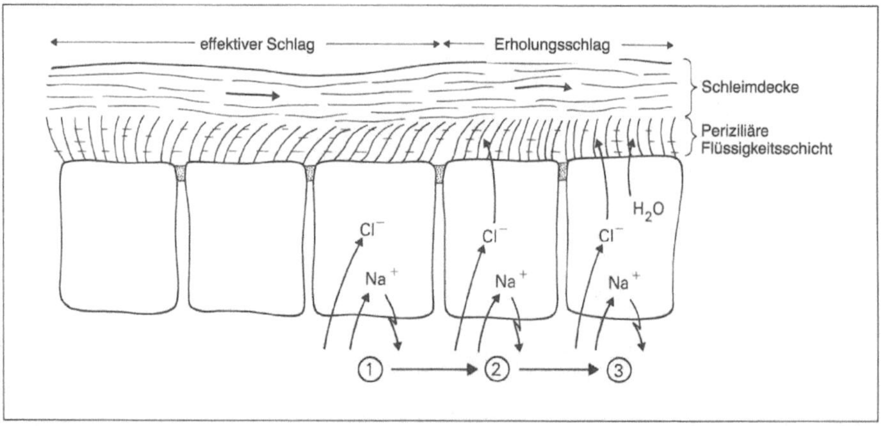

Abb. 106. Illustration des Zilienschlagmusters, der doppelten Sekretschicht, des mukoziliären Transportes und der Bildung der periziliären Flüssigkeitsschicht: 1. Chlorid dringt zusammen mit Natrium in die Zelle ein; 2. Aktiver Natriumrückstrom aus der Zelle heraus, während Chlorid einströmt; 3. Das durch Chlorid erzeugte osmotische Gefälle führt zur Diffusion von Wasser in die periziliäre Schicht. Die Resorption von Ionen und Wasser von der Oberfläche ist gleichermaßen zur Regulierung der periziliären Schicht von Bedeutung. Der Ionen- und Wassertransport über das Oberflächenepithel scheint durch Prostaglandin D_2 reguliert zu werden. Man beachte, daß diese Abbildung nur die Bedeutung des Ionentransports darstellen will; was in Realität passiert, ist viel zu kompliziert, um es in einem einzigen Diagramm aufzuzeichnen.

Zilien. Die Zilien besitzen eine komplexe Ultrastruktur (Abb. 107). Sie schlagen etwa 1000mal in der Minute auf eine in höchstem Maße koordinierte Art und

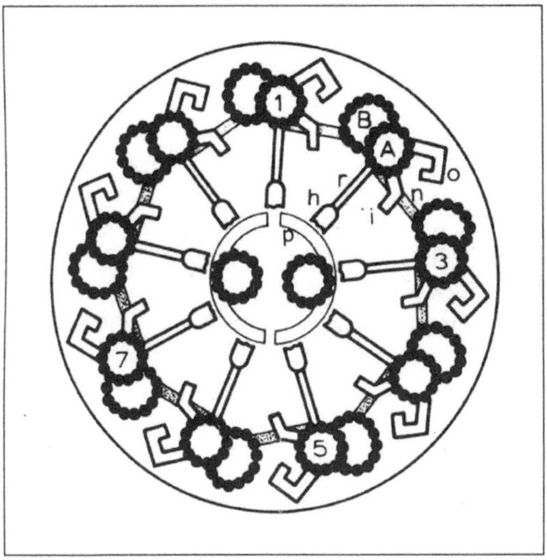

Abb. 107. Detailliertes Schema der Komponenten eines Zilienquerschnitts. Neun periphere Doppelmikrotubuli setzen sich aus Mikrotubulus A und B zusammen. Nebeneinander liegende Doppeltubuli sind durch Nexin-Verbindungsstücke gekoppelt (n); die Mikrotubuli A tragen äußere (o) und innere (i) Dynein-Arme und Speichen (h und r), die eng an der Zentralhülle (p) und den zentralen zwei Einzeltubuli liegen [aus 48].

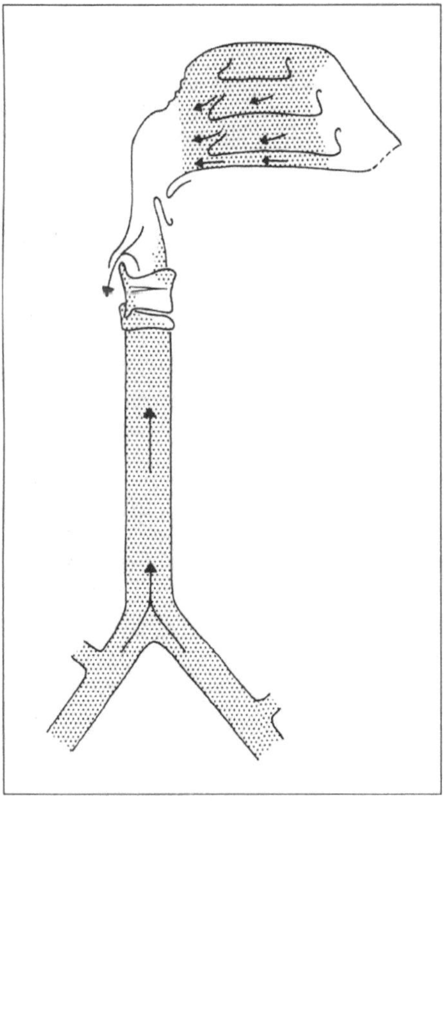

Abb. 108. Verteilung des Flimmerepithels und Richtung des mukoziliären Transports.

Weise. Alle Zilien in der Nase, der Eustachschen Röhre, den paranasalen Sinus und im Tracheobronchialbaum schlagen in Richtung Pharynx (Abb. 108). Offensichtlich und einleuchtend sind die Vorteile einer solchen Anordnung, bei der Fremdpartikel in der mukösen Schicht gefangen und zum Pharynx auf der „Schleim-Rolltreppe" weiterbefördert, dann geschluckt und im Gastrointestinaltrakt unschädlich gemacht werden.

Es wurde erst kürzlich gezeigt, daß sich das *Kartagener-Syndrom* (eine Erkrankung mit Situs inversus, chronischer Rhinosinusitis, chronischer Bronchitis mit Bronchiektasen) auf dem Boden eines kongenitalen Defektes der ziliären Ultrastruktur entwickelt, wobei die Zilien ein höchst abnormes Schlagmuster und einen fehlenden mukoziliären Transport (primäre ziliäre Dyskinesie) aufweisen. Erstaunlicherweise können diese Patienten ein langes und aktives Leben führen. Dadurch wird demonstriert, daß aktives Husten einen effektiven Ersatz für die mukoziliäre Reinigung darstellt.

Zusammenfassung

Die Alveolen werden durch flache Zellen (Alveolarzellen Typ 1) und durch globuläre Zellen (Alveolarzellen Typ 2) ausgekleidet; letztere synthetisieren den Surfactant Faktor. Das typische Epithel der Luftwege ist ein mehrreihiges Flimmerepithel. Die Auskleidung der Bronchiolen besteht aus einer einschichtigen Lage von isoprismatischen Epithelzellen. Die Luftwege sind innen von einer dünnen Schicht Schleim bedeckt. Ein kleiner Teil davon wird von den Becherzellen produziert, der größte Teil von seromukösen Drüsen. Die Schleimschicht wird durch Zilien in Richtung Pharynx transportiert. Normabweichungen der Flüssigkeiten in den Luftwegen spielen eine Rolle bei der Entstehung von Schleimpfröpfen beim Asthma bronchiale.

5.3 Die glatte Bronchialmuskulatur – Bronchospasmus

Kurze Definition des Asthma bronchiale. Funktionell betrachtet ist das Asthma bronchiale ein körperlicher Zustand, der durch eine Verengung der unteren Luftwege charakterisiert ist und der sich zeitabhängig, entweder spontan oder als Therapiefolge, verändert. Klinisch ist es durch episodenartiges Auftreten von giemender Atemnot gekennzeichnet.

Atemwegsobstruktion durch Muskelspasmus und Entzündung. Die Abb. 109 verdeutlicht, daß sich die Atemwegsobstruktion bei klinisch manifestem Asthma nicht auf die Muskelkontraktion beschränkt; eine Entzündung (Schleimpfröpfe, Schleimhautverdickung, Ödem) ist gleichermaßen wichtig (siehe Kapitel 5.4). Das vorliegende Kapitel behandelt lediglich die Kontraktion der glatten Muskulatur.

Auslöser der Kontraktion der glatten Muskulatur. Alle unter Asthma bronchiale leidenden Patienten wissen, daß eine Reihe von Stimuli einen Asthmaanfall hervorrufen können, der innerhalb von Minuten durch ein Bronchospasmolytikum als Spray wieder abklingen kann. Dieser zeitliche Ablauf läßt auf eine Kontraktion glatter Muskulatur schließen, obwohl sich auch ein Ödem rasch entwickeln kann

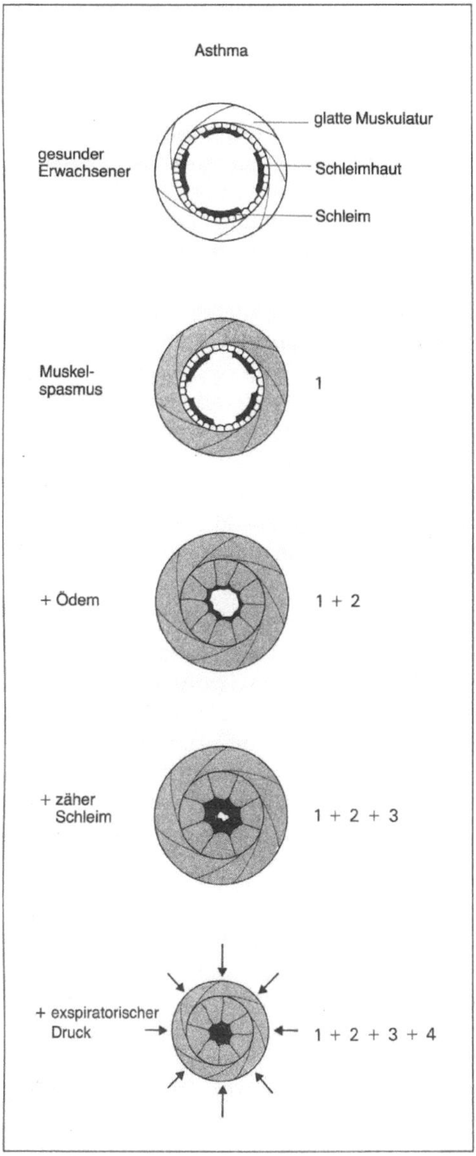

Abb. 109. Pathogenetische Faktoren bei der reversiblen Bronchialobstruktion: 1. Spasmus der glatten Muskulatur; 2. Schleimhautödem; 3. vermehrte Schleimmenge und 4. forcierte Exspiration, um 1, 2 und 3 zu kompensieren [aus 1].

(bekannt bei der Hauttestung). *Unspezifische Stimuli* sind kalte Luft, körperliche Anstrengung, Hyperventilation, Lachen, Inhalation von Rauch, Staub, Reizgasen, die *spezifischen Stimuli* bestehen in einer Allergenexposition.

Die glatte Bronchialmuskulatur. Offensichtlich verursacht die Kontraktion der glatten Bronchialmuskulatur beim Asthma bronchiale Unwohlsein; auf der anderen Seite ist ihre Funktion im gesunden Zustand unbekannt.

Der Tracheobronchialbaum ist von einem spiraligen Netzwerk von glatter Muskulatur umgeben, das sich bis zu den kleinsten Bronchiolen erstreckt (siehe Abb. 101, S. 135). Obwohl die Zellen innerhalb eines Bündels eng zusammenliegen, werden sie von ihren Nachbarn fast auf der gesamten Länge durch einer Lücke getrennt. Es kommen Verbindungen über die Lücken als dynamische Einheit vor; veränderte Formation und Funktion können die Kommunikation von Zelle zu Zelle und die Aktion der glatten Muskulatur der Atemwege von „Multi-Einheit" auf „Einzel-Einheit" umschalten. Eine veränderte Kommunikation von Zelle zu Zelle und eine erhöhte Muskelkontraktilität spielen möglicherweise eine Rolle bei dem übersteigerten Verhältnis Stimulus : Reaktion, das für das Asthma bronchiale charakteristisch ist. Es gibt jedoch immer noch viele wesentliche Fragen zu Funktion, Aktivierung und Regulierung der glatten Bronchialmuskulatur, die zu lösen sind.

Die Kopplung zwischen einem Stimulus und der Reaktion der glatten Muskulatur, die Kopplung Anregung : Kontraktion, wird durch die Konzentration des intrazellulären ionisierten Kalziums kontrolliert. Das Protein Calmodulin dient als physiologischer Regler und nimmt vielfache Aufgaben in dem kalziumabhängigen System wahr. Hemmer des Kalziumeinstroms (Antagonisten) und Calmodulinhemmer könnten in der Zukunft gute Ergebnisse bei der Behandlung des Asthma bronchiale liefern.

Bronchialmastzellen. Die Mastzellen und deren Mediatoren spielen bei der Pathogenese des Asthma bronchiale eine wichtige Rolle. In der Lunge kommen die Mastzellen in der Lamina propria vor, einige Zellen finden sich im Bronchialepithel und auch im Lumen der Luftwege (siehe Kapitel 1.6).

Die oberflächlichen Mastzellen sind für die Pathogenese des Asthma bronchiale wichtig, da sie leicht von inhalierten Allergenen erreicht werden und ihre Mediatoren in der Nähe der sensorischen Nervenendigungen freisetzen. Auf diese Weise kann ein Stimulus ein (oder beide) Verstärkersystem(e) aktivieren, und zwar die Mastzelldegranulation und vagale Reflexe (Abb. 110).

Bronchialinnervation. Larynx, Tracheobronchialbaum und Alveolarwand werden von sensorischen Fasern versorgt, die mit dem Vagusnerven laufen. Sie enden in oder gerade unterhalb der Epitheloberfläche. Physiologischerweise erfahren einige Nervenendigungen bei Stimulation eine rasche Adaptation; sie agieren als Hustenrezeptoren in Larynx und Trachea und als Reizrezeptoren in der Lunge. Eine zweite Gruppe der Neurorezeptoren kommt zusammen mit C-Fasern in den Wänden von Bronchien und Alveolen vor. Die Rezeptoren in den Alveolen (J-Rezeptoren) werden durch eine Flüssigkeitsansammlung in der Alveolarwand (Ödem) aktiviert.

Mit dem Vagusnerv gelangen die *parasympathischen* präganglionären Fasern zum Tracheobronchialbaum; das parasympathische Ganglion ist in der Bronchialwand lokalisiert. Eine dichte cholinerge Innervation der glatten tracheobronchialen Muskulatur und der Drüsen ist vorhanden; Stimulation durch Acetylcholin, das von den efferenten Vagusfasern freigesetzt wird, führt zu Bronchokonstriktion und Hypersekretion. Gesunde Luftwege werden ständig durch die Aktivität des Vagus tonisch kontrahiert.

Das *sympathische* Ganglion ist im Grenzstrang des Sympathikus lokalisiert, und

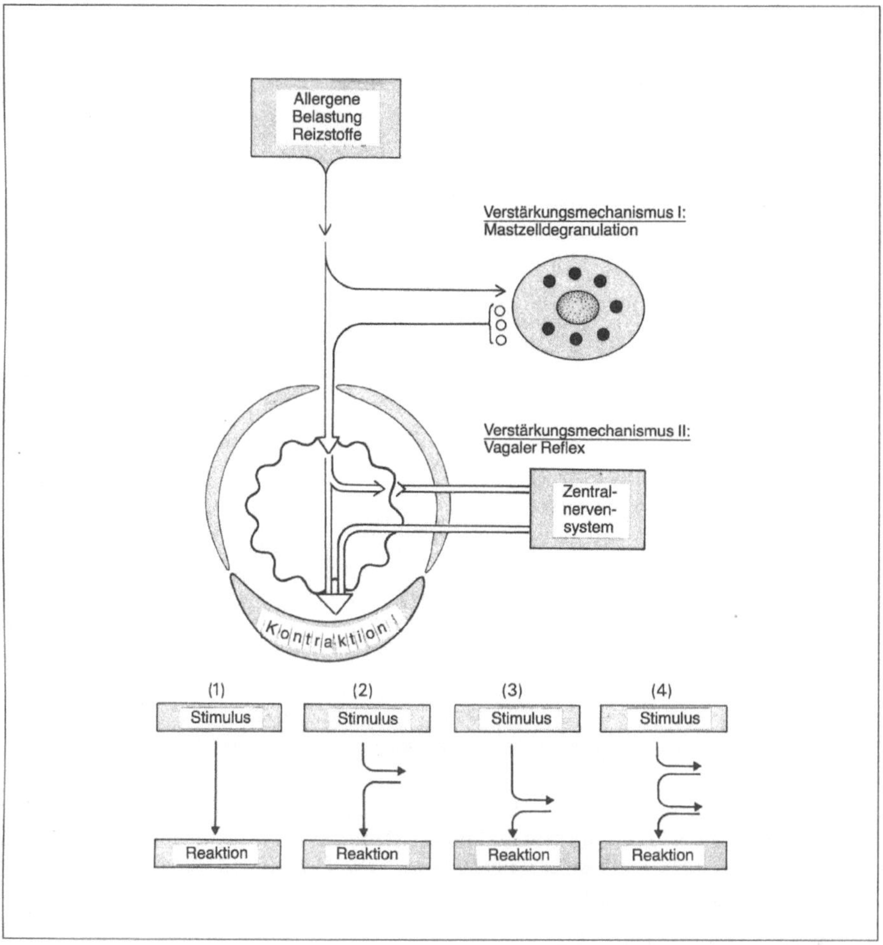

Abb. 110. Oben: verschiedene Wege, auf denen ein Stimulus (Allergen, körperliche Belastung, Reizsubstanz) eine Kontraktion der glatten Muskulatur der Bronchien auslösen kann. Unten: Ein starker Stimulus kann direkt auf eine sensible Bronchialmuskulatur wirken (1), oft wird jedoch eines (2, 3) oder es werden beide Verstärkersysteme (Mastzelldegranulation und vagaler Reflex); (4) aktiviert.

postganglionäre Fasern erreichen hauptsächlich über den Pulmonalplexus die unteren Luftwege. Die sympathischen Nervenfasern scheinen sich auf die Versorgung des Gefäßsystems zu beschränken und stehen in keinem engen Kontakt mit den Bronchialmuskelzellen. Daher scheint die Freisetzung von Noradrenalin keine oder nur eine unbedeutende Rolle bei der Stimulierung der adrenergen Rezeptoren der Bronchien zu spielen, die weitgehend durch die zirkulierenden Katecholamine reguliert werden.

Die *Neurotransmitter* Acetylcholin und Noradrenalin sind nicht die einzigen Substanzen, die bei der nervalen Kontrolle und Regulation der Aktivität der glatten

Muskulatur beteiligt sind. Eine Reihe von Peptiden (VIP, Substanz P, APP, usw.) wirken wahrscheinlich als Modulatoren der Neurotransmission.

Reflexstimulierung der glatten Muskulatur. Eine Stimulierung der Reizrezeptoren in Trachea und Bronchien startet einen *parasympathischen Reflex,* der einen Bronchospasmus hervorruft (siehe Abb. 110). Da Acetylcholin der wichtigste parasympathische Neurotransmitter ist, kann diese Reaktion zum Teil durch ein Anticholinergikum blockiert werden (siehe Kapitel 5.17). Der Vagusreflex ist ein potenter Verstärkermechanismus, da die Stimulierung von Reizrezeptoren in einem Teil der Luftwege auch an anderen Stellen, die vom Stimulus isoliert sind, eine Konstriktion bewirkt. Stimulierung sensorischer Nervenendigungen ruft ebenso Husten, Hyperventilation und Hypersekretion hervor.

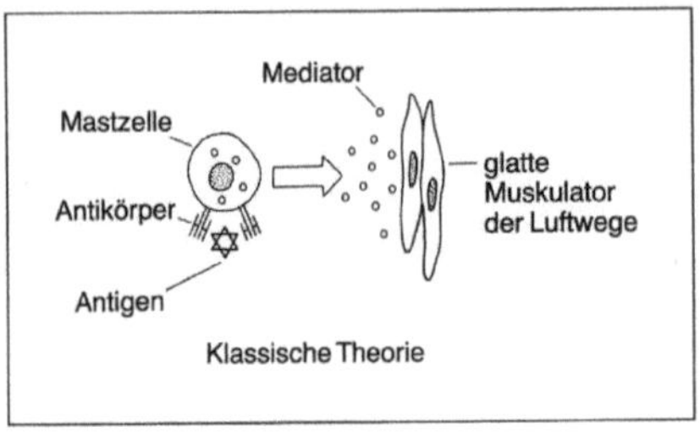

Abb. 111. Die klassische Theorie des allergeninduzierten Asthma bronchiale sagt, daß von Mastzellen stammende Mediatoren eine direkte Kontraktion der glatten Muskulatur verursachen [aus 19].

Lokale Stimulierung der glatten Muskulatur. Da die glatte Muskulatur der Bronchien pharmakologische Rezeptoren für eine Reihe chemischer Mediatoren besitzt, wie z. B. Histamin und Leukotriene, können diese Substanzen über die direkte Wirkung auf die Muskelzelle einen Bronchospasmus hervorrufen (Abb. 111). Dieser Effekt der direkten Stimulierung ist auf kleine Areale beschränkt, die in der Nähe des Ortes der Mediatorfreisetzung liegen.

Kombinierte Stimulierung. Es wird ständig darüber diskutiert, ob die verschiedenen Triggertypen des Asthma bronchiale über Reflexe oder direkt wirken. In den meisten Situationen sind wohl beide Mechanismen beteiligt. So schließen sich die „klassische Theorie“ und die „Reflextheorie“ nicht gegenseitig aus (Abb. 112).

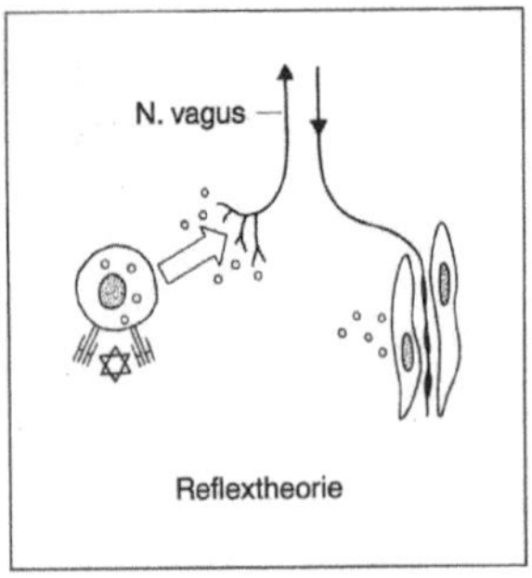

Abb. 112. Die Reflextheorie erklärt, daß die Stimulierung eines Reizrezeptors durch Mediatoren zu einem reflexinduzierten Bronchospasmus führt [aus 19].

Zusammenfassung

Die Kontraktion der glatten Bronchialmuskulatur ist für das akute und direkt reversible Asthma bronchiale verantwortlich. Die Normalfunktion des spiraligen Netzwerks von glatten Muskeln, das den Tracheobronchialbaum umgibt, ist noch unbekannt. Eine Reihe unspezifischer physikalischer und chemischer Stimuli wie auch die Allergenexposition können insgesamt zur Kontraktion der glatten Muskulatur führen. Ein Stimulus kann direkt auf die Muskelzelle wirken, jedoch sind gewöhnlich Verstärkermechanismen beteiligt. Das erste System ist die Mastzelldegranulation und die Mediatorfreisetzung. Vagusreflexe stellen das zweite Verstärkersystem dar, das die Symptome auf Orte ausdehnt, die nicht mit dem Stimulus in Berührung gekommen sind.

5.4 Histopathologie des Asthma bronchiale

Überblähung und Atelektase. Die klassische Beschreibung der Pathologie des Asthma bronchiale, die in diesem Kapitel gegeben wird, stammt von Patienten, die im Status asthmaticus verstorben sind. Die postmortal erhobenen makroskopischen und mikroskopischen Befunde sind charakteristisch. Wenn der „faßförmie Brustkorb" eröffnet wird, kollabieren die überblähten Lungenflügel, die sich in der Mittellinie berühren und das Herz verdecken, nicht sofort. Sie halten die eingefangene Luft für eine lange Zeit fest. Die Lungenoberfläche ist blaß, rosa-grau und mit großen (1–2 cm), dunklen atelektatischen Gebieten (Abb. 113, 114). Diese entsprechen den Arealen kompletter Obstruktion der versorgenden Luftwege. Während das grobe Erscheinungsbild der Lunge an ein Emphysem erinnert, schließt das Schnittbild der guterhaltenen Alveolarsepten diese Diagnose aus.

Schleimpfröpfe. Die Schnittfläche ist recht trocken, und die Bronchien sind prominent, da deren Wände dicker als normal sind (Abb. 115 A–C). Das auffallendste

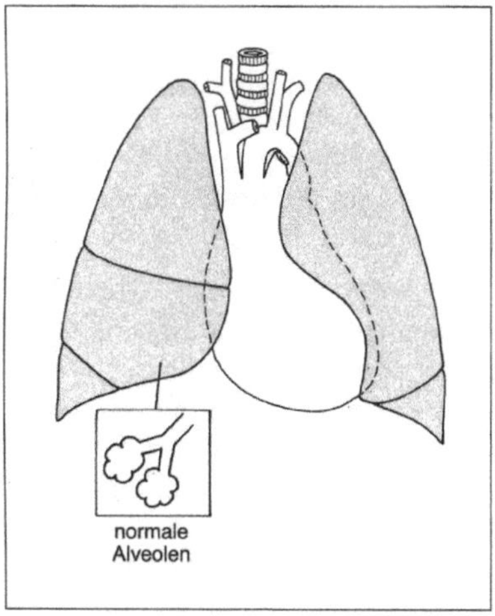

Abb. 113. Die normale Lunge sinkt zu einem Drittel zusammen, wenn der Brustkorb eröffnet wird.

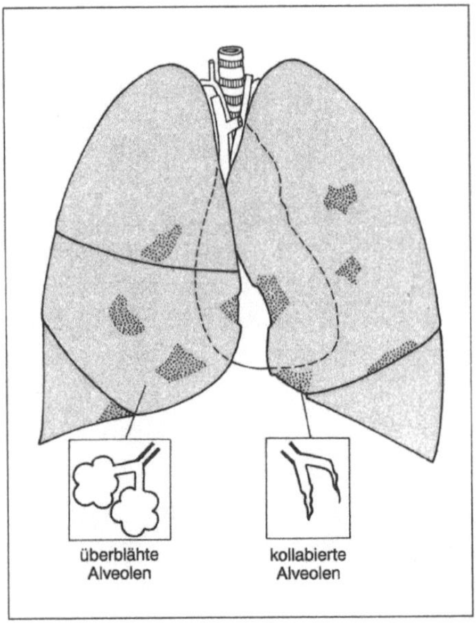

Abb. 114. Asthmatische Lungen sinken nicht bei Eröffnung des Thorax zusammen; einige Areale sind atelektatisch.

Merkmal sind die pastenartigen dicken, intraluminär gelegenen Pfröpfe, die die Luftwege verlegen (Abb. 115 D). Sie sind ausgedehnt und stellen den Hauptfaktor dar, der zum Tode im Status asthmaticus führt. Bei fulminanten Verläufen können sie einen Ausguß des gesamten Bronchialbaumes bilden, von der Trachea bis zu den respiratorischen Bronchiolen. Ihr Vorkommen in den kleinen Luftwegen, die keine schleimsezernierenden Zellen enthalten, läßt vermuten, daß bei schwerem Asthma bronchiale eine Umkehrbewegung des Schleims stattfindet, jedoch kann Plasmatranssudat ebenfalls hierzu beitragen. Die Pfröpfe sind extrem zäh und nur schwer mit einer Pinzette zu entfernen.

Zusammensetzung der Schleimpfröpfe. In gefärbten Schnitten erscheinen die Schleimpfröpfe heterogen. In einer basophilen mukoiden Substanz sieht man viele eosinophile und epitheliale Zellen mit Schlieren eosinophilen Materials (als Hinweis auf Plasmatranssudat). Die basophile Substanz geht oft direkt in Mukus der Drüsen und Becherzellen über und trägt dadurch zur Adhärenz an der Bronchialwand bei (siehe Abb. 115 D). Winzige Ausgußformen, die in den kleineren Luftwegen geformt werden, können im Sputum des Asthmatikers als *Curschmann-Spiralen* gefunden werden.

Verdickung der Bronchien. Beim Asthma bronchiale wird über die erhöhte Zahl von Becherzellen und die vermehrte Größe der Drüsen berichtet, allerdings ist dies bei der chronischen Bronchitis besser dokumentiert und vorherrschend. Andererseits ist beim Asthma bronchiale die Verdickung der Basalmembran des Epithels und der Bronchialmuskelschicht (Hypertrophie und Hyperplasie) auffallend. Die zwei- bis dreifache Verdickung der Atemwegsmuskulatur, besonders deutlich in den Luftwegen mit 2–6 mm Durchmesser, Ödem und – weniger bedeutend – Vasodilatation und zelluläre Infiltration tragen zur Atemwegsobstruktion bei.

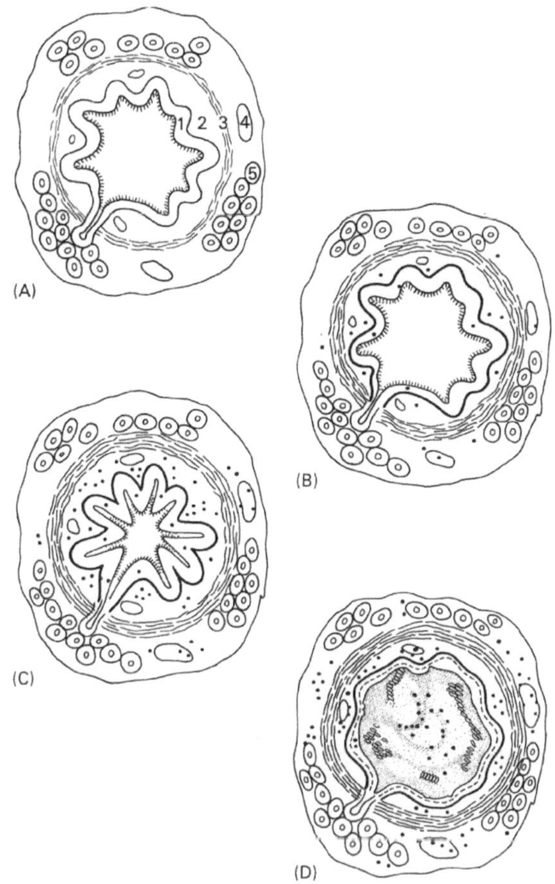

Abb. 115. Querschnitte von normalen und asthmatischen Bronchien.
A. Normaler Bronchus: 1. Flimmerepithel, 2. Basalmembran des Epithels, 3. glatte Muskulatur, 4. Blutgefäße und 5. Drüsen.
B. Bronchus bei einem beschwerdefreien Asthmapatienten: Verdickung der Basalmembran und der Muskelschicht, einzeln verstreute Eosinophile.
C. Asthma beim akuten Bronchospasmus: gefaltete, aber gut erhaltene Epithelschicht, gewisser Verlust von Flimmerepithelzellen, Eosinophilie.
D. Verlegter Bronchus im Status asthmaticus: Pfropf, der aus Schleim, Transsudation und Zellhaufen besteht, fast vollständiger Verlust der Zylinderepithelzellen, deutliche Eosinophilie.

Eosinophilie. Die zahlreichsten und charakteristischsten Infiltratzellen sind die eosinophilen Leukozyten, und man kann die Diagnose des Status asthmaticus bei fehlenden eosinophilen Infiltraten nicht ernsthaft aufrechterhalten. Bei chronischer Bronchitis fehlen diese Infiltrate völllig oder sie sind unbedeutend, während Neutrophile bei unkompliziertem Asthma bronchiale ungewöhnlich sind.

Epithelverlust. Der Verlust der Zylinderepithelzellen, wobei nur die Basalzellschicht übrig bleibt, ist ein konstantes Merkmal beim Asthma bronchiale, und kompakte Klumpen epithelialer Zellen werden regelmäßig im Sputum eines Asthmatikers gefunden. Bei Sektionsfällen nach Asthmatod kann man nur schwer normale Areale von Flimmerepithel finden, und es besteht kein Zweifel darüber, daß beim Status asthmaticus und mindestens zwei Wochen nach einem schwerem Anfall die mukoziliäre Reinigung stark beeinträchtigt ist. Der Schleim, der nicht durch Zilien bewegt wird, dehydriert, klebt fest und wird nur schwer ausgehustet. Die wahrscheinlichste Erklärung für den Epithelverlust ist das extreme Pressen beim Bronchospasmus und die außergewöhnliche Zähigkeit der Sekrete. Toxizität durch Proteinmaterial aus eosinophilen Granulozyten (siehe Kapitel 3.4) mag ebenfalls dazu beitragen. Man kennt keine Unterschiede hinsichtlich der Histopathologie bei intrinsic oder extrinsic Asthma, jedoch kommt das schwere therapieresistente Asthma, das zum Status asthmaticus führt, eher beim intrinsic Asthma vor.

Zusammenfassung

Die Lungen sind beim schweren Asthma bronchiale überbläht und weisen kleine atelektatische Areale auf. Bronchialwand, Basalmembran und Muskelschicht sind verdickt. Ausgedehnte Schleimpfröpfe verschließen die Luftwege und tragen zum Verlust des Flimmerepithels bei. In jedem Fall kommt eine Gewebseosinophilie vor.

5.5 Pathophysiologie des Asthma bronchiale: die Atemwege

Atemwegsobstruktion. Die primäre physiologische Störung beim Asthma bronchiale, die Obstruktion des Luftstromes, wird durch Muskelspasmus, Schleimpfropfbildung, Ödem und Entzündung verursacht. Der Muskelspasmus ist die vorherrschende Ursache der kurzfristig reversiblen Attacken, während die Schleimpfropfbildung und die Entzündung eine immer wichtigere Rolle bei schwerem persistierenden Asthma bronchiale spielen.

Normaler Alveolardruck. Ein Anstieg des Normaldrucks ist zum Luftransport bei der Exspiration notwendig. Normalerweise wird dies durch die elastischen Rückstellkräfte der Lungen (Abb. 116 A) erreicht. Der erforderliche Alveolardruck steigt mit dem Atemvolumen und dem Widerstand gegenüber dem Luftstrom an.

Erhöhter Alveolardruck. Beim Asthma bronchiale erfordert die Atemwegsobstruktion einen starken Anstieg des Alveolardrucks bei Exspiration (Abb. 116 B). Durch elastisches Rückstellen kann dies nicht erreicht werden; der Gebrauch der exspiratorischen Atemmuskulatur wird notwendig. Als Folge davon erhöht sich der Druck auf die Bronchialwand, die Luftwege verschließen sich bei Entleerung der Lunge, und die Luft wird in den Alveolen festgehalten (Abb. 116 C).

Verlängertes Exspirium und Thoraxexpansion. Dem Festhalten der Luft kann auf zwei Arten entgegengetreten werden. Zuerst durch eine Reduktion der exspiratorischen Flußrate, also durch verlängerte Exspiration; zweitens durch eine Atmung bei größerem Residualvolumen. Die Expansion des Thorax, die durch die normale Atem- und die Atemhilfsmuskulatur erreicht wird, überträgt sich auf die Bronchialwand (Abb. 116 D). Dies wirkt dem Verschluß der Luftwege während der Exspiration entgegen, jedoch um den Preis der vermehrten Respirationsarbeit und verminderter Effektivität des Hustens. Außerdem entsteht erhebliches Unbehagen beim Atmen.

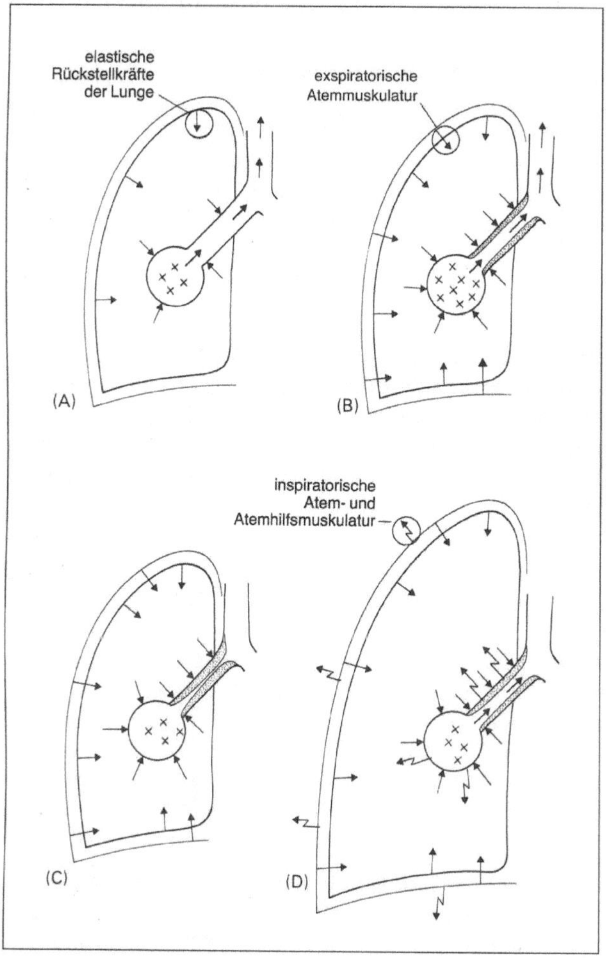

Abb. 116. Verhalten der Luft bei Ausatmung: A. normale Exspiration; B. Beginn der Exspiration bei Asthma; C. Ende der Exspiration bei Asthma mit Verschluß der Atemwege; D. Überblähung als Kompensation.

Asthmaleiden. Die Qual, die ein Patient während eines Anfalls verspürt, kann auch von einer gesunden Person nachempfunden werden. Man inspiriere submaximal und atme dann einige Minuten lang mit überblähtem Brustkorb. Fügt man dann noch eine Atemwegsobstruktion in Form einer partiell blockierten Nase hinzu, indem man die Nasenflügel leicht zusammendrückt, wird man einiges vom Leiden des Asthmakranken spüren. Die Erstickungsangst kommt beim wirklichen Asthmaanfall noch hinzu.

Hyperventilation. Die Atemwegsobstruktion kann durch tiefes, langsames Atmen kompensiert werden, jedoch ist beim Asthma bronchiale die Atemfrequenz erhöht. Dies ist ein Rückschritt, da sich der Totraum ebenfalls vergrößert. Der Patient ist allerdings unfähig, langsam zu atmen, da ein erheblicher „Antrieb" vom Atemzentrum vorliegt, der während des Anfalls zur Hyperventilation führt. Dieser verstärkte Atemantrieb findet wahrscheinlich aufgrund der Mediatorstimulation der Reizrezeptoren statt.

Beteiligung der kleinen Luftwege. Das Asthma bronchiale wurde früher als Prozeß gesehen, der sich auf die großen Luftwege beschränkte, und erst vor kurzem ist klar geworden, daß sowohl große wie auch kleine Luftwege beteiligt sind. Da sich der Zustand des Patienten nach einem schweren Anfall verbessert, tendieren wohl die großen Luftwege dazu, sich frühzeitig zu verändern, während die Obstruktion der kleinen Luftwege, wahrscheinlich durch die Schleimpfropfe, noch für längere Zeit persistieren kann.

Zusammenfassung

Der Einsatz der Atemhilfsmuskulatur ist notwendig, um einen adäquaten Luftstrom durch obstruierte Atemwege aufrechtzuerhalten, jedoch verschließt der steigende Druck auf die Bronchialwand die Luftwege während der Exspiration. Dies wird zum Teil durch verlängerte Exspiration und durch Brustkorbüberblähung kompensiert; die inspiratorischen Muskeln heben den Brustkorb an, um die kollabierten Bronchien zu öffnen.

5.6 Pathophysiologie des Asthma bronchiale: die Blutgase

Geringe Alkalose (oder Azidose). Der arterielle Kohlendioxiddruck (pCO_2) wird normalerweise während einer Asthmaepisode aufgrund der alveolären Hyperventilation reduziert; dies führt zu einer leichten *respiratorischen Alkalose.* In sehr schweren Asthmafällen mit respiratorischer Insuffizienz und alveolarer Hypoventilation, ist der pCO_2 erhöht, und es entwickelt sich eine *akute respiratorische Azidose.* Wegen der kurzen Dauer der Ateminsuffizienz beim Asthma bronchiale wird die Azidose nicht durch die Nieren, die Bikarbonat retinieren, kompensiert.

Sauerstofftherapie bei Asthma bronchiale und Bronchitis. Klinisch ist es offensichtlich, daß ein Asthmapatient mit Ateminsuffizienz der sofortigen Aufnahme in ein Krankenhaus bedarf. Ein Patient mit chronischer Bronchitis oder Emphysem hingegen kann die Hypoventilation mit CO_2-Retention längere Zeit ertragen. Populär ausgedrückt werden die die Atmung regulierenden Chemorezeptoren gegenüber der Hyperkapnie bei der chronischen Bronchitis „desensibilisiert". Die Atmung wird stattdessen durch niedrige Sauerstoffspannung stimuliert.

Wenn die Sauerstoffspannung rasch durch Inhalation großer Mengen Sauerstoff angehoben wird, ergibt sich daraus eine progressive Hypoventilation mit schwerer

Hyperkapnie und CO_2-Narkose. Während Sauerstoff bei chronischer Bronchitis mit großer Vorsicht gegeben werden muß, ist er beim Asthma bronchiale ungefährlich.

Hypoxämie. Hypoxämie ist ein bedeutender, konstant vorhandener Faktor beim Asthma bronchiale. Das scheint paradox, da die Patienten hyperventilieren. Dies kann folgendermaßen erklärt werden: Die Atemwegsobstruktion beim Asthma bronchiale ist immer ungleich verteilt, so daß einige Alveolengruppen hypoventiliert, andere dagegen hyperventiliert sind. Obwohl einige kompensatorische Änderungen der vasomotorischen Substanzen mit Verminderung des Blutflusses in hypoventilierten Alveolen erfolgen, ist ein Mißverhältnis zwischen Luftstrom und Blutstrom die unausweichliche Folge (Abb. 117, 118).

Mißverhältnis Ventilation : Perfusion. Da eine Hyperventilation mit normaler Umgebungsluft das Blut nicht übersättigen kann, kann der pO_2-Abfall durch hypoventilierte Alveolen nicht durch Hyperventilation der anderen Alveolen kompensiert werden. Folglich führt das Mißverhältnis Ventilation : Perfusion beim Asthma bronchiale zur Hypoxämie (Tabelle 15, 16). Dies kann sofort durch eine erhöhte O_2-Konzentration der eingeatmeten Luft korrigiert werden. Als Maß für hypoventilierte Alveolen ist der arterielle pO_2 der beste Parameter für die Schwere der Asthmaerkrankung.

Effekt der Bronchospasmolyse. Bronchospasmolytika erzeugen wohl die stärkste Verbesserung der Ventilation, zunächst in den am wenigsten obstruktiv veränderten Arealen. Die hypoventilierten Gebiete erhalten daher zunächst noch weniger Luft als zuvor. Der Nettoeffekt ist ein noch größeres Mißverhältnis Ventilation : Perfusion und ein paradoxer pO_2-Abfall, wenn der Patient sich besser fühlt. Die Wirkung des Medikaments auf das kardiovaskuläre System kann ebenso in dieser

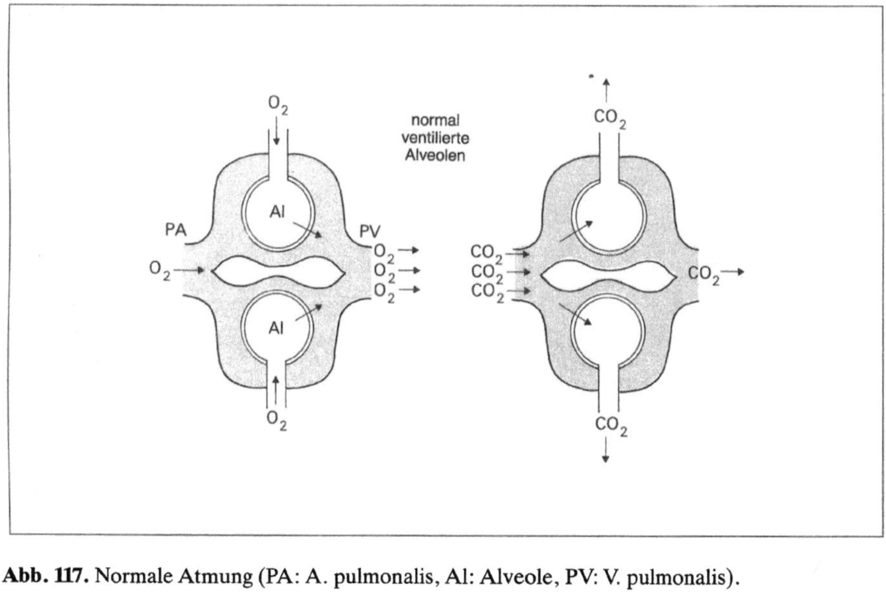

Abb. 117. Normale Atmung (PA: A. pulmonalis, Al: Alveole, PV: V. pulmonalis).

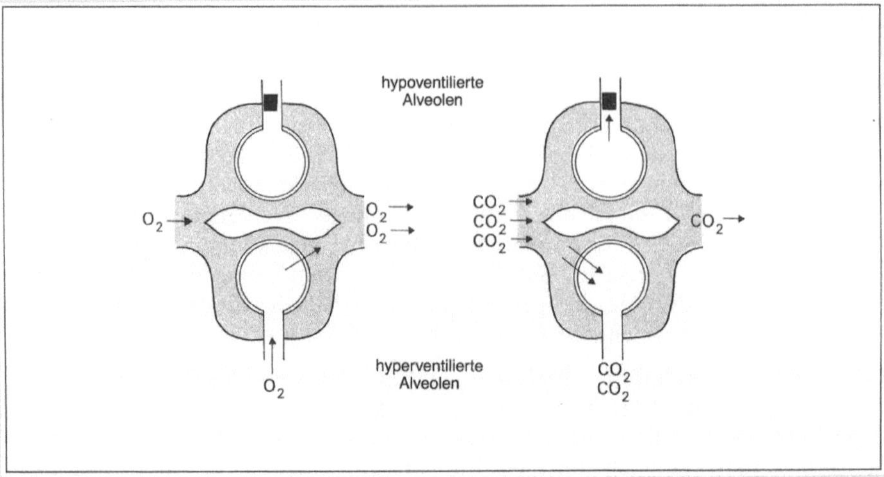

Abb. 118. Atmung bei Asthma bronchiale mit ungleichmäßig blockierten Atemwegen und einem Mißverhältnis Ventilation : Perfusion. Hyperventilierte Alveolen kompensieren hypoventilierte Alveolen hinsichtlich des CO_2, doch nicht des O_2, was zur Hypoxämie führt.

Tabelle 15. Normalwerte im arteriellen Blut.

pH	7,38–7,42
pCO_2	35–45 mm Hg
pO_2 (Kinder und Erwachsene)	90–110 mm Hg
pO_2 (alte Menschen)	70–90 mm Hg

Tabelle 16. Veränderungen des Säure-Basen-Haushalts und der Blutgaswerte bei Asthma bronchiale und chronischer Bronchitis.

Diagnose	Veränderungen d. Säure-Basen-Haush.	pO_2	pCO_2	HCO_3-	pH
mäßiger Asthmaanfall	akute resp. Alkalose	↓	↓	–	↑
Ateminsuffizienz beim Status asthmaticus	akute resp. Azidose	↓ ↓	↑	–	↓
Ateminsuffizienz bei der chron. Bronchitis	kompensierte resp. Azidose	↓ ↓ ↓	↑ ↑	↑ ↑	–

Hinsicht wichtig sein, da sie erklären kann, warum selektive β_2-Sympathomimetika weniger geeignet sind, einen pO_2-Abfall zu verursachen als Adrenalin und Isoprenalin. Es ist allerdings klug, Patienten mit akutem schweren Asthma bronchiale Sauerstoff zu geben, vor allem, wenn sie Bronchospasmolytika einnehmen.

Zusammenfassung

Hyperventilation führt während einer akuten Asthmaepisode zu einer milden respiratorischen Alkalose. Bei schwerem Asthma bronchiale mit Ateminsuffizienz verursacht die Hypoventilation eine akute respiratorische Azidose. Hypoxämie ist ein konstantes Merkmal der Asthmaattacke aufgrund eines Mißverhältnisses Ventilation : Perfusion. Die Sauerstoffbehandlung ist wesentlich und ungefährlich, da eine persistierende Hyperkapnie beim Asthma bronchiale im Gegensatz zur chronischen Bronchitis oder zum Emphysem nicht vorkommt.

5.7 Asthmadiagnostik: Anamnese

Diagnostische Prinzipien. Während einer akuter Attacke ist es gewöhnlich leicht, die Diagnose aufgrund der charakteristischen Symptome und Zeichen zu stellen, welche aber möglicherweise nicht vorhanden sind, wenn der Patient zur Untersuchung einbestellt ist. Die Diagnose stellt man dann aufgrund einer detaillierten Anamnese, der körperlichen Untersuchung, aufgrund von Lungenfunktionstests, Laboruntersuchungen und in ausgewählten Fällen aufgrund des Metacholin/Histamin-Tests oder des körperlichen Belastungstests. Das tägliche Aufzeichnen der Symptomatik, der Lungenfunktion und der Reaktion auf die Pharmaka können dabei helfen, die Reversibilität der Krankheit und den Behandlungserfolg festzustellen. Schließlich ist eine Allergietestung notwendig, um zu entscheiden, ob Allergenkarenz oder Desensibilisierung zur Prävention der Attacken oder zur Verminderung ihrer Schwere empfehlenswert sind.

Beginn der Erkrankung. In der Säuglingszeit und Kindheit werden die Asthmasymptome gewöhnlich durch eine Atemwegsinfektion manifest. Die Krankheit bezeichnet man in diesem Stadium als „asthmoide Bronchitis“ oder „spastische Bronchitis“. Die Diagnose des Asthma bronchiale kann man zuerst im Alter von 3–5 Jahren stellen, wenn die Attacken ohne jede offensichtliche Infektion auftreten. Ekzem und nichteitrige Rhinitis weisen auf eine Allergie hin, was bei sehr frühem Beginn der Erkrankung die Regel ist.

Bei *Erwachsenen* zeigt sich das allergische (extrinsic) Asthma gewöhnlich erstmals nach exzessiver Allergenexposition, während der Beginn eines intrinsic (kryptogenen) Asthma in vielen Fällen mit einer akuten Atemwegsinfektion zusammentrifft. Chronisches Asthma bronchiale mit spätem Beginn ist selten allergischer Natur.

Charakteristika des Asthmaanfalls. Ein typischer Asthmaanfall beginnt mit einem unbestimmten Gefühl in der mittleren Brustbeinregion und einem Gefühl der Brustkorbenge. Hörbare, klingende spastische Geräusche sind vorhanden, gefolgt von Dyspnoe, die hauptsächlich exspiratorisch ist. Der akute Asthmaanfall wird gewöhnlich nach einigen Stunden mit der Expektoration von stark viskösem Schleim beendet. Vor Beginn oder während der Phase der Dyspnoe tritt oft trockener Reizhusten auf. Beschränkt sich die Erkrankung auf Trachea und große Bronchien, kann der Husten das einzige Symptom sein, das sogenannte „trockene Asthma“.

Auslösende Faktoren. Nur bei einigen Individuen folgt Asthma bronchiale ausschließlich einer *Allergenexposition* (normalerweise Tierschuppenallergie). Bei Patienten mit rezidivierendem oder chronischem Asthma bronchiale sind die Allergene allerdings nur für einen Teil der Symptome verantwortlich. Die erhöhte bronchiale Reaktivität ist klinisch von größerer Bedeutung, da sie den Patienten gegenüber täglich vorhandenen Stimuli, wie z. B. kalte Luft, Staub, Reizgerüche und -dämpfe, Tabakrauch, körperliche Belastung, forcierte Atmung, Lachen und gefühlsmäßiger Streß, anfällig macht. Oft klagen die Patienten, daß sie gegen diese *unspezifischen auslösenden Faktoren* „allergisch" seien. Eine vollständige Anamnese bezüglich der Umgebung des Patienten ist wichtig. Es sollte vor allem eruiert werden, wann und wo die Anfälle auftreten.

Tagesschwankung. Die Periodizität der Attacken ist ein Kardinalsymptom des Asthma bronchiale. Zusätzlich existieren typische Tagesschwankungen, da viele Patienten frühmorgens mit enger Brust, Giemen und Dyspnoe erwachen. Diese Symptome gehen gewöhnlich langsam während des Vormittags zurück, und am Nachmittag kann sich der Patient unter Umständen vollständig wohl und körperlich gesund fühlen – zu dieser Zeit steht meist der Arztbesuch an.

Erfassung der Schwere der Erkrankung. Wenn die Diagnose steht, muß die Schwere der Erkrankung bestimmt werden. Es ist wichtig, daß sowohl der Patient als auch seine Familie die eventuellen Effekte der Krankheit auf das gesellschaftliche Leben, die Arbeitskraft, die Haushaltsführung und das psychische Befinden, also auf die Lebensqualität, anerkennen. Es kann notwendig werden, den Patienten, ohne ihn zu ängstigen, darüber zu informieren, daß Asthma bronchiale eine Lebensgefahr für ihn darstellen kann, falls er sich nicht an die verordnete Medikation und an die gegebenen Ratschläge hält.

Einige spezielle Angaben muß man vom Patienten erhalten, um die Schwere der Erkrankung zu erfassen (Tabelle 17, 18). Es spielt dabei eine besonders wichtige Rolle, die Zahl der Tage pro Monat zu erfahren, an denen der Patient in seiner körperlichen Aktivität eingeschränkt ist sowie die Tage, an denen der Asthmakranke der Arbeit bzw. der Schule fernbleiben muß. Außerdem sollte man einen Überblick

Tabelle 17. Fragen zur Asthma-Anamnese.

1. Hat ein Elternteil, haben Geschwister oder Kinder Ekzem, Asthma oder Heuschnupfen?
2. Rauchen Sie?
3. Kommen Sie in Kontakt mit Tieren?
4. Haben Sie in Ihrem Schlafzimmer Federn?
5. Haben Sie jemals ein Ekzem oder Heuschnupfen gehabt?
6. Wie alt waren Sie, als die Krankheit auftrat?
7. Begann die Krankheit mit Episoden von Giemen und Atemlosigkeit (Asthma), täglichem produktiven Husten (Bronchitis) oder Atemnot bei Anstrengung (Emphysem)?
8. Hat sie sich seitdem verbessert oder verschlechtert?
9. Waren Sie jemals wegen Asthma in einem Krankenhaus?
10. Sind Sie jemals wegen Asthma mit Steroiden behandelt worden?
11. Waren Sie jemals vollständig frei von Symptomen von seiten der Lunge?
12. Wie oft pro Monat wachen Sie mit Asthma auf, bleiben Sie der Arbeit fern, bleiben Sie im Bett oder rufen Sie nach dem Arzt?
13. Welche Faktoren lösen Ihr Asthma aus oder verschlimmern es?
14. Gibt es irgendeinen Unterschied zwischen Asthma drinnen/draußen, zu Hause/am Arbeitsplatz, im Frühling/Sommer/Herbst/Winter?
15. Vertragen Sie Aspirin?
16. Wieviel Wochen reicht ihr Asthmaspray?
17. Wie viele Medikamentenrezepte brauchen Sie im Monat?

Tabelle 18. Klinische Gradeinteilung des Asthma bronchiale und die entsprechend benötigte ärztliche Hilfe.

Asthmagrad	Klinische Charakteristika	Ärztliche Hilfe
sehr leicht	Attacken ausschließlich bei Allergenexposition und Atemwegsinfekten	nur für Rezepte
leicht	Allergenkarenz und das belastungsinduzierte Asthma sind sehr lästig, doch beeinträchtigt die Krankheit nicht das tägliche Leben.	Allergietestung, nach Bedarf Kontrolle des ambulanten Patienten, Notrufe sind selten
mäßig	Die Teilnahme am gesellschaftlichen Leben und Benutzen der öffentlichen Verkehrsmittel ist eingeschränkt, der Schlaf ist gestört, die Arbeitsfähigkeit eingeschränkt, Treppensteigen gelegentlich ein Problem.	Ambulante Durchuntersuchung alle 3 Monate, gelegentlich Notrufe, vereinzelte Krankenhauseinweisungen
schwer	Die Krankheit beeinträchtigt die Leistungsfähigkeit und ist bedrückend mit beängstigenden Episoden. Der Medikamentenverbrauch ist beträchtlich; Unfähigkeit, Treppen zu steigen.	Monatliche Betreuung durch den Spezialisten, häufige Notrufe, gelegentlich Krankenhauseinweisungen.
sehr schwer	Den körperlichen Zustand vollständig einschränkende Krankheit mit zweifelhafter Prognose.	Ständiger Kontakt mit der Fachabteilung, lange Zeiträume der Krankenhausbehandlung.

über alle Tage gewinnen, an denen die Obstruktion der Bronchien so schwer ist, daß der Patient einen Tag im Bett verbringen und nach ärztlicher Hilfe rufen muß.

Die Anfallszahl pro Tag wird für die Patienten mit persistierenden Symptomen schwer zu bestimmen sein, jedoch kann gewöhnlich die Zahl der gestörten Nächte angegeben werden. Dosierung, Effekte und unerwünschter Nebenwirkungen der Medikation, das Bemühen eines Notarztes und eventuelle Krankenhauseinweisungen sind wichtige prognostische Hinweise.

Zusammenfassung

Eine detaillierte Anamnese ist die wichtigste Methode, um die Hauptkategorien des Asthma bronchiale zu definieren und zu klassifizieren. Denken Sie daran, die Fragen der Tabelle 17 zu stellen.

5.8 Asthmadiagnostik: Tests

Reversibilitätstests. Ein mehr als 20–30%iger Anstieg des FEV_1 (forciertes exspiratorisches Volumen in einer Sekunde) 5–10 Minuten nach Einahme eines Bronchospasmolytikums in Sprayform ist für Asthma bronchiale diagnostisch bestimmend (Abb. 119). Allerdings muß man daran denken, daß das Ausbleiben der Reaktion auf das Bronchospasmolytikum bei einer einzigen Untersuchung die Diagnose nicht ausschließt. Die Dosis des Medikaments oder die Inhalationstechnik könnte inadäquat, oder das Asthma des Patienten könnte gerade vorübergehend

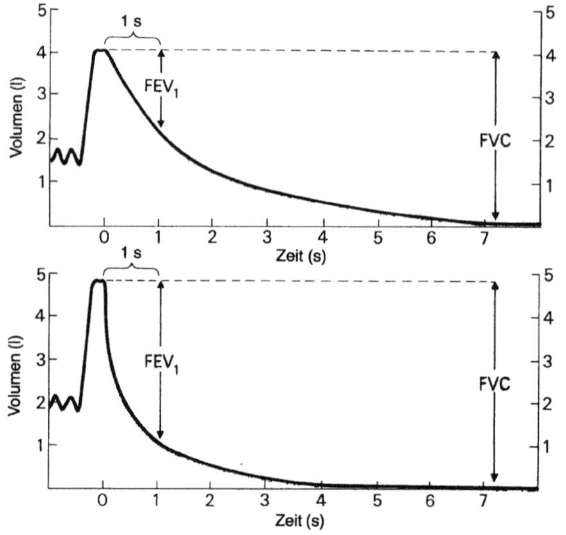

Abb. 119. Volumina in der Spirometrie bei einem Asthmatiker vor (oben) und nach (unten) dem Gebrauch eines Inhalations-Bronchospasmolytikums. (FEV_1: forciertes exspiratorisches Volumen in 1s, FVC: forcierte Vitalkapazität).

refraktär gewesen sein. Zudem nehmen Patienten oft vor dem Arztbesuch ein Bronchospasmolytikum ein. Der Reversibilitätstest kann auf die tägliche Aufzeichnung des peak flow für 4–6 Wochen ausgedehnt werden. Messungen 3–4mal täglich, immer zur selben Zeit vor und nach Benutzen eines Bronchospasmolytikums als Spray und während eines diagnostischen Versuchs mit Kortikosteroiden wird über Diagnose, Schwere und erforderliche Behandlung wertvolle Aufschlüsse geben (Abb. 120).

Tests zur Reaktivität. Ein Belastungstest (siehe Kapitel 3.2) oder ein Metacholin/Histamin-Inhalationstest (siehe Kapitel 3.3) kann die Diagnose bei Patienten, die während der Untersuchung beschwerdefrei sind, stützen.

Größe und Gewicht. Die Größenmessung ist wesentlich, da die Ergebnisse von FEV_1 und Peak expiratory flow rate (PEFR; max. exspiratorische Flußgeschwindigkeit) auf einer Größen-Alters-Skala basieren. Gewichtsverlust kann ein Hinweis darauf sein, daß das chronische Asthma bronchiale so ernst geworden ist, daß die Aufnahme von Nahrung und Getränken davon beeinträchtigt wird.

Eosinophilenzahl im Blut. Mit Ausnahme der Eosinophilenzahl sind die Routineblutkontrollen beim Asthma bronchiale normal. Die Eosinophilenbestimmung im Blut ist bei der Differenzierung des Asthma bronchiale von anderen obstruktiven Atemwegserkrankungen hilfreich (Abb. 121) und stellt ein grobes Maß für die

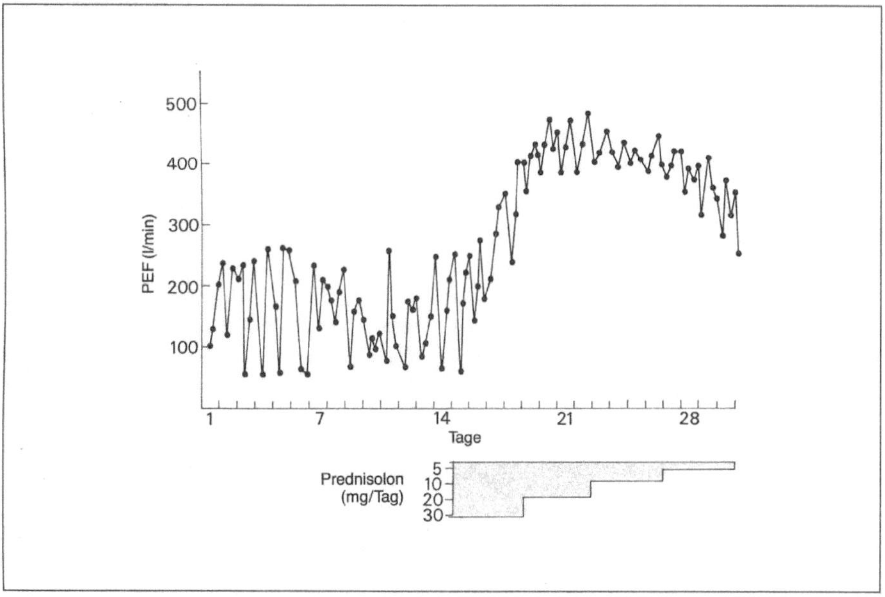

Abb. 120. Beispiel von täglichen Peak-Flow-Aufzeichnungen bei einem Asthmatiker vor und nach einer diagnostischen Probetherapie mit Steroiden. Man beachte die deutliche Veränderung des PEF als Effekt des Prednisolon und die wiedereinsetzende Verschlechterung bei 5 mg/Tag, was bei diesem Patienten wohl eine zu niedrige Dosis ist.

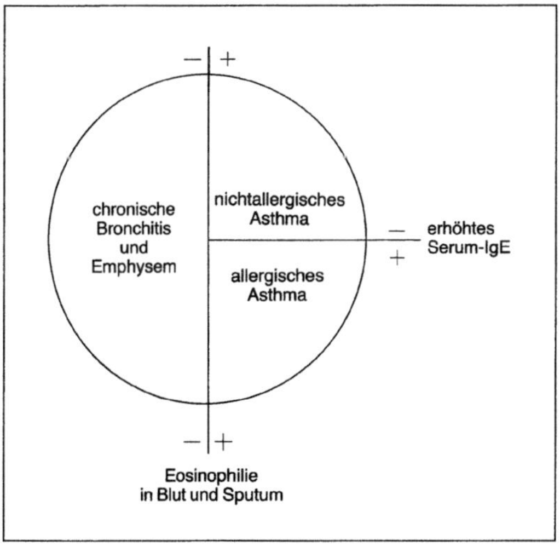

Abb. 121. Vereinfachte Darstellung der Eosinophilie im Blut und des Serum-IgE bei chronisch-obstruktiver Lungenerkrankung.

Schwere dieser Erkrankung dar, sei sie nun allergischer oder nichtallergischer Genese. Einen normalen Wert findet man bei ca. 50% der Patienten, die die Ambulanz einer Allergieklinik aufsuchen.

Ein erhöhter Eosinophilenwert besitzt prognostische Bedeutung für die Reaktion des Patienten auf die Therapie. Im allgemeinen ist eine Therapie mit einem Bronchospasmolytikum ausreichend, jedoch werden Kortikosteroide bei denjenigen benötigt, die eine Eosinophilie von über 1200 aufweisen. Man muß sich aber daran erinnern, daß die eosinopenische Wirkung der Steroide eine korrekte Interpretation des Blutergebnisses erschweren kann.

Eosinophilie im Sputum. Im Sputum kann eine Eosinophilie (> 20% der Zellen) vorliegen, auch wenn dies im Blut nicht der Fall ist. Gelegentlich geht dies mit Charcot-Leyden-Kristallen in den Präparaten einher (dünne, farblose, spitze Strukturen von 20–40 µm Länge). Die Sputumeosinophilie kommt gewöhnlich bei *symptomatischem Asthma bronchiale* vor, jedoch korrelieren die Zahlen im Sputum nur schlecht mit der Schwere der Erkrankung, im Gegensatz zu den Blutzellen. Auch einige Fälle von *chronischer Bronchitis* weisen eine Sputumeosinophilie auf. Neutrophile dominieren in den meisten Sputumproben von chronischen Bronchitikern und werden bei infektiöser Exazerbation des Asthma bronchiale zusammen mit den Eosinophilen gefunden. Über Färbemethoden des Sputums erfahren Sie in Kapitel 7.6.

Serum-IgE. Der Serum-IgE-Spiegel ist ein grobes Maß für Ausprägung und Zahl der Allergien, wobei die höchsten Werte bei Patienten gefunden werden, die sowohl unter Asthma bronchiale als auch unter Rhinitis und Ekzem leiden. Falls Asthma- und Rhinitispatienten monatelang nicht gegen Allergene exponiert waren, kann das Serum-IgE im Normbereich liegen, jedoch muß betont werden, daß ein normaler IgE-Spiegel die Allergie nicht ausschließt.

Verhältnis IgE : Eosinophile. Da das Verhältnis IgE : Eosinophile hoch oder normal bei einer allergischen Erkrankung und niedrig bei einer nichtallergischer Erkrankung sein kann, ist die Bestimmung dieser Parameter zur Differenzierung zwischen allergisch bedingtem und intrinsic Asthma nützlich (siehe Abb. 121).

Thoraxröntgenaufnahme. Bei jedem Patient sollte eine Röntgenaufnahme des Thorax angefertigt werden, zunächst zum Ausschluß anderer Erkrankungen. Beim Asthma bronchiale ist das radiologische Erscheinungsbild der Lunge gewöhnlich normal. Bei persistierenden Asthmasymptomen und bei rascher und ernster Verschlechterung ist das Thoraxröntgenbild zur Diagnose von Komplikationen, wie Atelektase, Pneumothorax, mediastinalem oder subkutanem Emphysem, wesentlich.

Andere Untersuchungen. Bei Patienten mit Erkrankungen im Thoraxbereich ist das *EKG* eine Routineuntersuchung. Eine *Schweißuntersuchung* und *Bestimmung von* α_1*-Antitrypsin* sind von Bedeutung, wenn das Asthma bronchiale durch eine Bronchitis und ein Emphysem kompliziert ist. Die *Bestimmung des Serumkaliumspiegels* ist wichtig, da Theophyllin, β_2-Sympathomimetika, Kortikosteroide und Diuretika (oft gegeben wegen der Steroidnebenwirkungen) den Serumspiegel herabsetzen.

Zusammenfassung

Bei beschwerdefreien Personen kann die Asthmadiagnose durch einen positven

Belastungstest oder Metacholin/Histamin-Inhalationstest bestätigt werden. Bei klinisch manifestem Asthma bronchiale kann man aufgrund einer Eosinophilie in Blut und Sputum, außerdem aufgrund der Antwort auf Bronchospasmolytika und auf Steroide und aufgrund einer deutlichen Tagesschwankung der Symptomatik zwischen Asthma bronchiale und Bronchitis unterscheiden. Der Grad der Eosinophilie im Blut ist ein Maß für die Schwere der Asthmaerkrankung; der erhöhte Serum-IgE-Spiegel ist ein Allergieindikator.

5.9 Asthmadiagnostik: Differentialdiagnose

Charakteristika des Asthma. Wenn ein Patient mit Spastik und Atemnot erscheint, sollte die Diagnose Asthma bronchiale immer beachtet werden (Tabelle 19). Asthma ist eine Krankheit, die durch beachtliche kurzzeitige Veränderungen des Bronchialwiderstandes gegenüber dem Luftstrom und durch eine Hyperreaktivität der Bronchien gekennzeichnet ist. Sie mag klinisch auch als rezidivierender Husten erscheinen, der durch Bronchospasmolytika weitgehend gebessert werden kann. In der klinischen Praxis ist es besser, eine durch Therapeutika bestimmte Diagnose zu stellen als eine strikte Definition der Erkrankung zu suchen, die in den meisten chronischen Fällen eine Mischung darstellt.

Tabelle 19. Sechs Fragen, die man sich bei Patienten mit Atemnot und Verdacht auf Asthma bronchiale beantworten sollte.

1. Ist die Atemnot hinsichtlich Alter und Gewicht pathologisch?
2. Ist diese kardialer oder bronchialer Natur?
3. Handelt es sich Asthma bronchiale, Bronchitis oder Emphysem? *
4. Handelt es sich um allergisches oder um intrinsic Asthma?
5. Auf welche Therapie spricht es an?

* Man erwarte hier keine 100 %ige Trennung.

Charakteristika der chronischen Bronchitis. Chronische Bronchitis wird als Husten mit Expektoration an fast allen Tagen des Jahres definiert. Diese Symptome treten wenigstens drei Monate im Jahr über wenigstens zwei Jahre auf. Die chronische Bronchitis beschränkt sich praktisch auf die Zigarettenraucher. Rauchen ist verantwortlich für die grundlegende pathologische Veränderung: die exzessive Produktion von Schleim durch hyperplastischen Drüsen.

Die meisten Raucher entwickeln lediglich eine chronische *nichtobstruktive Bronchitis,* jedoch geht bei einer Minderheit die Krankheit in eine *chronisch-obstruktive Bronchitis* über. Nach Jahren, in denen die Patienten über produktiven Husten klagten, setzt Atemnot ein. Anfangs erscheint sie nur bei Belastung und kann dann mit Giemen einhergehen (vom Patienten häufig als „Asthma“ bezeichnet). Gewöhnlich verschlimmert sich dieser Zustand schrittweise mit gelegentlichen plötzlichen Verschlechterungen, die gewöhnlich im Rahmen einer Atemwegsinfektion auftreten, die sich in den unteren Luftwegen ausbreitet. Die Atemwegsobstruktion beruht auf dem intraluminär gelegenen Schleim und Eiter, der Verdikkung der Schleimhaut, dem erhöhten Tonus der Bronchialmuskulatur und der

Schädigung des Lungengewebes. In einigen schweren Fällen entwickelt sich eine respiratorische Insuffizienz, die für längere Zeit persistiert. Sie geht mit Polyzythämie, Zyanose, pulmonaler Hypertension und Cor pulmonale einher.

Charakteristika des Emphysems. Das Emphysem ist durch die Vergrößerung der distalen Lufträume, entstanden aus einer Zerstörung der Alveolarsepten, gekennzeichnet. Dies führt zum Verlust der elastischen Rückstellkräfte der Lunge, was die Hauptursache für die Obstruktion des Luftstroms darstellt. Das vorherrschende Symptom ist progressive Dyspnoe; Husten und Sputumproduktion sind weniger ausgeprägt.

Das Emphysem ist in den meisten Fällen mit der chronischen Bronchitis verbunden. Aufgrund eines α_1-Antitrypsinmangels kann ein primäres Emphysem durch eine Bronchitis gelegentlich kompliziert werden, und eine primär vorliegende chronische Bronchitis kann die Schädigung der Lunge und die Entwicklung eines Emphysems bewirken. Es existiert andererseits kein Beweis dafür, daß auch lang persistierendes schweres Asthma bronchiale zur Entwicklung eines Emphysems führt.

Differentialdiagnose. Aus dem oben Gesagten ergibt sich ganz offensichtlich, daß man zwischen Asthma bronchiale und Bronchitis oder Emphysem im typischen Fall aufgrund einer sorgfältig erhobenen Anamnese und aufgrund des klinischen Verlaufs unterscheiden kann. Es ist in der Regel jedoch notwendig, einige diagnostische Tests zur Charakterisierung einer chronisch-obstruktiven Atemwegserkrankung durchzuführen (Tabelle 20).

Tabelle 20. Tests zur Differenzierung von Asthma bronchiale, chronischer Bronchitis und Emphysem.

	Asthma bronchiale	Bronchitis	Emphysem
Eosinophilie i. Blut	+	–	–
Sputumeosinophilie	+	(+)	–
Diffusionskapazität für CO	–	–	↓
pO_2*	↓	↓ ↓	↓
pCO_2*	↓	↑	↓
Wiederholte Aufzeichnung des täglichen Peak Flow	variabel	stabil	stabil
Reaktion auf Bronchospasmolytika	+++	(+)	–
Reaktion auf Steroide	+++	–	–

* wenn $FEV_1 < 75\,\%$ des erwarteten Wertes beträgt.

Man kann den Grad eines Emphysems durch Bestimmungen im Lungenfunktionslabor feststellen, indem man die Lungendiffusionskapazität für Kohlenmonoxid mißt, welche parallel zur Kapazität beim Sauerstofftransfer verläuft. Beim Emphysem läßt sich die Verminderung der Diffusionskapazität mit dem Elastizitätsverlust korrelieren. Der CO-Test liefert auch erniedrigte Werte bei der Lungenfibrose und anderen restriktiven Lungenerkrankungen. Dies kann von der obstruktiven Atemwegserkrankung durch spirometrische Messung des Quotienten FEV_1/FVC unterschieden werden (Abb. 122). Bei der chronischen Bronchitis ist die Hypoxämie eher noch weiter ausgeprägt als beim Asthma bronchiale und Emphysem; zusätzlich wird sie häufig noch von einer persistierenden Hyperkapnie begleitet. Der Nachweis einer Hyperkapnie bei einem stabilen, mäßig erkrankten Patienten weist auf eine chronische Bronchitis hin.

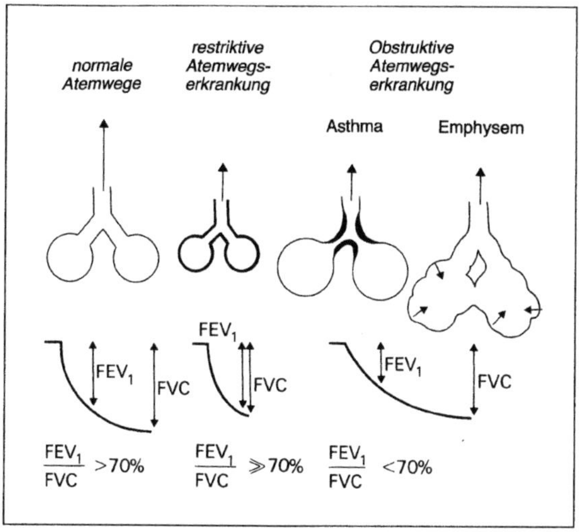

Abb. 122. Differentialdiagnose zwischen restriktiver Lungenerkrankung (zum Beispiel Lungenfibrose) und obstruktiver Atemwegserkrankung.

Die unterschiedlichen Reaktionen auf Bronchospasmolytika und Kortikosteroide ist zur Unterscheidung zwischen *reversibler* (Asthma) und *irreversibler* (Bronchitis und Emphysem) chronisch-obstruktiver Lungenerkrankung höchst wichtig. Der Nachweis eines deutlichen Anstiegs (> 20–30%) des FEV_1 nach Benutzen eines Bronchospasmolytikums als Spray ist beim Asthma bronchiale typisch, jedoch findet man eine gering ausgeprägte Reaktion (10–20%) häufig bei chronischer Bronchitis. Eine wiederholte tägliche Aufzeichnung der PEF (peak expiratory flow rate; max. Flußgeschwindigkeit) ist ein verläßlicher Weg, um die Reversibilität einer Erkrankung aufzuzeigen (siehe Abb. 120, S. 157).

Patienten mit relativ schwerer chronischer Bronchitis bzw. Emphysem können angeben, daß β_2-Sympathomimetika in hohen Dosen, besonders über einen Vernebler (Feuchtaerosol) appliziert, ihre Beeinträchtigung vermindern. Objektive Messungen mit allen Standard-Lungenfunktionsprüfungen werden aber, abgesehen von einer Verbesserung der Vitalkapazität, unverändert bleiben. Jedoch wird man bei einigen Patienten bei Messung der 12-Minuten-Gehstrecke (siehe Kapitel 3.2) vor und nach der Einnahme eines Bronchospasmolytikums erkennen, daß die Leistung sich in klinisch meßbarem Rahmen verbessert hat.

Wenig Änderung sollte man von Kortikosteroiden bei Patienten mit eindeutiger chronischer Bronchitis oder eindeutigem Emphysem erwarten. Es ist unwahrscheinlich, daß ein Patient auf die Therapie reagieren wird, wenn keiner der auf Asthma bronchiale hinweisenden Befunde vorliegt. Besteht aber irgendein Zweifel bezüglich eines möglichen Hinweises auf Reversibilität, sollte man bei dem Patienten einen therapeutischen Versuch mit oralen Steroiden beginnen (siehe Kapitel 5.23).

Zusammenfassung

Paroxysmales Auftreten von Spastik ist bei Asthma bronchiale typisch, produktiver Husten bei der chronischen Bronchitis und Dyspnoe beim Emphysem, jedoch überlappen sich diese Krankheiten häufig. Die Diagnose wird gestellt durch: 1. Anamnese und klinischen Verlauf; 2. Sputumzytologie; 3. Messung der Lungendiffusionskapazität für CO; 4. wiederholte Aufzeichnung des peak flow; 5. die Reaktion auf Inhalation eines Bronchospasmolytikums und Steroidbehandlung und 6. die arterielle Blutgasanalyse, die in fortgeschrittenen Fällen sinnvoll ist.

5.10 Schwangerschaft und Asthma bronchiale

Asthmatiker sind vom Beginn einer Partnerbeziehung an bereits benachteiligt, da diese sich meist an Orten wie zum Beispiel Restaurants oder Tanzcafés entwickelt, wo man tanzt, trinkt und raucht. Der Geschlechtsverkehr ist eine relativ schwere körperliche Anstrengung und kann als solche einen Bronchospasmus hervorrufen. Dieses Problem wird selten an den Arzt herangetragen, und ein taktvolles Befragen ist notwendig. Die Vorbehandlung mit einem Bronchospasmolytikum als Aerosol ist ebenso wie Dinatriumcromoglicat hilfreich, obwohl es darüber nur einen knappen Bericht in der Literatur gibt. Am wichtigsten ist das liebende Verständnis und eine geduldige Haltung des Partners. Dies wird der Aggravation des Bronchospasmus durch Angst und emotionalen Streß vorbeugen.

Veränderung des Asthma bronchiale in der Schwangerschaft. Asthma bronchiale kann sich in der Schwangerschaft bessern oder verschlechtern. Man findet hauptsächlich eine Verbesserung, jedoch ist es unmöglich, einer Patientin vorherzusagen, ob bei ihr eine Besserung oder Verschlechterung eintreten wird. Während der gesamten Schwangerschaft muß die Lungenfunktion der Patientin sorgfältig kontrolliert werden, und Allergene und andere auslösende Faktoren müssen so weit wie möglich gemieden werden.

Risiko der Hypoxämie. Die Behandlung einer schwangeren Asthmatikerin ist ein Balancieren zwischen dem Risiko des Feten durch die maternale Hypoxämie und dem Risiko durch die Medikation. Für die meisten Medikamente existiert das Risiko nur theoretisch, jedoch ist das Risiko der Hypoxämie real. Der Fetus besitzt nur eine geringe Toleranz gegenüber der maternalen Hypoxämie, da der pO_2 in den Gefäßen des Feten niedriger ist als der pO_2 der Mutter. Daher sollte während eines akuten Asthmaanfalls Sauerstoff zur freien Verfügung bereitstehen. Im chronischen Stadium muß man gelegentlich die Blutgaswerte messen.

Medikation. Nur falls absolut notwendig, sollten Medikamente verabreicht werden. Der kluge Arzt wird diese Regel auf die gesamte Schwangerschaft anwenden, jedoch wird er mit dem Begriff „notwendig“ besonders strikt im ersten Trimester umgehen. Idealerweise sollte das auch auf die Zeit nach der letzten Regel vor dem Empfängnistermin zutreffen.

Die idealen Medikamente bei der schwangeren Asthmatikerin wären lokal anwendbare, nichtresorbierbare und wirksame Mittel. Inhalation von β_2-Sympathomimetika, Dinatriumcromoglicat und möglicherweise lokal wirksame Kortikosteroide in niedriger Dosierung kommen dieser Idealvorstellung nahe und sind der oralen Medikation vorzuziehen. Systemische Präparate besitzen unvorhersehbare Wirkungen auf den Feten, jedoch scheinen in der Praxis sowohl Theophyllin als auch β_2-Sympathomimetika ungefährlich zu sein. Das erstgenannte Medikament kann allerdings Übelkeit und Erbrechen in der Schwangerschaft verstärken und das zweite – theoretisch – die Wehentätigkeit verzögern.

Injektionen von Adrenalin (Epinephrin) und orale α-Sympathomimetika, zusammen mit Medikamenten bei Erkältungskrankheiten, verursachen einen Spasmus der Uteringefäße und sind in der Schwangerschaft definitiv kontraindiziert. Auf der anderen Seite sind Vasokonstringenzien als Nasalsprays in üblicher Dosierung ungefährlich.

Der Hinweis auf die Teratogenität der oralen Steroide ist widersprüchlich. Gaumenspalten und Plazentainsuffizienz kommen gewöhnlich bei steroidbehandelten Tieren vor, jedoch ist der Beweis beim Menschen nicht so eindeutig. Mißbildungen des Feten scheinen durch eine Prednisolondosis von bis zu 10 mg/Tag nicht aufzutreten, allerdings kann man eine Dauertherapie mit Kortikosteroiden von der Empfängnis bis zur Geburt mit einer höheren Rate an Fehlgeburten in Zusammenhang bringen. Es kann auch eine relative Nebenniereninsuffizienz auftreten, wenn der Säugling durch eine Infektion ungewöhnlich belastet wird, und zwar in der Zeit der ersten sechs Wochen postpartal.

Trotz der oben beschriebenen Risiken sollten Kortikosteroide bei schweren Asthmaattacken verabreicht werden. Diese Vorgehensweise ist sowohl im Interesse der Mutter als auch des Feten, da Hypoxämie bekanntermaßen stark teratogen wirkt. Steroide sollten vorwiegend inhaliert werden, wenn nötig auch in hohen Dosen (siehe Kapitel 5.25). Unter allen Umständen muß ein Status asthmaticus unterbunden werden und sollte nie im Verlauf der Schwangerschaft auftreten. Falls er doch eintritt, muß das gewöhnliche intensive Behandlungsschema durchgeführt werden, wobei die Sicherheit der Mutter ausschlaggebend ist.

Zusammenfassung

Familie und Arzt müssen erkennen, daß Asthma bronchiale das normale Sexualleben negativ beeinflussen kann. Das liebende Verständnis von seiten des Partners, taktvolles Befragen durch den Arzt und adäquate Medikation sind von größter Wichtigkeit. Während der Schwangerschaft sollten die Medikamente vorzugsweise inhaliert werden. Adrenalin und andere α-Sympathomimetika verursachen einen Spasmus der Uteringefäße und sind kontraindiziert. Systemische Kortikosteroide bergen ein geringes Risiko einer Gaumenspalte und einer erhöhten Fehlgeburtsrate, jedoch ist die Hypoxämie durch schwere Asthmaanfälle noch schädlicher für den Feten. Sauerstoff muß während akuter Anfälle zur Verfügung stehen.

5.11 Therapie mit Dinatriumcromoglicat

Einführung. Dinatriumcromoglicat (DNCG, Cromoglicat, Cromolyn in den USA) hemmte zunächst erwiesenermaßen die durch Provokation ausgelöste allergeninduzierte asthmatische Reaktion. Dann wurde bei In-vitro-Experimenten (passive kutane Anaphylaxie bei Ratten; siehe Kapitel 1.4) entdeckt, daß die Verbindung die Freisetzung der Mastzellmediatoren blockiert. Einen direkten bronchodilatatatorischen, antihistaminischen oder antiphlogistischen Effekt besitzt die Substanz nicht.

Da sich das regelmäßige Inhalieren von Dinatriumcromoglicat bei chronischem Asthma bronchiale als wirksam erwies, wurde das Medikament zur Eröffnung neuer Möglichkeiten in der Therapie als ein mastzellstabilisierendes Mittel zur prophylaktischen Behandlung des Asthma bronchiale eingeführt. Wie unten erläutert wird, ist der Schutz der Mastzelle nicht die einzige Wirkung dieses Medikamentes.

Pharmakologie und Galenik. DNCG passiert nicht die Zellmembran, wird schlecht vom Magen-Darm-Trakt resorbiert und muß inhaliert werden. Es wird in Kapseln bereitgestellt, die das Medikament in Pulverform enthalten, und wird vom Patienten unter Benutzung eines speziell entwickelten Gerätes mit eigenem inspiratorischen Aufwand inhaliert. Die empfohlene Dosis ist 20 mg viermal täglich. DNCG gibt es auch als Aerosol aus einem Dosierinhalator und als wäßrige Lösung, die durch einen stromgetriebenen Vernebler verteilt wird. Die zuletzt genannte Applikationsform kann besonders bei kleinen Kindern eingesetzt werden.

Allergeninduziertes Asthma. Eine Vorbehandlung mit Cromoglicat ist in der Lage, sowohl die frühe als auch die späte Asthmareaktion nach Allergeninhalation in einem Labor abzuschwächen (Abb. 123). Es reicht aus, das Medikament wenige Minuten vor dem Auslösen zu inhalieren, wobei der Effekt für maximal 1–2 Stunden anhält und in etwa 4–6 Stunden wieder verschwindet. Der Schutz ist relativ und kann durch eine Erhöhung der Allergendosis wieder aufgehoben werden.

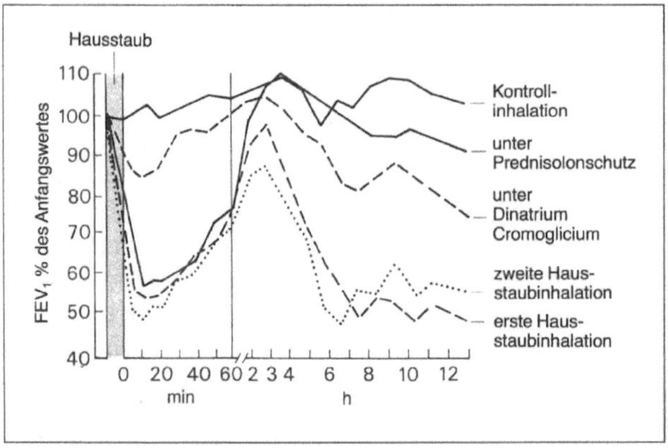

Abb. 123. Schutzeffekt einer Einzeldosis Dinatriumcromoglicat und Prednisolon bezüglich der Früh- und Spätreaktion bei Asthma bronchiale, das durch Hausstaubinhalation bei 10 chronischen Asthmatikern erzeugt wurde [aus 9].

Der klinische Effekt der DNCG ist bei Patienten, die in ihrer Umgebung eine natürliche Exposition gegen die Aeroallergene erfahren, ähnlich der Wirkung, die man unter kontrollierten Laborbedingungen erhält. Dies wird überzeugend bei tierschuppenallergischen Patienten demonstriert, die gelegentlich mit Tieren zusammenkommen. Die Vorbehandlung versetzt sie in die Lage, länger mit geringeren Beschwerden in einem Haus zu bleiben, in dem sich das fragliche Tier befindet. Die Dosis und Frequenz der Medikation sollte den individuellen Bedürfnissen angepaßt werden; hoher Expositionsgrad und große Sensibilisierung benötigen häufigere Medikamentengaben. Dinatriumcromoglicat baut auch einen deutlichen Schutz gegen die Allergenexposition in der Pollensaison auf.

Belastungsinduziertes Asthma bronchiale. Cromoglicat-Vorbehandlung verbessert das belastungsinduzierte Asthma bronchiale. Der Eintritt der Wirkung ist rasch, jedoch hält der Schutzeffekt des Medikaments nur kurz an, und eine Inhalation über 15–30 Minuten vor der körperlichen Belastung ist für den Maximalschutz notwendig. Da körperliche Anstrengung durch Abkühlen der Bronchialschleimhaut das Asthma hervorruft (siehe Kapitel 3.2), kann man sich die Hyperventilation mit eiskalter Luft zunutze machen, um die Belastung exakt zu simulieren. Dieses thermische Modell hat gezeigt, daß DNCG die Kurve Stimulus – Reaktion nach rechts verschiebt, das heißt, daß durch Verstärkung des Stimulus, der zum Bronchospasmus führt, der Schutzeffekt des Medikaments überwunden werden kann.

Deshalb erlaubt der Therapieplan dem Asthmatiker zwar, frei an einem kalten Wintertag spazierenzugehen, jedoch wird der Patient nicht in der Lage sein, einem Sport nachzugehen, der eine größere Atemmenge pro Minute benötigt, wie zum Beispiel Eishockey oder Skilanglauf. Bei diesen Aktivitäten benötigt man in der Regel zusätzlich einen β_2-Spray.

Man kann darüber diskutieren, ob die Mastzelldegranulation beim belastungsinduzierten Bronchospasmus beteiligt ist, jedoch gibt es keinerlei Hinweis darauf, daß chemische Mediatoren eine Rolle beim durch kalte Luft hervorgerufenen Asthma bronchiale spielen. Der Schutz durch DNCG ist in dieser Situation daher wohl keine mastzellabhängige Wirkung. Vor einigen Jahren wurde die Wirkung von DNCG noch als Indikator für die Mastzellbeteiligung betrachtet, was jedoch heute in dieser Form nicht mehr zutrifft.

Hyperreaktivität der Bronchien. Cromoglicat kann den allergeninduzierten Anstieg der unspezifischen Reaktivität der Bronchien hemmen. Regelmäßige Behandlung, zum Beispiel des saisonal auftretenden Asthma bronchiale in der Pollenzeit, besitzt diesbezüglich einen längerdauernden günstigen Effekt. Das Medikament scheint keinen Effekt auf die primäre Überempfindlichkeit auszuüben (siehe Kapitel 3.1).

Klinischer Einsatz. DNCG wird als prophylaktische Substanz der ersten Wahl benutzt, entweder gelegentlich vor Allergenexposition oder körperlicher Belastung oder auf regelmäßiger Basis, wenigstens viermal täglich. Es besitzt keinen oder nur einen geringen Effekt beim intrinsic Asthma; allerdings ist es bei Kindern und Jugendlichen immer einen klinischen Versuch wert. DNCG hat *keinen* Platz in der Behandlung des akuten Asthma bronchiale, und es hilft nur wenig bei schwerem chronischen Asthma bronchiale, das gegenüber anderer Behandlung refraktär ist. Dieses Medikament ist weniger wirksam als inhalierte Steroide.

Cromoglicat ist nicht bei allen Asthmatikern wirksam. Es ist beim milden bis mäßig ausgeprägten Asthma bronchiale nützlicher als in schweren Fällen. Der junge Patient mit deutlichen Hinweisen auf eine Allergie reagiert eher darauf als der ältere Patient mit einer nichtallergischen Erkrankung. Dieser wird von der Behandlung selten profitieren.

Allerdings kann man, wenn man die Therapie mit DNCG nicht versucht, nie mit Sicherheit sagen, ob der Patient durch die Behandlung eine Verbesserung erfährt oder nicht. Ratsam ist es immer, die Wirksamkeit des Medikaments mit konventioneller Maximaldosierung zu prüfen. Die Kontrolle der Wirkung einer Präventivsubstanz ist schwieriger als die Messung einer sofortigen Wirkung eines Bronchospasmolytikums, und die Erfassung muß über einen längeren Zeitraum fortgesetzt werden (4 Wochen). Das tägliche Erfassen der Symptome auf Krankenblättern und häufige Peak-flow-Messungen sind empfehlenswert.

Das Konzept des Präventivmedikaments, das regelmäßig oder sporadisch vor den Attacken eingenommen werden muß, ist den meisten Patienten neu; die fehlende Instruktion zur Einnahme des Medikaments ist wahrscheinlich der wichtigste Grund für die schlechte Patientencompliance und für das Therapieversagen der Substanz. Man muß dem Patienten unbedingt sagen, daß Cromoglicat kein Bronchospasmolytikum ist, daß die optimale Wirkung des Medikaments normalerweise nach Wochen eintritt und daß die Behandlung nicht nach einer Besserung der Symptomatik abgesetzt werden darf (Tabelle 21). Viele Patienten erwarten eine sofortige Linderung durch DNCG und verwerfen das Medikament, wenn diese nicht eintritt.

Tabelle 21. Wie man bei Cromoglicat bei Asthma bronchiale ein falsch negatives Ergebnis vermeidet.

1. Man demonstriere den Effekt zunächst in einer 4wöchigen Versuchsperiode, wobei man Tageskarten und Peak-Flow-Aufzeichnungen benutzt.
2. Man mache dem Patienten klar, daß dies eine prophylaktische Therapie ist, die regelmäßig durchgeführt werden muß.
3. Man bringe dem Patienten die korrekte Inhalationstechnik bei.
4. Zusätzlich zum regelmäßigen Gebrauch verschreibt man das Medikament kurz vor körperlicher Belastung und Allergenexposition.

Die korrekte Inhalationstechnik ist ebenso wesentlich und muß kontrolliert werden. Patienten mit mehr als einer geringen Abschwächung des Luftstroms müssen zuvor die Luftwege mit Hilfe eines Bronchospasmolytikums öffnen oder eine kurze Behandlung mit systemischen Steroiden erhalten, bevor man mit DNCG beginnt. Die häufigsten berichteten *Nebenwirkungen* sind die Reizung von Rachen und Trachea mit vorübergehendem Husten. Diese Wirkungen sind deutlicher bei einer Infektion der Bronchien vorhanden. Andere Nebenwirkungen sind *selten;* der Preis des Medikaments ist gewöhnlich der einzige Grund, eine Dauertherapie abzulehnen.

Entwicklung neuer Substanzen. Der Effekt des Cromoglicats wurde zuerst an Hand der *passiven kutanen Anaphylaxie* (PCA) bei der Ratte demonstriert. Jedoch fand man später, daß die Wirkung sowohl spezies- als auch gewebeabhängig war: Das Medikament hat keine Wirkung beim Meerschweinchen, auf menschlicher Haut und auf basophile Leukozyten. Der PCA-Test wurde extensiv zur Suche nach neuen und potenteren, dem Cromoglicat ähnlichen Substanzen benutzt. Das bisher negative Ergebnis hat Zweifel darüber laut werden lassen, ob das Tiermodell ein verläßliches Mittel ist, einen antiasthmatischen Effekt vorherzusagen.

Es gibt immer mehr Hinweise darauf, daß die beteiligten Mediatorzellen beim Asthma bronchiale zu verschiedenen Untergruppen gehören, die sich biochemisch und pharmakologisch unterscheiden. Möglicherweise wird auch der Grad des Schutzes dieser Zellen durch Cromoglicat oder andere mastzellstabilisierende Verbindungen variieren. Dies würde als Erklärung dafür in Frage kommen, daß sehr schwankende Resultate bei dieser Art von Medikamenten in der Asthmatherapie auftreten.

Zusammenfassung

DNCG stellt eine neue prophylaktische Therapie dar. Das Medikament wirkt hauptsächlich durch die Stabilisierung der Mastzellen und durch die Hemmung der Mediatorfreisetzung. Es wird durch Inhalation verabreicht, entweder als Pulver oder als Aerosollösung. Cromoglicat hemmt die allergen- und belastungsinduzierte Bronchokonstriktion. Regelmäßig viermal am Tag inhaliert, bessert es die Asthmasymptome bei vielen Patienten mit geringem und mäßigem Ausprägungsgrad der Erkrankung. Am ehesten wirksam ist es bei jungen Allergikern. Ein vierwöchiger Behandlungsversuch mit Aufzeichnung der Beschwerden und des Peak Flow wird empfohlen, da man niemals vorhersagen kann, ob der entsprechende Patient durch die Therapie eine Linderung erfährt. Die Instruktion des Patienten über die Inhalationstechnik und den richtigen Gebrauch dieser prophylaktischen Substanz ist wesentlich.

5.12 Adrenerge Rezeptoren und Asthmatherapie

Es gibt α- und β_2-Adrenozeptoren in der glatten Muskulatur um Bronchiallumen und Gefäße. Die Stimulierung der adrenergen Rezeptoren kann durch Medikamente, humoral oder nervös erfolgen (Abb. 124). Jedoch enthält der Bronchialmuskel, im Gegensatz zum Gefäßmuskel, wenig oder keine sympathische Innervation, und die Normalfunktion der Rezeptoren der Bronchien bleibt weiter ungewiß.

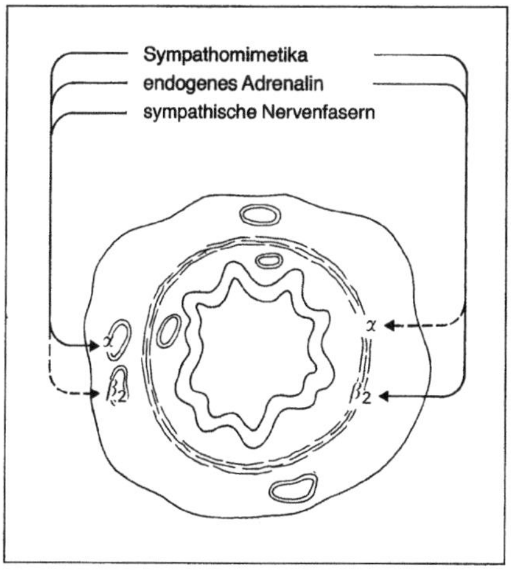

Abb. 124. Stimulation der adrenergen Rezeptoren in den Bronchien. Die β_2-Rezeptoren, die vornehmlich in der Bronchialmuskulatur vorkommen, haben einen entspannenden Effekt, während die α-Rezeptoren, die in den Gefäßen vorherrschen, einen konstringierenden Effekt haben.

Adrenerge α-Rezeptoren. Diese sind unterteilt in α_1- und *α_2-Rezeptoren,* jedoch hat dies keine Relevanz hinsichtlich des Asthma bronchiale (Tabelle 22). Anatomisch kommen α_1-Rezeptoren postsynaptisch, α_2-Rezeptoren hauptsächlich präsynaptisch vor. α_1-Rezeptoren erzeugen in stimuliertem Zustand einen Abfall des intrazellulären cAMP und führen so zur Kontraktion der glatten Muskulatur. α_2-Rezeptoren üben den gleichen Effekt aus, aber durch einen anderen Wirkmechanismus. Der vorherrschende Effekt der α-Stimulierung ist die Vasokonstriktion; α-Sympathomimetika werden zur Behandlung des anaphylaktischen Schocks, eines Angioödems und nasaler Obstruktion benutzt. Welchen Platz die α-Stimulantien beim Asthma bronchiale einnehmen, ist ungeklärt. Sie reduzieren die Verstopfung der Bronchien und das Ödem, jedoch besteht gleichzeitig ein theoretisches Risiko, daß sie auch die Bronchialmuskulatur kontrahieren. Dies ist klinisch wahrscheinlich nur wenig oder gar nicht interessant, allerdings kann nicht ausgeschlossen werden, daß ein α-induzierter Bronchospasmus durch zirkulierendes Adrenalin (α- und β-Stimulierung) eine untergeordnete Rolle spielt, wenn der β-Rezeptor (durch Antihypertonika) blockiert ist. Normalerweise ist der relaxierende Effekt des Adrenalins auf die β-Rezeptoren und den Bronchialmuskel stärker und überwindet jeglichen Kontraktionseffekt über die α-Rezeptoren.

Tabelle 22. Wirkung der verschiedenen Medikamente auf α-Rezeptoren.

Agonisten	vornehmlicher Angriffsort
Phenylephrin	α_1
Adrenalin	$\alpha_1 + \alpha_2$
Naphazolin	$\alpha_1 + \alpha_2$
Oxymetazolin	α_2
Xylometazolin	α_2

Adrenerge β-Rezeptoren. *β_1-Rezeptoren* sind hauptsächlich im Herzen lokalisiert. Eine Stimulierung verstärkt die Rate und die Kraft der Kontraktion und erhöht das Arrhythmierisiko. Deshalb sind Bronchospasmolytika mit β_1-Aktivität (Isoprenalin) gefährlich, wenn sie bei Herzpatienten überdosiert werden. Die *β_2-Rezeptoren* sind wahrscheinlich Teil des Adenylcyclase-Systems, dessen Stimulierung das cAMP erhöht (siehe Kapitel 1.9). Die Relaxation der glatten Bronchialmuskulatur ist das wichtigste Ergebnis beim Asthma bronchiale, jedoch gibt es einige Hinweise

Tabelle 23. Effekte der Stimulation adrenerger Rezeptoren in Bezug auf die Asthmatherapie.

	α	β_1	β_2
Bronchialmuskulatur	(Kontraktion)	0	Relaxation
Kardiale Muskulatur	0	Stimulation	0
Blutgefäße	Kontraktion	0	Dilatation
Ödembildung	Inhibition	0	(Inhibition)
Skelettmuskeltremor	0	0	Verstärkung
Mastzelldegranulation	(Verstärkung)	0	Verminderung
Mukoziliäre Klärfunktion	0	0	(Verstärkung)
Miktionsschwierigkeiten	Verstärkung	0	0

() ist ein Zeichen für geringe oder unbekannte klinische Bedeutung.

darauf, daß die Hemmung der Mediatorfreisetzung aus Mastzellen und vielleicht auch andere Wirkungen von klinischer Bedeutung sein können (Tabelle 23).

β_2-Sympathomimetika dilatieren Blutgefäße, so daß eine hohe orale oder parenterale Dosis oft zu einem geringen Abfall des diastolischen Blutdrucks führt. Ein reflexartiges Ansteigen der Herzfrequenz imitiert dann eine β_1-Stimulierung.

Die Skelettmuskulatur besitzt ebenfalls β_2-Rezeptoren. Ein Zittern der Hände ist ein häufiges Resultat der Stimulierung und ist oft der dosislimitierende Faktor bei der oralen Therapie.

Zusammenfassung

Adrenerge Rezeptoren gibt es als zwei Typen: α- und β-Rezeptoren. Die Wirkung bei Stimulierung der α-Rezeptoren, die für die allergischen Erkrankungen wichtig ist, ist die Vasokonstriktion. Die diese weit überragenden Wirkungen der Stimulierung der β-Rezeptoren sind die kardiale Anregung (β_1) und die Bronchospasmolyse (β_2). Bei der Asthmabehandlung wünscht man sich eine selektive β_2-Stimulierung.

5.13 Sympathomimetika als Bronchospasmolytika

Noradrenalin. Agonisten der adrenergen Rezeptoren werden auch Sympathomimetika genannt, da ihre Wirkungen jene des sympathischen Nervensystems simulieren. Noradrenalin (Norepinephrin) ist ein postganglionärer Transmitter im sympathischen Nervensystem. Es besitzt einen schwachen β- und einen starken α-Effekt (Tabelle 24) und hat also einen kleinen oder keinen bronchospasmolytischen Effekt.

Tabelle 24. Effekte der Sympathomimetika.

	α-Stimulation	β_1-Stimulation	β_2-Stimulation	Wirkdauer
Noradrenalin	++	+	+	kurz
Adrenalin	++	++	++	kurz
Ephedrin	+	+		mittel
Isoprenalin	(−)	++	++	kurz
Isoetharin, Orciprenalin	−	+	++	mittel
Fenoterol, Salbutamol, Terbutalin	−	(−)	++	lang

Adrenalin. Adrenalin (Epinephrin) besitzt gleichermaßen α- und β-Wirkungen; aufgrund der enzymatischen Aufspaltung ist die Wirkung nur kurzdauernd. Adrenalin ist das Haupthormon des Nebennierenmarks und wird als Reaktion auf Streß freigesetzt. Es regt das Herz an, kontrahiert Blutgefäße in der Haut (dilatiert Blutgefäße im Skelettmuskel), regt das Zentralnervensystem an und vergrößert die Durchgängigkeit der Atemwege.

Seine α-stimulierende Wirkung macht es zu dem Mittel der Wahl beim *anaphylaktischen Schock.* Man kann es subkutan und als intramuskuläre Injektion verabreichen. Als letzte Behandlungsmöglichkeit bei lebensbedrohlichen systemischen allergischen Reaktionen kann man winzige Dosen langsam intravenös injizieren (siehe Kapitel 12.2).

Die β-Wirkung des Adrenalins hat dieses Medikament – inhaliert oder injiziert – in der Vergangenheit zum wichtigsten Mittel in der Behandlung des Asthma bronchiale gemacht. Inhaliertes Adrenalin ist heute durch Medikamente ohne α-Wirkung verdrängt worden. Subkutane Injektionen bei akutem Asthmaanfall verursachen gewöhnlich Blässe, Ängstlichkeit, Unruhe, Benommenheit und Herzklopfen. Bei älteren Patienten besteht das Risiko einer Herzinsuffizienz und das Risiko, daß Arrhythmien auftreten, was heute, da es ungefährlichere Medikamente gibt, nicht mehr akzeptabel ist. Adrenalin wird noch bei Kindern benutzt, die den kardiovaskulären Effekt besser als Erwachsene vertragen können und die möglicherweise vom vasokonstriktorischen Effekt auf die Bronchialgefäßversorgung profitieren.

Ephedrin. Ephedrin wirkt primär durch die Freisetzung von Noradrenalin aus sympathischen Nervenendigungen, während andere Sympathomimetika direkt auf adrenerge Rezeptoren wirken. Es aktiviert sowohl α- als auch β-Rezeptoren und stimuliert das Zentralnervensystem in annähernd derselben Weise wie Amphetamin. Als Spray ist es als Vasokonstringens in der Nase nützlich (siehe Kapitel 7.14). Ephedrintabletten können eine kurze Erleichterung bei milden Asthmaformen bewirken, jedoch ist dieses Medikament nicht mehr akzeptabel, da moderne Bronchospasmolytika zur Verfügung stehen.

Isoprenalin. Isoprenalin (Isoproteronol) hat eine starke β_1- und *β_2-Wirkung,* besitzt jedoch praktisch keinen α-Effekt. Inhaliert als Druckaerosol führt es zu sofortiger und deutlicher Bronchospasmolyse, allerdings macht es seine kurze Wirkdauer (1–2 Stunden) für die Basistherapie ungeeignet. Es wurde bisher als „Feuerlöscher“ bei akuten Komplikationen benutzt, jedoch ist es auch mit der Gefahr der Medikamentenabhängigkeit und dem Risiko der Überdosierung verbunden. Wenn es in vernünftigen Dosen durch Inhalation verabreicht wird, ist die Tachykardie die einzige Wirkung auf das Herz, allerdings können starke Überdosierungen zu Arrhythmien führen. Der Anstieg der Todesrate unter jungen Asthmatikern in den 60er Jahren mag in einigen Fällen auf die exzessive Überdosierung von Isoprenalininhalatoren zurückzuführen sein (siehe Kapitel 6.7).

Fenoterol, Salbutamol (Albuterol), Terbutalin. Diese modernen β_2-selektiven Bronchospasmolytika haben Adrenalin, Ephedrin und Isoprenalin in der Therapie des Bronchospasmus ersetzt. Sie zeigen nur minimale β_1-Effekte (Abb. 125), sind langdauernd in ihrer Wirkung und können in jeder galenischen Form gegeben werden. Allesamt sind sie potente und ungefährliche Bronchospasmolytika, mit weitgehend identischer klinischer Bedeutung. Inhaliert oder intravenös setzt ihre Wirkung fast im selben Moment ein; subkutan gegeben wirken sie innerhalb 10–20 Minuten. Ihre Wirkdauer beträgt nach Inhalation und oraler Gabe 4–6 Stunden, nach subkutaner Anwendung 2–4 Stunden und 1–2 Stunden nach intravenöser Injektion. Je schwerer der Anfall, um so kürzer die Wirkdauer. Nebenwirkungen werden selten bei der Inhalation beobachtet, jedoch wurde das Auftreten eines Tremors bei oraler Einnahme des Medikaments häufig beobachtet. Ein geringer

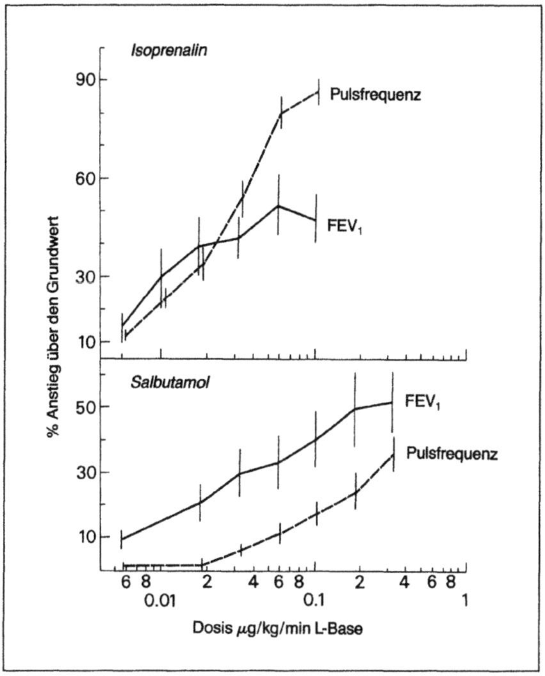

Abb. 125. Vergleich zwischen bronchospasmolytischen Effekten und Nebenwirkungen bei Isoprenalin i.v. und Salbutamol i.v. Die Kurve Dosis/Reaktion zeigt ähnliche bronchospasmolytische Effekte, aber einen geringeren Anstieg der Pulsfrequenz bei der Salbutamol-Therapie als Kennzeichen für die β_2-Selektivität des Medikaments [aus 57].

Blutdruckabfall und eine reflektorische Tachykardie durch die Vasodilatation können nach parenteraler Gabe vorkommen.

Isoetarin, Orciprenalin (Metaproteronol). Die Charakteristika dieser Substanzen liegen zwischen Isoprenalin und den langwirkenden β_2-selektiven Medikamenten. Wenn die letzteren nicht zur Verfügung stehen, stellen Isoetarin und Orciprenalin nützliche Ersatzmittel dar.

Zusammenfassung

Adrenalin und Ephedrin besitzen sowohl α- als auch β-Effekte, während Isoprenalin ein nichtselektives β-Stimulans (β_1 und β_2) ist. Die selektiven β_2-Stimulantien Fenoterol, Salbutamol und Terbutalin bieten eine bessere und ungefährlichere bronchospasmolytische Wirkung.

5.14 Betasympathomimetika: Verabreichung als Dosieraerosole

Druckbehälter. Unter Druck stehende Inhalatoren (Dosieraerosole) enthalten das Medikament suspendiert in Freon-Flüssigkeitströpfchen, die verdampfen, wenn der Behälter betätigt wird. Das Mittel wird als mikrofeines Pulver freigesetzt (Abb. 126). Obwohl die Partikelgröße von 2–5 µm die periphere Ablagerung in der Lunge begünstigt, gelangen nur ungefähr 10% in die Bronchien. Der Rest wird hinuntergeschluckt (Abb. 127), da viele der Partikel aufgrund der hohen Geschwindigkeit

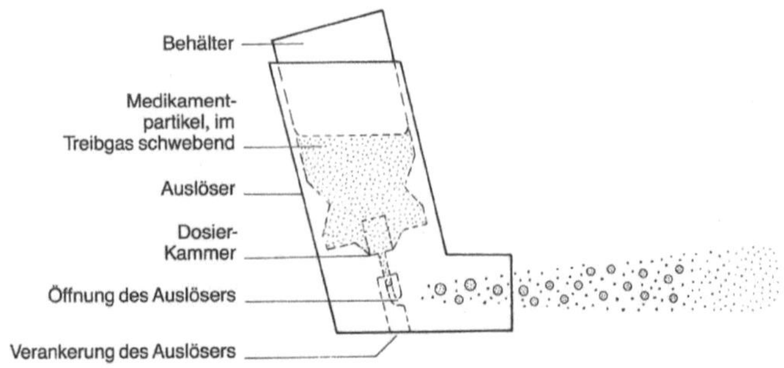

Abb. 126. Typischer Dosieraerosol-Inhalator, der zur Anwendung der bronchospasmolytischen Substanz in der Lunge benutzt wird. Eine Suspension der Medikamentenkristalle ist im gesamten Freon-Treibgas verteilt.

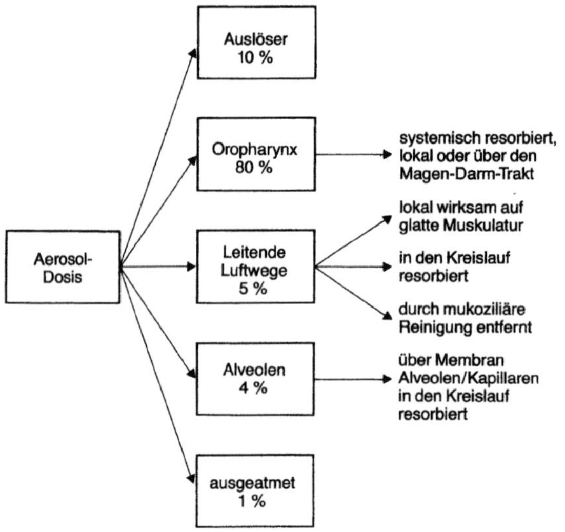

Abb. 127. Schema der typischen Ablagerung und des weiteren Schicksals des Bronchospasmolytikum-Aerosols, das von einem Dosieraerosolbehälter abgegeben wird.

des Aerosols an die hintere Rachenwand geraten; am Sprühkopf wird das Aerosol ähnlich beschleunigt wie der Dampfausstoß an einem Zug. Eine korrekte Inhalationstechnik ist für die Ablagerung der verbleibenden 10% in der Lunge wesentlich (Abb. 128), und es sind häufige Überprüfungen des Gebrauchs durch den Patienten nötig. Falls man sich nur auf eine schriftliche Anleitung verläßt, werden etwa 50% der Patienten den Inhalator falsch benutzen.

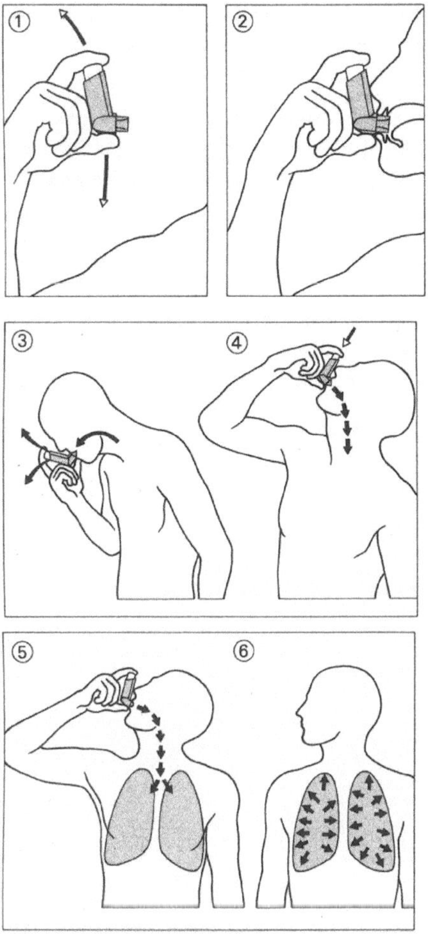

Abb. 128. Anleitung zum Gebrauch eines Druckluftinhalators.

1. Schütteln Sie den Inhalator.
2. Bringen Sie das Mundstück zwischen die Zähne und schließen Sie darum die Lippen.
3. Atmen Sie langsam aus, bis keine Luft mehr herausgepreßt werden kann.
4. Beugen Sie den Kopf zurück, beginnen Sie, einzuatmen und gleichzeitig den Behälter auszulösen.
5. Fahren Sie mit der vollen Inhalation fort, die etwa 2 Sekunden anhält.
6. Halten Sie den Atem für 10 Sekunden an.
7. Wiederholen Sie die Inhalation nach 5–10 Minuten.

Alternative Inhalationssysteme. Einigen Patienten gelingt es nie, das Auslösen des Behälters mit der Inhalation zu koordinieren. Sie können die Vorteile einer Inhalationstherapie aber doch ausnutzen, wenn sie einen Trockenpulverinhalator mit den Inhaltsstoffen Fenoterol und Salbutamol verwenden, oder wenn sie ein Verlängerungsstück auf den Aerosolbehälter aufsetzen, das beim Terbutalin zur Verfügung steht (Abb. 129). Kleine Kinder (≥ 3 Jahre) können diese Systeme ebenfalls benutzen. Sie könnten noch weitere Vorteile haben, denn man nimmt an, daß eine rasche Inhalation die Ablagerung in den zentralen Atemwegen begünstigt, wohingegen die langsame Inhalation mit einem Puder oder einem Verlängerungsrohr zur größeren peripheren Penetration beiträgt. Die Ablagerung im Rachen wird durch das Verlängerungsstück weitgehend vermieden.

Wirkdauer. Inhalierte Bronchospasmolytika erzeugen innerhalb von zwei Minuten eine deutlich spürbare Bronchospasmolyse. Der Effekt erreicht nach 15–30 Minuten einen deutlichen Anstieg, und nach 60–90 Minuten erreicht man die maximale Bronchospasmolyse. Ein klinisch nachweisbarer Effekt persistiert 4–6 Stunden lang (1–2 Stunden bei Isoprenalin).

Dosierung. Zwei Inhalationen, dazwischen einige Minuten Pause, 4–6mal am Tag (max. 8mal) wiederholt, ist die normaler Dosis für die langwirkenden β_2-selektiven Medikamente (Fenoterol, Salbutamol, Terbutalin) (Abb. 130). Auch wenn die

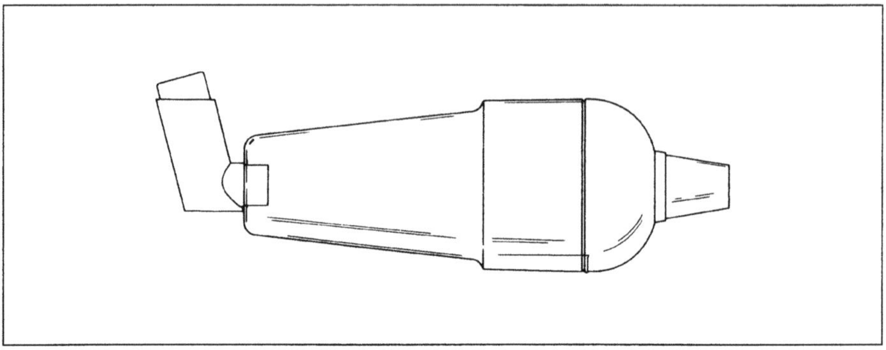

Abb. 129. Birnenförmiger Plastikkonus (Distanzstück), der zur Inhalation von Terbutalin (und dem Steroid Budesonid) benutzt wird.

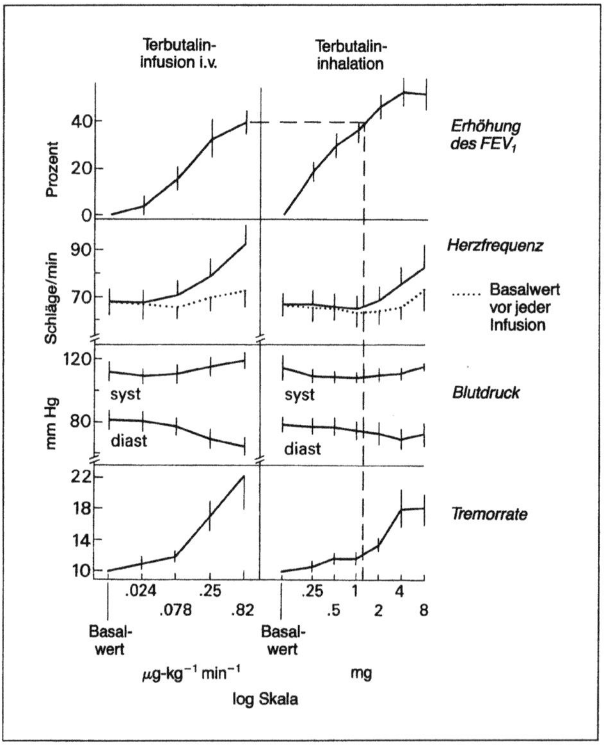

Abb. 130. Bronchospasmolytischer Effekt und die Nebenwirkungen einer β_2-stimulierenden Substanz, die intravenös und durch Inhalation verabreicht wird. Es werden hier die Effekte von ansteigenden Dosen Terbutalin (intravenös und als Dosieraerosol) auf die Lungenfunktion, die Herzfrequenz und den Tremor wiedergegeben. Wurde Terbutalin als Inhalat gegeben, so erhielt man die gleiche Bronchospasmolyse wie nach intravenöser Infusion, allerdings ohne Nebenwirkungen. Der Anstieg der Pulsfrequenz nach 63 Inhalationsvorgängen betrug nur 16 Schläge/min [aus 58].

Zahl der Hübe sehr viel größer ist, werden keine ernsten Nebenwirkungen auftreten.

Allerdings ist es wichtig, daß der Patient versteht, daß sich bei klinischer Erleichterung nach Inhalation von weniger als drei Stunden die Krankheit verschlimmert hat und medizinische Hilfe notwendig wird.

Fehlende Nebenwirkungen. Die kleine inhalierte Dosis kann kaum mit Nebenwirkungen in Zusammenhang gebracht werden, jedoch kann es bei einigen empfindlichen Patienten zu kurzdauerndem Tremor und zu Herzklopfen kommen. Alle langwirkenden β_2-Sympathomimetika haben einen sehr großen Sicherheitsrahmen (große therapeutische Breite), der insbesondere für Patienten mit kardiovaskulären Erkrankungen und Hyperthyreose wichtig ist. Eine mäßige Überdosierung führt zu den gleichen Nebenwirkungen wie die orale Therapie, und nur ein exzessiver Mißbrauch (> 100–200 Inhalationen/Tag) birgt das Risiko einer ernsten Nebenwirkung durch das Treibgas. Eine β_2-Tablette enthält etwa 20mal soviel Medikament wie ein Aerosolbehälter, wobei die orale Medikation einen großen Sicherheitsspielraum besitzt (siehe Kapitel 5.15).

Orciprenalin, das weniger β_2-selektiv ist, hat eine geringgradig niedrigere therapeutische Breite. Sie ist allerdings gleich groß, vorausgesetzt, daß die empfohlene Inhalationsdosis nicht deutlich überschritten wird. Inhaliertes Adrenalin auf der anderen Seite besitzt viele Nebenwirkungen (siehe Kapitel 5.13).

Isoprenalin hat eine kurze Wirkdauer, was oft zu Mißbrauch führt, und birgt, da der β_1-Effekt ausgeprägt ist, das Risiko von Herzrhythmusstörungen.

Zusammenfassung

Ein β_2-Sympathomimetikum kann als Mikropulver mit Hilfe eines Druckaerosolbehälters inhaliert werden. Wenn das korrekte Inhalieren ein Problem darstellt, kann ein Verlängerungsstück oder ein Puderabgabesystem benutzt werden. Die Wirkung tritt innerhalb von Minuten ein, erreicht nach 60–90 Minuten ihr Maximum und dauert über 4–6 Stunden an. Die selektiven β_2-Aerosole sind sehr effektiv, ungefährlich und stellen die erste Wahl bei der Asthmabehandlung dar. Die Tagesdosis wird maximiert, nicht aus pharmakologischen Gründen, sondern, weil eine inadäquate Reaktion auf die Inhalation ein Warnzeichen hinsichtlich einer schweren Bronchitis darstellt.

5.15 Betasympathomimetika: Darreichung oral oder durch einen Vernebler

Orale Therapie. Die volle orale Dosis eines β_2-Sympathomimetikums (4–5 g Fenoterol, Salbutamol, Terbutalin) erzeugt eine Bronchospasmolyse in etwa 20–30 Minuten, die Wirkung hält für 4–6 Stunden an. Eine flüssige Zubereitung kann man Säuglingen und Kindern verabreichen, und eine langsam freisetzende Verbindung kann nützlich sein, wenn nächtliche Attacken und „morgendliches Absacken" problematisch werden.

Theoretisch betrachtet weist die orale Therapie gegenüber der Inhalationsbehandlung den Vorteil auf, daß alle Anteile des Respirationssystems trotz einer

Obstruktion des Lumens erreicht werden können. In der Praxis ist diese Theorie weitgehend unhaltbar. Inhalierte Broncholytika sind bei der Prävention des belastungs- und allergeninduzierten Bronchospasmus effizienter als Tabletten.

Die orale Behandlung mit β_2-Sympathomimetika geht bei den meisten Patienten mit einem Tremor einher, jedoch entwickelt sich gewöhnlich eine gewisse Toleranz gegenüber dieser Nebenwirkung. Die Behandlung birgt nicht das Risiko einer ernsthaften kardiovaskulären Nebenwirkung.

Vernebelte Aerosole. Ein Feuchtaerosol von einem der selektiven β_2-Sympathomimetika (Salbutamol 5–10 mg oder 0,15 mg/kg KG; doppelte Dosis für Terbutalin) wird mit Hilfe eines Verneblers immer häufiger in Krankenhäusern bei schwerem Bronchospasmus angewandt; es hat in vielen Abteilungen die intravenös verabreichten Bronchospasmolytika verdrängt. Das Aerosol kann durch einen Vernebler mit intermittierender positver Druckbeatmung (IPPV) bei hypoventilierenden Patienten gegeben werden, und es kann nach 20 Minuten in schweren Fällen jeweils wiederholt verabreicht werden.

Feuchtaerosole können auch bei der Behandlung des schweren chronischen Asthma bronchiale zu Hause angewandt werden (2,5 mg viermal pro Tag). In niedriger Dosis können sie sogar einem kooperativen kleinen zweijährigen Patienten gegeben werden. Die Dosis eines Feuchtaerosols ist vielfach größer als die Dosis eines Dosieraerosols, und da etwa 90 % davon heruntergeschluckt werden, ist eine solche Behandlung in der Tat eine orale und inhalatorische Kombinationstherapie. Viele Patienten geben an, daß die Feuchtaerosole Vorteile gegenüber dem Dosieraerosol haben, was allerdings die gewöhnlichen Lungenfunktionsprüfungen oft nicht nachweisen können.

Es besteht die Gefahr, daß Patienten mit sich verschlimmerndem Asthma bronchiale zu Hause die Inhalation fortsetzen, statt einen Arzt aufzusuchen. Die gleiche Warnung wie bei den Druckbehältern muß hier ausgesprochen werden. Falls die Inhalation nicht die gewohnte adäquate Erleichterung bringt oder wenn die Erleichterung nicht drei Stunden andauert, muß ärztliche Hilfe in Anspruch genommen werden. Nur Patienten, die diese Prinzipien verstehen, können gefahrlos zu Haus mit Verneblungsbronchospasmolytika behandelt werden.

Toleranz. Verschlimmert sich das Asthma bronchiale, so vermindert sich die Reaktion auf inhalierte oder orale β_2-Stimulation. Zuerst kann dies durch eine Erhöhung der Dosis des β_2-Sympathomimetikums auffangen werden, später läßt jedoch die Reaktion weiter nach. Diese partielle Toleranz ist weitgehend durch Entzündung und Ödem der Bronchien zu erklären, und die volle Reaktionsfähigkeit des Organismus wird nach Steroidbehandlung wiederhergestellt sein. Die Tatsache, daß die intravenöse Injektion eines β_2-Sympathomimetikums im Status asthmaticus genauso wirkungsvoll wie Theophyllin ist (siehe Kapitel 5.16), zeigt, daß die Toleranz gegenüber Inhalations- und oraler Therapie eher ein pathophysiologisches als ein pharmakologisches Phänomen ist.

Zusammenfassung

Im Vergleich zu den Inhalatoren sind die oralen β_2-Sympathomimetika weniger effektiv und mit mehr Nebenwirkungen verbunden. Ihr Gebrauch sollte auf Kleinkinder und auf solche Patienten beschränkt werden, die unfähig sind zu inhalieren. Eine Retardform kann bei der Behandlung des nächtlichen Asthma bronchiale von Wert sein. Die Inhalation von Feuchtaerosolen kann im Krankenhaus zusammen mit IPPV (intermittierende positive Druckbeatmung) bei hypoventilierenden Patienten durchgeführt werden; zu Hause wird die Behandlung bei chronischem Asthma bronchiale mit einem einfachen Vernebler fortgesetzt. Für den gefahrlosen Gebrauch des Verneblers ist eine gute Anleitung des Patienten wesentlich.

5.16 Betasympathomimetika: parenterale Darreichungsform

Subkutane und intramuskuläre Injektion. Die subkutane oder intramuskuläre Injektion kann den Bronchospasmus innerhalb von 10–20 Minuten zum Abklingen bringen. Salbutamol und Terbutalin (0,25–0,5 mg) sind zu bevorzugen, jedoch ist auch Adrenalin (0,5 mg) wirkungsvoll. In einer Dosis von 0,01 mg/kg ist es weit in der Behandlung des kindlichen Asthma verbreitet. Adrenalin ist für das Asthma bronchiale des Erwachsenen ein überholtes Medikament, und es darf Patienten mit Hypertonie, Herzkreislauferkrankungen oder in der Schwangerschaft nicht gegeben werden.

Intravenöse Injektion und Infusion. Salbutamol oder Terbutalin intravenös können die parenterale Gabe von Theophyllin ersetzen oder sie können zusätzlich zu der intravenösen Theophyllingabe verabreicht werden. Ein Bolus von 250 μg ist so effektiv wie 250 mg Theophyllin, die Wirkung tritt schneller ein, und seltener werden Übelkeit und Erbrechen ausgelöst. Ein weiterer Vorteil der β_2-Sympathomimetika besteht darin, daß man die Medikamente bei „Patienten ohne Venen" sowohl subkutan als auch intramuskulär geben kann. Intravenös können sie in einem Zeitraum von 1–2 Minuten injiziert werden, was einen Vorteil gegenüber den über 10 Minuten darstellt, die man zur gefahrlosen Injektion von Theophyllin benötigt. Die Wirkdauer der intravenösen Injektion ist kurz; eine fortdauernde Infusion von 5–10 μg/min kann im Status asthmaticus notwendig sein.

Tremor und *Tachykardie* werden nach Injektion und Infusion auftreten. Vorübergehend kommt es zu einer Erniedrigung des Serumkaliums; dies beruht auf der Kaliumverschiebung vom extrazellulären in den intrazellulären Raum.

Zusammenfassung

Im Gegensatz zur allgemeinen Auffassung können β_2-Sympathomimetika in der parenteralen Form eine effektive bronchospasmolytische Wirkung auch bei schweren Asthmafällen besitzen.

5.17 Anticholinergika

Geschichtlicher Überblick. Das Inhalieren von atropinähnlichen Substanzen (Cholinrezeptorantagonisten, Anticholinergika, Parasympatholytika) zur Behandlung des Asthma bronchiale hat eine lange Geschichte; es wurde im 17. Jh. v. Chr. in der Yoga-Literatur bereits erwähnt. Die früheste Anwendung nach europäischen

Daten geht auf 1802 zurück, als Dr. Sims in England die Vorteile aufzeichnete, die er in der Inhalation von getrockneten und pulverisierten Wurzeln der indischen Pflanze Datura erkannt hatte. Das Alkaloid von *Datura stramonium* (Stechapfel) wurde später als atropinähnlich identifiziert, auch bekannt von *Atropa belladonna* (Tollkirsche, Nachschattengewächs), eine Pflanze, die im Mittelalter häufig von professionellen Giftmischern benutzt wurde. Stramonium und Belladonna sind in ganz Europa und in den USA seit Beginn des 19. Jh. für die Inhalationstherapie des Asthma bronchiale weit verbreitet, als gebranntes Pulver und in Form von Zigaretten und Zigarren.

Medikamente. Atropinsulfat wird schnell vom Gastrointestinaltrakt und den Luftwegen aufgenommen; ebenso rasch dringt es in das Gehirn ein. Sein quaternäres Ammonium-Analogon wird andererseits schlecht resorbiert, passiert nur schwer die Bluthirnschranke und verursacht daher selten Wirkungen im ZNS. Eines von diesen, Ipratropiumbromid (Ipratropium), hat eine selektive Wirkung auf die glatte Muskulatur der Atemwege und besitzt eine große therapeutische Breite, wenn es inhaliert wird. Dieses Bronchospasmolytikum ist als Druckaerosol und als Puder erhältlich.

Grundprinzip. Cholinerge Rezeptoren sind bei einer Reihe von Aufgaben im Respirationstrakt mitbeteiligt. Die wichtigsten Aufgaben sind die Schleimsekretion durch submuköse Drüsen und die Kontraktion der glatten Muskulatur. Die klinische Erfahrung läßt vermuten, daß nur die zweite Funktion signifikant durch Anticholinergika beeinflußt wird.

Die Obstruktion der Atemwege beim Asthma bronchiale beruht auf der Kontraktion der glatten Muskulatur und auf einer Entzündung. Ein Teil des Muskelspasmus wird durch einen Vagusreflex mit Stimulierung der cholinergen Rezeptoren in der glatten Muskulatur hervorgerufen. Da dies der einzige Stoffwechselweg ist, der durch Anticholinergika blockiert wird, folgt daraus, daß diese Medikamente nicht alle Asthmasymptome bekämpfen können. Die Gabe von Anticholinergika an gesunde Personen bewirkt eine leichte Broncholyse, wodurch deutlich wird, daß die gesunden Luftwege einen Tonus durch vagale efferente Fasern besitzen.

Versuchsmodelle. Bei der Versuchsarbeit nimmt man an, daß die Wirkung eines Anticholinergikums ein Indikator für die Rolle innerhalb des Reflexmechanismus ist (Abb. 131). Ipratropium ist beim experimentell durch Metacholinprovokation erzeugten Bronchospasmus am wirkungsvollsten, während der Schutzeffekt bei belastungsinduziertem Bronchospasmus schwankend ist. Es besitzt einen mäßigen Schutzeffekt gegen die *Histaminprovokation* und übt ebenso einen mäßigen Schutzeffekt gegenüber einer *Allergenprovokation* aus; hierbei wird die Spätreaktion, die in einer größeren Atemwegsentzündung besteht, weniger gehemmt als die frühe, vornehmlich bronchospastische Reaktion.

Klinische Wirkung. Beim *Asthma bronchiale* sind inhalierte β_2-Sympathomimetika effektiver als Ipratropium, während die beiden Arten von Medikamenten bei der *chronischen Bronchitis* etwa gleichermaßen effektiv sind (Abb. 132). Inhaliertes Ipratropium erhöht für ca. 4–6 Stunden signifikant die Lungenfunktionsparameter, allerdings tritt sein Maximaleffekt sehr spät ein (ca. 1,5–2 Stunden). Für die Therapie des akuten Bronchospasmus ist das Medikament daher nicht brauchbar.

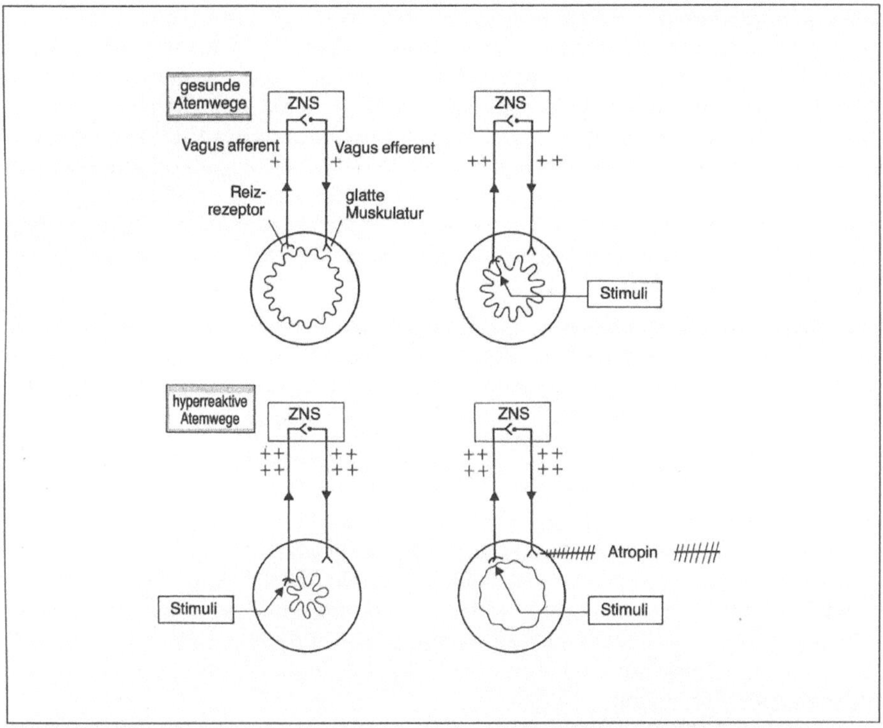

Abb. 131. Reflexinduzierter Bronchospasmus und Atropineffekt. Eine Reihe von Stimuli löst einen vagalen Reflex über Reizrezeptoren aus. Die Reaktion in Form des Bronchospasmus, der bei Patienten mit irritablen Atemwegen deutlicher ist als bei gesunden Personen, wird durch Atropin blockiert, indem dieses einen Effekt auf den efferenten Teil des Reflexbogens ausübt [aus 41].

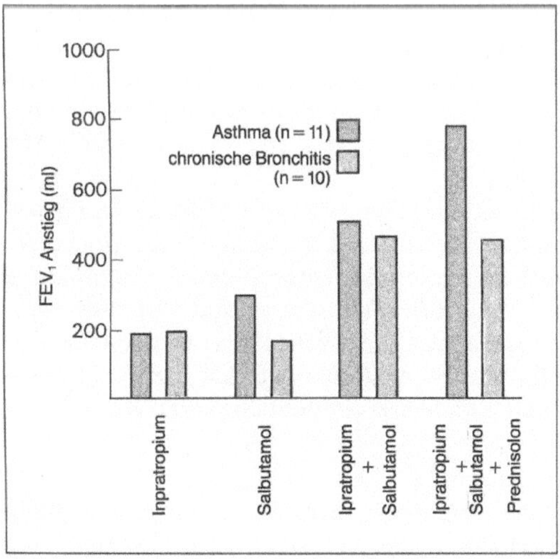

Abb. 132. Diese Abbildung zeigt: 1. daß ein β-Sympathomimetikum (inhaliertes Salbutamol, 200 µg 4mal täglich) bei Asthma bronchiale effektiver ist als ein Anticholinergikum (inhaliertes Ipratropium, 40 µg 4mal täglich); 2. daß beide Präparate gleichermaßen wirksam sind bei chronischer Bronchitis; 3. daß Steroide (Prednisolon, 10 mg 3mal täglich) bei Asthma, aber nicht bei Bronchitis effektiver sind [aus 35].

Kombinationstherapie. Wenn eine vollständige Bronchospasmolyse mit inhalierten β_2-Sympathomimetika aufgrund des Tremors nicht erreicht werden kann, kann man Ipratropium hinzufügen. Sympathische Stimulierung zusammen mit parasympathischer Blockade scheint ein logischer Ansatz zu sein, jedoch kann man an Untersuchungen am Menschen erkennen, daß ein zusätzlicher Effekt von Ipratropium nur dann eintritt, wenn die maximale Dosis von β_2-Sympathomimetika noch nicht verabreicht wurde (siehe Abb. 132). Da die Reaktion der Patienten auf Ipratropium sehr variiert, muß ein Pilotversuch mit dem Medikament (Registrierung der Symptome, Messung der PEF) empfohlen werden, bevor man eine Langzeitbehandlung beginnt.

Unerwünschte Nebenwirkungen. Inhaliertes Ipratropium birgt bei normaler Dosierung (20–40 μg, 3–4mal pro Tag) kein Risiko hinsichtlich der gut bekannten systemischen Atropinwirkungen (Mundtrockenheit, Tachykardie, Verschwommensehen, Miktionsschwierigkeiten, Hautröte, ZNS-Wirkungen).

Expektorantien. Der Schleim spielt beim Asthma bronchiale eine bedeutende Rolle. Eine akute Attacke wird durch die Expektoration eines Stücks zähen, klebrigen Schleims beendet. In chronischen Fällen führt die Schleimpfropfbildung der peripheren Bronchien zur Obstruktion der kleinen Luftwege.

Aus dem oben genannten Grund schien es logisch, daß die „klassischen Expektorantien" (Ammoniumchlorid und besonders Ammoniumiodid) früher zur Behandlung des Asthma bronchiale empfohlen wurden. Allerdings existiert kein Beweis dafür, daß diese Medikamente bei dieser und bei anderen Atemwegserkrankungen irgendeinen Effekt haben.

Die neueren Expektorantien, wie zum Beispiel Bromhexin (das möglicherweise die seröse Sekretionsleistung stimuliert) und Acetylcystein (das die Disulfidbrücken in den Glycoproteinen spaltet), sind möglicherweise zur Erleichterung der Expektoration bei einigen Asthmatikern hilfreich, indem sie die Viskosität des Schleims herabsetzen. Die Medikamente gibt man oral; inhaliertes Acetylcystein reizt die reagiblen Atemwege der Asthmatiker. Körperliche Belastung und Bewegung sind zum Heraufholen der festsitzenden Sekrete effizienter als Mukolytika. Die körperliche Belastung sollte nicht zu anstrengend sein, damit kein Bronchopasmus ausgelöst wird (Pulsrate > 160/min). Patienten mit Kartagener-Syndrom (fehlendem mukoziliären Transport) können durch körperliches Training, unterstützt durch systematisches Abhusten, ihre Atemwege reinigen. In einigen schweren Fällen ist eine Physiotherapie erforderlich.

Im Status asthmaticus verstärkt die Dehydratation die Schwierigkeit der Expektoration. Wasser wird benötigt, und intravenöse Infusionen sollten frühzeitig verabreicht werden. Anschließend sollte eine reichliche orale Flüssigkeitsaufnahme erfolgen. Später sind Inhalation mit Hilfe eines Verneblers und Physiotherapie wichtig, um das Abhusten der Sekrete zu unterstützen. Eine effektive Bronchospasmolyse und wahrscheinlich auch ein direkter Steroideffekt werden zu dieser Expektoration beitragen; Mukolytika spielen beim Status asthmaticus keine Rolle.

Zusammenfassung

Anticholinergika. Der Gebrauch von anticholinerg wirksamen Substanzen beim Asthma bronchiale hat eine lange Geschichte; gut bekannt ist der Gebrauch von

Stramonium und Belladonna als „Asthma-Zigaretten". Diese Substanzen, die sich an einen cholinergen Muskelrezeptor binden, hemmen den reflektorischen Bronchospasmus. Bei experimentell erzeugtem Asthma bronchiale sind sie sehr wirksam gegen Metacholin, bieten geringen Schutz gegen Histamin und haben einen mäßigen und variablen Effekt auf allergenprovozierten und belastungsinduzierten Bronchospasmus. Das quarternäre Atropinanalogon Ipratropiumbromid ist ein gut verträglicher Bronchodilatator, wenn es als Aerosol oder als Pulver inhaliert wird. Beim Asthma bronchiale ist es weniger wirksam als inhalierte β_2-Sympathomimetika, bei chronischer Bronchitis besitzt es jedoch einen therapeutischen Effekt. Bei der Therapie des akuten Asthmaanfalls hat es keinen Platz, da das Eintreten der Maximalwirkung relativ spät erfolgt. Bei chronischem Asthma bronchiale kann inhaliertes Ipratropium eine nützliche Ergänzung zu inhalierten β_2-Sympathomimetika sein. Dies ist bei Patienten der Fall, die auf diese Medikamente nicht vollständig ansprechen, und bei solchen, die einen Tremor entwickeln.

Expektorantien. Diese Medikamente besitzen keinen bewiesenen Effekt beim Asthma bronchiale. Im Status asthmaticus erleichtern intravenöse Flüssigkeitszufuhr, die Medikamentenapplikation über Vernebler, effektive Bronchospasmolyse, Steroidtherapie, Physiotherapie und systematisches Abhusten die Expektoration.

5.18 Theophyllin – Pharmakologie und Toxikologie

Theophyllineffekte. Theophyllin stimuliert das Herz und das ZNS und wirkt diuretisch, ähnlich wie andere Xanthinalkaloide (Koffein, Theobromin). Es relaxiert ebenfalls die glatte Muskulatur, führt dadurch zur Vasodilation und, was wichtig ist, zur Bronchospasmolyse.

Wirkmechanismus. Theophyllin ist ein Hemmer der Phosphodiesterase, es erhöht das intrazelluläre cAMP durch Hemmung der Aufspaltung (siehe Kapitel 1.9). Ein ähnliches Resultat erhält man, wenn die Synthese durch β-Sympathomimetika verstärkt wird. Dies läßt vermuten, daß beide Stoffe eine synergistische Aktivität aufweisen. Klinische Studien haben hier jedoch nur einen Zusatzeffekt gesehen.

Kürzlich wurde gefragt, ob diese „traditionelle Erklärung" des bronchospasmolytischen Effekts des Theophyllins durch Hemmung der Phosphodiesterase in der Tat korrekt ist. Die Theophyllinkonzentrationen, die man in vitro zur Hemmung der Phosphodiesterase benötigt, sind 10fach höher als die Konzentrationen, die man gewöhnlich in der Klinik verabreicht. Der Wirkmechanismus kann ebenso Adenosin-Rezeptoren miteinschließen, wahrscheinlich außerdem einen noch unbekannten Mechanismus.

Zubereitungen. Theophyllin wird rasch vom Darm aufgenommen und ist für die orale Therapie geeignet. Da es schlecht in Wasser löslich ist, verwendet man zur intravenösen Infusion *Aminophyllin,* das durch Zugabe von Äthylendiamin löslich gemacht wird. Ein Theophyllinderivat ist das aktive Ingrediens in einigen Präparaten (Glyphyllin, Proktophyllin), die schwache Bronchospasmolytika darstellen.

Darreichungsformen. Theophyllinpräparate können oral, intravenös (siehe Kapitel 5.21) und rektal gegeben werden. Zum intramuskulären und inhalatorischen

Gebrauch sind sie durch ihre Eigenschaft als Reizstoffe nicht geeignet. Orale Zubereitungen als einfache Tabletten und gute Retardformen werden rasch und fast vollständig resorbiert. Die Resorption einiger Präparate wird von der Nahrung beeinflußt.

Die einfachen Tabletten, die sechsstündlich eingenommen werden, führen zu keinem konstanten Plasmaspiegel, deshalb bevorzugt man die Retardformen, die alle 8 oder 12 Stunden gegeben werden. Diese Präparate haben den Vorteil, die Plasmatheophyllinspiegel während der Nacht aufrechtzuerhalten und so dem frühmorgendlichen Asthma vorzubeugen.

Einige der Retardzubereitungen können, indem man sie öffnet und die kleinen Kügelchen in der Kapsel auf einen Löffel breiiger Nahrung gibt, auch sehr kleinen Kindern verabreicht werden. Das Herunterspülen mit einem Lieblingsgetränk wird sie davon abhalten, zu kauen, was bei allen Retardzubereitungen potentiell gefährlich sein kann.

Rektalsuppositorien sind populär, jedoch ist die Resorption ungleichmäßig und oft unvollständig. Todesfälle sind vorgekommen, wenn Mütter in ihrer Panik Kindern im akuten Asthmaanfall eine starke Überdosierung zugeführt haben. Die Resorption einer Lösung, die in das Rektum eingebracht wird, ist verläßlicher und kann bei akutem Asthma bronchiale „Patienten ohne Venen" gegeben werden (siehe Kapitel 5.21).

Metabolismus und Plasmaspiegel. Der Plasmaspiegel, für den eine empfindliche Bestimmungsmethode zur Verfügung steht, ist wichtig, da er direkt mit dem therapeutischen und toxischen Effekt korreliert. Die therapeutische Breite des Theophyllins ist nämlich gering. Die schwankende Metabolisierungsrate durch Inaktivierung in der Leber, die genetisch determiniert ist, führt zu Plasmahalbwertzeiten, die von Patient zu Patient um das Sechsfache differieren können (Mittel: 4 Stunden; schwankt zwischen 2 und 12 Stunden); wenn man die Determinanten weiter unten einschließt, kann die Schwankungsbreite sogar das 20fache betragen (1,5–30 Stunden).

Die exakte Dosierung wird noch schwieriger, da der Metabolismus des Theophyllins von Krankheit und Medikamentengewöhnung abhängt. Am wichtigsten ist die Erhöhung der Halbwertzeit und damit die Toxizität bei Patienten mit Herzinsuffizienz und verminderter Leberfunktion. Der Metabolismus wird ebenfalls durch fieberhafte Infekte, wie zum Beispiel durch eine Pneumonie, durch die Einnahme von Erythromycin und Cimetidin reduziert. Zigarettenraucher weisen einen schnelleren Theophyllinabbau als Nichtraucher auf. Die Plasmahalbwertzeit hängt ebenfalls von Alter, Geschlecht und Körpergewicht ab (Abb. 133).

Die Induktion von mikrosomalen Enzymen in der Leber durch Phenytoin und Phenobarbital verstärkt den Theophyllinmetabolismus. Die Nierenfunktion ist nicht von Bedeutung, da nur etwa 10% der aktiven Substanz im Urin ausgeschieden wird.

Bei Fehlen der oben aufgelisteten Faktoren wird der Theophyllinmetabolismus beim einzelnen Patienten über eine längere Periode weitgehend konstant bleiben. Eine einzige Theophyllingabe mit anschließender Messung des Plasmaspiegels kann daher eine nützliche Richtschnur bei der Auswahl der individuellen therapeutischen Dosis sein.

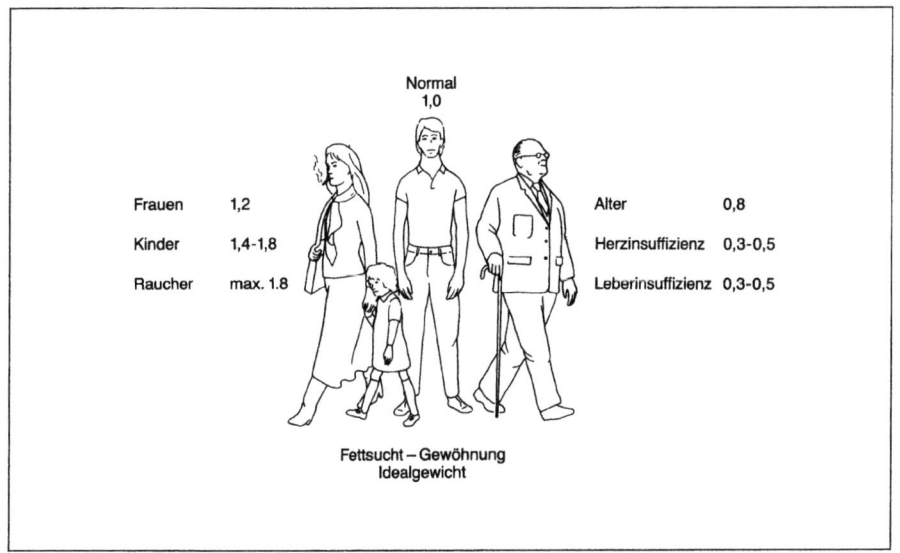

Abb. 133. Faktoren, die den Theophyllinmetabolismus und damit die zu wählende Dosierung beeinflussen. Ein junger, nichtrauchender Mann wird mit dem Wert „1" bezeichnet. Ein hoher Skalenwert kennzeichnet schnellen Metabolismus und das Risiko der Unterdosierung. Ein niedriger Skalenwert erhöht das Risiko der Toxizität beträchtlich. (Zeichnungen von Susanne Phillips)

Nebenwirkungen. Eine einzige Tablette kann zu Nebenwirkungen aufgrund einer *Magenreizung* führen, doch stehen die Nebenwirkungen in der Regel mit dem Plasmaspiegel in Zusammenhang und nehmen rasch zu, wenn er 10–20 mg/l übersteigt. Theophyllininduzierte Vasodilatation kann *Kopfschmerzen, Hautrötung* und *Hypotonie* verursachen, besonders, wenn das Medikament zu schnell injiziert wird. Die Stimulierung des ZNS verursacht *Tremor, Ruhelosigkeit, Schlaflosigkeit* und die charakteristische Reaktion in Form von *Übelkeit* und *Erbrechen;* wenn dies bei Kindern bestehenbleibt, kann Bluterbrechen auftreten. Theophyllin erhöht ebenso wie Steroide und Diuretika die Urinausscheidung von Kalium.

Wenn der Plasmaspiegel von Theophyllin 30 mg/l übersteigt, liegt ein ernstes toxisches Risiko vor. Bei 40–50 mg/l kann der Tod eintreten (siehe Abb. 134, S. 184). *Krampfanfälle* (Kinder) und *Arrhythmien* (Erwachsene) können ohne Vorwarnung auftreten. Die Behandlung einer Überdosierung ist symptomatisch, man gibt wiederholt Aktivkohle. Eine adäquate Clearance des Medikaments kann durch extrakorporale Hämoperfusion durch Aktivkohle erfolgen. Aus der Tatsache, daß der empfohlene Plasmaspiegel für die hochdosierte Theophyllintherapie (siehe Kapitel 5.19) bei 10–20 mg/l liegt, kann gefolgert werden, daß die therapeutische Breite bei dieser Substanz sehr gering ist.

Zusammenfassung

Theophyllin stimuliert das Herz und das ZNS; es hat einen diuretischen Effekt und relaxiert die glatte Muskulatur in Blutgefäßen und Bronchien. Der bronchospas-

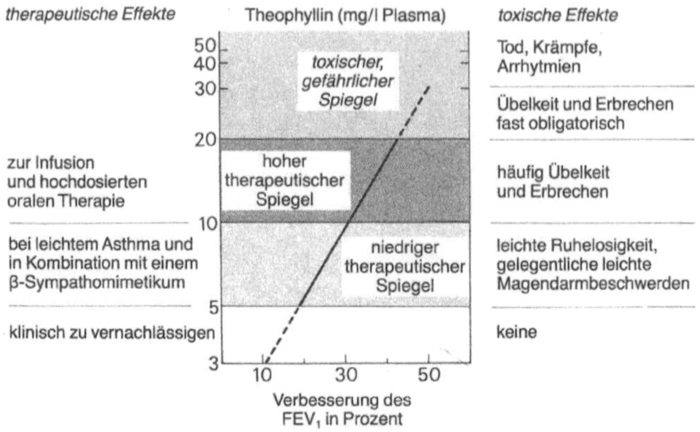

Abb. 134. Beziehung zwischen Plasmatheophyllinkonzentration und Eintritt der therapeutischen und toxischen Wirkungen.

molytische Effekt und toxische Reaktionen stehen in direktem Zusammenhang mit der Plasmakonzentration, die von der Einnahme und vom Metabolismus in der Leber abhängt. Da diese ganz erheblich schwanken kann, muß die Dosierung auf den einzelnen Patienten zugeschnitten werden und sollte aufgrund von Plasmabestimmungen erfolgen. Übelkeit und Erbrechen sind häufige toxische Reaktionen, und ernste Symptome (Krämpfe, Arrhythmien) können bei Plasmaspiegeln auftreten, die nur doppelt so hoch sind wie der therapeutische Wert.

5.19 Theophyllin bei chronischem Asthma bronchiale: hochdosierte Kombinationstherapie

Hintergrund. Aufgrund der fehlenden Verfügbarkeit moderner β_2-Sympathomimetika in den USA wurde dort die Pharmakologie von Theophyllin ausführlich untersucht. Als Ergebnis dieser Studien wurde seine Wirksamkeit als Antiasthmatikum hervorgehoben und das Risiko toxischer Reaktionen etwas weniger in den Vordergrund gestellt. Die wichtigste Rolle des Theophyllins ist heute seine Verwendung in der Erhaltungstherapie bei der Behandlung des chronischen Asthmatikers. Oft wird es in erster Linie zur Therapie zusammen mit Sympathomimetika-Sprays benutzt; diese werden nur sporadisch hinzugefügt, wenn die Beschwerden zu stark sind.

Hochdosierte Therapie. Um eine klinisch relevante Bronchospasmolyse zu erreichen, wurde die hochdosierte Therapie entwickelt. Die Durchschnittsdosis des Theophyllins beim Erwachsenen beträgt etwa 1000 mg/Tag, jedoch ist individuelles

Einstellen erforderlich, um den beträchtlichen Schwankungen in der Metabolismusrate Rechnung zu tragen. Für eine effektive und gefahrlose hochdosierte Therapie ist die Kontrolle der Plasmaspiegel sowie eine intensive Fortbildung des Arztes notwendig. Glücklicherweise bleibt die Eliminationsrate des Theophyllins bei einem Patienten, und damit die erforderliche Dosis, über lange Zeiträume konstant. Allerdings muß daran gedacht werden, daß eine Änderung der Rauchgewohnheiten, fieberhafte Infekte und eine Behandlung mit Erythromycin, Cimetidin, Phenytoin und Phenobarbital, jedes für sich genommen, die Rate des Theophyllinmetabolismus verändern kann. Zur Vermeidung von Nebenwirkungen ist ein langsames Einschleichen entsprechend der Klinik, wobei der therapeutische Spiegel nach 1–2 Wochen erreicht wird, empfehlenswert.

Die orale Theophyllinbehandlung beginnt mit einer Dosis, die nicht höher als 400 mg/Tag oder 16 mg/kg/Tag (Kinder) liegt, dann wird die Dosierung alle drei Tage um 25 % erhöht, vorausgesetzt, daß keine Nebenwirkungen auftreten. Leichte Nervosität, Reizbarkeit oder Schlaflosigkeit kann man akzeptieren. Die tägliche Theophyllindosis sollte während der Einstellungsphase 13–24 mg/kg nicht übersteigen. Die Variationsbreite richtet sich weitgehend nach dem Alter (13 mg/kg über 16 Jahre, 18 mg/kg von 12–16 Jahren, 20 mg/kg von 9–12 Jahren und 24 mg/kg unter 9 Jahren). Die definitive Dosis ist individuell und liegt normalerweise beim Erwachsenen zwischen 800–1200 mg/Tag. Man beachte, daß dies Maximaldosierungen sind und daß sie für Theophyllin gelten. Wenn Aminophyllin oral benutzt wird, liegt die Dosis um 20% höher.

Die definitive Dosierung wird durch die Bestimmung der Theophyllinplasmaspiegel festgesetzt, dieses Vorgehen ist für die hochdosierte Therapie wesentlich. Alle 6–12 Monate wird der Theophyllinplasmaspiegel kontrolliert. Die Probe wird zum Zeitpunkt der vermuteten Maximalkonzentration der verwendeten Zubereitung entnommen. Der Patient sollte versichern, daß er das Medikament in der vorgeschriebenen Dosis zur korrekten Zeit eingenommen hat.

Zusammenfassung

Das verbesserte Verständnis dieses alten Medikaments in den USA führte zum zunehmenden Gebrauch des Theophyllins in hochdosierter Form. Theophyllin in der Retardform wird heute von vielen amerikanischen Spezialisten als Medikament erster Wahl bei chronischem Asthma bronchiale angesehen. Zur wirksamen und gefahrlosen Anwendung von Theophyllin gehört Erfahrung, die Kooperation des Patienten und die Messung des Plasmatheophyllinspiegels.

5.20 Theophyllin bei chronischem Asthma bronchiale: niedrigdosierte Kombinationstherapie

Europäisches Konzept. Während die meisten Forscher in den USA einen therapeutischen Theophyllinspiegel zwischen 10–20 mg/l als Kompromiß zwischen Wirksamkeit und Toxizität ansehen, akzeptieren ihre europäischen Kollegen im allgemeinen solche Werte nur für kurzzeitige intravenöse Therapie bei schwerem

Asthma bronchiale, das nur unzureichend durch die weniger toxischen Sympathomimetika in den Griff zu bekommen ist.

Niedrigdosierte Kombinationstherapie. Theophyllinzubereitungen als einfache Tabletten und als Suppositorien wurden bisher viele Jahre lang unregelmäßig benutzt. Dies erfolgte gewöhnlich in Dosierungen, die nur marginalen bronchospasmolytischen Effekt haben. Die Einführung zuverlässiger Retardformen hat die Theophyllinnutzung in Europa weiter ausgedehnt, da aber die Voraussetzungen für die Routinekontrolle der Plasmaspiegel selten gegeben sind, ist die hochdosierte Therapie mit einem Toxizitätsrisiko verbunden (Tabelle 25).

Orale Sympathomimetika und Theophyllintabletten können bei mäßig ausgeprägtem Asthma bronchiale einen ähnlichen Grad an Bronchospasmolyse bewirken; inhalierte β_2-Stimulantien ergeben noch bessere Resultate. Wenn die Inhalationstherapie nicht durchgeführt werden kann (besonders in der Pädiatrie) und wenn gelegentlich eine Unterstützung durch orale Behandlung benötigt wird, ist der Gebrauch von suboptimalen Dosen von Sympathomimetika zusammen mit einem Theophyllinpräparat von Nutzen, da zwar die therapeutischen Effekte addiert werden, jedoch nicht die Nebenwirkungen (Tremor und Übelkeit). Dieser Vorteil muß allerdings gegenüber einem Verlust der Patientencompliance durch Multimedikation abgewogen werden. Im Prinzip sollte man so wenig Präparate wie möglich einsetzen.

Tabelle 25. Pharmakologische Effekte des Theophyllin – therapeutisch oder toxisch.

Pharmakologischer Effekt	Befund/Symptom
Relaxation der glatten Muskulatur der Bronchien	Bronchodilatation
Relaxation der glatten Gefäßmuskulatur	Flush, Kopfschmerz, Hypotonie
Verstärkung der Urinausscheidung an Kalium und Wasser	Hypokaliämie, Dehydratation
Stimulation des ZNS	
leicht (10–20 mg/l)**	Ruhelosigkeit, Schlaflosigkeit
mäßig (> 20 mg/l)	Übelkeit, Erbrechen, Hämatemesis
schwer (>> 20 mg/l)	Krampfanfälle, Koma, Tod
Stimulation des Herzens	
leicht (1–20 mg/l)	Herzklopfen, Tachykardie
mäßig (> 20 mg/l)	Arrhythmie
schwer (>> 20 mg/l)	Herzstillstand, Tod

** siehe Abb. 134

In den letzten Jahren wurde es in Skandinavien und England immer populärer, ein Theophyllinpräparat in Retardform zusammen mit einen Inhalations-β_2-Sympathomimetikum in individueller Dosierung zu verabreichen; diese Behandlung kombiniert einen 24-Stunden-Schutz mit wenigen Nebenwirkungen und führt zu einer guten Patientencompliance.

Zusammenfassung

Als Bronchospasmolytikum mittlerer Potenz, das in subtoxischen Dosen benutzt wird, hat Theophyllin eine geringe therapeutische Breite, und es kommt als Mittel der zweiten Wahl nicht an die Wirksamkeit und Sicherheit der modernen Inhalations-Sympathomimetika heran. Nützlich ist das Präparat, wenn die Krankheit nicht angemessen durch Inhalationstherapie allein beherrscht werden kann; in diesem Fall hat die Kombination von Theophyllin in der Retardform mit einem oralen β_2-Sympathomimetikum in „suboptimaler" Dosierung den Vorteil der Wirksamkeit und der Verminderung der Nebenwirkungen.

5.21 Theophyllin: intravenöse Darreichungsform

Theophyllin und Aminophyllin. Da Theophyllin schlecht wasserlöslich ist, wird zur intravenösen Injektion Aminophyllin benutzt, das durch Zusatz von Äthylendiamin löslich gemacht wurde. Man muß hierbei nur das Gewicht von Theophyllin beachten, wenn man die Dosierung errechnen will: 100 mg Aminophyllin enthalten 80 mg Theophyllin. Falls dies vergessen wird, kommt es zu einer Unterdosierung. Im weiteren Text werden alle Dosierungen für Theophyllin angegeben, obwohl Aminophyllin als Präparat benutzt wird.

Einzelinjektion. Ein Asthmaanfall, der auf die normale Medikation des Patienten nicht anspricht, wird häufig zu Hause vom Arzt durch eine Einzelbolusinjektion Theophyllin behandelt, wobei die maximale Dosis 4 mg/kg KG in 10–20 ml beträgt und zur Injektion Aminophyllin gewählt wird. Nachdem man den Patienten über die Einnahme von Theophyllinpräparaten in den letzten 24 Stunden befragt hat, injiziert man das Medikament langsam über viele Minuten (> 10 min). Bei Resistenz gegenüber dieser Therapie ist eine Krankenhauseinweisung zur parenteralen Kortikosteroidbehandlung und Sauerstoffgabe notwendig.

Aufsättigung und Erhaltungsdosis. Im Krankenhaus gibt man Patienten, die in den letzten 24 Stunden kein Theophyllin eingenommen haben, eine Aufsättigungsdosis von max. 6 mg/kg KG über 20–30 Minuten, anschließend verabreicht man eine Infusion. Die maximale Erhaltungsdosis beträgt bei Kindern 0,8 mg/kg/Stunde und bei Erwachsenen 0,5 mg/kg/Stunde, jedoch kann es die Sicherheit des Patienten erfordern, daß man eine niedrigere Dosierung wählt (siehe unten und Tabelle 26). Die genannten Aufsättigungs- und Erhaltungsdosen werden zu einer Plasmatheophyllinkonzentration von 10 ± 5 mg/l führen.

Bei Patienten mit entsprechender oraler Theophyllineinstellung sollte die Aufsät-

Tabelle 26. Intravenöse Erhaltungsdosen des Theophyllin (als Aminophyllin in 20 % höherer Dosierung gegeben).

Alter und klinischer Zustand	Infusionsgeschwindigkeit (mg/kg/h)
Kinder 1–9 Jahre	0,8
Kinder > 9 Jahre	0,6
Erwachsene**	0,5
Kongestive Kardiomyopathie oder Leberunterfunktion	0,2

**0,6 mg/kg/h bei starken Rauchern

tigungsdosis halbiert werden, während die Erhaltungsdosis unverändert bleibt. Patienten mit schwerer Leber- oder Herzinsuffizienz benötigen die volle Aufsättigungsdosis, aber höchstens die halbe Erhaltungsdosis. Patienten mit koronarer Herzkrankheit müssen aufgrund des erhöhten Arrhythmierisikos mit Vorsicht behandelt werden. Zentralvenöse Katheter sollten niemals benutzt werden, denn das Risiko der Herzrhythmusstörungen kann dadurch erheblich vergrößert werden.

Verhältnis Dosis : Reaktion. Man findet in dem Bereich von 5 bis 20 mg/l Theophyllinplasmakonzentration (Abb. 134) eine lineare Funktion Dosis : Reaktion. Ein maximaler bronchospasmolytischer Effekt kann bei einem Plasmaspiegel von mehr als 30 mg/l aufgrund des Risikos schwerer Nebenwirkungen nicht erreicht werden.

Sicherheit. Eine *hochdosierte Therapie* mit Plasmakonzentrationen von 10–20 mg/l führte bereits zu schweren Intoxikationen und Todesfällen, hauptsächlich bei Patienten mit Begleiterkrankungen. Dies war vor einigen Jahren ein besonderes Risiko, als es eine verbreitete Praxis war, höhere Erhaltungsdosen als empfohlen zu verabreichen (0,9 mg/kg/Stunde); (siehe Tabelle 26). Wiederholte Bestimmungen des Theophyllinplasmaspiegels tragen zur Gefahrlosigkeit der Therapie bei, und eine Plasmaspiegelbestimmung ist unbedingt gefordert, wenn die Behandlung mehr als 24 Stunden durchgeführt wurde. In den nächsten Jahren werden neue, schnellere Methoden zur Plasmatheophyllinbestimmung eingeführt werden, die es dem Arzt erlauben, den aktuellen Plasmawert zu bestimmen, bevor er mit der intravenösen Therapie beginnt.

Die *Low-dose-Therapie,* die eine Plasmakonzentration von 5–8 mg/l ergibt, wurde propagiert, jedoch wird in Notfallsituationen die Wirkung oft nicht ausreichend sein. Die Kombination niedriger Theophyllindosen mit β_2-Sympathomimetika kann, besonders bei Patienten mit Herz- und Lebererkrankungen, vorteilhaft sein.

Rektale Instillation. Wenn die intravenöse Behandlung nicht durchgeführt werden kann, kann Theophyllin (200 mg/100 ml) auch rektal appliziert werden. Die Resorption geht rasch und annähernd vollständig vonstatten, vorausgesetzt, daß der Patient die Lösung im Rektum behält. Aufgrund der kurzen Plasmahalbwertzeit sind häufige Instillationen notwendig, und es kann zu lokalen Reizerscheinungen kommen. Bei akutem Asthma bronchiale kann man sich nicht auf Suppositorien verlassen, die nur eine langsame und ungleichmäßige Resorption ermöglichen.

Zusammenfassung

Theophyllin wird zur intravenösen Gabe als Aminophyllin verabreicht. Hierbei ist es wichtig, die unterschiedlichen Gewichte der äquivalenten Dosen zu berücksichtigen. Bei schwerem Asthma bronchiale, das nicht auf die Inhalationsbehandlung mit Bronchospasmolytika anspricht, ist Theophyllin intravenös zum Abbau des Bronchospasmus hilfreich. Bei Patienten ohne Begleiterkrankungen kann man eine Aufsättigungsdosis von max. 6 mg/kg KG anordnen und als Erhaltungsdosis max. 0,8–0,5 mg/kg/Stunde (Kinder – Erwachsene) verabreichen, wobei man die Gefahr einer Intoxikation im Auge behalten muß. Eine Behandlung von mehr als 24 Stunden macht die Bestimmung der Plasmakonzentration erforderlich.

5.22 Wirkungsweise der Kortikosteroide

Das natürliche Kortikosteroid Kortisol (Hydrokortison) hat gleichermaßen *glukokortikoide* und *mineralokortikoide* Wirkung. Der glukokortikoide Effekt ist eng mit einer antiphlogistischen Aktivität verbunden, wobei Steroidmoleküle, die diesen Effekt aufweisen, daher als *Glukosteroide, Glukokortikoide* oder einfach als *Steroide* bezeichnet werden.

Antiphlogistische Wirkung. Kortikosteroide werden bei Asthma bronchiale, Rhinitis und Dermatitis eingesetzt, jedoch weiß man noch nicht genau, auf welche Weise sie bei Patienten mit diesen Erkrankungen eine Linderung bewirken. Am wichtigsten ist der antiphlogistische Effekt, der über spezifische zytoplasmatische Rezeptoren erfolgt (Abb. 135). Der Steroid-Rezeptorkomplex induziert eine Änderung der Proteinsynthese, die für die Gewebseffekte verantwortlich ist. Folglich verzögert sich die Reaktion auf die Steroidbehandlung um einige Stunden (Abb. 136). Die Targetzellen beim antiasthmatischen Effekt der Steroide sind wahrscheinlich einige oder alle Mastzellen, Makrophagen, glatte Muskelzellen der Bronchien und Gefäße, Schleimdrüsen und sensorische Nerven. Da Steroidrezeptoren in allen Zellen vorkommen, folgt daraus, daß die lokale Applikation der einzige Weg ist, die Wirkung auf das erwünschte Zielorgan zu begrenzen.

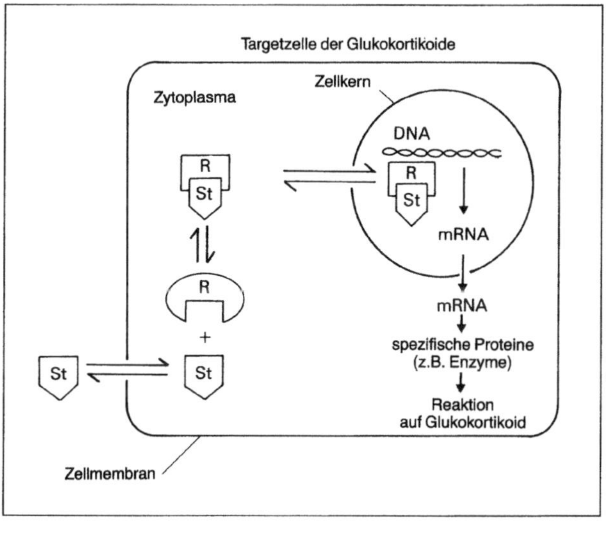

Abb. 135. Das Steroidmolekül (St) diffundiert durch die Zellmembran und bildet einen intrazellulären Komplex mit einem spezifischen Rezeptorprotein (R). Im Zellkern wird der Steroidrezeptor-Komplex an einen bestimmten Ort des Chromatins gebunden. Der Transkriptionsvorgang wird aktiviert, und die DNA Sequenz wird über messenger-RNA in eine Aminosäuresequenz eines Proteins umgesetzt. Diese neusynthetisierten Proteine werden als diejenigen angesehen, die für die meisten Steroideffekte verantwortlich sind [aus 4].

Sofortreaktion der Bronchien. Eine Einzeldosis Kortikosteroid hat auf die frühe (Sofort-)Reaktion nach Allergeninhalation im Labor keine Wirkung, jedoch wird eine Dauermedikation die Reaktion in gewisser Weise reduzieren (Abb. 137). Die Diskrepanz zwischen dem bescheidenen Hemmeffekt im Labor und dem ausgesprochen guten Effekt in der Asthmatherapie kann vielleicht wie folgt erklärt werden: 1. Ein einzelner Provokationstest mit einer hohen Allergendosis unterscheidet sich grundlegend vom akkumulatorischen Effekt der ungefähr 15000 täglichen

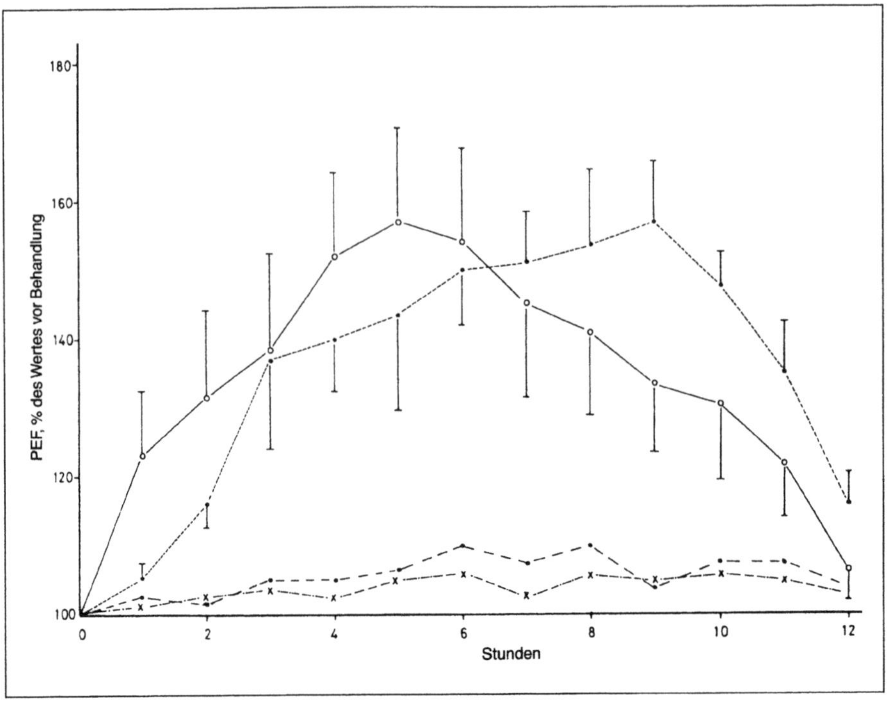

Abb. 136. Zeitverlauf (Mittelwerte + Standardabweichung) der Reaktion auf 200 mg Hydrokortison intravenös (durchgezogene Linie), 40 mg Prednisolon oral (punktierte Linie) und Plazebo (gestrichelt) bei 8 Patienten mit stabilem Asthma bronchiale. Die Kurve des Inhalationssteroids nimmt eine Mittelstellung ein [aus 17].

Inhalationen winziger Allergenmengen. 2. Auch die Spätreaktion ist für die klinische Symptomatik von Bedeutung (siehe unten).

Spätreaktion der Bronchien. Die Spätreaktion auf einen Inhalationstest kann durch eine einzige Steroiddosis wirksam gehemmt werden. Neuere Studien könnten eine Erklärung für diesen Effekt liefern, nämlich daß der Steroid-Rezeptorkomplex die Bildung eines Polypeptids (Lipocortin) anregt, welcher durch einen Antiphospholipase-Effekt die Synthese der Arachidonsäure und ihrer Metaboliten unterdrückt (Abb. 138).

Unspezifische Reaktivität. Die Dauerbehandlung mit Kortikosteroiden reduziert das belastungsinduzierte Asthma bei vielen Patienten, und klinische Erfahrungen lassen vermuten, daß die unspezifische Reaktivität der Bronchien ebenfalls vermindert ist; allerdings ist die Wirkung auf Histamin- und Metacholintests sehr gering.

Sekretion. Kortikosteroide sind ganz offensichtlich bei der Expektoration viskösen Schleims bei schwerem Asthma bronchiale wichtig, jedoch ist der Wirkmechanismus noch unbekannt.

Permissiver Effekt. Kortikosteroide haben in pharmakologischen Dosierungen keinen direkten Effekt auf glatte Muskelzellen, jedoch sind sie zur Erhaltung der nor-

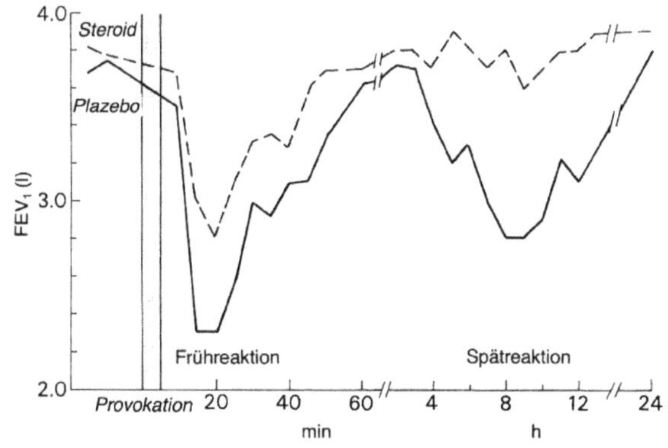

Abb. 137. Bronchiale Reaktion auf inhalative Allergenprovokation nach Vorbehandlung mit Steroiden und Plazebo. Während eine Einzelgabe eines Steroids die Spätreaktion hemmen kann, benötigt man eine längere Therapie für die partielle Hemmung der Frühreaktion [nach 12 (Frühreaktion) und 44 (Spätreaktion)].

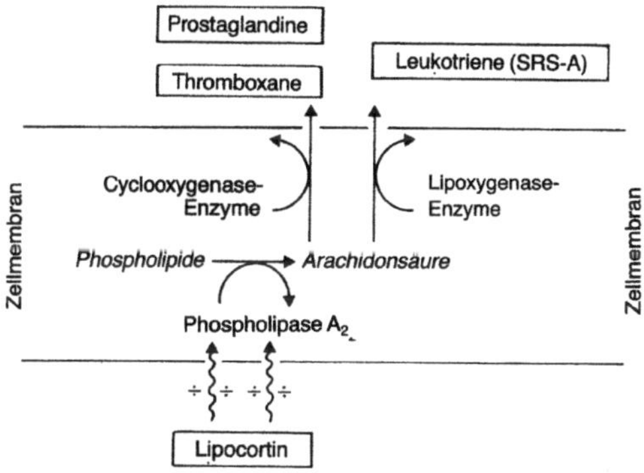

Abb. 138. Der Steroidrezeptor-Komplex führt zur Bildung eines Polypeptids, das das Enzym Phospholipase A_2 und dadurch die Bildung von membranständigen Mediatoren hemmt. Eine Forschungsgruppe in Großbritannien nannte dieses Polypeptid Macrocortin [8], während eine andere Gruppe in den USA dieses als Lipomodulin [26] bezeichnete. Man ist nunmehr übereingekommen, den Namen Lipocortin zu verwenden.

malen Reaktion auf adrenerge Stimulierung notwendig, sowohl auf α-induzierte Vasokonstriktion als auch auf β-induzierte Bronchospasmolyse. Die Rhinopathia medicamentosa und der Status asthmaticus sind Erkrankungen, bei denen dieser „permissive Effekt" günstig sein kann.

Zusammenfassung

Kortikosteroide haben einen breitgefächerten antiphlogistischen Effekt, worin der Hauptgrund für ihre günstige Wirkung beim Asthma bronchiale liegt. Die Wirkung beruht auf einer Änderung in der intrazellulären Proteinsynthese, die durch einen Steroid-Rezeptorkomplex angeregt wird. Von herausragender Bedeutung ist die Bildung eines Polypeptids, Lipocortin, das den enzymatischen Abbau in Metaboliten der Arachidonsäure hemmt. Während Steroide einen deutlichen Effekt auf die Spätreaktion der Bronchien auf Allergenexposition zeigen, ist die Wirkung auf die Frühreaktion wenig ausgeprägt.

5.23 Orale und parenterale Therapie mit Kortikosteroiden

Präparate. Die systemische Gabe kann oral, intravenös oder als Depotinjektion erfolgen (siehe Kapitel 7.17), jedoch herrscht allgemeine Übereinstimmung darüber, daß letztere bei Asthma bronchiale nicht angewandt werden sollte. Es stehen eine ganze Reihe oraler Präparate zur Verfügung (Abb. 139–143); (Tabelle 27). Vorteile sind hier die niedrigen Kosten, ein zu vernachlässigender mineralokortikoider Effekt und eine kurze Plasmahalbwertzeit.

Prednisolon und *Prednison* werden am meisten benutzt, da sie preiswert sind und einen geringen mineralokortikoiden Effekt haben. Prinzipiell ist Prednisolon dem

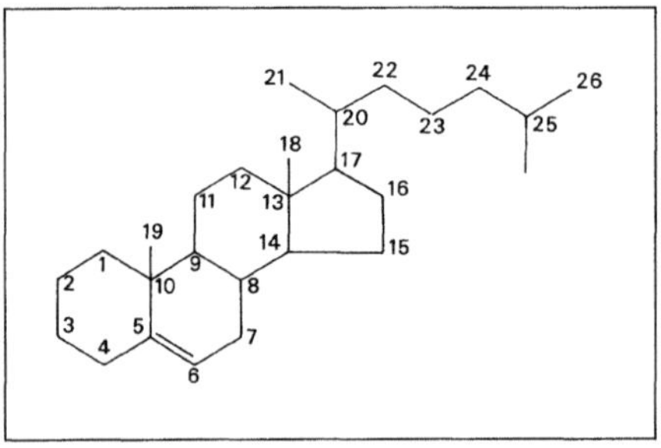

Abb. 139. Numerierung der Kohlenstoffatome im Cholesterol, dem Vorläufer der Kortikosteroide.

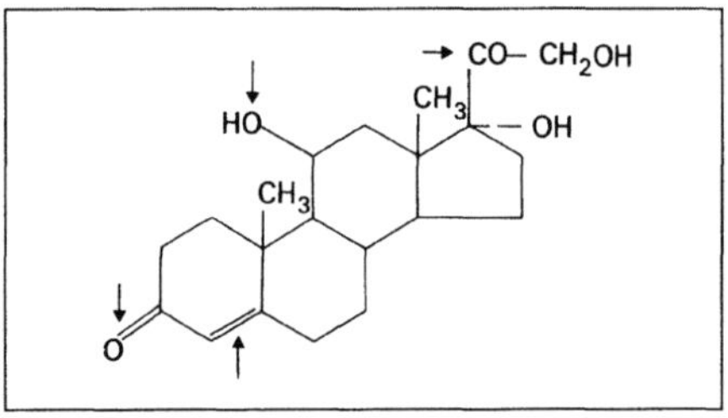

Abb. 140. Hydrokortison ist ein natürliches Kortikosteroid. Die Pfeile weisen auf die chemischen Gruppen hin, die für die Wirksamkeit als Glukokortikoid wesentlich sind.

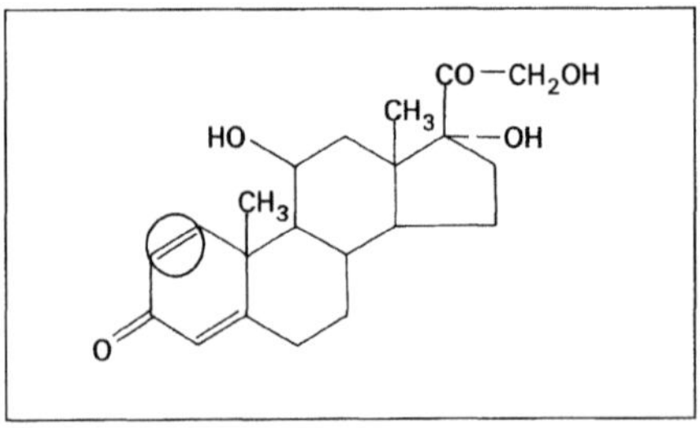

Abb. 141. Prednisolon. Die eingekreiste Doppelbindung erhöht den Effekt als Glukokortikoid und reduziert denjenigen als Mineralokortikoid.

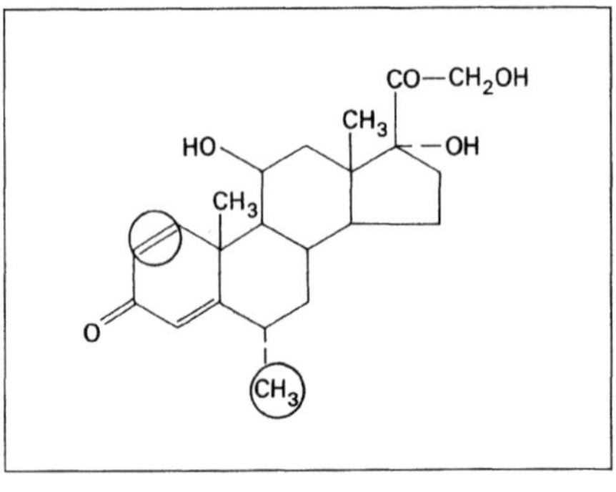

Abb. 142. Methylprednisolon. Der mineralokortikoide Effekt verschwindet fast mit der Anbindung dieser Methylgruppe.

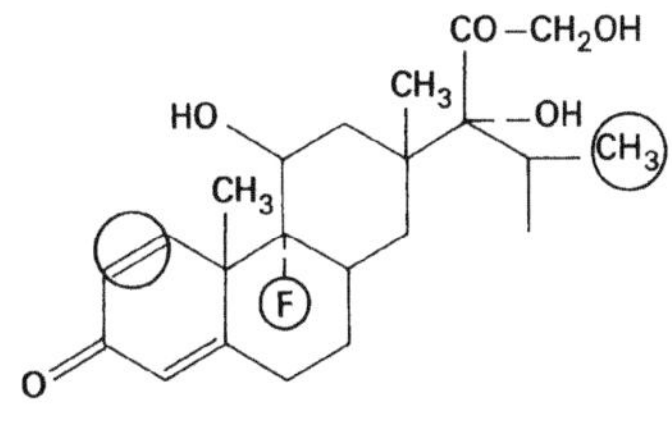

Abb. 143. Dexamethason. Halogenierung erhöht die glukokortikoide Wirkung, aber auch die Plasmahalbwertzeit.

Prednison vorzuziehen, das in der Leber zum aktiven Prednisolon metabolisiert wird. *Methylprednisolon* besitzt praktisch keine mineralokortikoide Wirkung und stellt eine gute Alternative dar, wenn große orale Dosen erforderlich sind. Es bietet ebenso Vorteile bei Patienten mit Hypertonie, Ödem und Hypokaliämie. Sind große intravenöse Gaben erforderlich, ist Methylprednisolon vom pharmakologischen Standpunkt aus dem *Hydrokortison* vorzuziehen, das gleichermaßen glukokortikoide und mineralkortikoide Effekte zeigt. Dieser Vorteil mag die Kosten aufwiegen.

Tabelle 27. Charakteristika einiger häufig eingesetzter Kortikosteroide.

Präparate	Äquivalent-dosis (mg)*	Na^+-Retentions-potenz	Plasmahalb-wertzeit (min)
Hydrokortison	20	1	90
Prednisolon	5	0,8	200
Methylprednisolon	4	0,25	200
Triamcinolon	4	(0)	200
Dexamethason	0,75	(0)	300
Betamethason	0,6	(0)	300

*bezogen auf die antiphlogistische Wirksamkeit

Therapeutischer Gebrauch. Systemische Steroide können auf vier verschiedene Arten eingesetzt werden: 1. zum Therapieversuch; 2. zur langfristigen Basistherapie; 3. zur kurzfristigen Präventivtherapie und 4. beim Status asthmaticus.

Therapieversuch. Ein Steroidtest ist indiziert, wenn durch Bronchospasmolytika bei einem Patienten mit chronisch-obstruktiver Lungenerkrankung keine normale Lungenfunktion erzielt werden kann (Abb. 144 A). Das Vorhandensein von Eosinophilen in Sputum und Blut läßt eine günstige Beeinflussung des Leidens durch die Therapie erwarten, jedoch schließt ihr Fehlen nicht von vornherein ein gutes Ergebnis aus. Asthmatiker zeigen fast immer eine gute Reaktion auf Steroide, allerdings ist es wichtig, die beste Lungenfunktion des Patienten zu bestimmen, denn diese wird das Ziel der Dauerbehandlung sein.

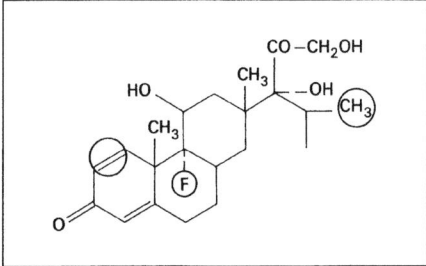

Der Peak Flow (PEF) während des Tests, morgens und vor dem Schlafengehen gemessen, sollte einen Anstieg von > 20–30 % zeigen, und die Tagesschwankungen sollten herabgesetzt werden (siehe Abb. 120, S. 157). Kleinere Anstiegsraten von unter 20 % sind nicht signifikant und kommen auch bei Gesunden vor. Wesentlich ist die Anwendung objektiver Meßdaten, da viele Patienten unter der Steroidbehandlung ein Wohlbefinden verspüren und daher eventuell eine Linderung ihrer Beschwerden bestätigen werden. Da Steroide potentiell schädlich sein können, sollten sie nicht zur Dauerbehandlung verwendet werden, solange nicht eine signifikante Verbesserung der Lungenfunktion nachgewiesen werden konnte.

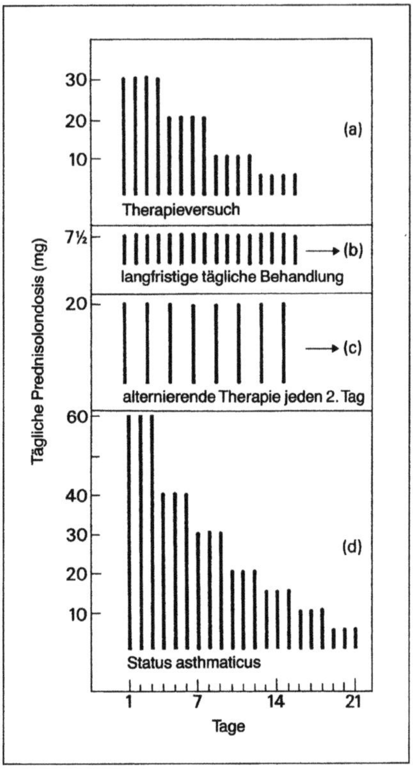

Abb. 144. Verschiedene Modelle zur Steroidbehandlung (siehe Text).

Dauertherapie. Orale Kortikosteroide sollten in Betracht gezogen werden, wenn eine normale Lungenfunktion mit anderen Mitteln nicht erreicht werden kann. Jedoch muß in jedem Fall der mögliche Nutzen sorgfältig gegenüber dem Risiko schädlicher Nebenwirkungen, insbesondere bei Kindern, abgewogen werden. Während Steroide initial am besten hochdosiert anstatt niedrigdosiert verabreicht werden sollten, sollte die Erhaltungsdosis so niedrig wie möglich sein, um die Krankheit zu beherrschen, aber nicht, um Symptomfreiheit zu erzielen. Patient und Arzt sollten erkennen, daß die Dosis der sich ständig ändernden Erkrankung folgen und, wo immer möglich, reduziert werden muß. Nur eine enge Zusammenarbeit zwischen Patient und Arzt und die Einsicht beider Seiten kann eine wirkungsvolle und gefahrlose Behandlung garantieren. Der Einsatz oraler Steroide zur Dauertherapie wurde in den letzten Jahren durch die Einführung der Inhalationssteroide, die weniger Nebenwirkungen aufweisen, stark verringert.

Die meisten Asthmapatienten können mit einer Tagesdosis von 5–10 mg Prednisolon gut eingestellt werden (Abb. 144 B). Einige Patienten benötigen höhere Dosen und engeren Kontakt mit einem Spezialistenteam. Die Einnahmehäufigkeit sollte zur Herabsetzung der Nebenwirkungen niedrig gehalten werden. Die Wirkung auf die Achse Hypothalamus - Hypophyse - Nebenniere (HHN) ist geringer, wenn das Medikament am Morgen und nicht abends eingenommen wird. Die Tagesdosis von 5–10 mg kann als Einzeldosis am Morgen verabreicht werden.

Nebenwirkungen, besonders die Suppression der Achse HHN und die Wachstumsbeeinträchtigung, werden signifikant vermindert, wenn orale Steroide alternierend am Morgen jedes zweiten Tages gegeben werden (Abb. 144 C). Bei einigen Patienten verbessert die alternierende Gabe von Prednisolon das Verhältnis zwischen den erwünschten antiasthmatischen Effekten und den unerwünschten Nebenwirkungen, jedoch ist dies nicht immer der Fall. Falls ein Steroidtest gezeigt hat, daß eine Tagesdosis von 5–10 mg Prednisolon die erreichte Verbesserung aufrechterhält, sollte man an jedem zweiten Morgen eine Dosis von 15–30 mg versuchen. Die tägliche Medikation wird eher in Europa durchgeführt, während in den USA die alternierende Gabe jeden zweiten Tag dominiert.

Kurzfristige Präventivtherapie. Während bei der oralen Dauertherapie immer das Risiko der unerwünschten Nebenwirkungen besteht, ist dieses bei einer kurzfristigen Behandlung (1–2 Wochen), die man vier- bis sechsmal im Jahr durchführt, sehr klein. Viele Asthmatiker wissen, wann ihre Erkrankung schlimmer wird (zum Beispiel bei einer Erkältung), und eine sofortige Einnahme von Steroiden ist oft in der Lage, einen schweren Anfall zu verhindern. Man beginnt mit einer Anfangsdosis von 30 mg Prednisolon pro Tag und fährt in Form des Therapietests fort (siehe Abb. 144 A). Das Risiko ist geringer, dem Patienten den Beginn seiner Selbstbehandlung mit Steroiden zu gestatten, die man am nächsten Tag als Arzt bestätigt, als dem Asthmatiker die Steroide nicht zur Verfügung zu stellen, bis die Attacke so schwer verläuft, daß man ihn ins Krankenhaus einweisen muß.

Status asthmaticus. Die Kortikosteroide sind von wesentlicher Bedeutung für die Behandlung des Status asthmaticus, da sie die Entzündung bekämpfen, die durch die Bronchospasmolytika nicht behoben wird. Die empfohlene Dosis war jahrelang 100 mg Hydrocortisonhemisuccinat alle sechs Stunden, als Infusion oder Injektion. Obwohl stützende Daten fehlen, ist die heute allgemein geübte Praxis die, 3 mg/kg KG alle vier bis sechs Stunden als intravenöse Infusion zu verabreichen. Dies ergibt eine Tagesdosis von etwa 1000 mg Hydrokortison, das durch 150 mg Methylprednisolon ersetzt werden kann, wenn der mineralokortikoide Effekt des Hydrokortison unerwünscht ist.

Die Kontrolle der Serumelektrolytwerte und wahrscheinlich auch eine Kaliumsubstitution (50–150 mg täglich) sind erforderlich, wenn Hydrokortison in hoher Dosierung verabreicht wird. Wenn einmal eine befriedigende Reaktion auf die Medikation erreicht ist, was gewöhnlich nach 24–48 Stunden eintritt, setzt man die Infusion ab und steigt auf die orale Gabe von Prednisolon um, etwa 60 mg täglich. Die Tagesdosis wird reduziert und ebenso die Häufigkeit der Einnahme, wobei man von dreimal täglich (60 mg) auf zweimal täglich (15–40 mg) zurückgeht und danach auf eine Einmaldosis morgens, wenn man bei 10 mg/Tag angekommen ist. Das Entwöhnungsmuster, das in Abb. 144 d gezeigt wird, ist nur ein Beispiel, und es ist in jedem Fall wichtig, die Dosierung nach individuellen Gesichtspunkten zu gestalten. Man darf das Medikament nicht zu rasch nach einem Status asthmaticus absetzen, da in dieser Periode auch ein plötzlicher Tod eintreten kann (siehe Kapitel 6.7).

Das oben beschriebene hochdosierte Therapieschema geht sehr selten mit einer *Kortikosteroidresistenz* einher. Letzere ist definiert als Therapieversager, was sich in fehlender klinischer Besserung und ausbleibender Eosinopenie ausdrückt. Patienten, bei denen die Eosinophilenzahl mit der Steroidbehandlung nicht abfällt, besitzen oft einen Hyperkatabolismus der verabreichten Steroide, zum Beispiel aufgrund einer Leberenzyminduktion durch Phenobarbital. Dies kann durch eine höhere Steroiddosis kompensiert werden. Therapieversager mit Eosinopenie beruhen andererseits auf irreversiblem Lungenschaden, Infektionen oder Komplikationen, für die die erhöhten Steroiddosen nicht verantwortlich gemacht werden können.

Zusammenfassung

Prednisolon ist die am meisten gebrauchte Zubereitung für die orale und Hydrokortison für die intravenöse Applikation. Ein Initialtest mit ziemlich hoher Kortikosteroiddosierung wird empfohlen, um die beste Lungenfunktion und das Therapieziel für den jeweiligen Patienten zu bestimmen. Objektive Messungen sind zum Nachweis der Wirkung sowie zur Festlegung der Dosis notwendig. Mit dieser Dosis sollte man in der Lage sein, die Krankheit zu beherrschen und sich nicht zum Ziel setzen, den Patienten beschwerdefrei zu machen. Die meisten Asthmatiker sind mit einer Dosis von 5–10 mg Prednisolon täglich ausreichend gut eingestellt, solange die Dosis sofort heraufgesetzt wird, wenn Exazerbationen eintreten. Man darf nicht zögern, kurze Behandlungsschübe zur Vorbeugung schwerer Attacken durchzuführen, jedoch ist es eine schwere Entscheidung, einen Patienten auf eine Steroiddauertherapie zu setzen. Einige Patienten lassen sich gut durch eine alternierende Therapie einstellen, die mit weniger unerwünschten Nebenwirkungen verbunden ist. Man verabreicht Steroide am besten morgens. Beim Status asthmaticus sind Kortikosteroide ganz wesentlich zur Bekämpfung der Entzündung; sie werden an den ersten 1–2 Tagen intravenös in einer Dosierung von 3 mg Hydrokortison/kg KG alle sechs Stunden gegeben. Ständige Versuche, die Dosierung zu reduzieren und die Medikation an sich abzusetzen, stellen eine allgemeine Regel bei der systemischen Steroidtherapie des Asthma bronchiale dar, doch darf man die Dosis nach Status asthmaticus nicht zu schnell reduzieren.

5.24 Nebenwirkungen der oralen und parenteralen Kortikosteroidtherapie

Biochemischer Hintergrund. Die kortikosteroidinduzierten Veränderungen der zellulären Proteinsynthese in den Mastzellen sind beim Asthma bronchiale günstig, da das entstehende Lipocortin die Bildung der membranständigen Mediatoren

(Leukotriene, Prostaglandine) aus der Arachidonsäure hemmt (siehe Abb. 138, S. 191). Andererseits werden andere Zellen ebenfalls in ihrer Funktion durch die Inhibition des Arachidonsäuremetabolismus beeinträchtigt. Dies trifft zu auf Chemotaxis, Phagozytose und Lymphokinproduktion in Leukozyten, Makrophagen und Lymphozyten. Der letztgenannte Teil der antiphlogistischen Aktivität ist gefährlich, da eine komplette Entzündungsreaktion zur Bekämpfung invasiver Mikroorganismen oder als Warnzeichen für den Chirurgen (perforiertes Ulkus) notwendig ist.

Mißbrauch. Das Risiko ernster Nebenwirkungen ist bei sehr hoher Dosierung der Steroide erheblich, zum Beispiel beim Erythematodes visceralis. Insgesamt kann der Mißbrauch der Kortikosteroide durch den Patienten letale Folgen nach sich ziehen. Man muß jedoch betonen, daß bei korrektem Einsatz der Steroide beim Asthma bronchiale die Todesgefahr durch Nebenwirkungen sehr gering ist und bei weitem von der Mortalität durch die Krankheit selbst überschritten wird. Der Begriff des Mißbrauchs von Kortikosteroiden beim Asthma bronchiale zielt nicht nur auf eine zu starke Benutzung; die zu geringe Einnahme kann bei schweren Krankheitsfällen noch gefährlicher sein.

Dosierung. Das Risiko der unerwünschten Nebenwirkungen durch die Langzeittherapie hängt von der täglichen Dosierung ab. Die folgende Diskussion wird sich deshalb mit den bei den meisten Asthmatikern eingesetzten Dosierungen beschäftigen, welche bei 5–10 mg Prednisolon täglich liegen. Während durch diese Therapie hauptsächlich nur kosmetische Veränderungen als Nebenwirkungen auftreten, wächst das Risiko ernsterer Nebenwirkungen rapide, wenn Prednisolondosen von über 10 mg dauernd gegeben werden.

Wachstumshemmung. Eine Wachstumsstörung wird eintreten, wenn Kinder fortlaufend mit systemischen Steroiden behandelt werden. Diese Therapie muß daher auf Kinder beschränkt bleiben, die durch Asthma sehr stark in ihrer Leistungsfähigkeit beeinträchtigt werden. Die Wachstumshemmung wird teilweise durch die alternierende Gabe von Steroiden jeden zweiten Tag und durch ACTH vermieden.

Gewichtszunahme. Bei Kindern und Erwachsenen ist die Gewichtszunahme die häufigste Nebenwirkung. Man muß die Patienten vor Beginn der Behandlung vor vermehrtem Appetit warnen und sie ermuntern, der gesteigerten Kalorienaufnahme entgegenzuwirken.

Osteoporose. Eine Kompressionsfrakturen der Wirbelkörper verursachende Osteoporose, die bei 1–10% der Erwachsenen unter Langzeittherapie auftritt, ist ein sehr unerfreulicher Nebeneffekt. Am häufigsten ist sie bei immobilisierten Patienten und Frauen in der Postmenopause. Es wird eine adäquate Ernährung empfohlen.

Hautveränderungen. Hautveränderungen und *cushingartiges Aussehen* durch „Mondgesicht", „Stiernacken", Stammfettsucht, Striae, Ekchymosen, Akne und Hirsutismus sind bekannte Nebenwirkungen, die oft gerade bei jungen Frauen eine Belästigung darstellen.

Augenerkrankungen. Steroidinduziertes *Glaukom, Katarakt* und Reaktivierung einer *Herpeskeratitis* wurden beschrieben. Die Steroidtherapie sollte bei Patienten mit Augenerkrankungen nur nach Zustimmung des Ophthalmologen durchgeführt werden. Allen Patienten muß man raten, den Augenarzt aufzusuchen, falls während der Therapie Augensymptome auftreten. Aber das Risiko ist wirklich sehr klein, und es ist wichtig, den Patienten nicht unnötig zu ängstigen.

Psychische Veränderungen. Psychische Veränderungen können bei einer Steroidtherapie auftreten, sind aber reversibel. Wie bei den Augenleiden macht die Aufklärung des Patienten, ohne ihn zu ängstigen, den guten Arzt aus.

Diabetes mellitus. Kortikosteroide besitzen eine *Antiinsulinwirkung*. Vorübergehende Glukosurie kann bei Nichtdiabetikern auftreten, und latenter Diabetes kann klinisch manifest werden. Die erforderliche Insulinmenge steigt bei Diabetikern an.

Hypertonie und Ödem. Ein Hypertonus und Ödem, welche durch 5–10 mg Prednisolon/Tag entstehen, sind selten auftretende Probleme. Sollten sie zur Beunruhigung Anlaß geben, muß ein Wechsel auf Methylprednisolon empfohlen werden. Eine Kaliumsubstitution mag notwendig werden, besonders bei Patienten, die mit Theophyllin, Diuretika und Digitalis behandelt werden.

Peptische Ulzera. Epigastrische Beschwerden werden häufig von den Patienten unter oraler Kortikosteroidtherapie zum Ausdruck gebracht. Im Gegensatz zum allgemeinen Glauben gibt es nur geringe Hinweise darauf, daß die gewöhnliche Asthmadosierung die Patienten anfälliger gegen peptische Ulzera macht, jedoch kann sie Perforationssymptome maskieren. Hohe Dosen können Blutungen verursachen.

Reaktivierung der Tuberkulose. Die Balance zwischen der Abwehr des Organismus und den Tuberkelbakterien wird durch Steroide ungünstig beeinflußt. Patienten, die eine Tuberkulose hinter sich haben, sollten in regelmäßigen Intervallen untersucht werden. Allerdings ist das Risiko einer Reaktivierung bei Einnahme niedriger Dosen klein.

Suppression der Achse Hypothalamus – Hypophyse – Nebennieren. Jede exogene Zufuhr von Glukokortikoiden reduziert die endogene Freisetzung des CRH (corticotropin-releasing hormone) aus dem Hypothalamus, von ACTH aus der Hypophyse und von Kortisol aus den Nebennieren. Die tägliche Gabe über einen Zeitraum von mehr als zwei Monaten wird ebenfalls zu einer signifikanten Insuffizienz der HHN-Reaktion auf Streß führen. Die Suppression der HHN-Achse ist bei Asthmatikern, die mit 5–10 mg Prednisolon pro Tag behandelt werden, gewöhnlich reversibel, jedoch kann es bis zu einem Jahr dauern, bis die normale Funktion wieder vorhanden ist. Während dieses Zeitraums müssen bei Streßsituationen (Fieber, Unfälle, operative Eingriffe) exogen Kortikosteroide zugeführt werden. Nach jahrelanger hochdosierter Behandlung können die Veränderungen durch die *Nebennierenatrophie* irreversibel werden. Die HHN-Reaktionsfähigkeit wird weniger durch die alternierende Steroidgabe jeden zweiten Tag beeinträchtigt, wobei ACTH nur die Reaktion von HH supprimiert.

Steroidentzug. Aus den folgenden Gründen ist es schwierig, die orale Steroidbehandlung abzusetzen: 1. Verschlimmerung der Lungenerkrankung; 2. Risiko einer akuten Addison-Krise; 3. Exazerbation von Rhinitis und Dermatitis; 4. Steroidentzugssymptome, die aus Krankheitsgefühl, Depression, Müdigkeit und Gelenkschmerz (Pseudorheumatismus) bestehen.

Zusammenfassung

Wachstumshemmung durch Langzeittherapie mit täglicher Steroideinnahme beschränkt diese Behandlung auf Kinder, die durch Asthma in ihrer Leistungsfähigkeit stark eingeschränkt werden. Bei Erwachsenen schließen die Indikationen die Lebensqualität ein, da gewöhnliche Asthmadosierungen (≤ 10 mg Prednisolon/Tag) selten ernsthafte Nebenwirkungen hervorrufen. Unerfreuliche und kosmetisch störende Symptome sind allerdings häufig (Abb. 145). Die potentiellen

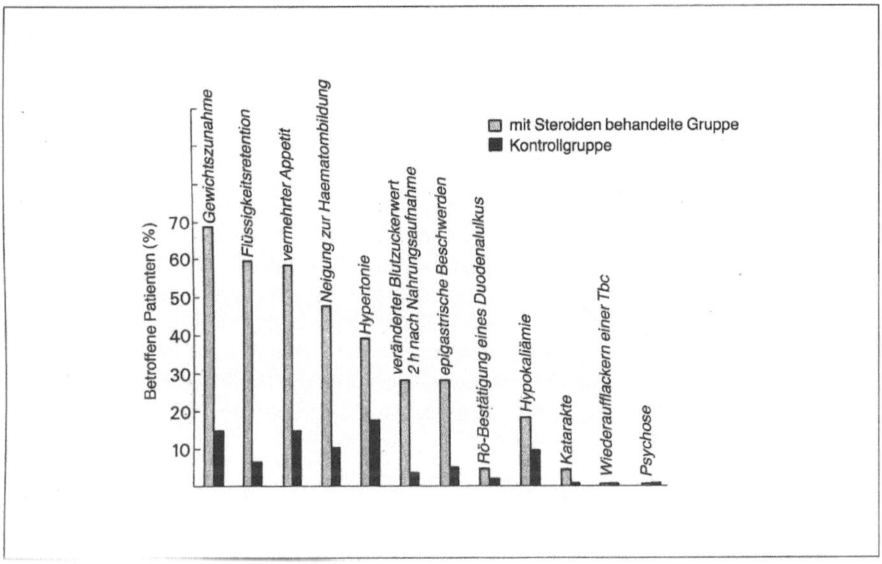

Abb. 145. Vergleich der Inzidenz von Nebenwirkungen bei steroidbehandelten Patienten und bei Kontrollgruppen (2HPPBS = Blutzucker 2 h postprandial) [aus 34].

Tabelle 28. Langfristige Steroidkomplikationen bei schwerem Asthma bronchiale [aus 36].

Größenverlust Wasserretention Hypertonus Niedriger Plasmakaliumspiegel Cushing-Symptome Fettsucht	ca. 10%
Peptische Ulzera und Blutung Wirbelkompressionsfraktur	3%
Tuberkulose Augenerkrankungen Diabetes Psychische Veränderungen	< 2%

Steroidnebenwirkungen sind unter anderem: Gewichtszunahme, Osteoporose, Hautveränderung und cushingartiges Aussehen, Suppression der HHN-Achse, Augenkrankheiten, psychische Veränderungen, Diabetes mellitus, Hypertonie und Ödem, Komplikationen durch peptische Ulzera, Reaktivierung einer Tuberkulose und Infektionsneigung (Tabelle 28).

5.25 Inhalationstherapie mit Kortikosteroiden

Lokale : systemische Wirkung. Frühe Versuche, Kortikosteroide lokal im Bereich der Luftwege anzuwenden, scheiterten. Hydrokortison und Prednisolon waren ineffizient, und Dexamethason hatte gleich starke lokale und systemische Wirkungen. Die Situation änderte sich grundlegend, als 1972 *Beclometasondipropionat* als Aerosol eingeführt wurde. Dieses Medikament wird nun allgemein in allen Teilen der Welt bei Asthma bronchiale eingesetzt.

Zwei Eigenschaften sind für den Erfolg des Beclometasondipropionats verantwortlich: 1. Anders als Hydrokortison und Prednisolon besitzt es eine hohe antiphlogistische Potenz, die notwendig ist, wenn eine geringe inhalierte Menge auf die große Oberfläche verteilt wird; 2. Im Gegensatz zum Dexamethason wird der heruntergeschluckte Teil (80–90% der inhalierten Dosis) einer direkten Deaktivierung in der Leber unterzogen, bevor der systemische Kreislauf erreicht wird. Auf diese Weise trennt, im Vergleich zu den früheren Steroidmolekülen, das inhalierte Beclometasondipropionat die antiasthmatischen von den unerwünschten systemischen Effekten. Der überzeugendste Beweis dafür ist die Reaktivierung von Rhinitis und Dermatitis, wenn man einen Asthmapatienten von der oralen auf die Inhalationstherapie umstellt.

In normalen therapeutischen Dosen (200–800 µg/Tag) hat Beclometasondipropionat einen bescheidenen antiasthmatischen Effekt, der der Wirkung von 5–10 mg Prednisolon gleichkommt. Über systemische Nebenwirkungen dieser inhalierten Dosen wurde bisher noch nicht berichtet. Allerdings wird ein Teil jeder applizierten Menge in der Luftwegsmukosa resorbiert und besitzt dadurch einige systemische Aktivität. 400 µg Beclomethasondipropionat entspricht oral 1–1,5 mg Prednisolon.

Wenn man einen Asthmapatienten von oraler auf Inhalationssteroidtherapie umstellt, muß wenigstens eine Reduktion von 5 mg Prednisolon/Tag erzielt werden, um die teurere Behandlung zu rechtfertigen. Wenn Steroide im Bereich der Bronchien, der Nase und der Haut angewandt werden, addieren sich alle systemischen Wirkungen, jede für sich unbedeutend, zu einer Gesamtmenge exogenen Steroids im Blutkreislauf.

Kürzlich wurde das nichthalogenierte Steroidmolekül *Budesonid* eingeführt. Verglichen mit Beclometasondipropionat ist es etwas potenter und wird rascher in der Leber metabolisiert; der systemische Effekt der entsprechend starken Dosis wird um ca. ein Drittel reduziert. Der große Sicherheitsbereich ist nur von Bedeutung, wenn bei schwerem Asthma bronchiale eine hochdosierte Inhalationstherapie durchgeführt wird (siehe unten).

Anleitung des Patienten. Es ist von größter Wichtigkeit, daß der Patient Zweck und Grenze dieser Behandlungsform kennt. Er muß wissen, daß das Aerosol vorbeugend wirken soll und nicht der sofortigen Linderung dient und daß das Medikament das Ziel nicht erreichen kann, wenn die Bronchien obstruiert sind.

Spendesysteme. Wichtig ist es, die Inhalationstechnik zu kontrollieren, da viele Patienten den Inhalator nicht korrekt benutzen. Ein Pulverspendesystem (Beclometasondipropionat) steht für Patienten zur Verfügung, die den unter Druck stehenden Behälter nicht bedienen können (Arthritis) oder die den Moment des Auslösens und des Inhalierens nicht koordinieren können (Kinder). Ein einfaches Verlängerungsrohr oder ein Zwischenstück (Budesonid) erfüllen denselben Zweck (siehe Abb. 129, S. 174). Zusätzlich gelangt durch diese Vorrichtung eine kleinere Steroiddosis in den Rachen.

Es hat sich bewährt, fünf Minuten vor dem Steroidspray ein Bronchospasmolytikum zu benutzen, um die Verteilung des Medikaments zu verbessern.

Dosierung. Die *normale tägliche Dosis* beträgt bei Kindern 200 µg und 400 µg beim Erwachsenen. Eine zweimalige Einnahme täglich ist ausreichend. Vorteilhaft ist, daß der Spray zu Hause aufbewahrt und vorzugsweise im Bad unmittelbar vor dem Zähneputzen benutzt werden kann. Die Tagesdosis kann, falls nötig, verdoppelt werden. Bei ausgewählten Patienten mit schwerem Asthma bronchiale wird eine *hochdosierte* Therapie (1000–1600 µg) aus einem speziellen Behälter verabreicht, der pro Hub 200–250 µg abgibt, und mit dem man den Bedarf an oralen Steroiden reduzieren kann. Die Therapie ist teuer, und eine gute Patientencompliance ist notwendig, wenn man schweres Asthma bronchiale ausschließlich durch eine Inhalationstherapie behandelt.

Patienten unter hochdosierter Inhalationstherapie müssen Prednisolontabletten zur Verfügung haben, wenn sie bei schwerer Bronchokonstriktion die Steroide vorübergehend nicht inhalieren können.

Patienten ohne orale Kortikosteroidtherapie. Bei Patienten mit reduzierter Lungenfunktion ist es klug, mit einer kurzen Einnahmeperiode von oralen Steroiden zu beginnen, um die Luftwege für die Spraytherapie vorzubereiten und um die optimale Lungenfunktion festzustellen. Der durch die systemischen Steroide erreichte Effekt kann in den meisten Fällen aufrechterhalten werden (Abb. 146), und die Steroidinhalation erlaubt auch eine Reduktion der Bronchospasmolytikaeinnahme.

Die Hauptindikation für die inhalierten Steroide ist das chronische ganzjährige Asthma bronchiale, doch können sie auch bei saisonalem allergischen Asthma bronchiale sinnvoll sein und in den Fällen chronischen nächtlichen Hustens, die Asthmaäquivalenten gleichkommen.

Patienten unter oraler Kortikosteroidtherapie. Die Inhalation von 400 µg Beclometasondipropionat oder Budesonid entspricht der Menge von 5–10 mg Prednisolon/Tag, wobei die meisten Patienten mit dieser Dosis ganz auf die Inhalationstherapie umgestellt werden können (Abb. 147). Eine kombinierte Therapie ist gewöhnlich bei Patienten, bei denen höhere Dosen erforderlich sind, notwendig, jedoch wird eine Dosisreduktion um 5–10 mg Prednisolon das Risiko der systemischen Nebenwirkungen signifikant vermindern. Die hochdosierte Inhalationstherapie, die nun immer mehr angewandt wird, reduziert die Zahl der Patienten mit oraler Steroiddauertherapie weiter.

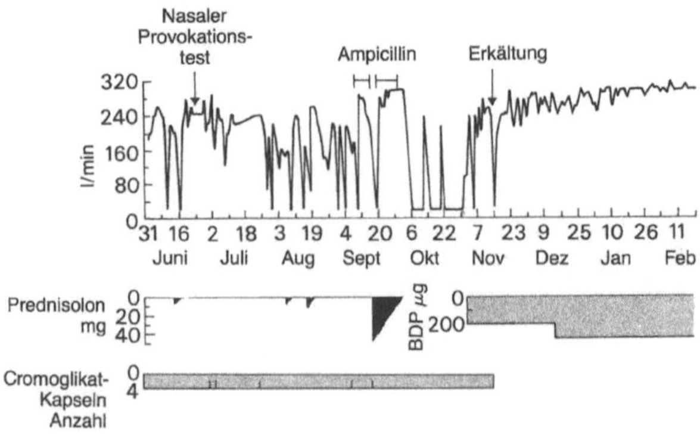

Abb. 146. „John W., 14 Jahre alt, ist ein Beispiel für außergewöhnlich gute Wirkung des BDP (Beclometasondipropionat). Von besonderer Bedeutung ist die Vermeidung plötzlicher Dips in der Lungenfunktion." (Aus einem Fallbericht von Dr. H. Morrow Brown, Derby Lungenfachklinik, der als erster diese Inhalationskortikosteroid 1970 testete)

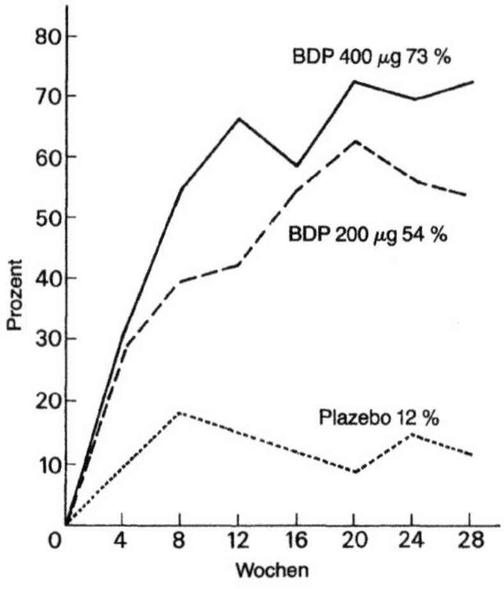

Abb. 147. Prozentsatz der Patienten (n = 108), die während der Inhalationsbehandlung zumindest eine 50%ige Reduktion des oralen Prednisolon verzeichnen konnten: mit Plazebo (punktierte Linie), 400 µg/d Beclometasondipropionat (durchgezogene Linie), 200 µg/d Beclometasondipropionat (gestrichelte Linie) [aus 45].

Der *Prednisolonentzug* muß langsam erfolgen und kann sich aufgrund der Steroidentzugssymptome schwierig gestalten (siehe Kapitel 5.24), die einige Monate anhalten. Wiederholte Klinikbesuche sind in dieser Zeit notwendig, um zu ermutigen und um die Lungenfunktion zu kontrollieren. Für die nächsten zwölf Monate sind orale Steroide während Streßperioden erforderlich, und alle Asthmatiker mit einer schweren Ausprägung der Erkrankung, die eine orale Steroidlangzeittherapie erforderlich macht, müssen einen Vorrat an Prednisolontabletten im Falle einer Exazerbation der Erkrankung erhalten.

Triviale Nebenwirkungen. Die Inhalation von Beclometasondipropionat und Budesonid führt nur zu drei unbedeutenden Nebenwirkungen.

1. Sofortiger *Husten* und *Reizung* einer hyperreaktiven Schleimhaut; dies bessert sich häufig nach einer ein- bis zweiwöchigen Therapie.

2. *Candidosis* des Oropharynx kommt bei ca. 10 % der Patienten vor. Sie wird mit einem oralen Antimykotikum behandelt und macht selten einen Abbruch der Inhalationstherapie notwendig, obgleich die inhalierte Dosis manchmal herabgesetzt werden muß. Zur Vorbeugung wird sofortiges Gurgeln nach der Anwendung empfohlen, und der Gebrauch eines Verlängerungsrohres kann die auf die Pharynxmukosa aufgebrachte Steroidmenge reduzieren und damit das Risiko der Candidosis.

3. *Heiserkeit* ist, wie Soor, eine Nebenwirkung, die im Zusammenhang mit der Steroiddosis und wahrscheinlich auch der Inhalationsfrequenz steht. Dieses Symptom kann durch das Verlängerungsrohr nicht vermieden werden, es tritt gewöhnlich rezidivierend auf und wird häufig mit der Zeit weniger. Chronisches Überanstrengen der Stimme und Erkältungen tragen dazu bei; die Behandlung besteht in der Schonung der Stimme. Diese Nebenwirkung schränkt den Gebrauch der Inhalationstherapie bei Patienten ein, für die die Stimme außergewöhnlich wichtig ist, wie Sänger, Prediger, Lehrer, und ähnliche Berufe.

Risiko schwerer Nebenwirkungen? Es wird oft die Besorgnis über das Risiko einer schweren Lungengewebsschädigung bei der Langzeittherapie ausgedrückt. Es gibt einige zwingende Gegenargumente: 1. Patienten mit Morbus Cushing haben Schädigungen der Haut und anderer Gewebe, aber nicht der Lunge; 2. Untersuchungen an menschlichen Biopsien haben keinerlei signifikante Veränderungen der Bronchialhistologie nach einigen Jahren der Therapie gezeigt; 3. Die Atemwegsschleimhaut der Nase, die verglichen mit der der Bronchien eine viel höhere Steroiddosis erhält, zeigt keine offensichtlichen Schädigungszeichen; 4. Das überzeugendste Gegenargument ist, daß das zu inhalierende Beclometasondipropionat nunmehr mehr als 10 Millionen Patientenjahre benutzt wurde ohne Berichte über ernsthafte Nebenwirkungen. Es ist daher gerechtfertigt festzustellen, daß dieser Steroidinhalator bemerkenswert ungefährlich ist. Genauso hat Budesonid nach einigen Jahren der Anwendung keine Hinweise auf schwere Nebenwirkungen ergeben.

Rolle der Inhalationssteroide in der Therapie. Die Ungefährlichkeit der Inhalationssteroide hat die Indikationsbreite für den Einsatz der Kortikosteroide bei Asthma bronchiale erheblich erweitert, und heute können diese Medikamente ins Auge gefaßt werden, wann immer die Inhalationsbehandlung mit einem Bronchospasmolytikum nicht ausreicht. Während die orale Kortikosteroidbehandlung nur die Kontrolle der Krankheit zum Ziel hat, ist das Ziel der Therapie mit Inhalationssteroiden die Möglichkeit zu einer ganz normalen Lebensführung.

Zusammenfassung

Inhaliertes Beclometasondipropionat und Budesonid können aufgrund der großen antiphlogistischen Potenz und der Deaktivierung in der Leber im ersten Stoffwechselschritt antiasthmatische von systemischen Wirkungen trennen. Sie können als

Aerosol oder als Pulver verabreicht werden; der antiasthmatische Effekt von 400 μg inhalierter Steroide entspricht 5–10 mg Prednisolon oral. Das Medikament kann seinen Wirkungsort nur über offene Atemwege erreichen, und die Patienten müssen bei Verschlechterung der Beschwerden den sofortigen Zugriff auf orale Steroide haben. Da systemische Nebenwirkungen oder Gewebsschädigungen auch nach extensivem Gebrauch über ein Jahrzehnt nicht berichtet wurden, kann man die Therapie als gefahrlos bezeichnen und sie einsetzen, wenn Bronchospasmolytika versagen. Bei schwerem Asthma bronchiale wird zunehmend eine hochdosierte Therapie (1600 μg pro Tag) durchgeführt.

5.26 Erhaltungsmedikation bei Asthma bronchiale

Die Wahl der Asthmabehandlung muß auf der einer Seite Kosten, Risiko und Nutzen berücksichtigen, auf der anderen Seite auch die Patientencompliance, die Fähigkeit des Patienten, Anleitungen zu akzeptieren und zu befolgen.

1. Schritt: Intermittierende Therapie. Ein wichtiger Punkt beim Asthma bronchiale ist die ausreichende Anleitung des Patienten, um den Gebrauch des Bronchospasmolytikum-Sprays zu erlernen. Man kann vor einer Exposition Dinatriumcromoglicat wählen, falls das Asthma bronchiale durch ein bekanntes Allergen hervorgerufen wird, wie zum Beispiel durch Tierschuppen. In Verbindung mit einem Bronchospasmolytikum-Spray kann man dieses Medikament zur Prävention eines belastungsinduzierten Bronchospasmus verwenden.

2. Schritt: täglich präventiv. Die Behandlung des Asthma bronchiale beschränkte sich in der Vergangenheit auf die Behandlung von Asthmaattacken. Die kürzlich demonstrierte Tatsache, daß über lange Zeitabschnitte nach schweren Asthmaanfällen noch geringe krankhafte Veränderungen der Atemwege vorhanden sind (siehe Kapitel 5.4), hat die Bedeutung einer Prävention der Bronchialobstruktion hervorgehoben. Die Fragen, die hier auftauchen, sind, wann man mit der präventiven Therapie anfangen (Tabelle 29) und welches Medikament man einsetzen soll.

In den USA ist ein Theophyllinpräparat generell die erste Wahl in der Dauertherapie, wobei ein Bronchospasmolytikum als Spray zusätzlich bei Bedarf benutzt wird. In Europa, wo seit 20 Jahren die langwirkenden β_2-selektiven Sympathomimetika zur Verfügung stehen, ist bei der prophylaktischen Therapie eines dieser Medikamente, gewöhnlich in Sprayform, die erste Wahl. Regelmäßig nimmt der Patient zwei Hübe alle vier bis sechs Stunden über den ganzen Tag, wobei eine ähnliche Anzahl Hübe dazwischen bei Bedarf hinzugefügt wird. Wenn bei einigen Patienten die Inhalation hoher Dosen von β_2-Sympathomimetika einen Tremor hervorruft, kann man eine Kombination einer niedrigeren Dosis mit inhaliertem Ipratropium versuchen (siehe Kapitel 5.17). Immer mehr findet die Kombination von inhaliertem β_2-Sympathomimetikum und einer Retardform des Theophyllins (siehe Kapitel 5.20) Anwendung; besonders günstig wirkt sich diese Kombination bei Kindern aus, die sogar bereits im Alter von drei bis vier Jahren die Präparate benutzen können.

Inhaliertes Dinatriumcromoglicat oder ein Steroid sind angezeigt, wenn eine regelmäßige Anwendung von Bronchospasmolytika den Patienten nicht von

Tabelle 29. Indikationen zur Dauertherapie des Asthma bronchiale.

Bronchospasmolytikum Dinatriumcromoglicat Inhalationssteroide	Prednisolon*
Husten und Spastik für ≥ 2 Stunden/Tag	Husten und Spastik für ≥ 4 Stunden/Tag
Episoden mit Atemnot ≥ zweimal/Woche	Episoden mit Atemnot ≥ 4mal/Woche
Schlafstörungen durch Asthma ≥ zweimal/Woche	Schlafstörungen durch Asthma ≥4mal/Woche
Mittlerer täglicher Peak Flow ≤ 75 % des erwarteten Wertes	Mittlerer täglicher Peak Flow ≤ 75 % des Optimums
Minimaler täglicher Peak Flow ≤ 50 % des erwarteten Wertes	Minimaler täglicher Peak Flow ≤ 50 % des Optimums
Tage der Arbeitsunfähigkeit ≥ 2/Monat	Tage der Arbeitsunfähigkeit ≥ 4/Monat
	Tage mit erzwungener Bettruhe ≥ 2/Monat
	Notrufe ≥ 4mal/Jahr
	Krankenhauseinweisung ≥ 2/Jahr

* Es wird vorausgesetzt, daß der Patient unter voller Behandlung mit Bronchospasmolytika/ Steroidinhalation steht.

Asthmaanfällen befreien kann. Viele Ärzte ziehen es vor, bei Kindern mit allergischem Asthma bronchiale die Behandlung mit DNCG zu beginnen. Falls dieses Medikament die Krankheit nicht unter Kontrolle bringen kann, setzt man es ab und verordnet ein lokal anzuwendendes Steroid. Der zusätzliche Einsatz wird die Kosten und die Kompliziertheit der Behandlung bei nur geringem oder keinem zusätzlichen Effekt erhöhen. Initial wird ein Steroidinhalator gewöhnlich bei Erwachsenen sowie bei intrinsic Asthma wegen seiner hohen Erfolgsquote vorgezogen. Das Risiko schwerer Nebenwirkungen bei den in diesem zweiten Schritt eingesetzten Medikamenten ist sehr gering, daher sollte das Ziel die vollständige Symptomfreiheit sein.

3. Schritt: orale Dauertherapie. Diese sollte nur bei Patienten durchgeführt werden, die ihr Asthma nicht befriedigend mit der vollen Dosis eines Bronchospasmolytikums und eines Steroidinhalationsmittels in den Griff bekommen. Viele Ärzte neigen heute dazu, eine hochdosierte Inhalationstherapie mit Steroiden zu versuchen, bevor sie mit Prednisolon fortfahren. Die Dauerbehandlung mit oralen Steroiden ist immer eine additive Behandlung und kein Ersatz für andere Medikamente. Allerdings mag es aus wirtschaftlichen Gründen notwendig sein, ein preiswertes orales Steroid früh in die Behandlung einzuführen.

Das Kriterium der Behandlung ist die Kontrolle der Krankheit mit einer so hohen Lebensqualität wie möglich. Falls der Patient weiter arbeiten kann, körperlich leistungsfähig und relativ beschwerdefrei ist, dann wiegen die günstigen Effekte die Nebenwirkungen auf.

Zusammenfassung

Ein Bronchospasmolytikum in Sprayform mit der Bedienungsanweisung „nach Bedarf" wird zur Behandlung einzelner Asthmaepisoden eingesetzt. Die Dauertherapie ist indiziert, wenn diese Asthmaanfälle mehr als zweimal wöchentlich auftreten. Eine Kombination aus β_2-Sympathomimetikum, Theophyllin, Dinatriumcromoglicat und Inhalationssteroiden kann eingesetzt werden, um den Patienten beschwerdefrei zu erhalten. In schwereren Fällen wird eine orale Dauertherapie mit Steroiden verordnet, um die Krankheit unter Kontrolle zu bringen.

Literatur

1. Aas K (1972) The biochemical and immunological basis of bronchial asthma. Charles C Thomas, Springfield, pp 1–238
2. Al Bazzaz F, Grillo H, Kazemi H (1975) Response to exercise in upper airway obstruction. Am Rev Respir Dis 111: 631–40
3. Azarnoff DL (ed)(1975) Symposium on steroid therapy. WB Saunders, Philadelphia, pp 1–340
4. Baxter JD, Forsham PH (1972) Tissue effects of glucocorticoids. Am J Med 53: 573–7
5. Bernstein IL, Siegel SC, Brandon ML et al. (1972) A controlled study of cromolyn sodium sponsored by the Drug Committee of the American Academy of Allergy. J Allergy Clin Immunol 50: 235–45
6. Bernstein IL (1981) Cromolyn sodium in the treatment of asthma: changing concepts. J Allergy Clin Immunol 68: 247–53
7. Bernstein IL (1983) Asthma in adults: diagnosis and treatment. In: Middleton Jr E, Reed CE, Ellis EF (eds) Allergy: principles and practice, 2nd ed. CV Mosby, Saint Louis, pp 901–34
8. Blackwell G, Carnuccio R, Dirosa M, Flower RJ, Parente L, Percio P (1980) Macrocortin: a polypeptide causing the anti-phospholipase effect of glucocorticoids. Nature 287: 147–9
9. Booij-Noord H, Orie NGM, De Vries K (1971) Immediate and late bronchial obstructive reactions to inhalation of house dust and protective effects of disodium cromoglycate and prednisolone. J Allergy Clin Immunol 48: 344–8
10. Borum P, Mygind N (1980) Inhibition of the immediate allergic reaction in the nose by the beta_2 adreno-stimulant, fenoterol. J Allergy Clin Immunol 66: 25–32
11. Britton MG, Collins JV, Brown D, Fairhurst NPA, Lambert RG (1976) High-dose corticosteroids in severe acute asthma. Br J Med 2: 73–4
12. Burge PS (1982) The effects of corticosteroids on immediate asthmatic reaction. Eur J Respir Dis 63 (suppl 122): 163–6
13. Clark TJH (1977) Corticosteroids. In: Clark TJH, Godfrey S Asthma. Chapman and Hall, London, pp 286–302
14. Clark TJH, Mygind N, Selros O (eds) (1982) International symposium on corticosteroid treatment in allergic airway diseases. Eur J Respir Dis 63 (Suppl 122): 1–278
15. Dunnill MS (1978) The pathology of asthma. In: Middleton Jr E, Reed CE, Ellis EF (eds) Allergy: principles and practice. CV Mosby, Saint Louis, pp 678–86
16. Ellis EF (1978) Theophylline and derivates. In: Middleton Jr E, Reed CE, Ellis EF (eds) Allergy: principles and practice. CV Mosby, Saint Louis, pp 434–453
17. Ellul-Michalef R (1982) The acute effects of corticosteroids in bronchial asthma. Eur J Respir Dis 63 (Suppl 122): 118–25
18. Gallager JT, Kent PW, Passatore M, Phipps RJ, Richardson PS (1975) The composition of tracheal mucus, and the nervous control of its secretion in the cat. Proc R Soc R 192: 46–76
19. Gold WM (1973) Cholinergic pharmacology in asthma. In: Austen KF, Lichtenstein LM (eds) Asthma: physiology, immunopharmacology, and treatment. Academic Press, New York, pp 169–84

20. Grieco MH (1972) Double blind crossover study of cromolyn sodium inhibition of aerosol antigen. Chest 61: 432–8
21. Griffin MP, MacDonald N, McFadden ER (1983) Short- and long-term effects of cromolyn sodium on the airway reactivity of asthmatics. J Allergy Clin Immunol 71: 331–8
22. Groth S, Dirksen H, Mygind N (1984) Intranasal fenoterol in asthmatics: an alternative route of administration. J Allergy Clin Immunol 74: 536–9
23. Hartley JPR, Charles TJ, Seaton A (1977) Betamethasone valerate inhalation and exercise-induced asthma. Br J Dis Chest 71: 253–8
24. Hendeles L, Weinberger M, Wyatt R (1978) Guide to oral theophylline therapy for the treatment of chronic asthma. Am J Dis Child 132: 876–80
25. Hetzel MR, Clark RJH (1976) Comparison of intravenous and aerosol salbutamol. Br Med J 2: 919
26. Hirata F, Schiffman E, Venkata Subramanian K, Salomon D, Axelrod J (1980) A phospholipase A_2 inhibitory protein in rabbit neutrophils induced by glucorticoids. Proc Natl Acad Sci USA 77: 2533–6
27. Hofbrand BI (ed) (1975) The place of parasympatholytic drugs in the management of chronic obstructive airway diseases. Postgrad Med J 51 (Suppl 7): 1–161
28. Hogg JC, Pare PD, Boucher R, Michoud M-C, Guerzon G, Moroz L (1977) Pathologic abnormalities in asthma. In: Lichtenstein LM, Austen FK (eds) Asthma: physiology, immunopharmacology and treatment. Academic Press, New York, pp 1–19
29. Holzman MJ, Sheller JR, Dimeo M, Nadel JA, Boushey HA. (1980) Effect of ganglionic blockade on bronchial reactivity in atopic subjects. Am Rev Respir Dis 122: 17–25
30. Honsinger RW, Silverstein D, Van Arsdal PP (1972) The eosinophil and allergy: Why? J Allergy Clin Immunol 49: 142–8
31. Jenne JW (1975) Rationale for methylxanthines in asthma. In: Stein M (ed) New directions in asthma. American College of Chest Physicians, Park Ridge, Ill., pp 391–413
32. Kay AB, Lee TH (1983) Mediators of hypersensitivity in exercise-induced asthma. Eur J Respir Dis 64 (Suppl 128): 237–41
33. Laursen LC, Weeke B (1983) Enprofylline – effects of a new xanthine derivative in asthmatic patients. Allergy 38: 75–9
34. Lieberman P, Patterson R, Kunske R (1972) Complications of long-term steroid therapy for asthma. J Allergy Clin Immunol 49: 329–36
35. Lightbody IM, Ingram CG, Legge JS, Johnson RN (1978) Ipratropium bromide, salbutamol and prednisolone in bronchial asthma and chronic bronchitis. Br J Dis Chest 72: 181–6
36. McAllen M (1970) Long term side effects of corticosteroids. Respiration 27 (Suppl): 250–9
37. McCarthy D, Milic-Emili J (1973) Closing volume in asymptomatic asthma. Am Rev Respir Dis 107: 559–70
38. Mossberg B, Strandberg K, Camner P (1977) Stimulatory effect of beta-adrenergic drugs on mucociliary transport. Scand J Respir Dis suppl 101: 71–8
39. Mygind N, Wihl J-A (1977) Scanning electron microscopy of a bacterial infection of the human nose. Br J Dis Chest 71: 259–67
40. Mygind N, Clark TJH (eds) (1980) Topical steroid treatment for asthma and rhinitis. Bailliere Tindall, London, pp 1–188
41. Nadel JA (1973) Neurophysiologic aspects of asthma. In: Austen KF, Lichtenstein LM (eds) Asthma: physiology, immunopharmacology, and treatment. Academic Press, New York, pp 29–38
42. Netter FH (1979) Respiratory system. The CIBA Collection of Medical Illustrations, volume 7. CIBA Pharmaceutical, New Jersey, pp 1–328
43. Pakes GE, Brogden RN, Heel RC, Speight TM, Avery GS (1980) Ipratropium bromide: a review of its pharmacological properties and therapeutic efficacy in asthma and chronic bronchitis. Drugs 20: 237–66
44. Pepys J, Hutchroft BJ (1975) Bronchial provocation tests in etiologic diagnosis and analysis of asthma. Am Rev Respir Dis 112: 928–59
45. Preliminary Report of the Brompton Hospital/Medical Research Council Collaborative Trial (1974) Double-blind trial comparing two dosage schedules of beclomethasone dipropionate in the treatment of chronic bronchial asthma. Lancet 2: 303–7

46. Schatz M (1984) Asthma and pregnancy. In: Dawson A, Simon RA (eds) The practical management of asthma. Grune & Stratton, Orlando, pp 195–211
47. Sheppard D, Nadel JA, Boushey HA (1981) Inhibition of sulfur dioxyde-induced bronchoconstriction by disodium cromoglycate in asthmatic subjects. Am Rev Respir Dis 124: 257–9
48. Sleigh MA (1977) The nature and action of respiratory tract cilia. In: Brain JD, Proctor DF, Reid LM (eds) Respiratory defense mechanisms, part I. Marcel Dekker, New York, p 247–88
49. Smyllie HC, Conolly CK (1968) Incidence of serious complications of corticosteroid therapy in respiratory disease. Thorax 23: 571–81
50. Svedmyr K (1981) Beta$_2$-adrenoceptor stimulants and theophylline in asthma therapy. Eur J Respir Dis 62 (Suppl 116): 1–48
51. Svedmyr N (1982) Pharmacological effects of glucorticosteroids in the airways. Eur J Respir 63 (Suppl 122): 48–53
52. Svedmyr N (1983) Methylxanthines in asthma. Agents Actions, (Suppl 13): 83–103
53. Svedmyr N (1983) Airway hyperreactivity: clinical treatment with drugs. In: Simonsson BG (ed) Airway hyperreactivity. Eur J Respir Dis 64 (Suppl 131): 313–29
54. Svedmyr N (1984) Is beta-adrenoceptor sensitivity a limiting factor in asthma therapy? In: Morley J (ed) Beta-adrenoceptors in asthma. Academic Press, London, pp 181–99
55. Svedmyr N (1985) Intravenous sympathomimetic drugs in acute asthma. In: Weiss EB, Segal MS, Stein M (eds) Status asthmaticus, 2nd ed. University Park Press, Baltimore, chapter 55
56. Svedmyr N, Simonsson BG (1978) Drugs in the treatment of asthma. Pharmacol Ther B 3: 397–440
57. Thiringer G, Svedmyr N (1970) A comparison of the effects of isoprenaline and salbutamol on different beta-receptors in asthmatic patients. Postgrad Med J, (Suppl 47): 44–6
58. Thiringer G, Svedmyr N (1976) Comparison of infused and inhaled terbutaline in patients with asthma. Scand J Respir Dis 57: 17–24
59. Thompson P, Friedman M (1977) Intramuscular salbutamol in treatment of acute exacerbations of childhood asthma. Arch Dis Child 52: 551–4
60. Vale JR, Molgaard F (eds) (1983) Fenoterol inhalation powder. Eur J Respir Dis 64 (Suppl 130): 1–72
61. Venter JC, Fraser CM, Nelson HS, Middleton Jr E (1983) Adrenergic agents. In: Middleton Jr E, Reed CE, Ellis EF (eds) Allergy: principles and practice, 2nd ed. CV Mosby, Saint Louis, pp 503–33
62. Weinberger M (1984) The pharmacology and therapeutic use of theophylline. J Allergy Clin Immunol 73: 525–44
63. Widdicombe J, Davies A (1983) Respiratory physiology. Edward Arnold, London, pp 1–118
64. Woodcock AA, Johnson MAA, Geddes DM (1983) Theophylline prescribing, serum concentrations, and toxocity. Lancet 2: 610–3
65. Woolcock AJ (1977) Inhaled drugs in the prevention of asthma. Am Rev Respir Dis 115: 191–4
66. Zanjanian MH (1980) Expectorants and antitussive agents: are they helpful? Ann Allergy 44: 290–5
67. Ziment I (1978) Respiratory pharmacology and therapeutics. WB Saunders, Philadelphia.

6 Der Asthmaanfall

6.1 Diagnostik beim akuten Asthma bronchiale: Lungenfunktionstests

Residualvolumen und Vitalkapazität. Bei akuter Exazerbation des Asthma bronchiale erhöht sich das Residualvolumen beträchtlich aufgrund der in den peripheren Atemwegen festgehaltenen Luft (siehe Kapitel 5.5). Obwohl die totale Lungenkapazität ebenso zum Anstieg tendiert, fällt die Vitalkapazität unausweichlich ab (Abb. 148, 149). Je schwerer der Asthmaanfall ist, um so mehr erreicht die anflutende Luft den maximalen Inspirationswert, und damit steigt die Gefahr, daß eine Apnoe auftritt.

Forcierte Exspiration. Das Residualvolumen kann nicht außerhalb eines Lungenfunktionslabors gemessen werden. Forcierte Exspirationsmessungen kann man im Bett durchführen. Obgleich sie von der Anstrengung abhängig sind, sind die Ergebnisse reproduzierbar und liefern einen verläßlichen Wert für die Atemwegsobstruktion beim Asthma bronchiale.

FEV_1 (forciertes Exspirationsvolumen in der ersten Sekunde) kann auf der Sta-

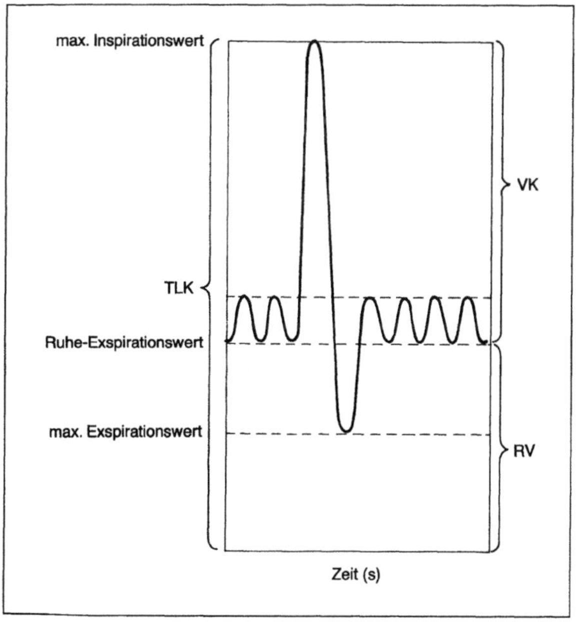

Abb. 148. Lungenvolumina eines Gesunden: TLK = Totallungenkapazität, VK = Vitalkapazität, RV = Residualvolumen (siehe auch Abb. 149).

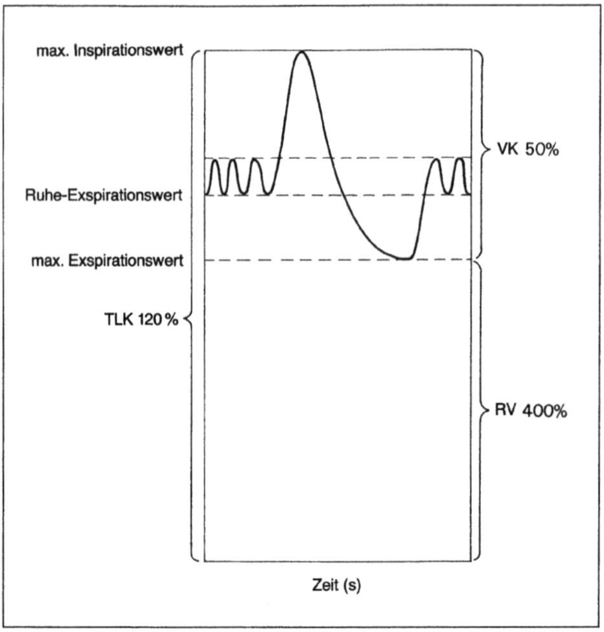

Abb. 149. Lungenvolumina bei Asthma bronchiale. Annähernde Durchschnittswerte sind als Prozentsatz der Lungenvolumina von Gesunden angegeben.

tion mit einem Spirometer oder einem Vitallographen gemessen werden. Das Aufzeichnen des FEV_1 ist aus zwei Gründen der Messung der maximalen Flußrate (peak expiratory flow rate) vorzuziehen: Erstens legt der Kurvenverlauf einen Kooperationsmangel des Patienten offen und zweitens kann die forcierte Vitalkapazität gemessen werden. Das Ergebnis von forcierten Exspirationsmessungen muß Geschlecht, Alter und Körpergröße des Patienten zugeordnet werden (Abb. 150).

Die Messung des PEF (peak expiratory flow rate) mit einem „Wright Peak Flow Meter" oder einem „Wright Mini Peak Flow Meter" ist ein befriedigender Ersatz für ein Spirometer unter Ambulanzbedingungen. Sie ist sogar noch vorzuziehen, da wiederholte Aufzeichnungen bei einer Krankheit, bei der die Fluktuation von Symptomen ein Kardinalzeichen ist, wesentlich sind. Alle Ärzte, die mit der Behandlung von Atemwegserkrankungen beschäftigt sind, sollten in ihrem Arztzimmer ein Peak Flow Meter haben und ihn häufig benutzen.

Klinischer Nutzen. Die einfachen und preiswerten Messungen von FEV_1 und PEF sind die wichtigsten Beobachtungen, die man bei einem Asthmapatienten machen kann. Sie können die Diagnose bestätigen, auslösende Faktoren aufdecken und lassen den Schweregrad der Krankheit und die Reaktion auf die Behandlung feststellen. Sie können bei allen Patienten ab dem Alter von 6–8 Jahren gewonnen werden, mit Ausnahme der schweren Fälle, bei denen forciertes Ausatmen durch den Hustenreiz und den Bronchospasmus zur Qual wird. Wenn der Patient zu sehr beeinträchtigt ist, um den Test mitzumachen, ist er zu krank, um zu Hause bleiben zu können.

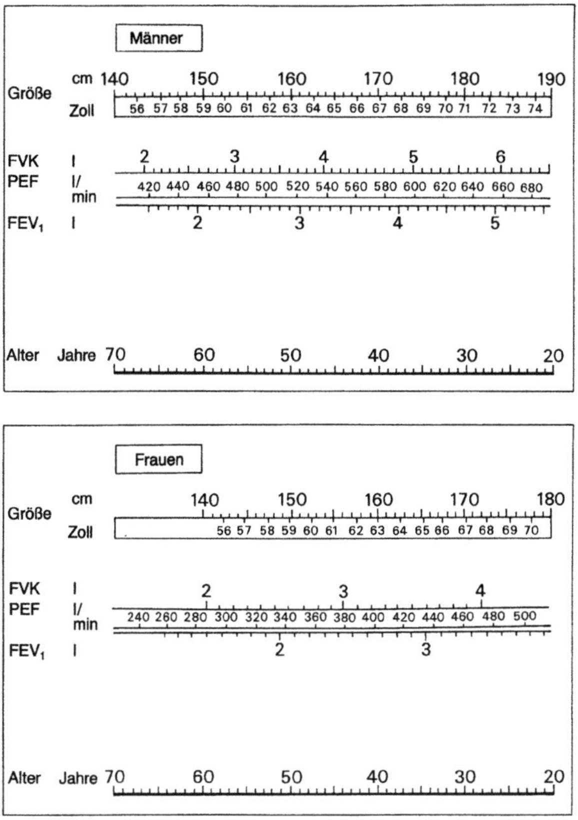

Abb. 150. Nomogramm, aus dem man die normale forcierte Vitalkapazität (FVC), den „Peak Expiratory Flow“ (PEF) und das forcierte exspiratorische Volumen in einer Sekunde (FEV_1) ablesen kann.

Schweregrade. In diesem Buch wird die Schwere des Asthmaanfalls mit leicht bezeichnet, wenn FEV_1 und PEF 50–75 % des erwarteten Wertes betragen, *mäßiggradig,* wenn 25–50 % des Wertes, *schwer,* wenn 12–25 % des Wertes und *sehr schwer,* wenn weniger als 12 % (10–15 %) vorliegen (siehe Abb. 151, S. 213). Natürlich sind alle Versuche einer Klassifizierung nur ein grober Leitfaden, und sie können nicht die Komplexität des Zustandes des Patienten wiedergeben.

Zusammenfassung

Lungenfunktionstests sind zur Erfassung der Schwere eines akuten Asthmaanfalls notwendig. Auf Station sollte man spirometrische Messungen von FEV_1 der PEF-Messung vorziehen, letztere ist jedoch unter Ambulanzbedingungen und zu Hause angemessen, wenn wiederholte Aufzeichnungen verlangt werden.

6.2 Diagnostik beim akuten Asthma bronchiale: Blutgasanalyse

Die Blutgasabweichungen bei einem Asthmaanfall ähneln denjenigen, die man bei gesunden Personen während des Aufenthalts in großen Höhen registrieren kann. Das Ausmaß der arteriellen Hypoxämie ist lange Jahre unterschätzt worden, jedoch wurde jetzt erkannt, daß eine gewisse Schwächung des Sauerstofftransfers beim leichten Asthma bronchiale existiert und daß bei schweren Anfällen eine fortgeschrittene Hypoxämie eintritt (Tabelle 30). Bei leichtem Asthma bronchiale liegt ein Mißverhältnis zwischen Ventilation und Perfusion vor. Bei schwerem Asthmaleiden kommt die alveoläre Hypoventilation hinzu (siehe Kapitel 5.6).

Sauerstoffspannung. Beim Asthma bronchiale stellt man eine grobe lineare Korrelation zwischen FEV_1 und pO_2 fest (Abb. 151). Der bei unkompliziertem Asthma bronchiale erreichte niedrigste Wert ist 40 mm Hg, während Patienten mit chronischer Bronchitis und Emphysem auch Werte überleben können, die unter 20–40 mm Hg liegen. Das Einatmen von Sauerstoff kann die arterielle Sauerstoffspannung auf 70–80 mm Hg anheben, daher sollte man, wenn immer möglich, den Patienten vor Abnahme des Arterienblutes etwa 15 Minuten ohne zusätzlichen Sauerstoff atmen lassen, um ein verläßliches Maß für die Ateminsuffizienz zu erhalten.

Kohlendioxidspannung. Ist die Obstruktion der Bronchien beim Asthma bronchiale nur mäßig, ist der pCO_2 durch die alveoläre *Hyperventilation* etwas reduziert. Bei der akuten Exazerbation ist nur wenig Zeit für kompensatorische Veränderungen, so daß es häufig zu einer leichten respiratorischen Alkalose kommt. Wird die Atemwegsobstruktion exzessiv, kommt es zur alveolären *Hypoventilation,* die

Tabelle 30. Abnorme Atemfunktion bei akutem Asthma.

Einfache Klassifikation

	FEV_1 oder PEF in % des erwarteten Wertes	pO_2 (mm Hg)	pCO_2 (mm Hg)	pH
leicht	50–75	↓	–↓	–↑
mäßig	25–50	↓↓	↓	↑
schwer	12–25	↓↓↓	↓–	↑–
sehr schwer	< 12	↓↓↓↓	↑	↓

Genaue Klassifikation (Die Zahlen sind Standardwerte der Lungenfunktion für eine Frau.)

	FEV_1 (l)	PEF (l/min)	pO_2 (mm Hg)	pCO_2 (mm Hg)	pH
leicht	>2	>250	>80	30–45	7,4–7,5
mäßig	1,0–2,0	100–250	65–80	30–35	>7,5
schwer	0,5–1,0	60–100	55–65	30–45	7,5–7,4
sehr schwer	<0,5	<60	<55	>45	<7,35

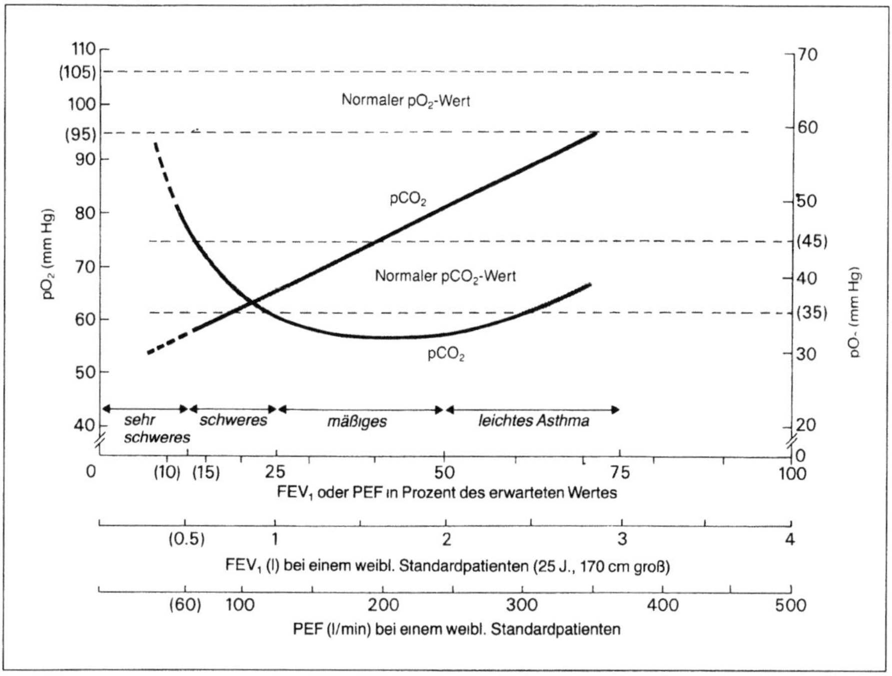

Abb. 151. Vereinfachte Darstellung zur Korrelation zwischen arterieller Blutgasspannung und Lungenfunktionstests bei akutem Asthma bronchiale [nach 3].

Hyperkapnie ersetzt die *Hypokapnie* und die Azidose tritt an die Stelle der Alkalose.

Der Kreuzungspunkt. Wenn ein niedriger pCO_2 und ein hoher pH bei einem Patienten mit sich verstärkendem Asthma bronchiale zum Normalwert zurückkehren, kann es bald zur Ateminsuffizienz kommen. In diesem Stadium des akuten Asthma bronchiale, dem „Kreuzungspunkt" (siehe Abb. 151), können sich rasch Hyperkapnie und Azidose entwickeln. Man erinnere sich, daß ein normaler pCO_2 bei einem Patienten mit schwerem Asthma bronchiale ein schlechtes Zeichen ist. Ernste Arrhythmien, Herzkreislaufkollaps und letztlich ein Atem- und Herzstillstand können sich ohne große Vorwarnung einstellen, wenn die Ateminsuffizienz manifest wird. Die Blutgasveränderungen tragen genauso wie akute pulmonale Hypertension aufgrund der exzessiven Lungenüberblähung zu den fatalen kardiovaskulären Veränderungen bei.

Klinische Befunde. Befunde, die auf *Hypoxämie* (Angst, Verwirrung, Zyanose) und auf *Hyperkapnie* (Schweiß, Tachykardie, Hautrötung) zurückzuführen sind, sind späte und wenig verläßliche Maße bei der Erfassung der Ateminsuffizienz.

Blutgasanalyse. Bei schwerem Asthma bronchiale sind die Werte pO_2, pCO_2 und pH als Gradmesser der Atemfunktion wichtig. Außerdem sind sie für die Entscheidung notwendig, wann mit der *künstlichen* Beatmung zu beginnen ist. Als Faustregel sollten diese Analysen durchgeführt werden, wenn der forcierte exspiratorische Test nicht mehr herangezogen werden kann.

Die Arterienpunktion (normalerweise wird die Radialarterie punktiert) führt zu dem verläßlichsten Resultat, jedoch sind bei der Durchführung ärztliches Geschick, die Laborausrüstung und die Kooperation des Patienten wichtig. Aus praktischen Gründen wird oft Kapillarblut (Ohroximetrie) benutzt. Die transkutane Sauerstoff- und Kohlendioxidaufzeichnung kann als einfache und wertvolle Methode zur Messung der pO_2- und pCO_2-Verschiebungen herangezogen werden.

Zusammenfassung

Als Endergebnis der Lungenfunktion sind die arteriellen Blutgaswerte verläßliche Parameter für die Schwere des Asthma bronchiale. Es existiert eine grobe lineare Korrelation zwischen pO_2 und FEV_1, während eine biphasischen Beziehung zwischen pCO_2 und FEV_1 vorhanden ist. Ein normaler pCO_2-Wert ist bei einem Patienten mit schwerem Bronchospasmus ein schlechtes Zeichen. Bei schwerem Asthma bronchiale ist die Blutgasanalyse höchst hilfreich als Hinweis, wann mit der künstlichen Beatmung zu beginnen ist.

6.3 Diagnostik beim akuten Asthma bronchiale: Symptome und Befunde

Die klinische Beurteilung. Obwohl der Wert der objektiven Messungen der Atemfunktion beim Asthma bronchiale betont wurde, kommen diese nach der klinischen Untersuchung erst an zweiter Stelle. Beim Asthma bronchiale, mehr als bei den meisten anderen Krankheiten, gibt es charakteristische Symptome und Befunde, die man zur korrekten Behandlung erfassen muß. Viele Jahre waren sie die einzige Hilfe bei der Therapie und sind es noch, wenn die objektiven Tests nicht zur Verfügung stehen.

Giemen. Giemen, besonders während der verlängerten Exspiration, ist bei mäßiggradiger Obstruktion der Bronchien hörbar, jedoch können die Rasselgeräusche in leichten Fällen nur mit dem Stethoskop während forcierter Exspiration und beim Husten gehört werden. Giemen läßt sich schlecht mit der Atemwegsobstruktion korrelieren. In sehr schweren Fällen mit Hypoventilation strömt nur wenig Luft durch die Atemwege, und das Giemen nimmt ab oder verschwindet sogar (Abb. 152). Ein Fehler beim Erkennen der „Gefahr der stillen Brust“ mag bei einigen Patienten entscheidend gewesen sein, bei denen man zunächst annahm, sie hätten nur relativ leichtes Asthma bronchiale. Diese Patienten wiesen jedoch nur wenige oder keine respiratorischen Reserven auf und verstarben „unerwartet“.

Dyspnoe. Ruhedyspnoe ist ein subjektiver Parameter, welcher unqualifiziert genutzt genausogut erschwerte Atmung als auch beeinträchtigende Dyspnoe bedeuten kann. Eine Tätigkeit wird zunehmend schwerer, wenn die Atemwegsobstruktion mäßiggradig ist, und in schweren Fällen wird die Dyspnoe den Patienten in seinem Stuhl oder in sitzender Stellung im Bett festhalten. Reden ist ein nütz-

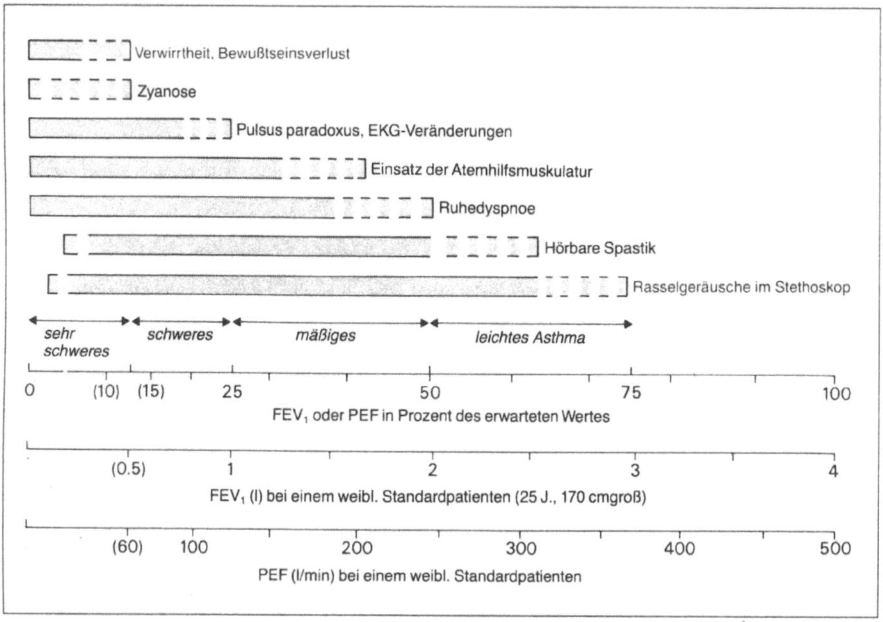

Abb. 152. Anzeichen eines akuten Asthma bronchiale.

licher Leitfaden bei der „Einschätzung der Dyspnoe am Telefon". Patienten mit mäßiger Obstruktion sprechen in ganzen Sätzen, während eine schwere Obstruktion nur noch das Sprechen einzelner Wörter zuläßt. Zuletzt kann der Patient unfähig sein, zu sprechen oder um Hilfe zu rufen.

Akzessorische Muskeln. Benutzen der Atemhilfsmuskulatur (Kontraktion des M. sternocleidomastoideus) ist ein Zeichen von Lungenüberblähung, das häufig bei Patienten gesehen wird, die den Notarzt gerufen haben (siehe Abb. 152). Ein hypersonorer Klopfschall, vergrößerter antero-posteriorer Durchmesser des Thorax und der Gebrauch der Arme als Hebel für die akzessorischen Muskeln sind Zeichen einer schweren Atemwegsobstruktion.

Paradoxer Puls. Der paradoxe Puls ist eine pathologische *Reduktion des Pulsvolumens* und des arteriellen Blutdrucks während der Inspiration, und zwar aufgrund der beträchtlichen Veränderungen des intrathorakalen Drucks bei Asthma bronchiale (Abb. 153). Bei Inspiration fällt der intrathorakale Druck ab und läßt die Lunge und die Blutgefäße innerhalb des Thorax expandieren. Der Blutstrom aus den systemischen Venen zum rechten Herzen steigt an. Zur gleichen Zeit fällt der Input des linken Herzens wegen der erhöhten Kapazität der pulmonalen Blutgefäße ab.

Die Differenz zwischen systolischem Blutdruck während Exspiration und Inspiration kann als semiquantitatives Maß der Lungenüberblähung und der Schwere des Asthma bronchiale dienen. Mit einem üblichen Blutdruckmeßgerät gemessen, kann diese um nur 10, aber auch um 130 mm Hg schwanken.

Blutdruck, Pulsfrequenz. Gewöhnlich ist der arterielle Blutdruck bei akutem Asthma bronchiale durch Streß und körperliche Anstrengung leicht erhöht; er wird durch Adrenalin erhöht und durch Theophyllin reduziert. Die Pulsfrequenz ist erhöht und verläuft weitgehend parallel mit der Schwere des Asthmaanfalls; sie wird ebenfalls durch Medikation oder Angst beeinflußt.

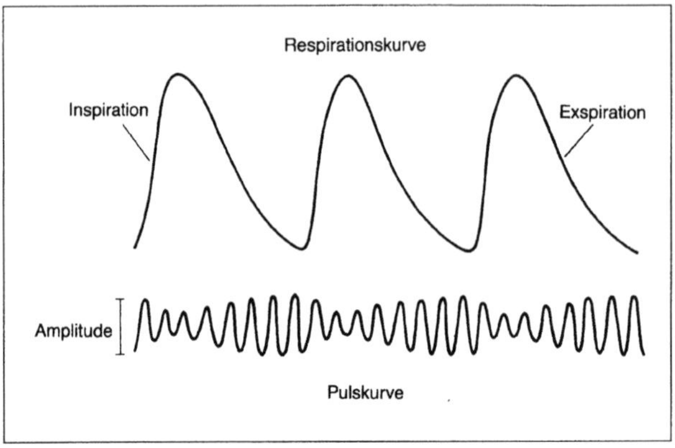

Abb. 153. Paradoxer Puls bei Asthma bronchiale mit Überblähung.

Pathologische Herzbefunde. Die Herztöne sind gedämpft, Arrhythmien und EKG-Veränderungen treten bei akutem Asthma häufig auf. *Arrhythmien,* die man durch Palpation des Radialpulses und gleichzeitiger Aufzeichnung des EKG nachweisen kann, sind, wie der paradoxe Puls, ein Befund bei schwerer Obstruktion der Bronchien. Der erhöhte intrathorakale Druck verursacht eine akute *pulmonale Hypertension* und EKG-Veränderungen.

Dehydratation. Wenn eine schwere Asthmakrise mehr als ein oder zwei Tage angehalten hat, wird die Dehydratation zu einem Problem. Bei Kindern setzt sie rascher ein und ist von größerer Bedeutung als bei Erwachsenen. Sie verstärkt die Viskosität der Sekrete. Der Flüssigkeitsentzug ergibt sich hauptsächlich daraus, daß die Nahrungs- und Flüssigkeitsaufnahme während der Dyspnoe schwierig ist. Die Hyperventilation durch den Mund verstärkt noch den Wasserverlust. Klinische Zeichen der Dehydratation sind allerdings wenig verläßlich, und die Flüssigkeitszufuhr sollte sich nach den Urin- und Blutwerten richten.

Zyanose. Zyanose ist, im Gegensatz zur chronischen Bronchitis, ein später Befund bei der Ateminsuffizienz durch Asthma bronchiale. Das Vorhandensein weist auf den drohenden Exitus hin. Die Haut ist bei Patienten, die mit Adrenalin behandelt werden, blaß, doch rot und warm, wenn Theophyllin verabreicht wurde.

Ermüdung. Die Ermüdung ist auffallend bei den Patienten, die tagelang durch das Asthma wachgehalten wurden, außerdem kann sie Vorbote des Kollaps sein, wenn der erschöpfte Patient nicht mehr die Anstrengung seiner Atemmuskulatur unterstützen kann. Das 10fache der Atemarbeit ist nicht ungewöhnlich.

Angst. Die Dyspnoe geht mit Angst, Qual, Ruhelosigkeit, verstärkter Atemarbeit und, was wichtig ist, Hypoxämie einher. Eine wirkungsvolle Bronchospasmolyse und eine gute Betreuung am Krankenbett trägt zur Linderung dieser Beschwerden bei. Tranquilizer sind ausgesprochen gefährlich (siehe Kapitel 6.7).

Geistige Verwirrtheit. Verwirrtheit und Bewußtseinsverlust entstehen durch die schwere Hypoxämie (mit Ausnahme einer Hustensynkope), und sofortiges Handeln ist unbedingt erforderlich. Man denke daran, daß der Patient, der wirklich Sauerstoff benötigt, aufgrund seiner Verwirrung die Maske nicht aufbehalten will.

Planung der Therapie. Die Kombination der klinischen Merkmale des Asthma bronchiale stellt einen Leitfaden für die Therapie dar und dafür, wann der nächste Schritt in der Asthmatherapie unternommen werden sollte. Patienten und Ärzte neigen allerdings dazu, die Schwere der Atemwegsobstruktion zu unterschätzen, wenn Lungenfunktionstests nicht angewandt werden.

Solche Tests sollten benutzt werden, um die Aufeinanderfolge der Therapieschritte so sicher wie möglich zu gestalten. Das PEF-Meßgerät oder ein ähnliches Instrument ist für den praktischen Arzt genauso wichtig wie sein Blutdruckmeßgerät.

Zusammenfassung

Gegenüber der klinischen Untersuchung durch einen erfahrenen Arzt sind alle anderen Untersuchungen zweitrangig. Giemen und Brummen sind hochcharakteristisch, doch läßt es sich nur schlecht mit der Schwere des Asthma bronchiale korrelieren. Man beachte, daß die Rasselgeräusche bei sehr schwerer Atemwegsobstruktion verschwinden können. Der Grad der Atemnot kann durch die Mobilität des Patienten und durch seine Sprache erfaßt werden. Das Einsetzen der Atemhilfsmuskulatur, paradoxer Puls und EKG-Veränderungen sind Zeichen von Lungenüberblähung und Zeichen für mäßiggradiges bis schweres Asthma bronchiale. Dehydratation und Ermüdung zeigen an, daß der Anfall mehr als 24 Stunden andauert. Zyanose und Verwirrtheit sind späte und ernste Zeichen bei Asthma bronchiale.

6.4 Therapie des akuten Asthma bronchiale: unter Ambulanzbedingungen

Festsetzen des Therapieziels. Es ist von Bedeutung, die höchste maximale Flußgeschwindigkeit und die Reversibilität der Atemwegsobstruktion bald nach dem ersten Asthmaanfall zu messen und aufzuzeichnen. Diese Messungen definieren das Therapieziel, lassen die Schwere zukünftiger Asthmaanfälle einschätzen und erlauben eine Bewertung der Medikation.

Regelmäßiges Messen des PEF. Der Patient sollte lernen, seine PEF regelmäßig zu messen und die Ergebnisse mit dem ihm bekannten optimalen Wert zu vergleichen. Ausführliches Diskutieren dieser Meßwerte und ihrer Bedeutung zusammen mit dem Patienten und seinen Angehörigen spielt eine große Rolle. Idealerweise sollten die Messungen der PEF zu Hause und ein gründliches Verständnis seiner Erkrankung den Patienten in die Lage versetzen, seine Therapie nach Bedarf einzustellen. Dies ist mit der gewissenhaften Kontrolle zu vergleichen, die Diabetiker bei ihrer Therapie durchführen müssen. Insbesondere wird es den Patienten in die Lage versetzen, sein Befinden genau zu beurteilen und zu wissen, wann er ärztliche Hilfe benötigt. Tabelle 31 und 32 können als Anregung dienen, wie man die Unterhaltung mit dem Patienten führen sollte.

Tabelle 31. Der Patient sollte den Arzt rufen, wenn:

1. Der Schlaf häufig durch das Asthma gestört wird.
2. Hausarbeit oder Arbeit nur noch mit größten Schwierigkeiten verrichtet werden können.
3. Die Wirkung des Bronchospasmolytikum-Sprays weniger als 3 Stunden anhält.
4. Die PEF weniger als 25 % (ca. 100 l/min) des erwarteten Werts beträgt.

Tabelle 32. Der Patient muß direkt ins Krankenhaus, wenn:

1. Das Asthma ihn an den Stuhl fesselt.
2. Er nicht mehr oder nur noch einzelne Worte sprechen kann.
3. Er zu sehr leidet, um die PEF zu messen.
4. Die PEF trotz bronchospasmolytischer Behandlung < 80 l/min liegt.
5. Vorübergehend Verwirrung oder Bewußtseinsverlust auftrat.

Die Anamnese. Anamneseerhebung und körperliche Untersuchung müssen der Behandlung aller Asthmafälle vorausgehen, mit Ausnahme des lebensbedrohlichen Asthmaanfalls. Die Anamnese des jetzt vorliegenden Anfalls, mit Angabe irgendwelcher auslösender Faktoren, der Medikation und das eventuellen Vorhandensein anderer Erkrankungen können während der Untersuchung erhellt werden.

Klinische Untersuchung. Der Patient mit einem mäßiggradigen Asthmaanfall weist eine Ruhedyspnoe auf, ist aber nicht an den Stuhl gefesselt. Giemen ist ganz deutlich hörbar, und bei der Auskultation finden sich Rasselgeräusche über allen Lungenabschnitten. Der M. sternocleidomastoideus ist kontrahiert, und die Atemhilfsmuskulatur wird eingesetzt. Der Puls ist schnell, 100–110 Schläge pro Minute, jedoch sonst normal. Die Reduktion der PEF auf 25–50 % des zu erwartenden Wertes wird die Diagnose bestätigen.

Sauerstoff und Bronchospasmolytika als Spray. Falls möglich, ist die Versorgung mit Sauerstoff zur Linderung der Dyspnoe und als zusätzliche Sicherheitsmaßnahme vor Beginn der bronchospasmolytischen Therapie sinnvoll. Wahl, Dosis und Art der Darreichung des Bronchospasmolytikums hängt von Alter, Gewicht, vorhandenen Medikamenten und Gewohnheiten des Patienten ab. Obwohl der Arzt meist gerufen wird, wenn die Medikamente in Inhalationsform ihre Wirksamkeit verloren zu haben scheinen, kann man die Behandlung mit einigen Hüben aus einem Druckinhalator beginnen. In den meisten Fällen wird dies eine gewisse risikofreie Bronchospasmolyse erzeugen (was nicht auf Isoprenalin zutrifft).

Adrenalin und Theophyllin. Adrenalin subkutan verabreicht ist bei Kindern sinnvoll (0,01 mg/kg KW; maximal 0,5 mg, als 0,5 ml einer 0,1 %igen Lösung, bei Bedarf 30 Minuten später wiederholt). Seit Jahren ist die intravenöse Gabe von Theophyllin die bevorzugte Therapie bei Erwachsenen. Die volle Bolusdosis von 6 mg/kg KW wird ambulanten Patienten selten gegeben, wobei die übliche Dosis unter diesen Umständen etwa 4 mg/kg ist (diese wird intravenös etwa 10 Minuten lang injiziert). Theophyllin wird als wasserlösliches Aminophyllin verabreicht (siehe Kapitel 5.21).

Selektive β_2-Sympathomimetika. Adrenalin und Theophyllin können heute durch selektive β_2-Sympathomimetika ersetzt werden, die mindestens gleich wirksam sind und ein geringeres Risiko hinsichtlich schwerer kardiovaskulärer Nebenwirkungen aufweisen. Ein Feuchtaerosol (Salbutamol 2,5 mg zu Hause, 5–10 mg im Krankenhaus), das über 5 Minuten inhaliert wird, ist die Therapie der Wahl (siehe Kapitel 5.15). Dieses β_2-Sympathomimetikum kann ebenso subkutan oder intramuskulär injiziert werden (0,25–0,5 mg) oder intravenös (250 µg, 4 µg/kg KW bei Kindern); diese Dosierung ist so effektiv wie 250 mg Theophyllin und darf in 1–3 Minuten injiziert werden; dies kann in einer stark beschäftigten Intensivabteilung ein erheblicher Vorteil sein (siehe Kapitel 5.16).

Orale Steroide. In den Fällen, die auf die obengenannte Behandlung reagieren, wird man eine signifikante Besserung der Symptomatik erreichen und die PEFR wenigstens um 20% anheben können. Diese Patienten können zu Hause bleiben oder aus dem Krankenhaus entlassen werden, vorausgesetzt, daß die Erhaltungstherapie die notwendige Korrektur erfahren hat. Ein Asthmaanfall, der schwer genug ist, um eine parenterale Therapie zu rechtfertigen, benötigt eine Behandlung mit oralen Steroiden für einige Tage, um den Patienten zu seinem basalen Status zurückzubringen (siehe Abb. 144, S. 194). Ein schwerer Asthmaanfall ist ein Vorbote der nächsten Asthmaattacke, so daß die frühe Steroidtherapie zur Prävention eines Status asthmaticus notwendig ist. „Der Status asthmaticus ist eine Veränderung, die man am besten schon zwei Tage vor dem Auftreten behandelt haben sollte." (R. S. Farr, S. L. Spector).

Nachsorge. Die Nachsorge darf bei dem Patienten nicht unterlassen werden; seine Erkrankung erfordert eine Nachuntersuchung nach 12–24 Stunden. Ist es trotz der Veränderungen der Erhaltungstherapie zu einer weiteren Verschlechterung gekommen, muß der Patient ins Krankenhaus eingewiesen werden. Existiert nur der geringste Zweifel, sollte man übervorsichtig sein und eine stationäre Aufnahme einleiten.

Einweisung ins Krankenhaus. Ein Patient mit deutlicher Dyspnoe, Tachykardie von > 110 Schlägen/Minute, paradoxem Puls und der Unfähigkeit, vollständige Sätze zu sprechen, hat mehr als einen mäßiggradigen Asthmaanfall und muß ins Krankenhaus eingewiesen werden. Die Gabe eines Bronchospasmolytikums (intravenös oder durch einen Vernebler) und die Verabreichung von Steroiden sind in solchen Fällen zusammen mit der Sauerstoffinsufflation indiziert. Der Zeitpunkt und die Dosis der verabreichten Medikamente wird auf dem Krankenblatt vermerkt. Klug ist es, den Patienten zu begleiten und die Sauerstoffgabe zu überwachen.

Zusammenfassung

Eine mäßiggradige Asthmaepisode kann unter Ambulanzbedingungen mit Adrenalin subkutan bei Kindern und Theophyllin intravenös bei Erwachsenen behandelt werden. Die spezifischen β_2-Sympathomimetika sind allerdings vorzuziehen, da sie gleich effektiv, ungefährlicher und in allen Darreichungsformen sinnvoll sind. Die

Prävention eines anschließenden Status asthmaticus ist ebenso wichtig wie die sofortige Linderung der Atemnot. Ein kurzer Einsatz systemischer Steroidtherapie ist zu diesem Zwecke gewöhnlich erforderlich.

6.5 Therapie des akuten Asthma bronchiale: Status asthmaticus

Definition. Der Status asthmaticus ist eine verlängerte Episode schwerer Bronchialobstruktion, die temporär auf die übliche Therapie des Patienten nicht anspricht. Sie erfordert zur Therapie und Überwachung immer die Einweisung ins Krankenhaus.

„Ein geschulter Blick". Für den erfahrenen Kliniker reicht fast schon ein geschulter Blick zur Diagnose des schweren akuten Asthmaanfalls aus. Der lufthungrige Patient sitzt aufrecht, fixiert seinen Schultergürtel, um die Wirksamkeit seiner Atemhilfsmuskulatur zu verstärken, er giemt und seine Exspirationsphase ist verlängert, der Husten ist ineffektiv, und der Kranke kann nur einzelnes Worte sprechen.

Sauerstoffgabe. Sauerstoff sollte ohne Zögern verabreicht werden. Zu Anfang empfielt sich eine Menge von 4–6 l/min; diese kann, wenn der Patient auf die Behandlung anspricht, auf 1–4 l/min reduziert werden.

Kurze Anamnese. Eine kurze Anamnese zur Entwicklung der Asthmaattacke und zu Begleiterkrankungen (chronische Bronchitis, kardiovaskuläre Erkrankung, Lebererkrankung) wird vom Patienten oder seinen Begleitpersonen erfragt. Vor allem sollte man versuchen, Informationen über die letzte Einnahme von Theophyllin oder oralen Steroiden zu gewinnen.

Körperliche Untersuchung. Danach folgt eine schnelle körperliche Untersuchung. Spastik über allen Lungenabschnitten, zusätzlich zum Giemen und zu der verlängerten Exspiration, bestätigt die Diagnose. Eine stille Brust ist, wie Zyanose und Bewußtseinsstörung, ein gravierendes Zeichen. Die Pulsfrequenz liegt bei 120 Schlägen/Minute oder mehr, und der paradoxe Puls kann leicht gefühlt werden.

Blutgase. Man sollte eine arterielle Blutprobe entnehmen und sofort Blutgaswerte, pH und Elektrolyte untersuchen, wenn möglich, ohne die Therapie unnötig zu verzögern. Die fortlaufende transkutane Kontrolle des Sauerstoffdrucks oder wiederholte Ohroximetrie sind wertvolle Ergänzungen zur Überwachung. Beim Asthma bronchiale hat man, im Gegensatz zur chronischen Bronchitis, keine Angst vor der Sauerstoffbehandlung, welche dort CO_2-Retention und Bewußtlosigkeit verursachen kann. Ein pO_2 von wenigstens 80 mm Hg sollte die Richtschnur sein.

Warnung! Sedativa und Tranquilizer sind extrem gefährlich und absolut kontraindiziert, es sei denn, die künstliche Beatmung könnte sonst nicht durchgeführt werden.

Flüssigkeitszufuhr. Zur Aufrechterhaltung der Flüssigkeitszufuhr und zur Verabreichung von Medikamenten muß ein intravenöser Zugang sichergestellt sein. Patienten mit Status asthmaticus sind dehydriert, wobei der Aufsättigung mit Flüssigkeit eine Bedeutung bei der Sputumexpektoration zukommt. Während der ersten Stunde wird ein Liter Flüssigkeit zugeführt, zur Hälfte Ringerlösung, zur Hälfte 5%ige Glukoselösung. Danach muß man die Flüssigkeitszufuhr nach Urinvolumen, Osmolarität, Serumelektrolyten und Kreatinin ausrichten. Oral sollte der Patient Flüssigkeit erhalten, wenn er sie zu sich nehmen kann. In den ersten 24 Stunden werden etwa 4 l Flüssigkeit nötig sein. Flüssigkeit, wie auch immer zugeführt, bis der Patient wieder rehydriert ist, stellt ein gutes Expektorans dar.

β_2-Sympathomimetika im Vernebler. Mit der Inhalation von β_2-Sympathomimetika beginnt man sofort nach Einweisung ins Krankenhaus; 5–10 mg vernebelte Salbutamollösung (0,15 mg/kg KG) werden in etwa 5 Minuten inhaliert (doppelte Dosis bei Terbutalin); dies kann noch einmal nach 20 Minuten wiederholt werden. Dieses wäßrige Aerosol hilft auch bei der Lösung der Sekrete.

Theophyllin. Das Bronchospasmolytikum der Wahl beim Status asthmaticus ist seit vielen Jahren Theophyllin. Dieses wird als Aminophyllin verabreicht (siehe Kapitel 5.21). Falls es in den letzten 24 Stunden nicht in irgendeiner Form eingenommen wurde, gibt man 6 mg/kg langsam intravenös in etwa 20–30 Minuten. Dieser Initialinjektion sollte eine Infusion mit etwa 0,8 mg/kg/Stunde Geschwindigkeit angeschlossen werden. Dies sind Maximaldosierungen, die für manche Patientengruppen zu hoch sind (siehe Tabelle 26, S. 187). Nach 24 Stunden sollten die weiteren Dosen durch Bestimmung des Serumtheophyllins festgelegt werden. Bei Patienten mit Herz- und Lebererkrankungen sollten die Dosen herabgesetzt und die Plasmabestimmungen häufig durchgeführt werden. Die oben beschriebene Theophyllintherapie war früher der erste Schritt, jedoch ist sie heute mehr und mehr auf die Patienten begrenzt, die nicht auf eine volle Dosis der Inhalations-β_2-Sympathomimetika (0,15 mg Salbutamol/kg KG) reagieren.

Intravenöse β_2-Sympathomimetika. Die intravenöse Theophyllingabe ist bei Patienten mit Herz- und Lebererkrankungen gefährlich und sollte, wenn eine intravenöse Therapie indiziert ist, durch β_2-Sympathomimetika ersetzt werden. Eine Bolusdosis von 0,25 mg (4 µg/kg bei Kindern) wird in 2–3 Minuten injiziert. Bei der Dauerinfusion beträgt die Dosis etwa 5–10 µg pro Minute. Gibt man es zusammen mit Theophyllin, muß es über eine Nebenleitung in die Infusion gespritzt werden, da es mit Theophyllin in einer Mischung inkompatibel ist.

Steroide. Steroide intravenös sind obligatorisch, und man sollte so früh wie möglich damit beginnen. Ein wirkungsvolles Schema ist 200 mg Hydrokortison (3 mg/kg) oder vorzugweise 40 mg Methylprednisolon, alle 3–4 Stunden (siehe Kapitel 5.23). Es wird zu einer Eosinopenie kommen, außer in den seltenen Fällen von „Steroidresistenz", die eine höhere Dosierung erfordern.

Thoraxröntgenaufnahme. Nach Beendigung der ersten Notfallmaßnahmen ist ein Thoraxröntgenbild zum Ausschluß von Pneumonie, Atelektasen und Pneumothorax anzufertigen. Danach sollte der Patient zur weiteren Therapie, zur Kontrolle und zur Überwachung durch ein erfahrenes Pflegeteam auf die Station verlegt werden.

Elektrolyte. Die Serumelektrolyte sind wiederholt zu bestimmen, da eine hochdosierte Steroidtherapie einen starken Kaliumverlust verursacht. Theophyllin trägt hierzu bei, so daß häufig eine Substitution durchgeführt werden muß. Injizierte β_2-Sympathomimetika setzen den Plasmaspiegel durch Kaliumverschiebung ins intrazelluläre Kompartment vorübergehend herab.

Nachkontrollen. Das Behandlungsschema jedes Patienten, der mit Status asthmaticus auf die Station kommt, sollte in Zeitabschnitte mit geplanten Nachkontrollen alle 2–4 Stunden eingeteilt werden. Initiale Blutgasanalysen sind Teil dieser Kontrollen, werden aber durch FEV_1 oder PEF ersetzt, wenn es dem Patienten wieder besser geht.

Expektoration und Sputumuntersuchung. Die ersten Sputumproben sollten auf Neutrophile und durch spezielle Färbungen auf Bakterien untersucht werden. Von diesen Ergebnissen hängt eine eventuelle Antibiotikabehandlung ab. Sie sollte nicht routinemäßig verabreicht werden.

Vorsichtiges Beklopfen und Drainage wird die Expektoration unterstützen, wenn sich das Befinden des Patienten stabilisiert hat. Vernebelte β_2-Stimulantien, die wenige Minuten vor der Physiotherapie inhaliert werden, helfen bei der Expektoration und vermeiden die Entwicklung eines Bronchospasmus, der sich durch diese Prozedur ergeben kann. Das Abhusten von Sputum führt zur weiteren erheblichen Verbesserung, und es muß noch einmal betont werden, daß eine Flüssigkeitssubstitution und eine fortlaufende optimale Behandlung mit Bronchospasmolytika und Steroiden insgesamt eine wichtige Rolle bei der Mobilisierung des Sekretes während des gesamten Verlaufs des Status asthmaticus spielen.

Erholung vom Status asthmaticus. Nach 24–48 Stunden kann man gewöhnlich die intravenöse Gabe des Bronchospasmolytikums durch Inhalationsmedikamente ersetzen, und Steroide können oral genommen werden.

Glücklicherweise ist der Asthmatod selten und die vollständige Erholung nach dem Status asthmaticus die Regel. Andererseits ist es wichtig zu erkennen, daß die Rückkehr zum vollkommen normalen Zustand sehr langsam vonstatten gehen kann (Abb. 154).

Zusammenfassung

Als medizinischer Notfall ist der Status asthmaticus eine erschreckende Erfahrung für den Patienten, und eine freundliche, zielsichere und kompetente Behandlung sind von größter Bedeutung (Tabelle 33). Gewöhnlich besteht die Therapie in Sauerstoffgabe, vernebelten β_2-Sympathomimetika, eventuell hochdosierter intravenöser Injektion von Theophyllin und Kortikosteroiden. Fortlaufende Kontrolle der Symptome, Flüssigkeitssubstitution und Mobilisierung der eingedickten Sekrete sind wichtig.

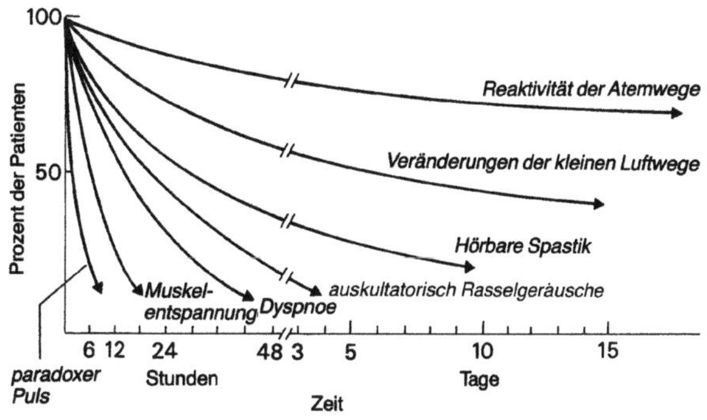

Abb. 154. Darstellung der unterschiedlichen Erholungszeiten verschiedener Parameter nach Status asthmaticus.

Tabelle 33. Rasche Checkliste beim Status asthmaticus.

1.	Erste Diagnose auf einen Blick.
2.	Man gebe immer Sauerstoff (4–6 l/min).
3.	Man fragt die Begleitung: Gibt es irgendeine Begleiterkrankung, ist in den letzten 24 Stunden Theophyllin gegeben worden?
4.	Man führe eine rasche körperliche Untersuchung durch.
5.	Falls möglich, entnimmt man eine arterielle Blutprobe.
6.	Nie sedieren!
7.	Man lasse den Patienten 5–10 mg Salbutamol aus dem Vernebler inhalieren (doppelte Dosis bei Terbutalin) 5 min lang; bei Bedarf nach 20 min wiederholen.
8.	Man lege einen intravenösen Zugang mit Ringer-Glukoselösung.
9.**	Man gibt 6 mg/kg Theophyllin über 20–30 min in den Infusionsschlauch, zusammen mit 500 ml Ringer-Glukose-Lösung aus der Flasche.
10.**	Man entfernt die Flasche und fährt fort mit *maximal* 0,8 mg/kg/h Theophyllin bei Kindern und *maximal* 0,5 mg/kg/h bei Erwachsenen.
11.	Man fügt 200 mg Hydrokortison zum Inhalt der Flasche.
12.	Alle 4–6 Stunden verabreicht man eine neue Flasche Theophyllin/Hydrokortison.
13.	Man läßt den Patienten alle 2–4 Stunden 5–10 mg Salbutamol aus dem Vernebler inhalieren.
14.	Fortführung der Überwachung und Kontrolle auf der Station.
15.	Antibiotikagabe wird in Betracht gezogen.
16.	Man muß an eine Hypokaliämie denken.
17.	Neue Bestimmung des Zustandes alle 2–4 Stunden, zunächst mit der Blutgasanalyse, später mit FEV_1/PEF.
18.**	Wenigstens nach 24 Stunden prüft man den Plasmatheophyllinspiegel.
19.	Vorsichtige Atemgymnastik am nächsten Tag.
20.	Umsetzen auf orale und Inhalationstherapie nach 24–48 Stunden.

** Man benutze Theophyllin nur, wenn die Therapie mit inhalativen β_2-Sympathomimetika unzureichend ist. Cave: Patienten mit Herz- und Lebererkrankungen.

6.6 Therapie des akuten Asthma bronchiale: Intubation und assistierte Beatmung

Wie oft wird assistierte Beatmung notwendig? Die künstliche Beatmung ist bei etwa 1 % der Patienten mit Status asthmaticus lebensrettend. Dies sind die Patienten, die gewöhnlich nach Einlieferung ins Krankenhaus einen Atemstillstand erleiden und jene, die trotz Therapie eine fortschreitende Ateminsuffizienz entwickeln.

Sauerstoff. Sauerstoff wird hauptsächlich sowohl bei Atem- als auch bei Herzkreislaufstillstand beim Asthma bronchiale benötigt; die Beatmung mit reinem Sauerstoff mit allen zur Verfügung stehenden Mitteln ist die wesentliche Notfallbehandlung. Ist er nicht verfügbar, besteht die schlechtere zweite Möglichkeit in der Mund-zu-Mund-Beatmung. Es wird ein hoher inspiratorischer Druck benötigt, um den erhöhten Atemwegswiderstand zu überwinden. Die vorherige Versorgung mit Sauerstoff ist vor dem Intubationsversuch wichtig.

Intubation und intermittierende Überdruckbeatmung. Bei fehlendem Herz- oder Atemstillstand ist die Entscheidung, zu intubieren und eine intermittierende Überdruckbeatmung (IPPV) durchzuführen, schwierig. Es gibt ein Leitmotiv: „Wenn du meinst, daß IPPV notwendig ist, dann setze es sofort ein und warte nicht." Eine nicht übereilte Intubation bei einem Patienten, der gerade noch mit seinen eigenen Kräften auskommen kann, ist weitaus sicherer als eine Notfallintubation bei einem Patienten mit Atemstillstand. Insbesondere sei man wachsam bei einem erschöpften Patienten mit einer absinkenden Pulsrate, gestörtem Bewußtsein, zentraler Zyanose und einer stillen Brust. Ein plötzlicher Exitus steht dann kurz bevor.

Klinische Beurteilung. Die klinische Beurteilung des Obstruktionsgrades der Atemwege, der Dehydratation, der Erschöpfung des Patienten und der Pulsfrequenz sind wahrscheinlich die besten Entscheidungshilfen für IPPV. Zusätzliche Hinweise kann man durch die Blutgasanalyse erhalten.

Blutgase. Wenn sich ein niedriger pCO_2 und ein hoher pH bei einem Patienten mit schwerer Atemwegsobstruktion wieder dem Normalwert nähern, entwickeln sich Hypoventilation und respiratorische Azidose (der „Kreuzungspunkt"; siehe Kapitel 6.2). Falls sich der pCO_2-Wert mit mehr als 5 mm Hg pro Stunde erhöht oder wenn er 60 mm Hg erreicht, muß mit IPPV begonnen werden. Dies gilt nicht für die chronische Bronchitis, da diese Patienten sehr hohe pCO_2-Werte vertragen können.

Der erschöpfte Patient. Falls der Patient erschöpft ist und kurz vor dem Kollaps steht, ist eine Intubation und der Beginn mit IPPV indiziert – vor der Bestimmung der Blutgaswerte.

Tracheotomie. Ein oraler oder nasaler Endotracheltubus aus Plastik kann ohne Bedenken für einige Tage belassen werden, jedoch sollte man eine Tracheotomie in Betracht ziehen, wenn die Sekrete weiterhin ein Problem darstellen.

Wahl des Beatmungsgerätes. Wenn auch das Beatmungsgerät mit konstantem Volumen einige theoretische Vorteile für Asthmatiker besitzt, ist doch die Vertrautheit mit der Ausrüstung und das Geschick bei der Behandlung beatmeter Patienten viel wichtiger als der Typ des Beatmungsgerätes. Die Patienten sollen nicht gegen die Beatmung ankämpfen, deshalb ist also eine vom Patienten bestimmte Beatmung *(assistierte Beatmung)* von Vorteil. Es können Sedativa und bei Bedarf neuromuskuläre Blocker eingesetzt werden, um Patient und Respirator zu synchronisieren. Man beachte, daß einige dieser Medikamente histaminfreisetzend wirken.

Komplikationen. IPPV birgt das Risiko ernsthafter Komplikationen: Ausfall der Maschine, Pneumothorax, Arrhythmien und Infektionen. Daher ist die fortlaufende Kontrolle durch ein geschultes Personal von größter Bedeutung.

Pharmakotherapie. Weder die Sauerstoffgabe noch die assistierte Beatmung behandeln die zugrunde liegenden Veränderungen: Bronchospasmus und Schleimpfropfbildung. Fortlaufende pharmakologische Behandlung und Versuche zur Sekretentfernung müssen daher während des gesamten Verlaufs des Status asthmaticus gefordert werden.

Zusammenfassung

Die künstliche Beatmung wird bei ca. 1% der Patienten mit Status asthmaticus notwendig. Intubation und intermittierende Überdruckbeatmung (IPPV) sind bei den Patienten indiziert, die trotz Therapie in die fortgeschrittene Ateminsuffizienz geraten, und bei den Asthmakranken, die erschöpft sind. Die Intubationsentscheidung basiert auf der klinischen Beurteilung, die möglichst durch die Blutgasanalyse gestützt wird. Vorheriges Beatmen mit Sauerstoff ist vor dem Intubationsversuch wichtig. Die künstliche Beatmung birgt das Risiko ernsthafter Komplikationen in sich und muß von einem geschulten Personal überwacht werden.

6.7 Tod durch Asthma bronchiale

Das alte Sprichwort, daß Asthmatiker niemals im akuten Anfall sterben, ist nicht wahr, jedoch ist insgesamt die Todesrate mit 1–2% auf 100000 Todesfälle im Jahr niedrig.

Tod bei insuffizienter Therapie. Etwa die Hälfte aller Asthmatodesfälle tritt zu Hause ein oder bevor der Patient ins Krankenhaus eingeliefert wurde. Diese Todesfälle werden oft als „plötzlich und unerwartet" angesehen. In der Regel aber zeigt der Krankenbericht, daß die Schwere der Atemwegsobstruktion falsch beurteilt und eine unangemessene Therapie verschrieben oder eingenommen wurde. Die betroffenen Patienten haben oft über einen ganzen Zeitraum eine beeinträchtigte Lungenfunktion, scheinen aber bei gutem Befinden zu sein oder schätzen sich selbst so ein. Dies ist die Falle, in die der Arzt, der keine Messungen der Atemwegsobstruktion durchführt, hineingerät. Die Bedeutung der nicht ausreichenden Therapie wurde durch die tragische „Asthmatodesepidemie" in den 60er Jahren in England hervorgehoben. Nur die Hälfte dieser Patienten hatte jemals Kortikosteroide erhalten.

Plötzlicher, unerwartete Tod. In seltenen Fällen stirbt ein Patient plötzlich, vielleicht innerhalb von Minuten nach Beginn des Asthmaanfalls, ohne daß Tage mit verminderter Lungenfunktion vorausgegangen sind. Die Todesursache ist der überwältigende Bronchospasmus, und postmortal sind die Lungen praktisch normal. Überlebende dieser Art von Attacke kann man mit einem injizierbaren Bronchospasmolytikum oder mit einer Lösung zur rektalen Anwendung (keine Suppositorien) ausrüsten. Eine bessere Wahl ist ein Fenoterolinhalator mit Nasaladaptor (siehe Literatur Teil 5, Nr. 22, S. 207), da eine Reihe von Hüben in die Nase schnell und leicht einen therapeutischen Blutspiegel bei dem Patienten aufbauen, der das Bronchospasmolytikum nicht inhalieren kann.

Tod im fulminanten Status asthmaticus. Sogar bei bester Krankenhausbehandlung besitzt der Status asthmaticus eine Mortalität von ca. 1%. Die Patienten leiden gewöhnlich an intrinsic Asthma. Der Tod tritt aufgrund der progressiven Ateminsuffizienz, kardialer Arrhythmien oder aufgrund von Komplikationen der künstlichen Beatmung ein.

Tod in der Poststatusphase. In der letzten Zeit wurde man auf die Zahl von Todesfällen aufmerksam, die in der Erholungsperiode eintreten. Sie scheinen mit einer deutlichen Tagesschwankung der Atemwegsobstruktion zusammenzuhängen. Hierauf sollte man achten und, falls man dieses Symptom findet, es als Alarmsignal ansehen. Die Wochen nach einem Status asthmaticus stellen immer eine gefährliche Periode dar, in der es trotz des normalen FEV_1 zur Schleimpfropfbildung in den kleinen Luftwegen kommt.

Asthmatod und Isoprenalinsprays. In den 60er Jahre verzeichnete man einen signifikanten Anstieg der Asthmatodeszahlen in England; zeitlich trat dieser mit der Einführung der hochdosierten Isoprenalinsprays auf. Eine überhohe Dosierung kann in einigen Fällen zu Herzarrhythmien geführt haben, jedoch ist die fehlende Instruktion des Patienten wohl die wahrscheinlichste Erklärung für die gesteigerte Todesrate. Nachdem sie feststellten, daß die Medikamente in ihren „guten Zeiten" eine deutliche und sofortige Linderung bewirkten, dachten die Patienten, daß sie sich in den „schlechten Zeiten" mit einer höheren Dosierung behandeln könnten, ohne Rücksprache mit dem Arzt. Was man in diesen Fällen benötigte, waren nicht mehr Bronchospasmolytika, sondern Steroide, um die Entzündung und die Schleimpfropfbildung zu bekämpfen.

Da einmal die Warnung ausgesprochen war, fiel die Todesrate wieder ab und blieb trotz der ständig zunehmend eingesetzten β_2-spezifischen Inhalatoren niedrig. Wegen der tragischen Entwicklung haben wohl manche Ärzte noch immer eine Aversion gegen die Bronchospasmolytika-Sprays. Man muß daher betonen, daß die modernen Sprays sowohl stärker wirksam sind als auch sehr sicher wirken bei einer therapeutischen Breite, die diejenige der oralen Bronchospasmolytika erheblich übertrifft.

Sedativa und Hypoventilation. Zu Beginn des 20. Jahrhunderts wurde Asthma bronchiale als psychosomatische Erkrankung angesehen; Sedativa, oft Barbiturate und Narkotika waren verbreitete Therapiemittel. Todesfälle durch Atemdepression und Hypoventilation waren nicht selten. Heute erkennt man solche Medikamente als absolut kontraindiziert bei unbeatmeten Patienten an. Man muß immer daran denken, daß Antihistaminika, in hoher Dosierung gegeben, starke Sedativa sind.

Toxizität der Medikamente. Schweres Asthma bronchiale erfordert eine aggressive

Therapie, und das Risiko einer solchen Therapie muß gegenüber der Schwere der Erkrankung abgewogen werden. Die hochdosierte Steroidbehandlung hat nur ein geringes Risiko, vorausgesetzt sie wird nur wenige Tage verordnet. Adrenalin und Isoprenalin können jetzt durch Medikamente mit geringer Kardiotoxizität ersetzt werden. Die Anwendung von *Theophyllin,* dessen therapeutischer Plasmaspiegel bei schwerem Asthma bronchiale dem toxischen Bereich sehr nahekommt, hat – besonders nach Einführung der hochdosierten Therapie – eine Reihe von Todesfällen mit sich gebracht.

Zusammenfassung

Durch Asthma bronchiale verursachte letale Verläufe können nicht vollkommen vermieden werden, jedoch ist die Todesrate im Vergleich zu Bronchitis oder Emphysem niedrig. Die Zahl der tragischen Fälle kann niedrig gehalten werden durch vernünftige Patientenaufklärung, den Gebrauch eines Spirometers, durch sofortige und frühe Steroidbehandlung vor Entwicklung des Status asthmaticus, das Vermeiden von Sedativa bei schwerem Asthma bronchiale, den Einsatz des am wenigsten toxischen Bronchospasmolytikums, das zur Verfügung steht, und durch die Behandlung des Status asthmaticus durch ein erfahrenes und geschultes Team in der Intensivstation.

Literatur

1. Clark TJH (1977) Acute severe asthma. In: Clark TJH, Godfrey S (eds) Asthma. Chapman and Hall, London, pp 303–23
2. Farr RS, Petty T, Mitchell R, Middleton Jr E (1971) Status asthmaticus: treat three days before. Emergency Medicine June: 113–21
3. McFadden ER Jr, Lyons HA (1968) Arterial blood gas tension in asthma. N Engl J Med 278: 1027–32
4. Hetzel MR, Clark TJH, Branthwaite MA (1977) Asthma: analysis of sudden death and ventilatory arrests in hospital. Br Med J 1: 808–11
5. Weiss EB, Segal MS, Stein M (eds) (1985) Status asthmaticus, 2nd ed. University Park Press, Baltimore, pp 1–408

7 Rhinitis

7.1 Aufbau und Funktion der Nase

Der innere Nasenanteil reicht tiefer, als man es vom äußeren Aspekt vermuten könnte, wobei die Strecke von der Nasenspitze bis zur Rachenwand etwa 10–12 cm beträgt (Abb. 155). Durch die vorgewölbten Nasenmuscheln stellt jede der beiden Haupthöhlen nur einen schmalen Schlitz dar, der 2–4 mm weit ist (Abb. 156). Dieser komplexe Aufbau zeigt, daß die Nase, die für annähernd 50% des Gesamtluftwiderstands verantwortlich ist, andere Aufgaben als die eines einfachen leitenden Luftweges hat.

Funktionen der Nase. Die spezialisierte Anatomie der Nase ist für ihre Funktionen von Bedeutung: 1. Anwärmen, Anfeuchten und Filtern der inhalierten Luft; 2. der Geruchssinn, der für viele Tierarten eine vitale Bedeutung hat, für den Menschen ist er für die Freude am Essen und Trinken wichtig; 3. das Konservieren von Wasser aus der ausgeatmeten Luft und von Wärme in dem relativ kalten vorderen Anteil der Nase; dies ist für die Tiere wichtiger als für den Menschen, der sich den Veränderungen der Umwelt auf andere Weise anpassen kann. Die meisten Menschen in kalten Klimazonen haben mit dieser Funktion ihre Erfahrungen, wenn überschüssiges Wasser in der Nase kondensiert wird und eine Rhinorrhoe entsteht. Durch diese Methode spart der Körper pro Tag 100 ml Wasser ein.

Filtern. Filtern, Anwärmen und Anfeuchten der inhalierten Luft spielen eine wich-

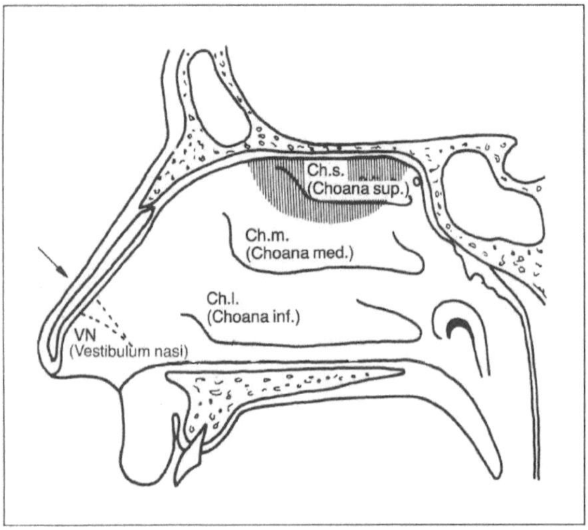

Abb. 155. Laterale Wand der Nasenhöhle. VN ist das Vestibulum nasi und die schraffierte Fläche das Riechorgan, das beim Menschen 10 cm^2 ausmacht, im Vergleich zu 170 cm^2 beim deutschen Schäferhund. Die Öffnungen des Nasentränenganges und der paranasalen Sinus liegen unter der inferioren, der mittleren und der superioren Muschel (Ch. inf., Ch. med., Ch. sup.). Der Pfeil zeigt auf das innere Ostium.

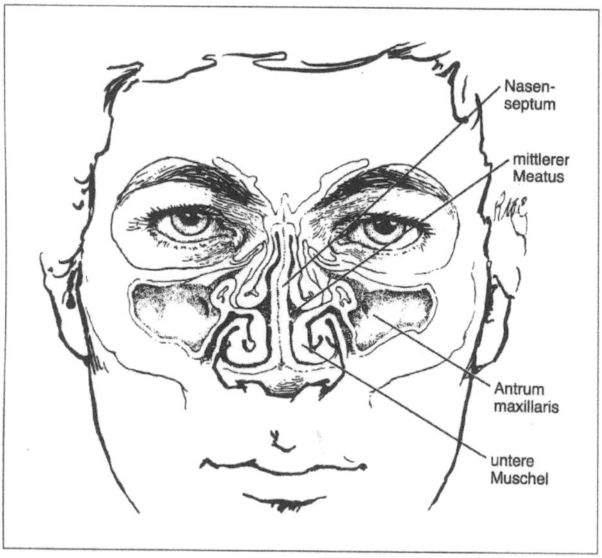

Abb. 156. Querschnitt durch die Nasenhöhle, der die Muscheln und die schlitzförmige Passage zeigt [aus 52].

tige Rolle, da diese Funktionen die feinen Strukturen der tieferen Atemwege vor Schaden schützen. Es ist bei der Filtration wichtig, daß erstens Turbulenzen hinter dem engen Eingang der Haupthöhle die Ablagerungen von Partikeln fördern (siehe Abb. 155) und zweitens Partikel aufgrund der Krümmung des Luftstroms auf die Schleimhaut auftreffen.

Die Effektivität des Nasalfilters hängt von der Größe der Partikel ab. Sehr wenige über 10 µg große Partikel (Pollenstaubteilchen) werden in die Nase eindringen, währen die meisten Partikel, die kleiner als 2 µg sind (Schimmelpilzsporen), die Nase passieren (Abb. 157).

Abgelagerte Teilchen werden von der Nase innerhalb von 20 Minuten durch mukoziliären Transport hinausbefördert. Bevor der Nasenschleim geschluckt wird, hat ein großer Teil davon bereits die Tonsillen passiert, mit denen inhalierte Antigene in engen Kontakt treten und dadurch das Immunsystem stimulieren können.

Die Nase stellt auch eine „Gasmaske" dar, indem sie 99 % der inhalierten wasserlöslichen Gase zurückhält. In diesem Zusammenhang ist es bedeutsam, daß die häufigen Umweltgifte Schwefeldioxid (im Freien), Formaldehyd (in Häusern) und Ozon (in großen Höhen), die starke Reizssubstanzen sind, nur in unwesentlichen Mengen die unteren Luftwege erreichen.

Klimaanlage. Die Nase kommt hinsichtlich ihres Bauplans den Merkmalen einer Klimaanlage sehr entgegen: 1. Die schlitzförmige Form sorgt für einen engen Kontakt zwischen inhalierter Luft und Schleimhaut; 2. Dafür sorgt auch die Turbulenz hinter dem schmalen Einlaß und die gebogene Form des Luftstroms; 3. Wärmeaustausch wird durch den großen arteriellen Blutstrom in den arteriovenösen Anastomosen (ca. 50 % des gesamten Blutstroms) ermöglicht, der sich wie heißes Wasser in einem Heizkörper bewegt; 4. Die Nasenschleimhaut hat eine große sekretorische Kapazität (100 000 Drüsen); 5. Die Weite der Haupthöhle kann schnell durch

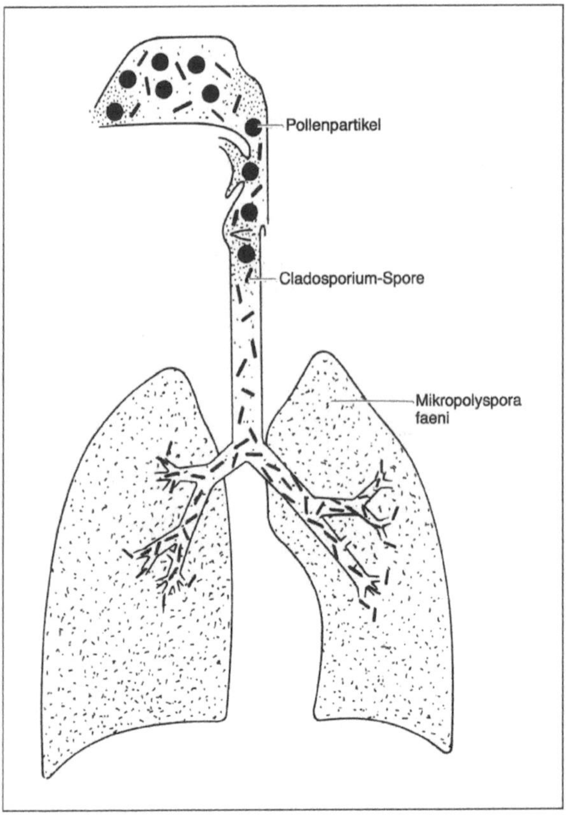

Abb. 157. Die Ablagerung von inhalierten Partikeln in den Atemwegen hängt von dem aerodynamischen Durchmesser ab. Die 25 μm großen Pollenpartikel werden in den oberen Atemwegen abgelagert und verursachen eine allergische Rhinitis. Inhalation kleinerer *Cladosporium*-Sporen (ca. 5 μm) verursacht Asthma bronchiale aufgrund der Ablagerung in den Bronchien. Die 2 μm großen *Micropolyspora faeni* sind die Ursache der exogen-allergischen Alveolitis.

eine Änderung des Kontraktionsgrades in den großen venösen Sinusoiden („schwellfähiges Gewebe") den Anforderungen angepaßt werden (Abb. 158).

Luft mit Zimmertemperatur, die durch die Nase eingeatmet wird, wird beim Erreichen des Rachenraumes auf 30 °C erwärmt und fast vollständig mit Wasser aufgesättigt. Wenn die eingeatmete Luft kalt ist (0 °C), so liegt die Rachentemperatur nur um 1–2 °C niedriger als sonst.

Der Mund kann die bei Raumtemperatur eingeatmete Luft genauso effektiv klimatisieren, wie die Nase dies bei kalter Luft bewerkstelligen kann, allerdings vermindert sich der Effekt mit der Öffnungsweite des Mundes; ein leicht geöffneter Mund mit der eng am Gaumen liegenden Zunge kann die inhalierte Luft besser klimatisieren als ein vollständig geöffneter Mund. Die erstgenannte Art der Mundatmung kann unter Basisbedingungen als akzeptabler Ersatz der Nasenatmung beim gesunden Menschen dienen.

Die Unfähigkeit, durch die Nase zu atmen, ist unangenehm und außerdem potentiell schädlich bei Exposition gegenüber Umweltfaktoren, insbesondere bei Patienten mit Asthma bronchiale und hyperreaktiven Atemwegen. Mundatmung und Hyperventilation bei Belastung verursachen aufgrund des Wärmeverlusts der Bron-

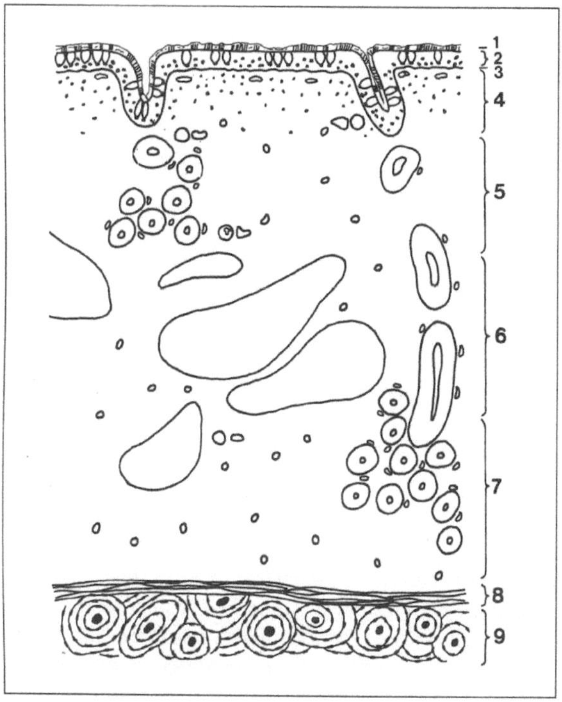

Abb. 158. Diagramm der Schleimhaut an der Choana inferior: 1. Sekretionsschicht; 2. mehrreihiges Flimmerepithel; 3. Basalmembran; 4. zellreiche subepitheliale Schicht; arteriovenöse Anastomosen und Drüsengänge sind angedeutet; 5. oberflächliche Drüsenschicht; 6. mittlere Schicht mit venösen Sinusoiden; 4.-7. Lamina propria (Submucosa); 8. Periost und 9. Knochen.

chien einen Bronchospasmus; diesem kann man vorbeugen, indem man die Nasenatmung aufrechterhält.

Regelung der Durchgängigkeit der Nase. Die Weite der Nasenpassage, die für die Klimatisierung der Luft wichtig ist, wird aktiv durch sympathische Nerven reguliert, die auf die venösen Sinusoide einwirken. Der *Sympathikotonus* in der Nase wechselt in einem 2–4-Stundenzyklus von einem Nasenloch zum anderen. Dieser nasale Zyklus wird nur von Patienten mit einer Septumdeviation oder Rhinitis bemerkt (Abb. 159).

Funktionsschwäche. Die geschwächte Funktion der nasalen „Klimaanlage“ kann verschiedenartige Ursachen haben: 1. reduzierter Luftstrom (nasale Blockade); 2. reduzierter Wandkontakt der inhalierten Luft. Dies tritt in dem Fall ein, wenn die schlitzförmige Passage in einen röhrenförmigen Durchgang umgewandelt wird, zum Beispiel, wenn Polypen den oberen Teil der Haupthöhle blockieren und eine operative Entfernung der Muschel im unteren Teil der Nase einen Luftweg geformt hat; 3. Austrocknen der Schleimhaut und Drüsenatrophie (atrophische Rhinitis).

Zusammenfassung

Die innere Nase besteht aus engen, schlitzförmigen Passagen, die einen intensiven Kontakt zwischen inhalierter Luft und der Schleimhaut ermöglichen. Außerdem wird für die inhalierte Luft Wasser (viele Drüsen) und Wärme (großer Blutstrom)

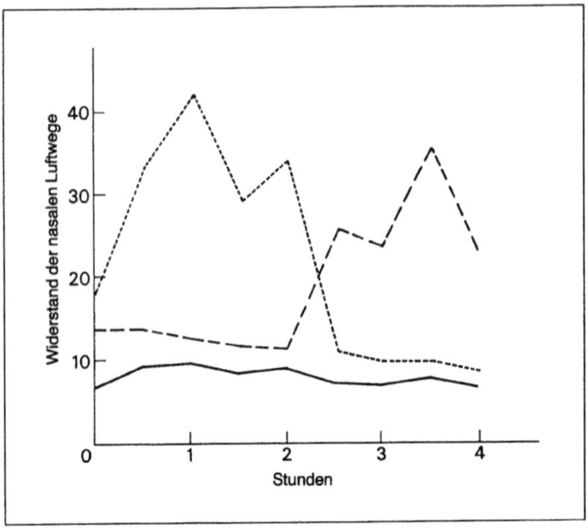

Abb. 159. Der „nasale Zyklus"; rechte Nasenhöhle (durchgezogene farbige Linie), linke Höhle (gestrichelte farbige Linie), beide Höhlen (schwarze Linie) [aus 61].

bereitgestellt. Die nervöse Regelung der venösen Sinusoide erlaubt der Nase, sich selbst an veränderte Umweltbedingungen anzupassen. Die Form der Nasenhaupthöhle erleichtert die Retention der inhalierten Partikel (insbesondere der größeren) und Gase (wasserlöslich). Der Mund stellt einen adäquaten Ersatz für die „Klimaanlage" der Nase unter normalen Bedingungen dar. Das Atmen durch die Nase ist vorzuziehen, wenn Menschen mit hyperreaktiven Luftwegen gegenüber Umweltfaktoren exponiert werden.

7.2 Pathogenese der nichtallergischen Rhinitis

Sympathische Nerven. Eine Fülle *adrenerger* Nervenfasern umgibt die Blutgefäße in der Nase, während die sympathische Innervation der Drüsen spärlich und unbedeutend ist (Abb. 160). Die Stimulierung der postganglionären adrenergen Fasern setzt Noradrenalin frei, das sowohl auf α-Rezeptoren (deutliche Vasokonstriktion) als auch auf β-Rezeptoren (leichte Vasodilatation) wirkt. Daher ergibt sich aus der adrenergen Stimulierung die Vasokonstriktion. Agonisten der α-Rezeptoren (Sympathomimetika) werden als abschwellende Mittel der Nasenschleimhaut benutzt. α-Sympatholytika und Medikamente, die die Freisetzung von Noradrenalin hemmen, Antihypertensiva und Sedativa erhöhen den Luftwiderstand der Nase. Sie sind recht häufige Ursachen der „trockenen Nasenblockade". β_2-Sympathomimetika (Bronchospasmolytika) erzeugen als schwache Vasodilatatoren keinen Anstieg der nasalen Luftwiderstands, wenn sie bei Asthma bronchiale oral gegeben werden.

Parasympathische Nerven. Man findet *cholinerge* Fasern nahe den Blutgefäßen, sie sind außerdem besonders zahlreich in der Umgebung der Drüsen (Abb. 161). Eine Stimulierung dieser Fasern setzt Acetylcholin aus den postganglionären Endplatten

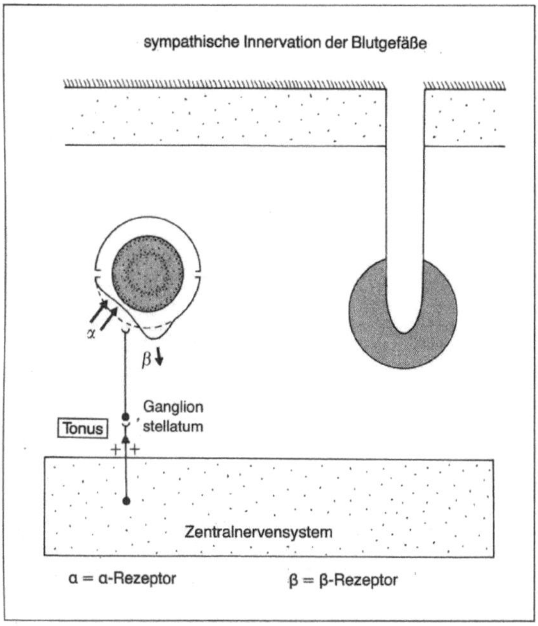

Abb. 160. Es gibt in efferenten sympathischen Fasern zu den Blutgefäßen einen kontinuierlichen Impulsstrom (Tonus), der sie in gewissem Maße durch Stimulierung von α-Rezeptoren und β-Rezeptoren, die entgegengesetzte Wirkungen haben, konstringiert hält. (Die postganglionären Fasern entspringen aus dem Ganglion stellatum im Bereich des Halses und ziehen mit den Arterien zur Nase.) [aus 38].

frei; dieser Neurotransmitter regt die Sekretion an und erzeugt eine flüchtige Vasodilatation durch Stimulierung der cholinergen Rezeptoren.

Anticholinergika beeinträchtigen die Hypersekretion, jedoch nicht die nasale Blockade, daher scheint der vaskuläre cholinerge Rezeptor atropinresistent zu sein. Neuere Studien weisen darauf hin, daß andere Substanzen, wie zum Beispiel das vasoaktive intestinale Polypeptid (VIP), bei der Übertragung parasympathischer Impulse eine wichtige Rolle spielen; der genaue Mechanismus muß hierbei aber noch untersucht werden.

Reflexe. Die efferenten parasympathischen Fasern, die mit dem *N. canalis pterygoidei* ziehen, sind Teil eines Reflexbogens, wobei afferente sensorische Fasern im *N. trigeminus* ziehen (siehe Abb. 161).

Die sensorischen Nerven in der Nase sind eher als die Bronchialnerven einer Stimulation durch verschmutzte und nicht aufbereitete inhalierte Luft ausgesetzt. Es erscheint naheliegend, daß eine konstante Reflexaktivität in der Nase existiert, die die sekretorische Aktivität und die Durchgängigkeit der Nase verändert. Diese reflektorischen Veränderungen sind, teleologisch gesehen, ein Versuch, die luftaufbereitende Funktion der Nase mit den sich fortwährend ändernden Erfordernissen der Umwelt in Einklang zu bringen.

Hyperreaktivität. Alle Menschen werden auf die Exposition gegenüber großen Staubmengen, hohen Konzentrationen von Inhalationsreizstoffen und Temperaturschwankungen mit nasalen Symptomen reagieren (Abb. 162). Rhinitispatienten reagieren auch auf die Exposition gegen eine Reihe ganz alltäglicher Stimuli. Diese unspezifische Hyperreaktivität ist sowohl für die nichtallergische wie für die allergi-

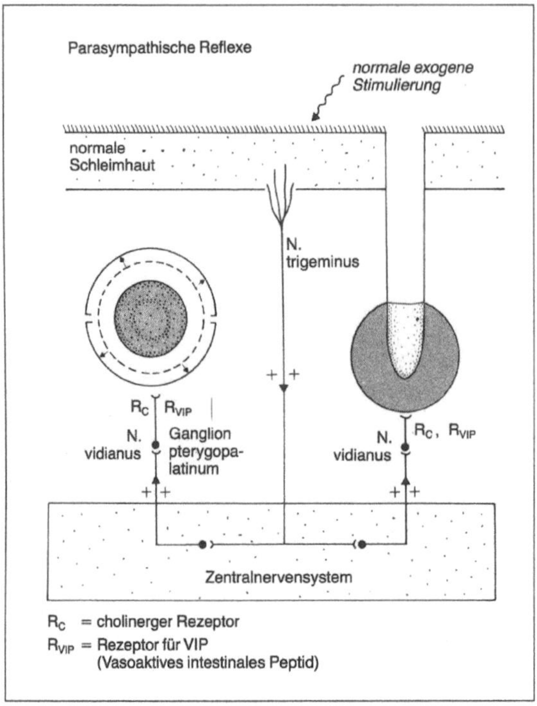

Abb. 161. Die afferenten sensorischen Nervenfasern verlaufen innerhalb des N. trigeminus zur Nase. Die efferenten parasympathischen Fasern entspringen aus dem N. facialis; die Synapse zwischen prä- und postganglionären Fasern ist im Ganglion pterygopalatinum lokalisiert. Die meisten präganglionären Fasern verlaufen mit dem Nerven im Canalis pterygoideus (dem N. petrosus profundus oder N. vidianus), der einer Operation zugänglich ist (Neurektomie). Die parasympathische Stimulation von Drüsen und Blutgefäßen wird über cholinerge Rezeptoren und VIP-Rezeptoren vermittelt. Gewöhnliche eingeatmete Luft stimuliert aufgrund ihrer unphysiologischen Eigenschaften leicht die sensorischen Nerven in der Nase. Der resultierende parasympathische Reflex verursacht eine leichte Hypersekretion und eine vom Patienten nicht bemerkte unbedeutende Vasodilatation [aus 38].

sche Rhinitis charakteristisch. Eine Anamnese mit Beschwerden, die durch Staub, Kochgerüche, Druckerschwärze und häufig auch alkoholische Getränke hervorgerufen werden, erlaubt nicht sofort die Schlußfolgerung, daß eine spezifische allergische Sensibilität vorliegen könnte.

„Vegetatives Ungleichgewicht“. Eine Untergruppe der Patienten mit perennialer nichtallergische Rhinitis weisen als einzige feststellbare pathologische Veränderung eine verstärkte nasale Reaktivität auf (siehe Kapitel 7.10). Das vegetative Ungleichgewicht ist die einzige Erklärung, die wir für dieses Leiden anbieten können, das einfach eine extreme Variante der nasalen Physiologie darstellt. Einige dieser Patienten zeigen auch übertriebene Reaktionen auf das Abkühlen von Fingern und Zehen.

„Eosinophile Entzündung“. In einer anderen Untergruppe von Patienten mit nichtallergischer Rhinitis ist die Hyperreaktivität mit einer chronischen Entzündungsreaktion, die sich durch lokale Eosinophilie auszeichnet, verbunden und wahrscheinlich durch diese hervorgerufen. Die Ätiologie dieser allergieähnlichen Erkrankung ist wie die Ätiologie des intrinsic Asthma weitgehend unbekannt. Wahrscheinlich trägt die Mediatorfreisetzung durch die Mastzellen zu diesen Symptomen bei.

Spezifische auslösende Faktoren werden selten identifiziert, jedoch reagieren einige Patienten auf Acetylsalicylsäure, Konservierungsstoffe und Farbstoffe in der

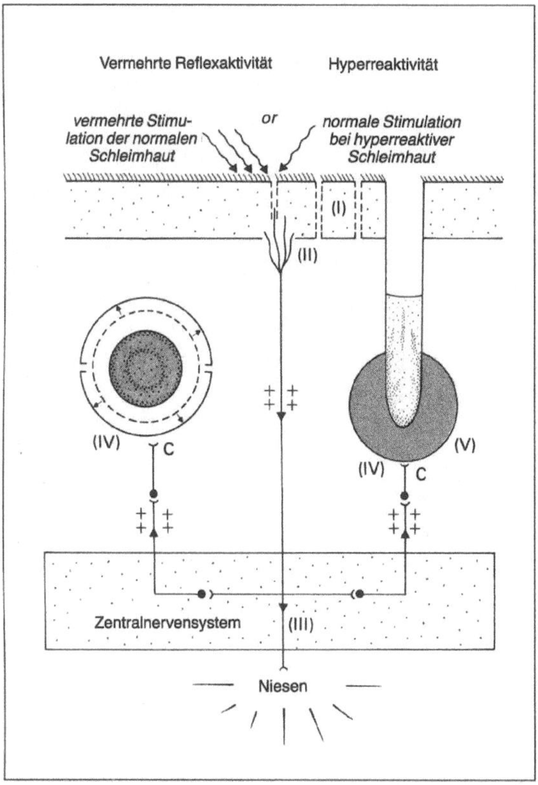

Abb. 162. Gewöhnliche alltägliche Stimuli können die gleichen Symptome bei einer hyperreaktiven Schleimhaut hervorrufen wie eine kräftige Stimulation in einer normalen Schleimhaut. Theoretisch wird diese vermehrte Reaktivität verursacht durch: (I) vermehrte epitheliale Permeabilität; (II) vermehrte Sensibilität der sensorischen Nerven (Reizrezeptoren); (III) veränderte Modulation der afferenten Impulse im Zentralnervensystem; (IV) größere Zahl oder größere Sensibilität von Zellrezeptoren; (V) vermehrte Zahl von Effektorzellen [aus 38].

Nahrung (siehe Kapitel 1.12). Diese Substanzen sind selten bedeutende Ursachen der täglichen Beschwerden.

Zusammenfassung

Stimulierung der adrenergen Fasern in sympathischen Nerven führt zur Kontraktion der Blutgefäße. Die Agonisten der adrenergen Rezeptoren werden als Vasokonstringenzien benutzt, und die Sympatholytika (bestimmte Antihypertensiva) können eine nasale Blockade induzieren. Die Stimulierung der cholinergen Fasern in parasympathischen Nerven erzeugt eine flüchtige Vasodilatation und eine signifikante Hypersekretion. Normalerweise passen parasympathische Reflexe die Nasenschleimhaut den sich ändernden Erfordernissen an. Die nichtallergische Rhinitis ist durch eine gesteigerte Reflexaktivität und eine hyperreaktive Schleimhaut charakterisiert. Die pathologische Veränderung der Nasenphysiologie oder das „vegetative Ungleichgewicht“ scheinen die einzigen Normabweichungen bei einer Untergruppe dieser Patienten zu sein (keine Eosinophilie), während eine andere Untergruppe sowohl erhöhte Reaktivität als auch Entzündung (Eosinophilie) aufweist.

7.3 Pathogenese der allergischen Rhinitis

Allergenablagerung in der Nase. Die Nase weist mehr allergische Symptome und Krankheiten als irgendein anderes Organ auf. Diese ergeben sich aus der wirksamen Filterung von Partikeln und Allergenen in der inhalierten Luft, wodurch die unteren Luftwege geschützt werden.

Partikel, die in der Nase festgehalten werden, werden durch das mukoziliäre System entfernt und innerhalb von 20 Minuten heruntergeschluckt. Die Freisetzung von allergenen Molekülen, z. B. durch Pollenstäube, geschieht sehr schnell, und innerhalb einer Minute nach Pollenapplikation in die Nase werden Symptome ausgelöst.

Oberflächliche Mediatorzellen. Es gibt heute eine Reihe von Beobachtungen, die zeigen, daß Histamin und andere chemische Mediatoren von Mediatorzellen nahe der Epitheloberfläche freigesetzt werden. Die oberflächlichen Mediatorzellen bestehen hauptsächlich aus Mastzellen und vielleicht einigen basophilen Leukozyten. Die Zahl dieser oberflächlichen Mediatorzellen ist bei der allergischen Rhinitis erhöht (Abb. 163, 164).

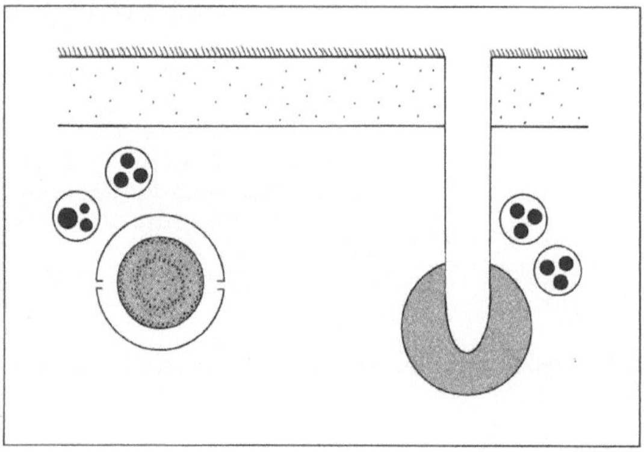

Abb. 163. In der Lamina propria der gesunden Nase findet man Mediatorzellen, zumeist Mastzellen [aus 38].

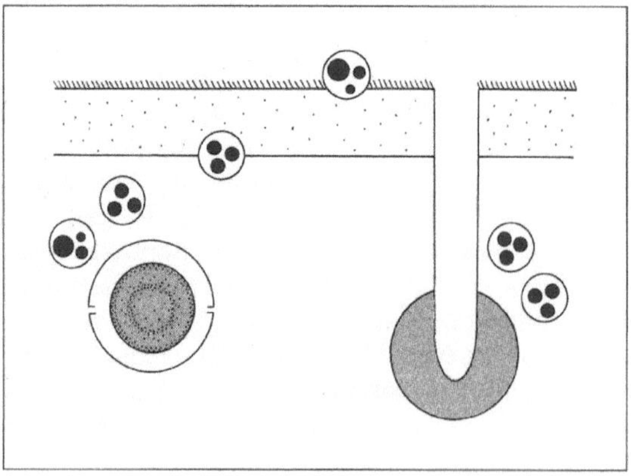

Abb. 164. Die Zahl der oberflächlichen Mediatorzellen (an der Oberfläche oder innerhalb des Epithels) ist bei der allergischen Rhinitis erhöht [aus 38].

Histamin. Histamin ist der wichtigste Allergiemediator in der Nase, im Gegensatz zu den Bronchien. Es wirkt im wesentlichen auf zwei unterschiedliche Arten: 1. *direkt* auf zelluläre Histaminrezeptoren, was die Hauptursache für Ödem und persistierende Blockade darstellt; 2. *indirekt* über Reflexe, die Niesen und Hypersekretion bewirken. Wahrscheinlich erhöht Histamin auch die Epithelpermeabilität (Abb. 165–168).

Die allergische Sofortreaktion in der Nase besteht aus drei Hauptschritten: 1. Wechselwirkung zwischen Allergen und IgE-Antikörper; 2. Mediatorfreisetzung durch Mastzellen und 3. Reflexe. Die oberflächlichen Mediatorzellen nehmen eine Schlüsselstellung in diesem doppelten Ausbreitungssystem ein, da sie Histamin direkt in der Nähe sensorischer Nervenendigungen freisetzen. Die relativ große Bedeutung der Reflexe im ersten Abschnitt der Atemwege kann in ihrer Zielrichtung so verstanden werden, als ob Niesen und Hypersekretion Schutzmechanismen seien, durch die die schädlichen inhalierten Substanzen gewarnt und ausgetrieben werden. Die Reizung eines kleinen Schleimhautareals führt zur sofortigen kräftigen Reaktion der gesamten Nasenschleimhaut. Es ist ein Unglück für die Heuschnupfenpatienten, daß ihr sensibles Alarmsystem durch unschuldige Pollenkörner ausgelöst wird.

Andere Mediatoren. Die Mastzellen in der Nase, wie auch in anderen Organen, setzen nicht nur Histamin frei, sondern auch ECF-A und Arachidonsäuremetaboliten, so zum Beispiel Leukotriene und Prostaglandine (siehe Kapitel 1.8). Ihre Rolle in der Nase ist weitgehend unbekannt.

Spät auftretende Symptome. Die allergischen Sofortsymptome in der Nase können allesamt als Histamineffekte erklärt werden, allerdings sind andere Mediatoren für die Eosinophilie und womöglich auch für Symptome verantwortlich, die gelegentlich während der nächsten 24–48 Stunden nach Allergenprovokation auftreten. Im Gegensatz zu den Bronchien ist es jedoch schwierig, eine Spätreaktion in der Nase zu erkennen, die reproduzierbar und bezüglich ihres Zeitpunkt festgelegt wäre. Leichter ist es zu zeigen, daß die Allergenprovokation die Schleimhautreaktivität

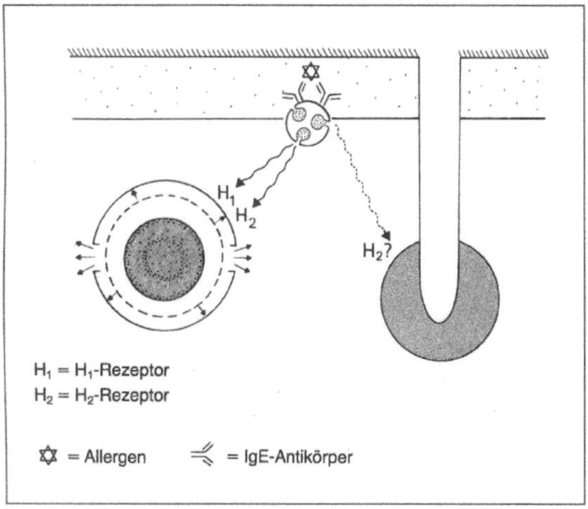

Abb. 165. Histamin verursacht Ödembildung und eine gewisse Vasodilatation durch direkte Wirkung auf vaskuläre Histaminrezeptoren (H_1- und wahrscheinlich H_2-Rezeptoren). (Drüsen besitzen wahrscheinlich H_2-Rezeptoren, deren Bedeutung in den Atemwegen ist jedoch unbekannt.) [aus 38].

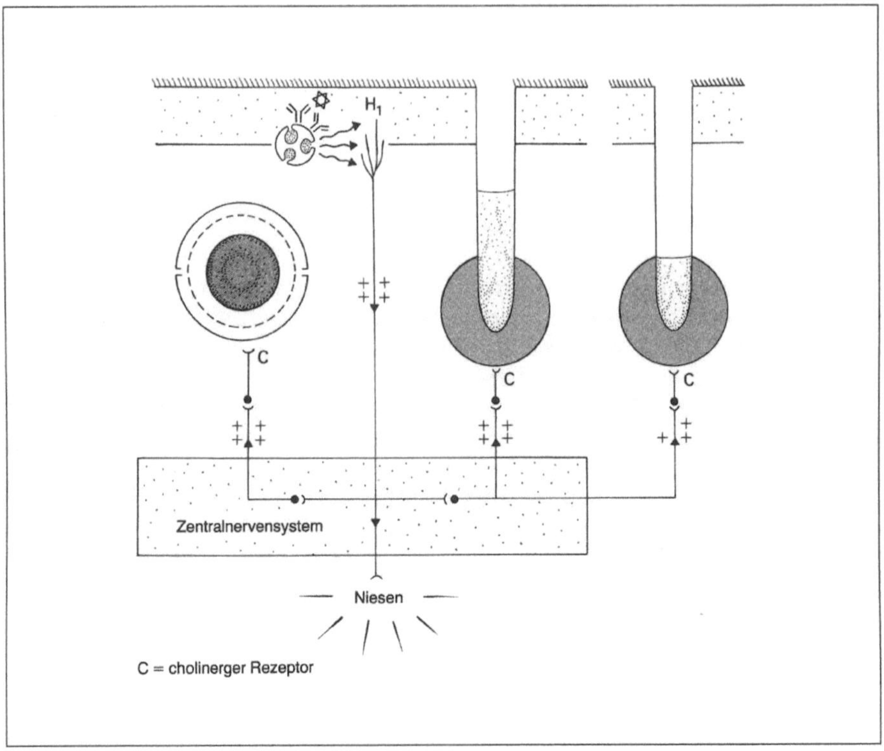

Abb. 166. Histamin stimuliert sensorische Nerven, wahrscheinlich H_1-Rezeptoren, und setzt einen parasympathischen Reflex in Gang, der zu Hypersekretion und vorübergehender Vasodilatation führt [aus 38].

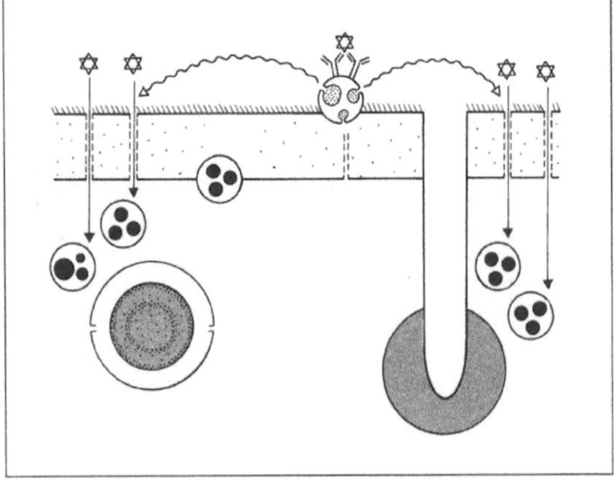

Abb. 167. Histamin verstärkt die epitheliale Permeabilität und Allergenpenetration [aus 38].

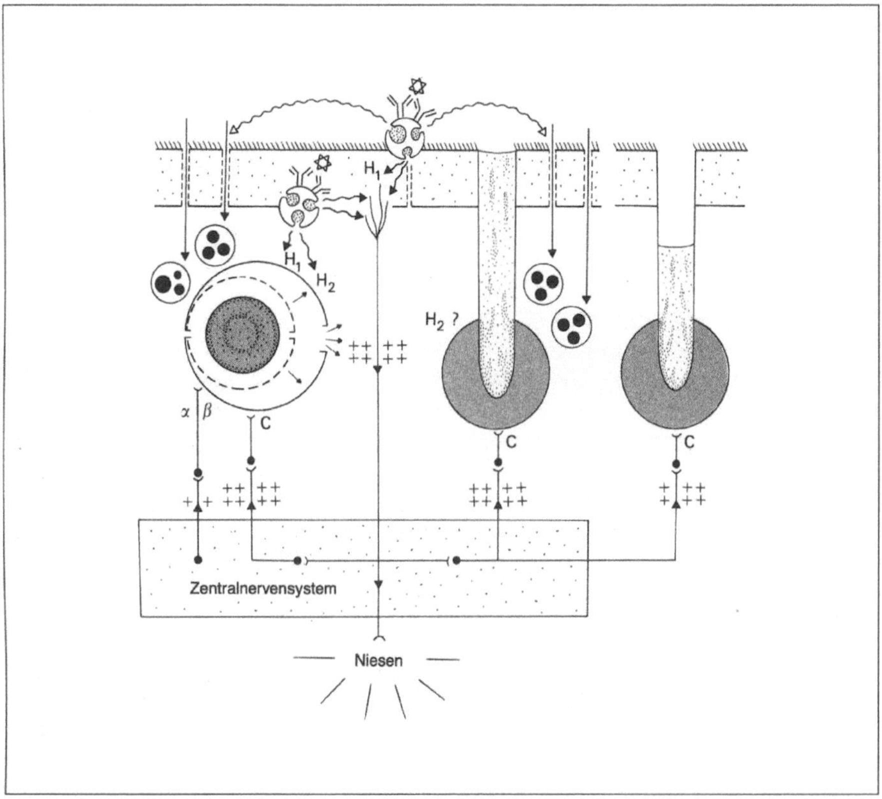

Abb. 168. Alle Effekte des Histamins in der Nase [aus 38].

erhöht: ein sogenannte „Zündstoffeffekt". Dies ist wahrscheinlich nicht die Wirkung von Histamin.

Zusammenfassung

Allergische Reaktionen sind in der Nase häufig, da inhalierte Allergene im Filter der Nase festgehalten werden. Das Allergen tritt in eine Wechselwirkung mit dem mastzellständigen IgE, und bei allergischer Rhinitis wird die Zahl der Epithelmastzellen vergrößert. Freigesetztes Histamin verursacht durch direkte Wirkung auf vaskuläre Histaminrezeptoren (Ödembildung) und ebenso durch Stimulierung von sensorischen Nervenendigungen Symptome; Niesen und Hypersekretion werden durch Reflexe ausgelöst. Histamin kann man für die allergischen Sofortreaktionen in der Nase verantwortlich machen, während die späte entzündliche Reaktion eher die Ursache für die allergeninduzierte Verstärkung der unspezifischen Reaktivität ist.

7.4 Definition und Klassifizierung der Rhinitis

Rhinitis oder Rhinopathie? Der Begriff Rhinitis bezieht sich auf eine entzündliche Erkrankung der Nasenschleimhaut. Der Nachweis der Gewebsentzündung ist jedoch zur Diagnosestellung praktisch nicht sinnvoll, weil sie im Rahmen der Klinik auf dem Vorhandensein von Ausfluß, Juckreiz und Reizung, Niesen und Verstopfung beruht. Da diese Symptome auch ohne das Vorhandensein einer Entzündung vorkommen, ist Rhinopathie strenggenommen der korrektere Begriff – allerdings wird er nicht benutzt.

Gesund oder krank? Die Definition des Asthma bronchiale hat jahrelang Lungenfachärzte und Allergologen geplagt, deshalb ist es nicht überraschend, daß die Definition und Klassifizierung der Rhinitis, unter Beachtung der ätiologischen Kriterien (infektiös, allergisch) sogar noch mehr Verwirrung erzeugt hat. Außerdem ist es schwer, eine scharfe Trennlinie zwischen normalem und krankem Zustand zu ziehen; alle Menschen leiden gelegentlich unter Rhinitissymptomen, was nicht notwendigerweise heißt, daß sie an einer Rhinitis erkrankt sind.

Aus dem genannten Grund sind quantitative Meßmethoden erforderlich, um zwischen gesund und krank genau unterscheiden zu können. Derzeit existieren jedoch keine epidemiologischen Untersuchungen, die mit solchen Meßdaten arbeiten. Der Kliniker kann sich durch Befragen des Patienten leiten lassen, z. B. wie viele Stunden am Tag er Beschwerden hat, wie oft er niest und seine Nase schneuzt. Am verläßlichsten ist die tägliche Aufzeichnung auf einer Symptomkontrollkarte, zum Beispiel über einen Zeitraum von zwei Wochen (siehe Kapitel 7.5).

Infektiös (purulent) oder nichtinfektiös (nichtpurulent)? Die infektiöse Rhinitis ist gelegentlich mit einer nichtinfektiösen Rhinitis (allergisch, vasomotorisch) gemischt. Es gehört zur Klinikroutine, daß die Diagnose einer viralen oder bakteriellen Erkrankung nicht auf der Isolierung eines spezifischen Mikroorganismus beruht. Die Unterscheidung findet tatsächlich zwischen purulenter und nichtpurulenter Rhinitis statt, und zwar aufgrund des makroskopischen Aspektes des Nasenausflusses (flockig und milchig/gefärbt, oder klar und wäßrig/schleimig), der möglichst noch durch die Mikroskopie (+/− Neutrophilie) erhärtet wird.

Allergisch oder nichtallergisch? Über die Diagnose einer Inhalationsallergie ist man sich gewöhnlich einig, wenn Anamnese, körperliche Untersuchung und Hauttestresultate zusammen passen. Dies ist bei der *Nahrungsmittelallergie,* welche ein kontroverses Thema darstellt, nicht der Fall. Über Nahrungsmittelallergie als Ursache einer isolierten Rhinitis kann man diskutieren, jedoch spielen Nahrungsmittel als ein Faktor einer dokumentierten IgE-vermittelten Allergie eine bedeutende Rolle. Die durch Nahrungsmittel ausgelösten Symptome sind hauptsächlich durch Verstopfung der Nase bei minimalem Juckreiz gekennzeichnet.

Der Begriff *Rhinitis vasomotorica* (Rhinopathia vasomotorica) wird oft für nichtinfektiöse, nichtallergische Rhinitis verwendet, da ein positiver Begriff einem doppeltnegativen vorzuziehen ist. „Nichtallergische Rhinitis“ als Diagnose ist nicht explizit, da die infektiöse Rhinitis auch eine „nichtallergische“ ist. Die beiden Termini *Rhinitis vasomotorica* und *perenniale Rhinitis vasomotorica non allergica* werden gegenwärtig synonym für eine chronische, nichtpurulente, allergieähnliche Erkrankung unbekannter Ätiologie benutzt.

Saisonal oder perennial? Saisonale Rhinitis allergica ist ein allgemein akzeptierter Begriff für Heuschnupfen oder Pollinosis. Pollenallergie kommt aber in den Tropen perennial vor, und eine saisonale Symptomverstärkung kann in den gemäßigten Zonen durch eine Allergie gegen Schimmelpilze oder Milben bedingt sein.

Untergruppe mit oder ohne Eosinophilie? Die perenniale nichtallergische Rhinitis ist eine *heterogene Störung,* die wenigstens aus zwei Untergruppen besteht. Die eine Gruppe ist durch die nasale Eosinophilie, häufiges Auftreten von Polypen und Asthma bronchiale und durch gutes Ansprechen auf eine Pharmakotherapie gekennzeichnet. Diese Charakteristika fehlen gewöhnlich in der anderen Untergruppe (siehe Tabelle 36, S. 252). Die Klassifizierung der Patienten mit nichtallergischer Rhinitis in eine Untergrupe mit und ohne Eosinophilie ist für die Krankenhausroutine nicht ganz passend.

Differentialdiagnose. Die kongenitale *Choanalatresie* kann die Ursache für unilaterale Obstruktion mit Nasenausfluß bei einem Säugling sein (Tabelle 34); in diesem Alter jedoch ist ein *Fremdkörper* als Obstruktionsursache viel häufiger. *Vergrößerte Tonsillen* sind eine häufige Ursache für Mundatmung; die *Septumdeviation* ist eine

Tabelle 34. Ursachen von Nasensymptomen.

Mechanische Faktoren
Fremdkörper
Septumdeviation
Nasenpolypen
Tumoren des Nasopharynx
Tumoren von Nase und Sinus
Kongenitale Choanalatresie
Meningozele
Infektionen
Virusinfektion
Bakterielle Infektion
Adenoiditis
Sinusitis
Lepra
Immundefekt
Kartagener-Syndrom
Allergie
Saisonale allergische Rhinitis
Perenniale allergische Rhinitis
Rezidivierende Atemwegssymptome
Verschiedene
Rhinopathia vasomotorica
Rhinopathia medicamentosa
Schwangerschaft
Antihypertensiva
Wegener-Klinger-Granulomatose
Mukoviszidose
Liquorrhoe
Rhinitis atrophicans

andere wohlbekannte Ursache der nasalen Obstruktion, oft tritt diese bilateral auf (S-förmige Deviation). Eine Nasenverstopfung, die sich beim Erwachsenen entwickelt, kann man nicht ausschließlich einer Septumdeviation zuschreiben, es sei denn, der Patient hatte ein Trauma mit nachfolgender Fraktur erlitten. Allerdings kann die geschwollene Schleimhaut bei der Rhinitis eine Septumdeviation klinisch bedeutsam machen.

Maligne Tumoren in der Nase und den paranasalen Sinus und die *Wegener-Granulomatose* beginnen gewöhnlich mit uncharakteristischen Symptomen. Die erste Diagnose „vasomotorische oder infektiöse Rhinitis" ist nicht ungewöhnlich. Eine Röntgenaufnahme der paranasalen Sinus und die Rhinoskopie werden gewöhnlich die korrekte Diagnose nahelegen. Die Rhinoskopie ist eine einfache Untersuchungstechnik, die bei Patienten mit einseitigen Beschwerden, hämorrhagischem Sekret und Schmerz obligatorisch ist; am ehesten wird sie mit einem Fiberoptikgerät durchgeführt. In Zweifelsfällen sollte die Untersuchung wiederholt werden.

Zusammenfassung

Alle Menschen haben gelegentlich Symptome einer Rhinitis: Ausfluß, Niesen und Blockade. Es ist daher schwierig, zwischen gesund und krank zu unterscheiden. Quantitative Messungen sind notwendig. Es gibt keine einheitlich akzeptierte Rhinitisdefinition, -klassifizierung und -terminologie. Folgende Überlegungen können bei der täglichen Arbeit nützlich sein. Zunächst schließe man andere Krankheiten und pathologische strukturelle Veränderungen aus. Danach unterscheide man zwischen purulenter und nichtpurulenter Erkrankung und trenne allergische von nichtallergischen Patienten. Die nichtpurulente, nichtallergische Gruppe besteht aus einer Untergruppe mit und ohne Eosinophilie. Die Begriffe infektiöse (purulente), allergische und vasomotorische (nichtallergische) Rhinitis werden häufig bei einer Routinediagnose verwendet.

7.5 Die Anamnese bei Rhinitis

Familienanamnese. Der Patient wird über das Vorkommen von allergischer Rhinitis, Asthma bronchiale und Neurodermitis bei Verwandten ersten Grades befragt.

Sozial- und Umweltfaktoren. Der Beruf und die *Arbeitsplatzbedingungen* müssen in den Fällen bekannt sein, in denen der Patient gegenüber Berufsallergenen, Reizstoffen, extremen Temperaturen oder großen Staubmengen exponiert ist. In einigen Berufen können sogar mäßige Rhinitissymptome die Arbeitsfähigkeit ernsthaft beeinträchtigen (Piloten, Priester, Lehrer, Telefonisten, Opernsänger). Die häusliche Umgebung wird insbesondere im Zusammenhang mit dem *Schlafzimmer* besprochen (Federbetten, Art und Alter der Matratze). Wichtig sind auch Informationen über den *Kontakt zu Tieren.*

Asthma bronchiale und Dermatitis. Zur genauen Charakterisierung eines Rhinitispatienten ist die Beschreibung aller Symptome von Bedeutung, die in den Atemwegen und auf der Haut, in der Vergangenheit oder Gegenwart aufgetreten sind oder zum Untersuchungszeitpunkt vorhanden sind. Einzelheiten über Asthma bronchiale und Neurodermitis sind besonders relevant. Persistierender trockener Husten und Giemen nach Belastung zeigen die Beteiligung der Bronchialmukosa an, die ein Vorläufer des Asthma bronchiale sein kann.

Beschreibung der Nasensymptome. Man befragt den Patienten besonders zu folgenden Symptomen: 1. Juckreiz in der Nase, der von einer Reizung in den Nasenlöchern (Vestibulitis) unterschieden ist; 2. Niesen; 3. Juckreiz der Augen, anders als Brennen und Reizung; 4. Nasenausfluß, entweder aus den Nasenlöchern leicht herauszublasen oder nur mit Schwierigkeiten herauszuschneuzen und dann „postnasal“ herunterzuschlucken; es ist wichtig zu wissen, ob der Ausfluß trüb und milchig/gefärbt (purulent) ist oder klar und wäßrig/schleimig (nichtpurulent); 5. Verstopfung der Nase, die bilateral, unilateral oder von Seite zu Seite wechseln kann, 6. Mundatmung, besonders in der Nacht, und deren Folgen, wie rauher Hals, Schnarchen, Schlafstörungen, Atempause im Schlaf und tagsüber Erschöpfung; 7. nasale Stimme und ihre Auswirkung im Beruf; 8. eingeschränkter Geruchsinn und damit verminderter Geschmack; 9. Symptome einer Sinusitis, entweder aufgrund einer Verstopfung der Nase und Obstruktion der paranasalen Ostien oder durch eine infektiöse Sinusitis; 10. die am meisten störenden Symptome: Niesen und Ausfluß, nur Ausfluß oder Verstopfung der Nase, und 11. warnende Symptome einer malignen Erkrankung, wie Schmerz, rezidivierende Blutungen und unilaterale Symptome.

Schwere der Symptome. Die Verwendung allgemeiner Begriffe beim Befragen der Patienten mit Rhinitissymptomen kann unter Umständen keine Unterscheidung zwischen dem Mann zulassen, der jeden Morgen im Bad „ins Horn stößt“ und dadurch die Familie aufregt, und dem Patienten, der viele Stunden jeden Tag Beschwerden hat, die ihn belästigen und die bei seiner Arbeit und gesellschaftlich schlecht akzeptiert werden.

Quantitative Kriterien sind notwendig, um eine geringe Störung von einer wichtigen Erkrankung zu unterscheiden, die weitere Untersuchungen und Therapie erfordert. Nützliche Meßdaten zur Schwere der Erkrankung sind die Durchschnittszahl des Niesens, die Häufigkeit des Naseputzens und die tägliche Dauer der Symptome. Am zuverlässigsten ist die detaillierte Aufzeichnung der Beschwerden auf einem Krankenblatt über zwei Wochen.

Verlauf der Krankheit. Man sollte unbedingt wissen, ob die Symptome seit Beginn der Erkrankung zugenommen, abgenommen oder konstant geblieben sind und ob sie *chronisch, rezidivierend* oder *saisonal* schwankend sind. Informationen über Tagesschwankungen sind wenig bedeutend, da Niesen und Rhinorrhoe im allgemeinen am Morgen schlimmer sind; die Verstopfung der Nase ist während der Nacht aufgrund der Schlafposition besonders deutlich.

Auslösende und verstärkende Faktoren. Man sollte den Patienten befragen, ob die Symptome bei Ortswechsel variieren, ob sie sich an Wochenenden oder in den Ferien ändern und ob der Patient irgendeine Ursache vermutet.

Für eine Anamnese ist es recht untypisch, wenn überzeugende Hinweise auf andere Faktoren als *Pollen* und *Tiere* gefunden werden. Nach einer Anamnese der Atemwegs- und Hautreaktionen auf *Acetylsalicylsäure* sollte man forschen, insbesondere bei Patienten mit Polypen.

Die meisten Patienten mit perennialer Rhinitis berichten, daß der Kontakt mit kalter Luft, Staub, Dämpfen, Farbe, verschmutzter Luft, Druckerschwärze, Kochgerüchen, Waschpuler und alkoholischen Getränken die Symptome auslöst und aggraviert. Meistens kommt ihnen die Rolle *unspezifischer Reizstoffe* zu.

Zusammenfassung

Die Informationen über Arbeitsplatz, Exposition gegenüber Tieren, Ausstattung des Schlafzimmers, auslösende Faktoren, Verlauf der Krankheit, Symptome von Haut und Bronchien und eine detaillierte Beschreibung aller nasalen Symptome unter Benutzung quantitativer Meßmethoden ist für die Anamnese von besonderer Bedeutung.

7.6 Untersuchung der Nase

Gesicht und äußere Nase. Die Untersuchung der Nase beginnt mit der Inspektion des Gesichts und der äußeren Nase. Viele Kinder mit langdauernder allergischer Rhinitis kann man anhand ihrer Gesichtsmerkmale und ihren Manierismen erkennen (Abb. 169). Man findet oft Ödeme und eine Verfärbung (dunkle Ringe) unter den Augen (Abb. 170). Falls die Nasalobstruktion stark ist, sieht man das typische Gesicht mit offenem Mund. Dies kann bei dem Kind zu einem hohen, gotischen Gaumen, Überbiß und mangelndem Mundschluß führen (Abb. 171). Das häufige Reiben der Nase nach aufwärts, um den Juckreiz zu lindern, der sogenannte „allergische Gruß", führt zur Entwicklung einer transversalen Nasenfalte über dem unteren Drittel der Nase (Abb. 172).

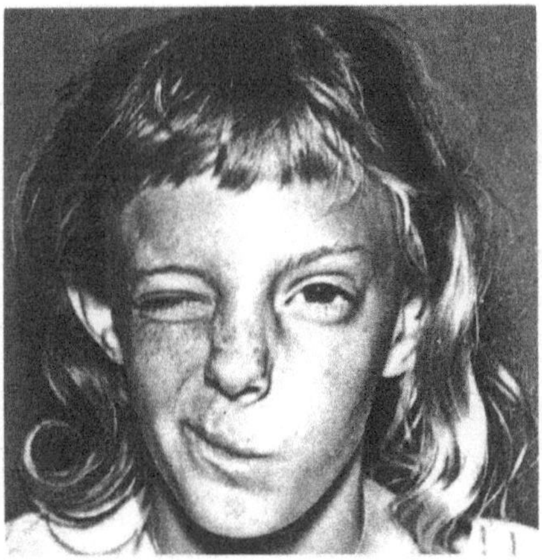

Abb. 169. Manierismus zur Erleichterung beim Juckreiz in der Nase [aus 31].

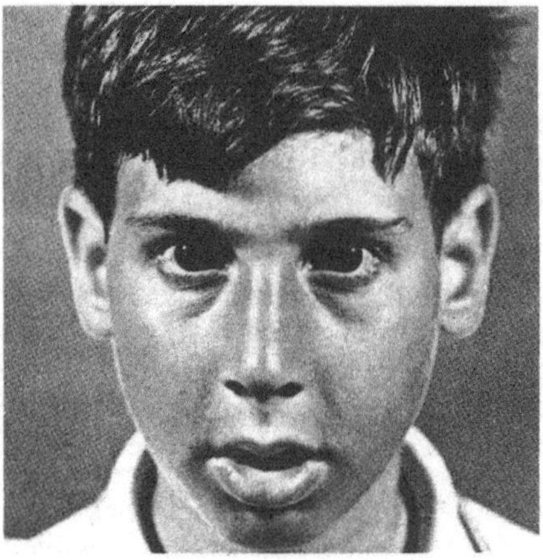

Abb. 170. Allergiebedingte dunkle Ringe und Ödembeutel unter den Augen bei einem Jungen mit perennial allergischer Rhinitis seit dem Säuglingsalter [aus 31].

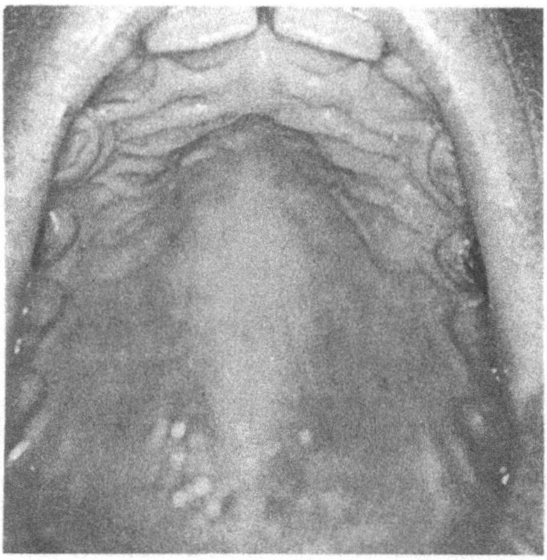

Abb. 171. Chronische Mundatmung führt zu einem typischen Gesichtsausdruck und zum „gotischen Gaumen“ [aus 31].

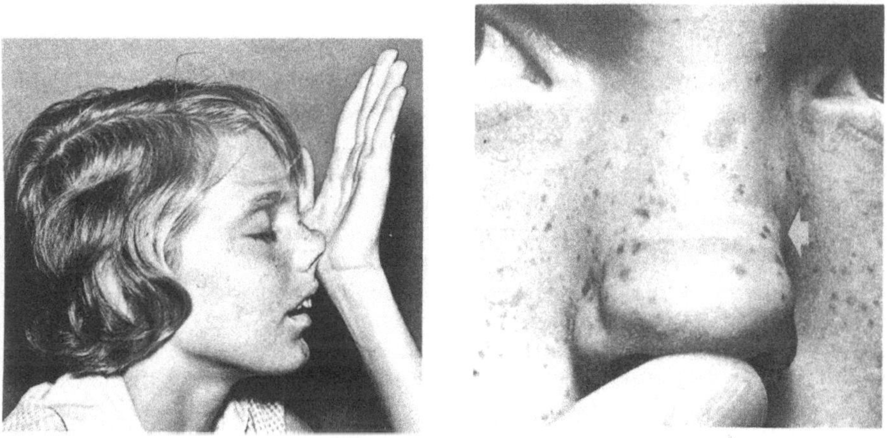

Abb. 172. Der „allergische Gruß“ (links) und die dadurch hervorgerufene Querfalte der Nase (rechts) [aus 31].

Rhinoskopie. Die Inspektion der erkrankten Mukosa benötigt wenig Zeit; nur eine Lampe, ein Spiegel und ein Spekulum sind als Instrumentarium notwendig. Diese einfache Untersuchung sollte eine Selbstverständlichkeit bei allen Patienten mit Symptomen im Bereich der Nase sein und sollte bei jedem Krankenbesuch durchgeführt werden. Der Heuschnupfen stellt die einzige Ausnahme dar. Man beachtet hierbei die Lage des Septums, das Erscheinungsbild der Schleimhaut und Vorhandensein und Charakter des Sekrets, eventuell vorhandener Polypen und anderer pathologischer Veränderungen. Die Palpation mit einem Wattetupfer gibt weitere Informationen über die Art der Schleimhautveränderungen (ein mobiler Polyp, oder eine feste verdickte mittlere Choane) und über die Reaktivität der Schleimhaut.

Der routinemäßige Gebrauch eines vasokonstringierenden Sprays ist zur Verbesserung des Blickfeldes notwendig, um kleine Polypen zu entdecken und um zwischen gefäßbedingter Schwellung und anderen Ursachen der Obstruktion zu unterscheiden.

Nasale Durchgängigkeit. Bei der klinischen Routineuntersuchung wird die Durchgängigkeit der Nase während der Rhinoskopie abgeschätzt. Obwohl die normale Rhinoskopie stark auf eine normale Durchgängigkeit hinweist, haben viele Patienten mit krankhaften Veränderungen der Nase in diesem Bereich einen normalen Luftwiderstand in der Nase. Etwa 50% der allgemeinen Bevölkerung weist einige rhinoskopische Veränderungen auf, in den meisten Fällen ein leicht verkrümmtes Septum.

Die Aufzeichnung von Luftstrom-Druck-Kurven wird zur objektiven und quantitativen Messung des nasalen Luftwiderstandes in der *Rhinomanometrie* benutzt. Diese Methode ist derzeit Forschungszwecken vorbehalten. Es gilt als Einschränkung für alle Tests zur Messung der Durchgängigkeit der Nase, daß sie nur eine Momentaufnahme der nasalen Atemwege liefern, die sich zu jedem Zeitpunkt beträchtlich ändern kann.

Zytologie der Nase. Bei Kindern können die Sekretproben zur zytologischen Untersuchung in eine Plastikfolie geblasen werden oder mit einer mit einem Gummiballon versehenen Pipette aspiriert werden. Bei Erwachsenen gewinnt man die Abstriche mit Hilfe eines fest gedrehten Wattetupfers. Er wird 2–3mal auf jeder Seite eingeführt, und die Schleimhaut mit einer festen, rollenden Bewegung abgeschabt. Da die Zellen oft ungleichmäßig verteilt sind, ist es wichtig, so viel Sekret wie möglich zu gewinnen; der Tupfer muß bis in den hinteren Teil der Nase reichen. Ein Abstrich vom vorderen Teil der Nase wird nur Plattenepithelzellen in wäßrigem Ausfluß enthalten. Die histologische Untersuchung ist eine Zeitvergeudung, wenn die Probe nicht sichtbar Schleim enthält oder wenn er nicht den gesamten Objektträger bedeckt. Die Sekretproben werden zu einer dünnen Schicht auf dem Objektträger mit einer sanften, rollenden Bewegung des Wattetupfers ausgestrichen. Dies ist wichtig, um die Zellen nicht zu quetschen und um alles Material von dem Tupfer zu gewinnen. Der Abstrich wird an der Luft oder auf einer Wärmeplatte (nicht offene Flamme) getrocknet und mittels Schnellmethode (Tabelle 35) *gefärbt,* so daß das Präparat in Minuten zur mikroskopischen Untersuchung fertig ist.

Mehr als 10% Eosinophile sind auf eine allergische Rhinitis oder eine allergieähnliche Krankheit verdächtig, allerdings ist die Beurteilung durch einen erfahrenen Pathologen oft wertvoller als die exakte Prozentzahl. Da die Zellen oft in Klumpen liegen, muß man erst den gesamten Abstrich ansehen, bevor er als negativ abgelegt werden kann. Der Untersucher wird bald erfahren, daß die zelluläre Qualität und Quantität erheblich variieren. Die Zellen färben sich nicht immer ganz so hell an oder haben eine solch klare Morphologie wie die Zellen von Blutausstrichen.

Die zytologische Untersuchung des Nasalabstrichs ist nur nutzbringend, wenn man geschult ist, diese Untersuchung häufig durchführt, Sorgfalt bei dem Gewinnen des ausreichenden Materials walten läßt und selbst mikroskopiert.

Die diagnostischen Kriterien und Färbetechniken, die für die Nasalabstriche angewandt wurden, gelten auch für die Sekretproben von Bronchien und Konjunk-

Tabelle 35. Färbemethoden für Nasenabstriche.

May-Grünwald-Giemsa-Färbung
1. Überschichten des Objektträgers mit May-Grünwald-Lösung
2. Nach 30–45 s fügt man 6 Tropfen Giemsa-Lösung zu
3. Nach 30–45 s mit Leitungswasser abspülen
4. Rasche Entfärbung mit Alkohol – falls notwendig
5. In Wasser spülen

Hansel-Färbung
1. Überschichten des Objektträgers mit Hansel-Lösung (zwei alkoholische Lösungen, 1:500 Eosin und 1:200 Methylenblau)
2. Nach 30–45 s fügt man aqua dest. zu
3. Rasche Entfärbung mit Alkohol
4. In Wasser spülen

Wright-Färbung
1. Mehrere Male in eine Lösung tauchen, die zu gleichen Teilen Äther und Alkohol enthält
2. Überschichten des Objektträgers mit Wright-Giemsa-Lösung
3. Nach 30–45 s fügt man etwa die gleiche Menge aqua dest. zu
4. Nach 30–45 s in Wasser spülen

tiven. Für diese viskösen Sekrete ist die sorgfältige Präparation in einer dünnen Schicht wichtig.

Zusammenfassung

Bei Kindern mit perennialer allergischer Rhinitis weist das Gesicht oft charakteristische Zeichen auf. Die Rhinoskopie spielt eine Rolle bei der Diagnose von Septumdeviationen und Nasalpolypen und dient zur Feststellung des Schweregrades der Rhinitis und der Reaktion auf die Therapie. Die mikroskopische Untersuchung von Nasalabstrichen kann bei der Klassifizierung der Krankheit hilfreich sein und bei der Feststellung, ob eine Exazerbation durch Infektion (Neutrophile) oder Allergie (Eosinophile) hervorgerufen wurde.

7.7 Saisonale Rhinitis allergica: Klinik

Terminologie und Charakteristika. Die saisonale allergische Rhinitis, oder richtiger Rhinokonjunktivitis, wird durch eine Pollenallergie hervorgerufen. Sie kann durch saisonales Asthma bronchiale kompliziert werden. Der alte Begriff Heufieber (Heuschnupfen) bezog sich auf die Beobachtung, die man vor mehr als 100 Jahren machte, daß sich nasale Symptome durch Exposition auf blühenden Heuwiesen entwickelten, wobei „Fieber" eher mit einer Krankheit als mit Pyrexie gleichgesetzt wurde. Heuschnupfen wird gewöhnlich von Ärzten als Bezeichnung für eine Pollenallergie benutzt und ist eine allgemein verbreitete Redeweise für alle Arten nichtinfektiöser Rhinitis.

Die Unterscheidung zwischen saisonaler und perennialer allergischer Rhinitis mag künstlich erscheinen, jedoch ist sie durch Unterschiede im klinischen Erscheinungsbild gerechtfertigt. Wenn die Sensibilität gegenüber Pollen die einzige Allergie ist, bilden sich die Gewebsveränderungen außerhalb der Pollensaison wieder in den normalen Zustand zurück, und daher ist der Heuschnupfen ein beliebtes Modell zum Studium der allergischen Typ-I-Reaktion. Wenn der Patient multiple Allergien aufweist, verursacht die Pollenallergie eine saisonale Exazerbation der ganzjährig vorhandenen Erkrankung.

Pollen. Pollenkörner prallen als große Partikel gegen das Auge und werden im Filter der Nase aufgefangen. Es erreichen sehr kleine Pollenteilchen auch die unteren Luftwege, jedoch ist der exakte Mechanismus des Pollenasthma unbekannt. Die wichtigsten Pollenallergenquellen sind Bäume, Gräser und Kräuter, die ihre Pollenflugsaison im Frühling, Sommer bzw. frühen Herbst haben (siehe Kapitel 2.3).

Vorkommen. Das Risiko der Entwicklung von Heuschnupfen beruht auf der ererbten *atopischen Prädisposition* und auf dem *Expositionsgrad* gegenüber Pollen bei hoher Sensibilität. Folglich variiert die Prävalenzrate bei Heuschnupfen von Ort zu Ort, aber er ist weltweit die am meisten verbreitete klinische Ausdrucksform der Typ-I-Allergie (die Wurmerkrankungen ausgeschlossen). Zwanzig Millionen Menschen leiden in den USA an Heuschnupfen. Obwohl die Krankheit in mittlerem Alter auftreten kann, haben die meisten Menschen zum ersten Mal in der Kindheit und Jugend Heuschnupfen.

Prävalenz. Obwohl die saisonale allergische Rhinitis vom klinischen Standpunkt aus eine bemerkenswert klar definierte Krankheit ist, ist dies bezüglich der Epidemiologie weitaus weniger der Fall. Der Grund hierfür liegt darin, daß der Kliniker nur die Spitze des Eisbergs, den betroffenen Patienten, in seiner Praxis sieht. Viele Allergiker haben keine oder wenige Symptome, und dies mag erklären, warum die Zahlenangaben in der Literatur zwischen 2% und 20% schwanken. Eine vernünftige Durchschnittszahl für die *kumulative Prävalenz* (die Patienten, die die Krankheit aufweisen oder die früher unter dieser Krankheit gelitten haben) des klinisch manifesten Heuschnupfens ist 10%. Wir haben errechnet, daß etwa 2% der dänischen Bevölkerung während der Pollensaison ein Heuschnupfenpräparat benutzen. Diese Daten bestätigen den klinisch gewonnen Eindruck, daß viele Patienten untertherapiert sind oder überhaupt nicht behandelt werden, weil sie die Erkrankung für eine „verschleppte Sommererkältung“ halten.

Krankheitsverlauf. Die Krankheit verschlimmert sich allmählich in den ersten 2–3 Jahren, bleibt für 2–3 Jahrzehnte stationär, erfährt eine Besserung in den mittleren Altersstufen und ist selten ein Problem der älteren Menschen. Die Pollenzahl kann von Saison zu Saison erheblich schwanken, und es ist daher schwierig, über einige Jahre den Spontanverlauf der Krankheit und das Resultat der Therapie zu beurteilen. Heuschnupfenpatienten tragen das 2–3fache Risiko eines perennialen Asthma bronchiale, das in 5–10% der Fälle auftritt. Es ist wahrscheinlich, aber nicht bewiesen, daß die Desensibilisierung mit Pollenextrakt das Risiko vermindern kann. Perenniales Asthma bronchiale ist öfter ein Vorläufer des Heuschnupfens, als daß es dieser Erkrankung folgt.

Symptome. Der pollenexponierte Patient „fühlt ständig seine Nase“, was für ihn bei den täglichen Verrichtungen und bei der Arbeit störend ist. Das Gefühl besteht aus *Juckreiz* (oder richtiger Kitzeln, da man dabei nicht den Wunsch nach Kratzen verspürt) und *wäßriger Rhinorrhoe.* Der Juckreiz führt zu *Niessalven* (5–20mal

Niesen), und für die Rhinorrhoe benötigt man ständig ein Taschentuch (die Nase produziert bis zu 20 ml pro Stunde). Die *Verstopfung der Nase* führt zu einer nasalen Stimme und dem Gefühl des „dumpfen Kopfes"; dies ist gewöhnlich weniger ausgeprägt als bei perennialer Rhinitis. Der Juckreiz des weichen Gaumens zeigt an, daß durch das mukoziliäre System Allergene zum Nasopharynx transportiert worden sind. Einige Patienten geben auch Juckreiz in den Ohren an, dies resultiert aus der gemeinsamen Innervation der pharyngealen Schleimhaut und der Ohren (N. glossopharyngeus).

Während die Reizung der Nasenschleimhaut tränende Augen erzeugen kann, beruht der *Juckreiz der Augen* auf einer lokalen allergischen Reaktion und ist für die allergische Rhinitis charakteritisch. Der Patient reibt häufig seine Augen, und so beginnt ein Teufelskreis, der zu roten, brennenden Augen führt. Aus unbekannten Gründen haben einige Patienten meistens Augensymptome, andere Nasensymptome (4 von 5 Patienten).

Einige Patienten, insbesondere jene mit schwerer Rhinokonjunktivitis, bieten in der Pollensaison auch bronchiale Symptome. Ein trockener Husten und Giemen mit leichtem Engegefühl in der Brust sind häufig, aber auch ein akuter schwerer Asthmaanfall kann auftreten. Patienten mit saisonalem Asthma bronchiale haben über das ganze Jahr eine gesteigerte Reaktivität der Bronchien und riskieren auch, an perennialem Asthma bronchiale zu erkranken.

Pollenzahl und Symptome. Die Schwere der Augen- und Nasensymptome variiert mit der täglichen Pollenzahl, während die Korrelation beim Asthma bronchiale weniger deutlich ist. Die Pollenzahl ist gewöhnlich bei sonnigem, trockenen Wetter hoch und bei Kälte und Regen niedrig. Obwohl die Pollenkörner mit dem Wind mehrere Kilometer fliegen können, schwankt die Pollenzahl beträchtlich von Ort zu Ort. Sie ist in landwirtschaftlichen Gebieten und in Tälern hoch und an der See und im Gebirge niedrig. Sie ist höher auf dem Lande als in der Stadt; die Symptome können in einem Sommerlandhaus sehr ernst werden, während sie in einer Mietwohnung im 10. Stock zu vernachlässigen sind. Radfahren oder Autofahren mit offenen Fenstern sind besonders dazu geeignet, Pollen in Augen und Nase zu sammeln. Die Beschwerden werden unweigerlich durch Rasenschneiden und auch durch das Schneiden der Hecken, auf deren Blättern sich Pollenpartikel ablagern, hervorgerufen.

Zusammenfassung

Die saisonale allergische Rhinitis oder Heuschnupfen wird durch eine Pollenallergie ausgelöst. Es gibt drei Gruppen von Pollen: Baum-, Gräser- und Kräuterpollen mit Saison in Frühling und Sommer beziehungsweise Frühherbst. Heuschnupfen ist eine verbreitete Erkrankung, die 10% der Gesamtbevölkerung befällt. Sie beginnt oft in der Kindheit, ist am häufigsten in der Jugend, erfährt eine Besserung im mittleren Alter und stellt für ältere Menschen kaum ein Problem dar. Die Symptome sind Juckreiz in den Augen, in der Nase und im Rachen, ständiges Niesen, wäßriger Nasenausfluß und eine gewisse Verstopfung der Nase. Auf dem Höhepunkt der Saison kann es zum Auftreten von Asthma bronchiale kommen. Die Symptome werden bei trockenem, sonnigen Wetter und auf dem Lande schlimmer; sie werden ausgelöst durch eine Autofahrt bei offenem Fenster, durch eine Fahrradtour und durch Rasenschneiden oder Schneiden einer staubigen Hecke.

7.8 Saisonale Rhinitis allergica: Diagnose und Therapie

Diagnose. Die Diagnosestellung bei Heuschnupfen ist einfach. Der Patient wird oft eine Pollenallergie vermuten, besonders, wenn die tägliche Pollenzahl seine Aufmerksamkeit auf diese Möglichkeit gelenkt hat. In leichten Fällen mit kurzem Verlauf (Wochen) wird die Anamnese für Diagnose und Therapie ausreichen.

Eine Allergieuntersuchung ist indiziert, wenn: 1. die Saison lang andauert (Monate); 2. die Symptome schwer sind und nicht auf Medikamente ansprechen; 3. in der Saison Asthma bronchiale auftritt und 4. ganzjährig Symptome da sind.

Wenn eine Allergietestung erforderlich ist, wird gewöhnlich der Hautpricktest zur Bestätigung der typischen Anamnese ausreichen. Es kommt häufig mehr als eine Allergie vor, und es ist klug, immer eine Standardsammlung von etwa 10 Allergenextrakten zu benutzen, die in der Gegend am häufigsten auftreten.

Wenn der Patient gegen Baum-, Gras- und Kräuterpollen allergisch ist, ist die Saison lang und die Krankheit ähnelt einer perennialen Rhinitis. Ein Pollenallergiker mit positivem Hauttestergebnis gegen Milben kann ebenfalls eine verlängerte und schwere Saison erleben, da durch die Pollenexposition seine Luftwege sensibler gegen Milbenallergene reagieren. Eine Milbenallergie, die im Winter latent vorhanden ist, kann deshalb in Sommer und Herbst manifest werden.

Unnötig bei Heuschnupfen sind Rhinoskopie, Nasalzytologie, Bluttest und Röntgenuntersuchung der Sinus.

Beratung. Eine korrekte Diagnose ist für die Behandlung und für die Beratung wichtig. Wenn der Arzt die verschiedenen Pollensorten und ihre Saison in seinem Gebiet und in den benachbarten Regionen kennt (zu sehen in einem Pollenkalender), kann er dem Patienten raten, wie er seine Sommerferien planen kann. Dadurch können die Saison oft abgekürzt und die Symptome gemildert werden.

Behandlungsprinzipien. Die Lebensqualität kann, besonders bei jungen Patienten, in der Pollensaison ernsthaft beeinträchtigt sein, die, obwohl kurz, gewöhnlich in der „besten Zeit des Jahres“ liegt. Das Ziel der Therapie besteht darin, daß der Patient ein normales Leben auch in der Pollensaison führen kann. Die Allergenkarenz ist im Freien nicht möglich, da die Pollen gut gemischt im unteren Teil der Atmosphäre vorkommen. Allerdings kann man eine exzessive Exposition gewöhnlich mit gesundem Menschenverstand vermeiden. Der Patient sollte den engen Kontakt mit wildem und kultivierten Gras (Heu) meiden, kann sich aber am eigenen Garten erfreuen, da das Rasenschneiden (durch ein Familienmitglied) die Pollination des Rasens vermindert. Therapeutisches Einkerkern in einem versiegelten Raum ist nicht die richtige Behandlung des Heuschnupfens, jedoch sollte man zum Schließen des Schlafzimmerfensters raten, und die Installation einer Klimaanlage kann, falls durchführbar, den Schutz verbessern. Gelegentliche Symptome werden mit oralen Antihistaminika, oft in Kombination mit einem Vasokonstringens, behandelt. Eine Basistherapie wird benötigt, wenn die Symptome täglich auftreten. Die modernen Steroidsprays sind bei vorübergehendem Gebrauch vollkommen ungefährlich; außerdem sind sie wirkungsvoller als Antihistaminika bei Patienten mit Verstopfung der Nase. Die lokale Behandlung der Nase verlangt allerdings auch Augentropfen (Antihistaminikum – Vasokonstriktor, Dinatriumcromoglicat, keine Steroide; siehe Kapitel 8.2). Die Verwendung des DNCG in der Nase wird oft von Kinderärzten bevorzugt, jedoch ist dieses Medikament weniger wirksam als ein Steroidspray. Wenn die beschriebene Behandlung nicht ausreicht, kann man eine kurzdauernde Behandlung mit systemischen Steroiden durchführen (siehe Kapitel 7.17).

Die Meinungen, wann und wie oft man die Hyposensibilisierung (früher: Desensibilisierung) beginnen sollte, gehen erheblich auseinander, allerdings stimmen die meisten Fachleute darin überein, daß man zunächst die medikamentöse Behandlung versuchen sollte. Unter den folgenden Punkten kann jeder einzelne als Indikation zum Beginn einer Hyposensibilisierung gelten: 1. schwere Symptome, die nicht durch Medikamente beherrscht werden; 2. perenniale Allergie; 3. Asthma bronchiale; 4. lange Pollensaison; 5. Vorliebe des Patienten für diese Therapieform.

Zusammenfassung

Die Diagnose Heuschnupfen läßt sich leicht stellen. Eine Hauttestung mit einer Standardsammlung von Allergenen ist in ausgewählten Fällen indiziert. Die Therapie muß zum Ziel haben, daß der Patient in der Saison ein normales Leben führen kann. Eine Unterbehandlung ist häufiger als eine Übertherapie. Gelegentliche Symptome werden mit Antihistaminika behandelt, die man auch für die Dauertherapie verwenden kann, allerdings ist ein Steroidnasenspray bei Verstopfung effektiver. Einige Ärzte ziehen bei Kindern und Heranwachsenden Dinatriumcromoglicat vor. Die Lokalbehandlung der Nasensymptome schließt auch den Gebrauch von Augentropfen (Antihistaminikum – Vasokonstriktor, Dinatriumcromoglicat) mit ein. Bei einigen Patienten kann man auf dem Gipfel der Saison kurzfristig systemische Steroide verabreichen. Die Hyposensibilisierung sollte man bei den Patienten in Betracht ziehen, die nicht adäquat auf die Pharmakotherapie reagieren.

7.9 Perenniale Rhinitis: Klinik

Klassifizierung. Rhinitis während des ganzen Jahres ist unerfreulicher als eine saisonale Allergie, und die pathologische Veränderung der Nase ist hier stärker ausgeprägt. Das klinische Erscheinungsbild der perennialen allergischen Rhinitis gleicht eher dem der perennialen nichtallergischen Rhinitis als dem der saisonalen allergischen Rhinitis; die perenniale Rhinitis wird daher als umfassendes Krankheitsbild beschrieben. Allergische und nichtallergische Stimuli wirken oft zusammen, und die perenniale Rhinitis ist selten zu 100% allergisch oder nichtallergisch. Die gemischte Ätiologie läßt eine strikte Klassifizierung nur schwer zu.

Allerdings wird zwischen perennialer *allergischer* Rhinitis und perennialer *nichtallergischer* Rhinitis (Rhinitis vasomotorica) unterschieden. Die letztgenannte kann, wenigstens theoretisch, in eine *eosinophile* Untergruppe (intrinsic) und eine *nichteosinophile* Untergruppe (siehe Kapitel 7.4) unterteilt werden. Diese Unterklassifizierung ist wertvoll beim Vergleich von Gruppen, allerdings nicht immer passend für das Individuum. Sie kann durch Symptome, Befunde und Reaktionen auf die Therapie gestützt werden (Tabelle 36).

Tabelle 36. Vergleich zwischen den verschiedenen Arten der nichtinfektiösen Rhinitis [aus 41].

Merkmale	*Allergische Rhinitis*	*Nichtallergische Rhinitis*	
		Eosinophile Untergruppe	Nichteosinophile Untergruppe
Alter zu Beginn der Erkrankung	Kindheit	Erwachsenenalter	Erwachsenenalter
Symptome			
Blockade	mäßig	deutlich	leicht – mäßig
Niesen	häufig	gelegentlich	selten
Juckreiz	gewöhnlich	gelegentlich	ungewöhnlich
Rhinorrhoe	stark	stark	stark
Anosmie	gelegentlich	häufig	selten
Untersuchung			
Geschwollene Muscheln	mäßig – deutlich	deutlich	mäßig
Sekretcharakter	wäßrig	schleimig	wäßrig
Begleitbefunde			
vorherrschende Zellen im Sekret	Eosinophile	Eosinophile	wenige Neutrophile
Infektion	gelegentlich	häufig	selten
Aspirinintoleranz	selten	gelegentlich	selten
Begleiterkrankung			
Konjunktivitis	häufig	selten	nicht vorhanden
Asthma bronchiale	häufig	häufig	selten
Urtikaria	selten	gelegentlich	selten
Sinus-Röntgenaufnahme			
Verdickung der Mukosa	leicht	deutlich	leicht
Flüssigkeit	selten	gelegentlich	selten
Reaktion auf Therapie			
Antihistaminika	gut	mittelmäßig	schlecht
Abschwellende Mittel	begrenzt	begrenzt	schlecht
Kortikosteroide	ausgezeichnet	ausgezeichnet	schlecht
Cromoglicat	gut	schlecht	schlecht
Ipratropium	begrenzt	mittelmäßig	gut

Vorkommen und Prävalenz. Während 5–10% der Gesamtbevölkerung gelegentlich „vasomotorische Symptome" haben und weitere 5–10% allergische Symptome, leiden nur 2–4% an einer chronischen Erkrankung mit täglicher Symptomatik und mit der Notwendigkeit einer medikamentösen Therapie. Wegen der vagen Definition der Krankheit und dem Mangel an kontrollierten Studien sind diese Zahlen ungewiß.

Die allergische Rhinitis beginnt meist in der Kindheit, während die nichtallergische Rhinitis in der Regel im Erwachsenenalter zuerst auftritt. Der Verlauf der

Krankheit ist kapriziös, jedoch weisen die ernsten, persistierenden Symptome auf einen voraussichtlich langen Verlauf hin. Die relative Häufigkeit der verschiedenen Untergruppen scheint mit dem Alter zu variieren. Die allergische Rhinitis kommt häufig bei Patienten mit anderen allergischen Erkrankungen vor; 80 % der Kinder mit Asthma bronchiale und 50 % mit Neurodermitis leiden auch an einer Rhinitis.

Ätiologie. Die *Hausstaubmilbe* ist eine häufige Ursache der perennialen allergischen Rhinitis, oft ist eine saisonale Schwankung zu beobachten (siehe Kapitel 2.5). Die Allergenexposition ist im Bett maximal; die Verstopfung der Nase ist immer am schlimmsten in Rückenlage, und Niesen und Rhinorrhoe sind bei allen Formen der Rhinitis in den Stunden direkt nach dem Aufwachen am meisten ausgeprägt. Die Anamnese ist daher für die spezifische Diagnose von geringem Nutzen, jedoch sind die Symptome, die durch Bettenmachen und Leeren des Staubsaugers ausgelöst werden, auf eine Milbenallergie verdächtig.

Durch *Schimmelpilze* ausgelöste Symptome treten ebenfalls perennial mit saisonalen Verschiebungen auf. Die Schimmelpilzallergie ist eine bekannte Ursache der Rhinitis bei Asthmakindern, aber ihre Rolle bei nichtasthmatischen Erwachsenen ist weniger sicher. Wahrscheinlich ist diese nur klein.

Die Allergie gegen *Tierschuppen* ist häufig, jedoch leiden die meisten Menschen nur unter gelegentlichen Symptomen. Die Tierallergie kann täglich Symptome und eine chronische Krankheit auslösen, wenn erstens ein hochsensibler Patient indirekt gegenüber Tierschuppen über die Kleidung eines anderen exponiert wird, zweitens ein Patient entgegen dem ärztlichen Rat ein Haustier hält, drittens ein Patient mit einer geringgradigen Allergie nicht erkennt, daß tägliche Allergenexposition die unspezifische nasale Reaktivität ohne sofortige offensichtliche Symptome verstärken kann. Ein solcher Patient mag erklären, daß er allergisch sei, zum Beispiel gegen Rotwein, der nun aufgrund der verstärkten Reaktivität Symptome im Bereich der Nase hervorruft. Bis man es ihm beweist, wird er nicht akzeptieren wollen, daß er allergisch gegen seinen Hund ist, weil „dieser Jahre im Haus war, bevor die Symptome auftraten“. Allergie gegen *Versuchstiere* (Mäuse, Ratten, Meerschweinchen) kommt bei den Menschen häufig vor, die täglich mit diesen Tieren bei der Arbeit zusammenkommen (20 %). Dies hat ernstliche berufliche Konsequenzen für einen Pharmaziestudenten oder einen Pharmakologen.

Die Allergie gegen Mehl ist die häufige Ursache der Rhinitis bei Bäckern. Rhinitis aufgrund einer *Berufsallergie* wird gewöhnlich in Verbindung mit Asthma bronchiale gesehen (siehe Kapitel 2.7). In den Magendarmtrakt aufgenommene Allergene spielen eine unbedeutende Rolle als ätiologische Faktoren der Rhinitis, jedoch kann man ihre Bedeutung für Kinder nicht ignorieren. Speisen und insbesondere alkoholische Getränke erzeugen häufig Symptome durch einen nichtallergischen Mechanismus (siehe Kapitel 4.2).

Ragweed-allergische Menschen berichten oft über Juckreiz im Rachen beim Genuß von Bananen und Melonen, birkenallergische Patienten reagieren oft auf Nüsse, frische Äpfel, Pfirsiche und andere Früchte. Diese sensiblen Reaktionen scheinen keine bedeutenden auslösenden Faktoren der täglichen Symptome im Bereich der Nase zu sein. Das Gleiche gilt für Acetylsalicylsäure, Farbstoffe und Konservierungsmittel.

Die *Ätiologie* bleibt bei Patienten mit negativem Allergietest dunkel. Die Prozentzahl der nichtallergischen Patienten schwankt erheblich (20–80 %), abhängig vom Alter, der Auswahl und dem Heimatland des Patienten. Man kann dem an nichtallergischer Rhinitis erkrankten Patienten besser erklären, er leide an einer allergieähnlichen Krankheit, jedoch wisse man nicht genau, welche, als daß man ihm sagt, er leide an einer „allergischen Rhinitis", bei der man allerdings das Allergen nicht bestimmen könnte. Die erste Information wird den Patienten davon abhalten, Zeit und Geld dafür auszugeben, die entsprechende Substanz zu finden, in der Hoffnung, durch Vermeiden dieser Substanz geheilt zu werden. Aus dem gleichen Grunde sollte man Nasenpolypen nicht als „allergische Polypen" bezeichnen (siehe Kapitel 7.11). Es wurde angenommen, daß einige Patienten allergisch gegen Bakterien reagieren, jedoch wurde bisher nicht über stichhaltige wissenschaftliche Untersuchungen berichtet, die diesen Zusammenhang belegen konnten.

Symptome. Die Symptome können täglich, periodisch oder gelegentlich auftreten. Sie sind etwa die gleichen wie beim Heuschnupfen, jedoch kommt der Juckreiz der Augen weniger häufig vor, während die Verlegung der Nase stärker ausgeprägt ist. Einige Patienten mit perennialer Rhinitis klagen hauptsächlich über Niesen und wäßrigen Nasenausfluß, während andere die Verlegung der Nase und mukoides Sekret als vorherrschende Symptome nennen. Die Unterschiede zwischen beiden Gruppen sind unterschiedlichen pathogenen Mechanismen zugeschrieben worden (Typ-I- : Typ-III-ähnliche Reaktionen; Inhalations- : Nahrungsmittelallergie). Es mag auch daran liegen, daß eine anatomisch schmal gebaute Nase leicht verstopft und die zurückgehaltenen Sekrete mukoid werden können, während bei einer weiter gebauten Nase häufiger Niesen und Rhinorrhoe vorhanden sind. Ein Patient, der niest, kann auch einmal unter einer Obstruktion leiden, wenn er Polypen bekommt. Je chronischer die Krankheit, um so ausgeprägter die Verlegung der Nase. Einige Patienten, besonders ältere Herren, geben wäßrige Rhinorrhoe als einziges Symptom an. Tränen und kondensiertes exspiriertes Wasser bei kaltem Wetter können zu diesem Nasenausfluß beitragen.

Befunde. Die meisten Kinder mit perennialer Rhinitis bieten offensichtliche Zeichen der Erkrankung (Mundatmung, auffälliges Gehabe, quere Nasenfalte), wobei sie oft begleitend an Asthma bronchiale und Neurodermitis leiden. Das Naseputzen ist nicht der Weg, auf dem Kinder versuchen, den Schleim zu entfernen; meist wird dieser durch Schniefen und Schnauben und andere, Eltern und Lehrer plagende Unarten entfernt. Die Krankheit kann die täglichen Aktivitäten des Kindes und seine Leistung in der Schule beeinträchtigen, außerdem können Schlafstörungen, Atempausen im Schlaf und allgemeine Erschöpfung verursacht werden.

Auslösende Faktoren. Die Symptome können durch spezifische Allergene und eine Reihe unspezifischer Stimuli auslöst werden, die allen Patienten mit hyperreaktiven Schleimhäuten vertraut sind (siehe Kapitel 3.1). Eine Überreaktion der Nase auf minimale Änderungen der Lufttemperatur, auf Reizgase und -dämpfe sowie auf Änderungen der Körperposition ist ein häufiger Befund bei der perennialen Rhinitis. Da sich die Krankheit progressiv entwickelt, wird nach Exposition gegen alle Arten von allergischen und nichtallergischen Stimuli eine übersteigerte Reaktion erfolgen, und der Teufelskreis schließt sich.

Psyche. Der Arzt muß versuchen, einen Zusammenhang zwischen den Symptomen und der Psyche des Patienten herzustellen, da manche Menschen den Symptomen im Bereich der Nase ungewöhnliche Aufmerksamkeit schenken und unangemessen darüber zu klagen scheinen.

Rhinitis und Schwangerschaft. Die perenniale Rhinitis kann während der Schwangerschaft besser oder schlechter werden. Sie sollte allein mit lokal anzuwendenden Medikamenten und unter Berücksichtigung einer begrenzten Dosierung behandelt werden. Eine persistierende *hormonale Rhinosinusitis* kann sich im letzten Trimester bei ansonsten gesunden Frauen entwickeln. Ihr Schweregrad verläuft mit dem Blutöstrogenspiegel parallel. Diese Störung verhält sich gegenüber der Therapie höchst refraktär, doch geben sich die meisten Frauen mit der Versicherung zufrieden, daß die Symptome nach der Geburt verschwinden werden. Man denke daran, vor der Behandlung einer Patientin mit Depotsteroidinjektionen bei allergischer Rhinitis nach einer Schwangerschaft zu fragen. Man darf diese Medikamente schwangeren Frauen und Frauen, die vermuten, schwanger zu sein, nicht verabreichen, ebenso sollten Frauen, die versuchen, schwanger zu werden, diese Medikamente nicht erhalten. Genausowenig sollte das extrem langwirkende Antihistaminikum Astemizol benutzt werden (siehe Kapitel 7.13).

Zusammenfassung

Die Unterscheidung zwischen perennialer allergischer und nichtallergischer Rhinitis (Rhinitis vasomotorica) wird vorgenommen, jedoch ist die Ätiologie oft gemischt. Die nichtallergische Rhinitis kann man weiter in eine eosinophile und nichteosinophile Untergruppe einteilen, wenigstens theoretisch. Gelegentliche Symptome sind häufig, aber nur 2–4 % der Bevölkerung leiden an einer wirklichen Erkrankung. Die allergische Rhinitis beginnt gewöhnlich in der Kindheit, die nichtallergische Rhinitis im Erwachsenenalter. Die Milbenallergie ist die wichtigste Ursache der perennialen allergischen Rhinitis, die Schimmelpilzallergie spielt eine Rolle bei Asthmakindern, und die Tierschuppenallergie verursacht häufig Symptome, die sporadisch auftreten. Mit der Nahrung aufgenommenes Allergen kann bei Kindern eine Rolle spielen, jedoch ist diese noch umstritten. Die Ätiologie ist bei den meisten erwachsenen Patienten mit perennialer Rhinitis unbekannt. Die Symptome ähneln den Beschwerden bei Heuschnupfen, allerdings ist der Juckreiz der Augen weniger häufig und die Verstopfung der Nase ausgeprägter. Alle Patienten mit chronischen Symptomen reagieren auf eine Reihe von unspezifischen Stimuli und Reizstoffen. Eine persistierende hormonale Rhinosinusitis kann in der Schwangerschaft auftreten; sie verschwindet sofort nach der Entbindung wieder.

7.10 Perenniale Rhinitis: Diagnose und Therapie

Symptomdiagnose. Obwohl nicht vollkommen zufriedenstellend, muß man akzeptieren, daß die Diagnose der perennialen Rhinitis auf der Anamnese beruht, da bei der Untersuchung alle Befunde fehlen und alle Testergebnisse negativ sein können. Die folgenden Untersuchungen sind jedoch oft in der Lage, die Diagnose zu stützen, und sind wichtig für die korrekte Klassifizierung und Behandlung.

Rhinoskopie. Diese einfache Untersuchung ist eine Selbstverständlichkeit bei allen Patienten mit chronischen Symptomen im Bereich der Nase (siehe Kapitel 7.6). Bei den meisten Patienten mit perennialer Rhinitis ist die Schleimhaut etwas geschwollen, feucht und von blaß-bläulicher Farbe. Diese Farbe wird oft als „typisch allergiebedingt“ angesehen, kann aber auch andere Ursachen haben. Das Vorhandensein von Nasenpolypen ist auf die nichtallergische Rhinitis (eosinophile Untergruppe) verdächtig. Kinder haben oft enorm geschwollene Choanen, während die Veränderungen bei Erwachsenen gewöhnlich weniger offensichtlich sind. Die Schleimhaut kann bei erwachsenen Patienten normal und bei beschwerdefreien Patienten pathologisch verändert sein.

Nasalzytologie. Diese Untersuchung ist für die Unterscheidung zwischen infektiöser und nichtinfektiöser Rhinitis und für die Unterklassifizierung der perennialen Rhinitis hilfreich (siehe Kapitel 7.4). Allerdings sind die Variationsmöglichkeiten der Nasalzytologie so zahlreich, daß eine einzelne Untersuchung selten zu einem schlüssigen Resultat führt; 2–3 Untersuchungen werden gewöhnlich benötigt, um die Krankheit zu klassifizieren. Wiederholte Rhinoskopien und Zytologien können bei der Kontrolle des Krankheitsverlaufs, der Auswertung der Therapie und der Aufdeckung infektiöser Komplikationen nützlich sein. Als allgemeine Regel ergibt die Nasalzytologie nur dann klinisch verwertbare Befunde, wenn der Untersucher interessiert und erfahren ist, selbst die Proben entnimmt und sie mikroskopisch auswertet.

Allergiediagnose. Die *Hauttestung,* vorzugweise in der Pricktechnik, wird bei allen Patienten routinemäßig durchgeführt. Eine Standardsammlung, inklusive Hausstaubmilben, Tierschuppen, Pollen und Schimmelpilzsporen, die in der entsprechenden Region relevant sind, wird hierzu benutzt. Ein positives Hauttestergebnis beinhaltet nicht notwendigerweise das Vorhandensein einer manifesten klinischen Allergie. In ausgewählten Fällen kann es nötig sein, den Hauttest durch *RAST* oder einen nasalen *Allergenprovokationstest* zu bestätigen. Nahrungsmittel sind selten die Ursache der Rhinitis, und das Hauttestergebnis ist hier weitgehend unsicher (siehe Kapitel 4.5).

Serum-IgE, Eosinophilenzählung im Blut. Die Messung des *Serum-IgE* (PRIST) kann zur Stützung der Allergiediagnose und als Maß für den atopischen Status des Patienten herangezogen werden. Hohe Werte gehen mit multipel positiven Hauttests einher. Die meisten Rhinitispatienten ohne Asthma bronchiale oder Dermatitis haben keine erhöhten Serum-IgE-Werte. Man muß unbedingt wissen, daß ein normales Serum-IgE eine Allergie nicht ausschließt. Eine Hauptindikation zur Bestimmung des Serum-IgE sind uncharakteristische, rezidivierende Atemwegssymptome bei Kindern, die sowohl allergisch als auch infektiös bedingt sein können. Die *Eosinophilie* im Blut kann sowohl bei der allergischen als auch bei der nichtallergischen Rhinitis (eosinophile Untergruppe) vorkommen. Die meisten Patienten mit Rhinitis als einziger Erkrankung zeigen jedoch normale Werte. Die Eosinophilenbestimmung im Blut stellt ein Maß für die Größe des durch die Krankheit veränderten Gewebes dar. Ein deutlich erhöhter Wert bei einem Rhinitispatienten weist auf eine subklinische Beteiligung der paranasalen Sinus oder der Bronchien hin (siehe Kapitel 3.4).

Röntgenuntersuchung der paranasalen Sinus. Etwa 20% der Patienten mit perennialer Rhinitis weisen geringe Veränderungen (grenzwertiger Verlust der Strahlendurchlässigkeit) der Maxillarsinus auf, und weitere 20% haben stärkere Veränderungen in diesem Bereich. Eine wolkige Verdichtung der Siebbeinzellen, die auf eine beginnende Polypenbildung hinweist, geht gewöhnlich mit einer bilateralen Verschattung der Maxillarsinus einher. Eine unilaterale Verschattung oder ein Flüssigkeitsspiegel ist auf eine Infektion verdächtig, und eine Bestrahlung ist angezeigt. Man beachte, daß ein Patient, bei dem eine Caldwell-Luc-Operation durchgeführt wurde, immer eine strahlendichte Zone im Röntgenbild behalten wird.

Differentialdiagnose. Patienten mit perennialer Rhinitis klagen über Symptome, die auch durch strukturelle Veränderungen, Neoplasmen und Fremdkörper hervorgerufen werden können. Eine allergische Rhinitis in der Kindheit kann fälschlich für rezidivierende Infekte gehalten werden. Eine Verstopfung der Nase kann durch orale Antihypertensiva und Sedativa hervorgerufen werden, die als α-Sympatholytika wirken (siehe Kapitel 5.12), während das Schnüffeln von Kokain zu chronischer Rhinorrhoe und Septumperforationen führt.

Ständiger Gebrauch bzw. Mißbrauch von nasalen Vasokonstriktoren als Sprays ist die häufige Ursache einer chronischen Reizung und einer reaktiven Stauung. Die Behandlung der Rhinopathia medicamentosa besteht in der Instruktion des Patienten über die Art seiner Erkrankung und dem Absetzen des lokalen Vasokonstringens. Orale abschwellende Mittel, ein Steroidspray und die Behandlung der zugrundeliegenden Erkrankung können allesamt angezeigt sein.

Therapieprinzipien. Die Therapie besteht in der Kontrolle der Umgebung, in der Verabreichung von Medikamenten, in der Desensibilisierung, einer Operation, oder in der Kombination einiger oder aller genannter Methoden (Abb. 173).

Zuerst muß den gegen Tierschuppen allergischen Patienten und denjenigen mit einer Milbenallergie geraten werden, die Allergene zu meiden (Allergenkarenz). Bei der Milbenallergie werden Veränderungen im Schlafzimmer die Symptome vermindern (siehe Kapitel 10.1). Das Eliminieren von Nahrungsmitteln beeinflußt gewöhnlich die Krankheit nicht, in ausgewählten Fällen kann jedoch eine diagnostische Diät versucht werden (siehe Kapitel 4.6).

Wenn man die Allergene nicht vollständig meiden kann, sind gewöhnlich H_1-Antihistaminika der nächste Schritt. Sie können die Symptome bei der allergischen Rhinitis und in der eosinophilen Untergruppe der nichtallergischen Rhinitis reduzieren. Ein Antihistaminikum ist bei Patienten wirksam, die fast ausschließlich niesen, die Patienten mit Nasenverstopfung benötigen allerdings ein kombiniertes Präparat, das antihistaminisch und abschwellend wirkt. Im allgemeinen ist die Reaktion bei der perennialen Rhinitis weniger ausgeprägt als bei der saisonalen Rhinitis und läßt mit der Zeit nach.

Wenn Antihistaminika Nebenwirkungen erzeugen oder unzureichend wirken, sollte man einen Steroidspray in Betracht ziehen, entweder als Alternative oder als zusätzliche Therapie. Es hilft bei denselben Patienten wie die Antihistaminika und ist effektiver, besonders bei bestehender Nasenverlegung. Kurzfristiger Einsatz von systemischen Steroiden mag in schweren Fällen bei Erwachsenen indiziert sein, um die Obstruktion der Nase zu beseitigen. *Dinatriumcromoglicat* kann bei allergischer Rhinitis nützlich sein, ist jedoch weniger wirksam als ein Steroidspray. Man

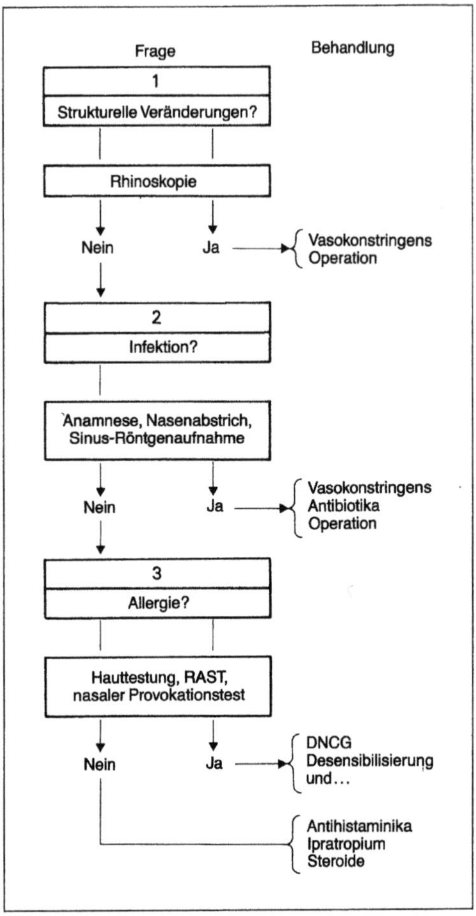

Abb. 173. Einfaches Schema zur Behandlung der perennialen Rhinitis: Man stellt drei Fragen.

beginnt mit diesem Medikament am besten bei Kindern, um Steroidsprays nur in resistenten Fällen und so kurz wie möglich einzusetzen. Die perenniale Rhinitis ohne Eosinophilie ist weitgehend therapierefraktär, allerdings übt ein *Ipratropium*-Nasenspray (siehe Kapitel 5.17) einen gewissen Einfluß auf die wäßrige Hypersekretion aus. Sedativa können ebenfalls in schweren Fällen eingesetzt werden.

Bei milbenallergischen Patienten mit schwerer Rhinitis, insbesondere, wenn sie gleichzeitig an Asthma bronchiale leiden, sollte man die Desensibilisierung in Betracht ziehen (siehe Kapitel 10.5). Die operative Therapie spielt bei der allergischen Rhinitis eine untergeordnete Rolle, kann aber oft bei nichtallergischer Rhinitis helfen, wenn die medikamentöse Therapie versagt hat. Eine vergrößerte untere Choane wird kauterisiert, am besten mit einer Diathermienadel in der Submukosa. Die operative Entfernung der unteren Kante der Choane (partielle Choanektomie) ist wirksamer.

Ist die Haut an den Nasenlöchern durch die Rhinorrhoe mazeriert (Vestibulitis), so kann dies Nasalreflexe und Rhinitissymptome auslösen. In diesem Falle ist der tägliche Gebrauch einer Salbe in den Nasenlöchern nützlich. Ist das Sekret zäh, so kann das wiederholte Schniefen und Entfernen des Sekrets durch den Rachenraum die Schleimhaut austrocknen und die Situation verschlimmern. Diesen Patienten wird empfohlen, Kochsalzlösung von einem Löffel zu „schniefen" (1 Löffel Salz auf 1 Liter Wasser) oder eine Sprayflasche mit einer solchen Lösung zu benutzen, um wiederholtes Hochziehen zu vermeiden, das leicht zu einer Angewohnheit werden kann.

Patienten mit blockierter Nase in der Nacht profitieren davon, das Kopfteil im Bett etwas höher zu stellen. Bei Patienten mit vasomotorischer Rhinitis können regelmäßiger Schlaf, frische Luft, warme Strümpfe und Schuhe, das Vermeiden von Tabak, Alkohol und gewürzten Speisen von Vorteil sein.

Zusammenfassung

Die Rhinoskopie ist eine Selbstverständlichkeit. Die Schleimhaut ist oft feucht und geschwollen mit blaß-bläulicher Farbe, kann aber auch normal erscheinen. Eine wiederholte Untersuchung der Nasalabstriche auf Eosinophilie kann bei der Klassifizierung der Krankheit und zur Diagnose einer Infektion (Neutrophile) hilfreich sein. Alle Patienten müssen hinsichtlich einer Allergie getestet werden. Die Hauttestung reicht normalerweise aus, aber in ausgewählten Fällen können auch RAST oder ein nasaler Provokationstest erforderlich sein. Wenn die Rhinitis die einzig vorliegende Erkrankung ist, sind Serum-IgE und Eosinophilenzahl im Blut häufig unauffällig. Eine Röntgenaufnahme der paranasalen Sinus wird angefertigt, wenn dies indiziert ist. Die Differentialdiagnosen sind: rezidivierende Infekte, Septumdeviation, Rhinopathia medicamentosa, Symptome, die durch orale Antihypertensiva oder durch Schwangerschaft ausgelöst wurden und maligne Erkrankungen der Nase, des Nasopharynx oder der Sinus. Das Meiden der Allergene ist bei Tierallergie und teilweise auch bei Milbenallergie möglich. Oft ist das Medikament der Wahl ein Antihistaminikum, jedoch sind Steroidsprays bei Patienten, die vorwiegend unter Verstopfung der Nase leiden, wirksamer. Dinatriumcromoglicat kann man bei allergischen Kindern und jungen Leuten einsetzen. Bei Erwachsenen mit schweren Symptomen wird die lokale Basistherapie durch kurzfristige Gabe von systemischen Steroiden unterstützt. In ausgewählten Fällen können operative Eingriffe und eine Desensibilisierung von Nutzen sein.

7.11 Nasenpolypen

Charakteristika. Ein Polyp ist ödematös umgewandelte Schleimhaut (Abb. 174). Er ist weich, blaßgelb und besitzt eine glänzende Oberfläche. Polypen in den Maxillarsinus sind abgerundet, während Nasenpolypen birnenförmig gestielt sind. Sie entstehen im oberen Teil der Nase, am häufigsten in den Siebbeinsinus (Abb. 175). Ein exzidierter Polyp ist durchscheinend und wird, wenn man ihn liegen läßt, kollabieren und dabei gelbliche Flüssigkeit verlieren (Abb. 176). Rezidivierende, multiple Polypen, die Nasenpolyposis, ist Teil einer *hyperplastischen Rhinosinusitis,* wobei eine Verschattung der Siebbein- und Maxillarsinus auf dem Röntgenbild obligatorisch ist.

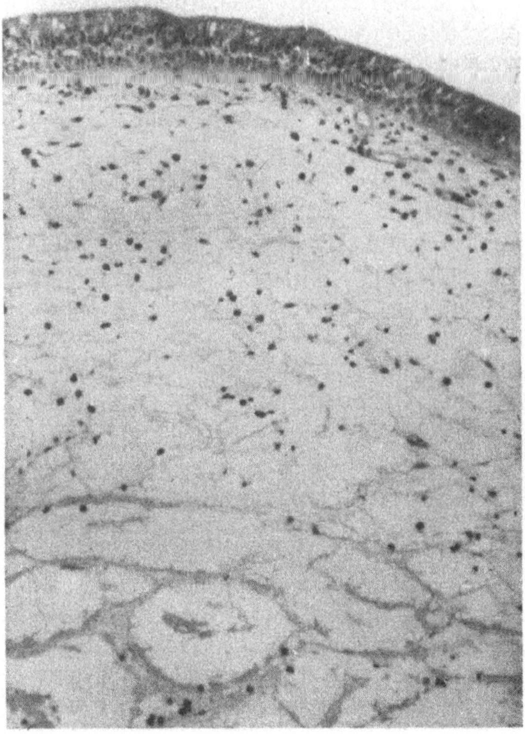

Abb. 174. Nasenpolyp im Lichtmikroskop. Er besteht hauptsächlich aus Ödemflüssigkeit.

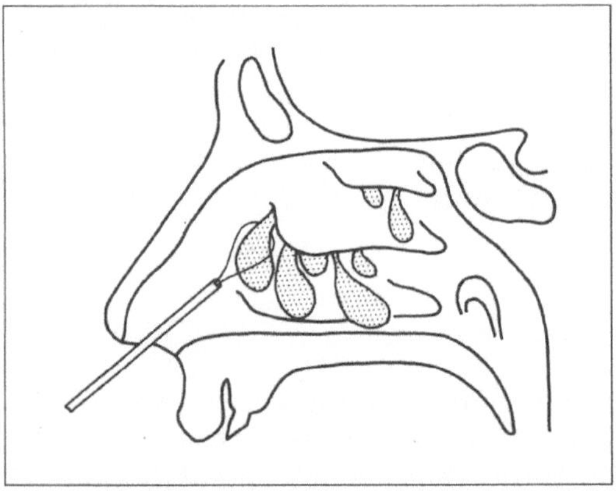

Abb. 175. Nasenpolypen und Drahtschlinge zur Polypektomie.

Ätiologie. Obwohl Polypen bei jeder Form der chronischen Rhinosinusitis vorkommen können, werden sie typischerweise bei der perennialen nichtallergischen Rhinitis und der zystischen Fibrose (Mukoviszidose) gesehen. Nasenpolypen werden oft als „allergische Polypen" bezeichnet, jedoch konnte noch nicht gezeigt werden,

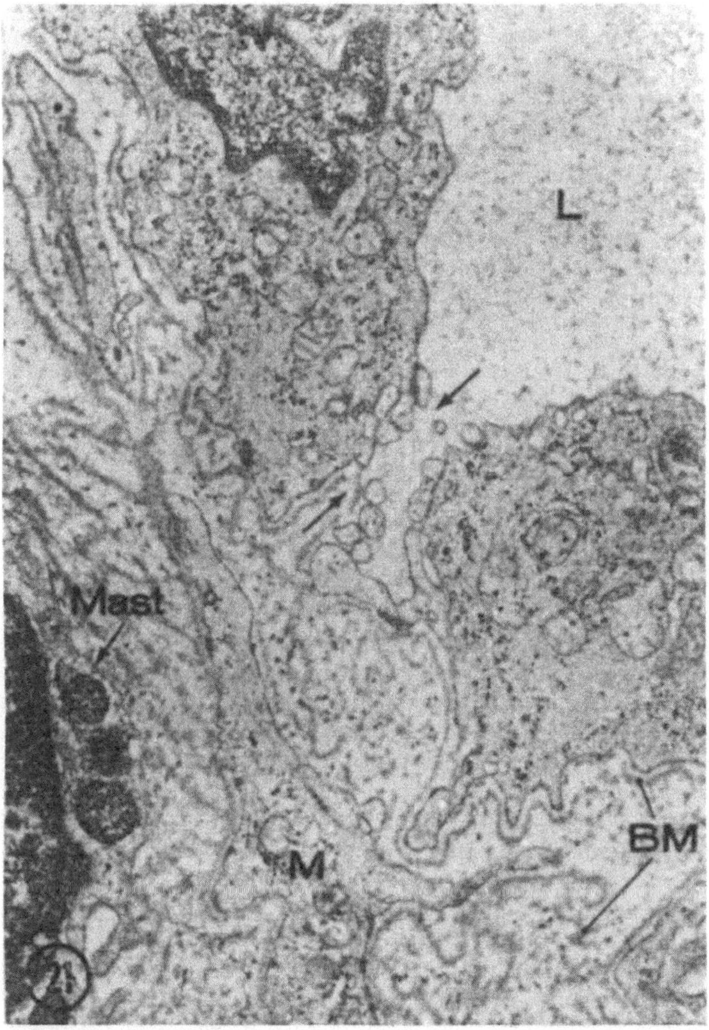

Abb. 176. Elektronenmikroskopische Aufnahme eines Blutgefäßes in einem Nasenpolypen. Man beachte die offene Verbindungsstelle zwischen den Zellen. Dieses Phänomen, das für die Ödembildung verantwortlich ist, ergibt sich aus der Denervierung. (L = Lumen, Mast = Mastzelle, BM = Basalmembran.) [aus 14].

daß positive Hauttestresultate bei Polypenpatienten häufiger vorkommen als in der allgemeinen Bevölkerung. Inhalationsallergene werden die paranasalen Sinus nicht erreichen, und für die Nahrungsmittelallergie konnte nicht nachgewiesen werden, daß sie eine wichtige Ursache der Polypenbildung darstellt. Wenn es eine Koinzidenz beim Auftreten von Allergie und Polypen gibt, so kann die Allergenexposition eine Verschlimmerung der Polyposis hervorrufen.

Aus dem oben Gesagten folgt, daß man bei einem Kind, das sich mit Nasenpolypen vorstellt, viel eher einen Schweißtest durchführen muß als eine Allergieuntersuchung. Kinder mit perennialer Allergie haben oft deutlich geschwollene Schleimhäute, entwickeln aber selten oder nie eine Polyposis.

Diagnose. Die Diagnose wird leicht aufgrund der Rhinoskopie gestellt, aber es kann auch der Einsatz eines Vasokonstringentiensprays und einer Sonde zur Prüfung der Mobilität erforderlich sein. Nasenpolypen kommen typischerweise multipel und bilateral vor. Eine unilaterale Gewebswucherung sollte den Arzt alarmieren und an andere Erkrankungen denken lassen, wie zum Beispiel maligne Tumoren, Papillomata und Meningozelen, die alle einfache Polypen vortäuschen können.

Klinisches Erscheinungsbild. In der Regel bilden sich Nasenpolypen bei einem Patienten, der einige Jahre lang an einer perennialen nichtallergischen Rhinitis gelitten hat. Die Symptome können in ihrer Schwere von einer einzigen Periode der Nasenobstruktion, die durch eine Operation behoben wird, bis zu ständigen Symptomen reichen, die wiederholte Eingriffe und eine Dauermedikation notwendig machen.

Das Gefühl einer Sekretbildung, die man nicht durch Schneuzen entfernen kann, ist häufig das erste Symptom der Polypenbildung. Die Nasenblockade entwickelt sich schrittweise und kann vollständig sein. Verlust oder Abschwächung des Geruchsinns und damit des „Geschmacks“ aufgrund der Obstruktion des oberen Teils des nasalen Luftweges ist charakteristisch. Dieses sehr belästigende Symptom, das den Patienten die Freude an Essen und Trinken vergällt, ist bei Rhinitispatienten mit Polypen deutlicher ausgeprägt, länger persistierend und schwerer zu behandeln als bei Patienten, die keine Nasenpolypen aufweisen.

Wenn die Nasenobstruktion fortschreitet, wird das Sekret visköser und ist schwer durch Schneuzen der Nase zu entfernen, aber es können immer noch Anfälle von Niesen und wäßriger Rhinorrhoe vorkommen. Der Befall der paranasalen Sinus, deren Mukosa viele Becherzellen, jedoch wenige seromuköse Drüsen enthält, trägt zu der Viskosität des Ausflusses bei.

Es kommt zu einer polypoiden Hyperplasie der Maxillarschleimhaut, und die Siebbeinzellen sind mit Polypen gefüllt. Dies erhöht die Neigung zu bakteriellen Infektionen in der Nase und in den paranasalen Sinus, besonders nach einer Erkältung. Die Symptome bestehen in persistierendem purulenten Ausfluß und Druck und Schmerz über den Wangen (Maxillarsinus) oder der Nasenwurzel (Siebbeinsinus).

Die schweren Fälle mit starker Erhöhung der Eosinophilen im Blut gehen gewöhnlich mit Asthma bronchiale vom Intrinsic-Typ einher. Die klassische ASA-Trias, die aus Polyposis, intrinsic Asthma und der Intoleranz gegenüber Acetylsalicylsäure besteht, wird in Kapitel 1.12 beschrieben.

Therapieprinzipien. Polypen als „flüssigkeitsgefüllte Beutel“ reagieren nur schlecht auf eine medikamentöse Behandlung, und ein operativer Eingriff wird notwendig. Anschließend an die einfache Polypektomie, vorzugsweise unter Lokalanästhesie, kann man eine zweiwöchige Behandlung mit systemischen Steroiden durchführen (siehe Kapitel 7.17). Die Nachschau nach dieser Behandlung erlaubt eine bessere Inspektion der Nasenhöhle, und es können noch zurückgebliebene

Polypen entfernt werden. Eine lokale Steroidbehandlung kann man nun bei den Patienten beginnen, die entweder täglich Symptome einer Rhinitis aufweisen oder die eine Polypektomie mehr als 1–2mal im Jahr benötigen. Diese Basistherapie wird die Symptome günstig beeinflussen und das Wachstum der Polypen für eine gewisse Zeit hinauszögern.

Die meisten Patienten kann man mit folgender Kombination behandeln: 1. Polypektomie; 2. kurzfristig systemische Steroide; 3. langfristig lokale Steroidbehandlung. Antibiotika sind in Zeiten mit purulenten Sekreten nützlich.

Die Ethmoidektomie mit Ausräumung so vieler Siebbeinzellen wie technisch möglich ist in einigen Fällen indiziert, die auf die oben aufgeführte Behandlung nicht ansprechen.

Zusammenfassung

Polypen bestehen aus einer ödematös umgeformten Schleimhaut. Nasenpolypen sind birnenförmig gestielt und entstehen in den Siebbeinzellen. Die Ätiologie ist unbekannt. Die Polyposis geht oft mit der perennialen nichtallergischen Rhinitis (eosinophile Untergruppe), mit intrinsic Asthma und Aspirinintoleranz einher. Kinder mit zystischer Fibrose (Mukoviszidose) haben oft Nasenpolypen. Polypen entwickeln sich schrittweise in den Siebbein- und Maxillarsinus, gewöhnlich nach jahrelanger Rhinitis. Die Symptome sind „Sekret“, das durch Schneuzen der Nase nicht entfernt werden kann, verminderter Geruchsinn und Nasenobstruktion. Die verminderte Ventilation und Drainage der Nase und der paranasalen Sinus prädisponiert zu Infekten. Mit zunehmender Schwere der Erkrankung wird folgende Behandlung angewandt: 1. operative Polypektomie; 2. Polypektomie, kurzfristig systemische Steroide und Basisbehandlung mit Steroidspray; 3. Ethmoidektomie und medikamentöse Behandlung bei Bedarf.

7.12 Sinusitis und Otitis media

Sinusitis. Die Sinusitis wird durch weitverbreitete pathogene Erreger in den Luftwegen (hauptsächlich *Haemophilus influenzae* und *Streptococcus pneumoniae,* aber auch Anaerobier) hervorgerufen. Sie befallen häufig die Maxillar- und Ethmoidalsinus. In den meisten Fällen löst eine banale Erkältungskrankheit eine akute Episode oder die Exazerbation einer chronischen Erkrankung aus. Wie oft eine Erkältung durch eine Sinusitis kompliziert wird, variiert erheblich von Person zu Person. Ein kleines Ostium zu dem Sinus und eine geschwollene Nasenschleimhaut sind prädisponierende Faktoren.

Eine Sinusitis kommt häufig bei Kindern mit perennialer allergischer Rhinitis und bei Erwachsenen mit Nasenpolyposis vor. Die Inhalationsallergie ist keine direkte Ursache der Sinusitis, da sich Allergene nicht in den paranasalen Sinus festsetzen; in einigen Fällen kann möglicherweise eine Nahrungsmittelallergie eine Rolle spielen. Das polypöse Wachstum in den Siebbeinsinus ist ein primäres Merkmal der Nasenpolyposis, und eine polypoid verdickte Mukosa in den Maxillarsinus kommt als parallele Manifestation der Grundkrankheit vor.

Die typischen Symptome sind persistierender eitriger Ausfluß, nasale Sprache und das Gefühl eines „dumpfen Kopfes". Müdigkeit und Schmerz über dem infizierten Sinus, der sich bei Beugen des Kopfes steigert, sind häufig (Abb. 177, 178). Fieber und Krankheitsgefühl kommen in schwereren Fällen vor. Allergische Kinder mit chronischer Rhinitis oder Asthma bronchiale haben eine hohe Inzidenz an Sinusinfektionen, und die Diagnose ist bei Patienten mit täglichen Symptomen der Atemwege selten offensichtlich. Die Sinusitiszeichen bei Kindern sind purulentes nasales und nach hinten in den Rachen abfließendes Sekret, nächtlicher Husten, Ermüdung und Reizbarkeit; Schmerzen treten selten auf. Das Asthma kann sich verschlimmern und resistenter gegenüber der Therapie werden. Es ist nicht ungewöhnlich und kann zu ernsten Folgen führen, wenn man eine akute Ethmoiditis bei einem Kind für eine Konjunktivitis hält (Abb. 179).

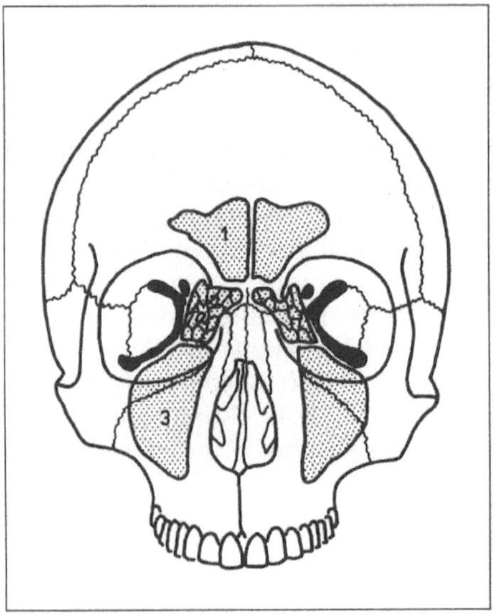

Abb. 177. Frontalansicht der paranasalen Sinus: 1. Frontalsinus, 2. Siebbeinzellen, 3. Maxillarsinus.

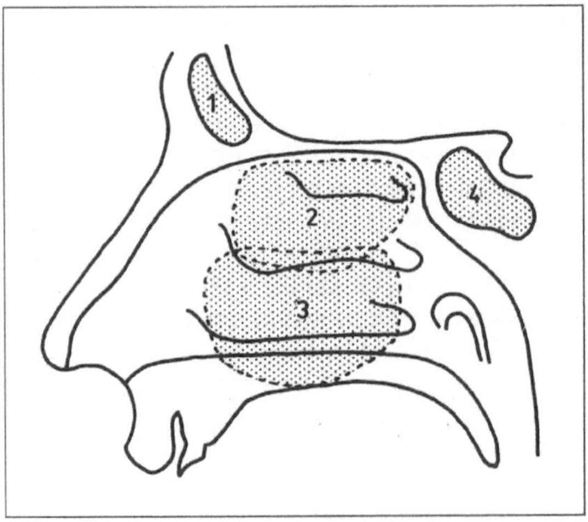

Abb. 178. Laterale Ansicht der paranasalen Sinus: 1. Frontalsinus, 2. Gebiet der Siebbeinzellen, 3. Maxillarsinus, 4. Sinus sphenoidalis.

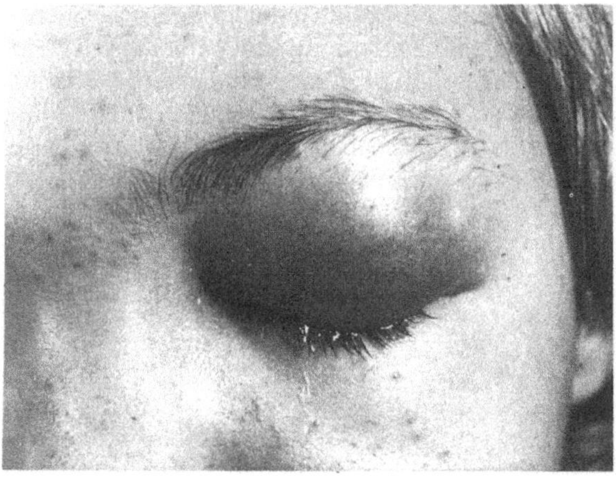

Abb. 179. Dieses Kind wurde zunächst wegen einer „Konjunktivitis“ mit Augentropfen behandelt. Es hat eine akute bakterielle Ethmoiditis, die bei Kindern oft durch eine Entzündung der Orbitagewebe kompliziert wird.

Ein Umschlagen von Eosinophilie in Neutrophilie im Nasensekret ist ein deutlicher Parameter hinsichtlich einer infektiösen Komplikation bei einer chronischen allergischen Erkrankung. Die Diagnose wird durch die Röntgenaufnahme bestätigt: Verschattung, ein Flüssigkeitsspiegel oder eine deutlich verdickte Membran (> 5 mm) im Bereich der Sinus.

Erwachsene mit Nasenpolypen haben eine „radiologische Sinusitis“, die an sich keine Behandlung erfordert. Die Diagnose der „klinischen Sinusitis“ basiert auf persistierendem purulenten Ausfluß, nasaler Neutrophilie, Druck über den infizierten Sinus und allgemeiner Müdigkeit. Periphere Leukozytenzahl und Blutsenkungsgeschwindigkeit sind von geringem Wert.

Ein korrekt benutztes nasal abschwellendes Mittel reicht in leichten Fällen aus, jedoch sind oft außerdem Antibiotika indiziert. Wenn die Symptome persistieren oder schwer sind, kann die Punktion der Maxillarsinus und eine Bestrahlung sofortige Erleichterung bringen (Abb. 180). Die intranasale Antrostomie dient der aus-

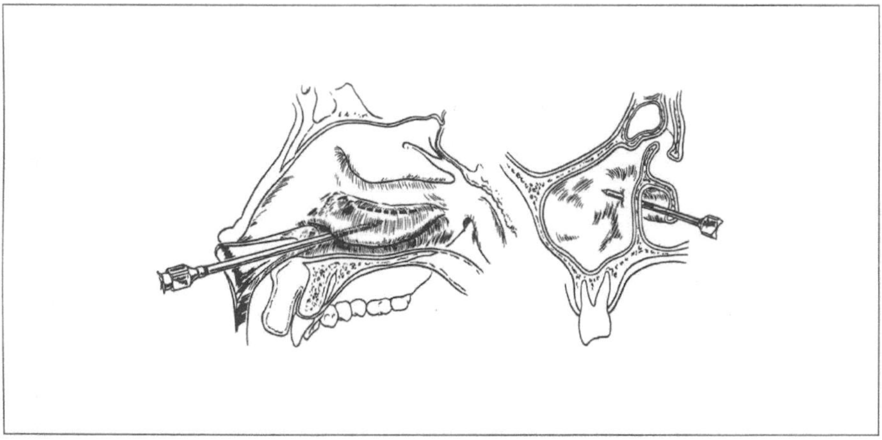

Abb. 180. Punktion des Sinus maxillaris [aus 29].

gedehnteren Drainage und ist bei Patienten mit rezidivierender Sinusitis indiziert (Abb. 181). Die Caldwell-Luc-Operation mit Entfernung grob pathologisch veränderter Sinusmukosa wird bei Erwachsenen durchgeführt, sollte aber bei Kindern aufgrund des nachteiligen Effektes auf noch nicht durchgebrochene Zähne vermieden werden (Abb. 182). Die Häufigkeit der Episoden kann reduziert werden, wenn man eine chronisch blockierte Nase durch regelmäßigen Gebrauch eines Steroidsprays öffnet.

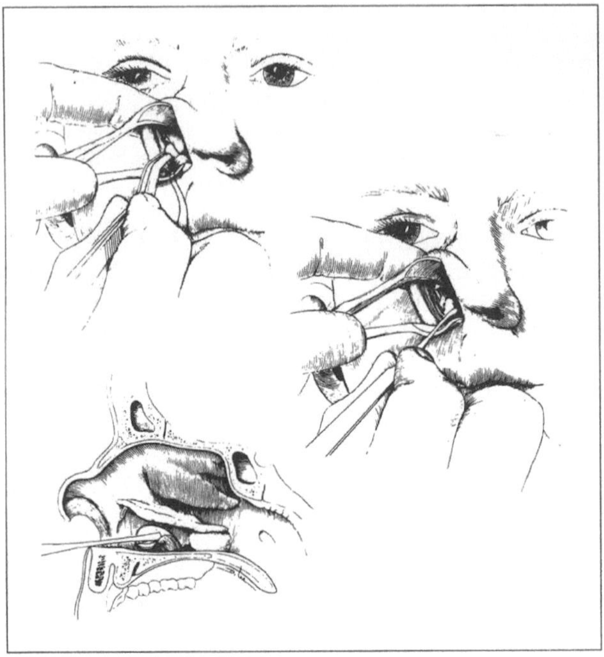

Abb. 181. Nasale Antrostomie (Antralfenster) [aus 55].

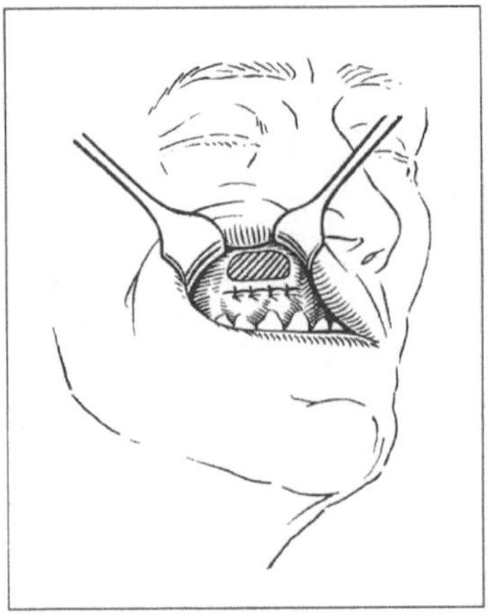

Abb. 182. Caldwell-Luc-Operation. Die Zeichnung zeigt den Ort der Eröffnung des Sinus maxillaris oberhalb der Inzision und Naht [aus 19].

Sekretorische Otitis media. Seit der Einführung eines zuverlässigen Apparates (Impedanzmeßgerät) zur raschen Messung des „Mittelohrdrucks" (akustischer Widerstand des Trommelfells), waren die Allergologen über den hohen Prozentsatz von flachen tympanometrischen Kurven bei allergischen Kindern erstaunt. Diese Kurven stellten einen Hinweis auf Sekret im Mittelohr dar. Ohrenärzte haben andererseits nicht über ein häufigeres Vorkommen von allergischer Rhinitis und Asthma bronchiale bei ihren Patienten mit sekretorischer Otitis media berichtet.

Die sekretorische Otitis media ist seine sehr häufige Krankheit in der Kindheit, und die Allergie scheint kein quantitativ wichtiger Auslöser hierfür zu sein (Abb. 183). Kinder mit allergischen Erkrankungen der Atemwege haben jedoch ein etwas erhöhtes Risiko, eine sekretorische Otitis media durch die Nasenobstruktion und Funktionsstörung der Eustach-Röhre zu bekommen. Eine Allergietestung ist nur indiziert, wenn Patienten mit sekretorischer Otitis media auch Beschwerden und Befunde einer Allergie der oberen Luftwege aufweisen. Die Behandlung besteht im Einsetzen von Durchblasröhrchen, falls die Sekretion für mehr als drei Monate anhält.

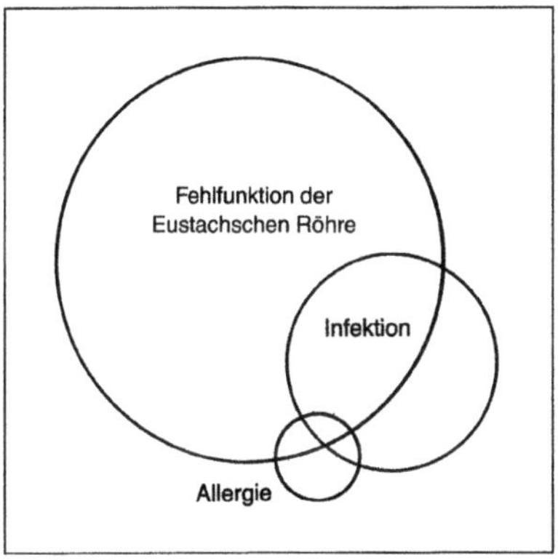

Abb. 183. Diagramm zur Illustration der relativen Gewichtung der verschiedenen ätiologischen Faktoren der sekretorischen Otitis media.

Zusammenfassung

Die Nasenblockade bei allergischen Krankheiten ist eine Prädisposition für die infektiöse Sinusitis und Nasenpolyposis mit polypoid verdickter Sinusschleimhaut. Die Sinusitissymptome bei Erwachsenen sind persistierender purulenter Ausfluß, Schmerz und Ermüdung. Diese Beschwerden folgen oft einer Erkältung. Bei Kindern treten purulenter Ausfluß, nächtlicher Husten und ein rauher Hals auf. Das Verdrängen der Eosinophilen durch Neutrophile im Nasensekret ist ein guter Indikator für eine infektiöse Komplikation bei einem allergischen Kind; die Diagnose wird durch das Röntgenbild bestätigt. Die Therapie umfaßt abschwellende Mittel, Antibiotika und, falls nötig, Sinuspunktion. Bei Erwachsenen mit rezidivierenden Episoden ist eine Operation anzuraten.

7.13 Antihistaminika

H_1- und H_2-Histaminrezeptoren. Es gibt zwei Typen von Histaminrezeptoren, H_1- und H_2-Rezeptoren. Histamin übt über diese Rezeptoren Einfluß auf mehrere Gewebe und Zellen aus: sensorische Nerven (H_1), Drüsen in den Luftwegen (H_2), Magendrüsen (H_2), glatte Muskulatur der Bronchien (H_1), Blutgefäße (H_1 und H_2), Mastzellen und Lymphozyten (H_2).

H_1-Rezeptorantagonisten sind die klassischen Antihistaminika, die bei Heuschnupfen benötigt werden. Sie hemmen den Histamineffekt auf sensorische Nerven und damit auf die Drüsen der Luftwege (über Reflexbahnen), auf die glatte Muskulatur und die Blutgefäße. H_2-Rezeptorantagonisten (Cimetidin, Ranitidin) hemmen den Effekt des Histamins auf die Magendrüsen; sie werden zur Behandlung des peptischen Ulkus eingesetzt. H_2-Rezeptorantagonisten üben einen gewissen Effekt auf Blutgefäße und Mastzellen bzw. Lymphozyten aus (H_2-Rezeptorstimulierung stabilisiert diese Zellen).

Pharmakologie der H_1-Antihistaminika. Antihistaminika (als H_1-Rezeptorantagonisten) werden im Magendarmtrakt rasch resorbiert. Der Effekt setzt innerhalb von 20–30 Minuten ein und dauert für einige Stunden an. Bei Retardformen ist die Wirkungsdauer länger. Die H_1-Antihistaminika werden in der Leber metabolisiert, wo sie durch enzymatische Induktion die Stoffwechselrate anderer Medikamente, wie zum Beispiel Kortikosteroide, erhöhen, und umgekehrt. Antihistaminika überschreiten im allgemeinen die Plazentar- und die Bluthirnschranke.

Die wichtigste Wirkung der Antihistaminika ist die kompetitive Hemmung der H_1-Rezeptoren, jedoch haben sie auch andere pharmakologische Effekte; sie können wie Anticholinergika, Antiserotonin und Lokalanästhetika wirken. Die meisten dieser Medikamente wirken auf das Zentralnervensystem, wobei viele Sedativa Derivate der ersten Antihistaminika sind.

Es gibt eine lange Liste *klassischer* Antihistamin-Verbindungen, die sich chemisch in zwei unterschiedliche Gruppen einteilen lassen (siehe pharmakologische Standardwerke). Sie sind prinzipiell identisch, unterscheiden sich aber in der Potenz, im anticholinergen und, was am wichtigsten ist, sedierenden Effekt. *Chlorphenamin* und *Clemastin* werden häufig benutzt, da sie zu den Präparaten mit dem besten Verhältnis zwischen antirhinitischem Effekt und unerwünschten Nebenwirkungen gehören.

In einigen Ländern sind vollständig nichtsedierend wirkende Antihistaminika entwickelt worden, die sich nun auf dem Markt befinden. Ihre Fähigkeit, ins Gehirn vorzudringen, ist vermindert, allerdings ist für die fehlende sedierende Wirkung die größere Affinität an periphere als an ZNS-Rezeptoren noch wichtiger. *Astemizol* bindet sich für Wochen an den H_1-Rezeptor und besitzt eine sehr lange Wirkung. Es ist zur Basiserhaltungstherapie, jedoch nicht für die sofortige Linderung der Beschwerden geeignet! Gewichtszunahme kann zum Problem werden, und man muß die ungewöhnlich langdauernde Bindung an den Rezeptor bei der Behandlung von fortpflanzungsfähigen Frauen sowie vor einer Hauttestung berücksichtigen. *Terfenadin* scheint in Kinetik und Gebrauch ähnlich den klassischen Präparaten zu sein, jedoch ist es ein weniger potentes Antihistaminikum.

Andere neue Antihistaminika, die bei einigen Menschen eine leichte Sedierung erzeugen können, sind Azatadin, Triprolidin und Mequitazin. Das letztere besitzt außerdem einen signifikanten anticholinergen Effekt.

Saisonale allergische Rhinitis und Konjunktivitis. Die Pollenallergie ist eine der prinzipiellen Indikationen für Antihistaminika. Diese Medikamente wirken gut auf den Juckreiz in der Nase und im Rachen, auf Niesen und wäßrigen Ausfluß, haben aber eine schlechte Wirkung auf die Nasenobstruktion. Antihistaminika werden daher oft mit Vasokonstringenzien kombiniert. Ein Vorteil der oralen Antihistaminika ist, im Vergleich zu den Steroidsprays, daß sie auch den Juckreiz in den Augen bekämpfen. Ein nichtsedierend wirkendes Antihistaminikum ist die erste gute Wahl bei einem Heuschnupfenpatienten mit ausgesprochenen Augensymptomen, während ein Steroidspray das beste Präparat bei Patienten mit deutlicher Nasenobstruktion darstellt.

Perenniale Rhinitis. Im allgemeinen sind Antihistaminika bei der saisonalen Rhinitis wirksamer als bei der perennialen allergischen Rhinitis. Patienten mit nichtallergischer Rhinitis, die mit Niesen, wäßrigem Ausfluß und lokaler Eosinophilie einhergeht, werden gewöhnlich auf Antihistaminika reagieren, jedoch helfen diese Medikamente wenig, wenn die Patienten eine starke Verlegung der Nase und Nasenpolypen aufweisen.

Lokaler Einsatz. Augentropfen wirken gut und sofort bei Juckreiz in den Augen. Das sofort einsetzende Stechen und die Augenreizung werden von den meisten Patienten akzeptiert, vorausgesetzt, sie haben nicht ihre Augen gerieben. Der Patient sollte informiert werden, daß er die Augentropfen benutzen soll, statt die Augen zu reiben. Die Anwendung auf der Haut wird von Dermatologen nicht unterstützt, da dort nur eine geringe Wirkung vorhanden ist und das Risiko der Sensibilisierung besteht (Typ-IV- Allergie). Am Auge trat dieses Problem nicht auf.

Nebenwirkungen. In therapeutischen Dosen erzeugen die klassischen Antihistaminika bei der Mehrheit der Patienten Nebenwirkungen. Obwohl diese nicht ernst sind, sind sie jedoch oft unangenehm genug, um zum Absetzen des Medikaments Anlaß zu geben. Sedierung ist die wichtigste Nebenwirkung. Sie wird mit dauerndem Gebrauch abgeschwächt, allerdings vermindert sich unglücklicherweise bei Dauertherapie auch die Wirksamkeit des Medikaments (Leberenzyminduktion). Alkohol und das ZNS dämpfende Pharmaka potenzieren die Sedierung. Patienten, die diese Mittel nehmen, muß man davor warnen, Auto zu fahren und Maschinen zu bedienen. Die anticholinerge Wirkung mancher Substanzen verursacht Mundtrockenheit.

Zu viele Heuschnupfenpatienten werden noch routinemäßig mit den klassischen Antihistaminika behandelt und leiden an ihren Nebenwirkungen. Ein Geschäftsmann wird seine Initiative verlieren, ein Künstler seine Kreativität, ein Fahrer seine Fahrtauglichkeit und ein Alkoholiker sein Bewußtsein.

Zusammenfassung

Histamin übt seine Wirkung auf die Gewebe über H_1- und H_2-Rezeptoren aus. H_1-Antagonisten sind die klassischen bei allergischer Rhinitis und Urtikaria angewandten Antihistaminika. H_2-Antagonisten hemmen die Magensaftsekretion und werden bei peptischen Ulzera eingesetzt. H_1-Antihistaminika hemmen den Juckreiz in den Augen, in der Nase und im Rachen, sowie Niesen und Rhinorrhoe, haben aber nur eine geringe Wirkung auf die Nasenobstruktion. Kombinierte Präparate mit einem H_1-Antihistaminikum und einem Vasokonstringens werden oft eingesetzt. Sedierung und zu einen geringen Grad Mundtrockenheit sind die Nebenwirkungen, die bei den meisten Patienten vorkommen, und die häufig unangenehm sind. Antihistaminika ohne sedierenden Effekt sind kürzlich entwickelt worden, jedoch sind diese teuer.

7.14 Alphasympathomimetika als abschwellende Mittel für die Nasenschleimhaut

Orale Vasokonstriktoren. Eine orale Medikation mit α-Sympathomimetika hat in der Nase eine geringere Wirkung als die lokale Therapie, allerdings kann sie regelmäßig angewandt werden, ohne eine Rhinopathia medicamentosa zu verursachen. Zusätzlich erreicht sie alle Teile der Nasenschleimhaut. Ein orales abschwellendes Mittel in Kombination mit einem Antihistaminikum ist bei allergischer und bei einigen Fällen nichtallergischer Rhinitis nützlich, jedoch ist ein beträchtlicher Mißbrauch dieser „Erkältungstabletten" bei Erkrankungen zu verzeichnen, bei denen sie keine oder nur eine ganz geringe Wirkung haben (Erkältungen, Grippe, Sinusitis, Otitis media).

Orale Vasokonstriktoren müssen bei Kindern mit Vorsicht eingesetzt werden (Psychosen), weiterhin bei älteren Herren (Prostatahypertrophie) und bei Patienten mit Herzkrankheiten oder Bluthochdruck.

Pseudoephedrin und *Norepinephrin* (Phenylephrin) sind für die orale Gabe dem Ephedrin *vorzuziehen,* da sie weniger Nebenwirkungen haben.

Logisch ist die Kombination von Antihistaminikum und α-Sympathomimetikum aus zwei Gründen: 1. Das Antihistaminikum hat eine gute Wirkung auf das Niesen und die Rhinorrhoe, jedoch nur eine geringe auf die Verlegung der Nase; diese wird durch das α-Sympathomimetikum günstig beeinflußt; 2. Der das ZNS stimulierende Effekt des α-Sympathomimetikums wirkt der Sedierung durch das Antihistaminikum entgegen.

Lokale Vasokonstriktoren. Intranasal abschwellende Mittel können mit einer Tropfflasche oder -pipette oder mit einem Verneblerspray appliziert werden. Das Einbringen einer großen Menge einer schwachen Lösung ergibt eine gute Verteilung über die Nasenschleimhaut, was besonders wichtig bei der Behandlung der Sinusitis ist; allerdings ist bei allen Erkrankungen die korrekte Anwendung wesentlich. Unzureichend angeleitete Patienten strecken den Kopf nach rückwärts und lassen die Lösung den Nasenboden entlang in den Nasopharynx laufen (Abb. 184).

Viele Patienten ziehen den Vernebler der Tropfflasche vor, da er leichter zu handhaben (und auch zu mißbrauchen) ist. Ein Vernebler in Form einer Plastikflasche ist billig, jedoch ändert sich die abgegebene Dosis erheblich in Abhängigkeit von der Kraft, mit der die Flasche komprimiert wird. Sein Gebrauch ist für Kinder verboten; einige Eltern drehen die Flasche auf den Kopf und leeren ihren Inhalt in die Nase des Kindes, wodurch schwere Vergiftungen entstehen können. Eher sollte man einen Dosierspray benutzen; er gewährleistet ebenfalls eine gute intranasale Verteilung des Medikaments.

Der vasokonstringierende Effekt des Ephedrins ist mäßig und nur kurzfristig. Nach einer Behandlungsdauer von einigen Wochen entwickeln sich häufig Tachyphylaxie und sekundäre Hyperämie. *Naphazolin* ist rasch wirkend und bietet einen vasokonstringierenden Effekt von langer Dauer. Ein Mißbrauch dieses Präparates verursacht bei einer beträchtlichen Anzahl Patienten lokale Nebenwirkungen („Privin-Nase"). Es ist heute durch *Xylometazolin* und *Oxymetazolin* ersetzt worden. Diese beherrschen die Verstopfung der Nase besser als Ephedrin, und ihre verzögerte Wirkung (6–8 Stunden) ist für die Behandlung der nächtlichen Nasenobstruktion wichtig.

Bei der perennialen Rhinitis können vasokonstringierende Sprays eingesetzt werden: 1. wenn der Patient mit einer Basisbehandlung mit Steroid oder Dinatriumcro-

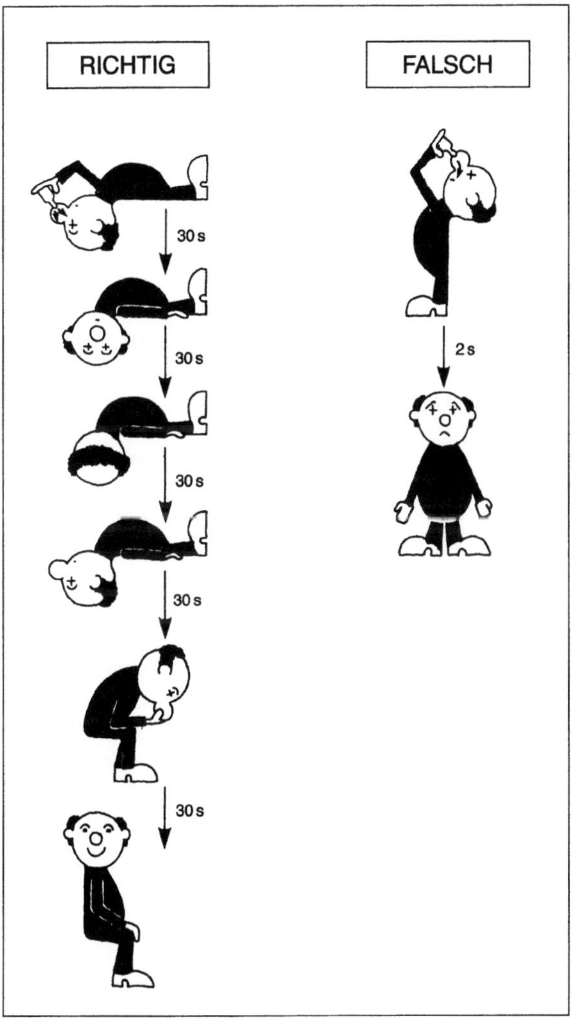

Abb. 184. Illustration der korrekten und falschen Anwendung eines Vasokonstriktors aus einer Pipette oder einer Tropfenflasche.

moglicatspray beginnt, um eine optimale Verteilung des Medikamentes in der Nase zu gewährleisten; 2. wenn der Patient einen Infekt oder eine Sinusitis der oberen Luftwege hat und 3. bei besonderen Gelegenheiten, wenn die Verstopfung der Nase nachteilige Folgen hätte (wichtige Konferenzen, Verabredungen, Flugreisen).

In Rückenlage ist die Nasenverstopfung am ausgeprägtesten und führt dabei durch die Mundatmung zu Schnarchen und Schlafstörungen (für die ganze Familie). Falls ein Patient den vasokonstringierenden Spray regelmäßig vor dem Schlafengehen anwendet, sollte man ihn auffordern, diesen zur Verminderung der Nebenwirkungen an einem Tag auf der linken, am anderen Tag auf der rechten Seite anzuwenden.

Ein Vasokonstriktor normalisiert nicht den nasalen Blutstrom, da er gleichermaßen Venen und Arterien kontrahiert. Die lokale Anämie kann zur Entwicklung einer *Rhinopathia medicamentosa* beitragen, welches die Veränderung ist, bei der der Spray mehr Beschwerden auslöst als er lindert.

Die sekundäre Hyperämie, gesteigerte Reizung der Nase und ein Gefühl von Brennen und Trockenheit in der Nase sind häufige Merkmale des langfristigen Gebrauchs. Die regelmäßige Anwendung ist daher auf zwei Wochen begrenzt; die Sprays müssen bei Patienten mit chronischen Erkrankungen mit Vorsicht verschrieben werden. Genaue Aufklärung ist der beste Weg, die Rhinopathia medicamentosa zu vermeiden.

Zusammenfassung

α-Sympathomimetika kontrahieren Blutgefäße und wirken als abschwellende Substanzen in der Nase. Die kombinierte orale Gabe der α-Sympathomimetika (Pseudoephedrin, Norepinephrin) und eines Antihistaminikums ist bei der allergischen Rhinitis weitverbreitet. Diese beiden Arten von Pharmaka bieten sich gegenseitig ergänzende Effekte (Öffnen der Nase : Hemmung von Niesen und Rhinorrhoe), wobei sich ihre Nebenwirkungen auf das ZNS gegenseitig neutralisieren. Eine regelmäßige Anwendung kann ohne Risiko der lokalen unerwünschten Nebenwirkungen stattfinden, jedoch müssen die Präparate bei Kindern und bei Erwachsenen mit Herzkrankheiten, Bluthochdruck oder Prostatahypertrophie mit Vorsicht eingesetzt werden.

Die *lokale* Anwendung ist effektiver als die orale Medikation. Ephedrin wird oft aus einer Tropfflasche entnommen, wobei der korrekte Gebrauch einen gute Verteilung in der Nase garantiert, dies ist bei der Sinusitis von besonderer Bedeutung. Die potenteren und langfristig wirksamen Substanzen Xylometazolin und Oxymetazolin sind als Vernebler leicht zu gebrauchen, und auch leicht zu mißbrauchen. Die regelmäßige Anwendung muß wegen des Risikos der Rhinopathia medicamentosa auf zwei Wochen begrenzt werden; vasokonstringierende Sprays sollten bei chronischen Erkrankungen mit Vorsicht verschrieben werden. Die Patientenaufklärung ist wichtig.

7.15 Dinatriumcromoglicat bei allergischer Rhinitis

Wirkmechanismus. Dinatriumcromoglicat (DNCG, Cromolyn) hemmt die allergeninduzierte Mediatorfreisetzung durch die Mastzellen und wird prophylaktisch im Bereich der Bronchien (siehe Kapitel 5.11), der Augen (siehe Kapitel 8.2–8.3) und der Nase eingesetzt. Vor der Allergenprovokation benutzt, kann DNCG die Sofortsymptome abschwächen. Die Wirkung dauert nur kurze Zeit an (3–4 Stunden), weshalb man zum konstanten Schutz eine häufige Anwendung benötigt. Ratsam ist der Gebrauch einer Pulverform des Medikaments sowie des Dosiervernebler (2 % oder 4 %) alle drei Stunden. Das Medikament ist gut für den gelegentlichen Gebrauch vor Allergenexposition (Tierschuppen) geeignet.

Saisonale allergische Rhinitis. Versuche mit Plazebokontrollgruppen konnten einen Effekt der Dinatriumcromoglicat bei Heuschnupfen zeigen (Abb. 185), jedoch war dieser in einigen Studien nur in Untergruppen von sehr sensiblen Patienten und bei großer Pollendichte signifikant.

DNCG scheint ein am Auge nützlicheres Mittel zu sein als in der Nase, vielleicht aus zwei Gründen: Erstens haben die aktiveren Steroide ernste Nebenwirkungen bei Anwendung am Auge, jedoch nicht in der Nase; zweitens sind die reflexabhängigen Symptome in der Nase wichtiger als am Auge. Falls zum Beispiel Histamin von 10 % der Nasenschleimhaut freigesetzt wird, die das Medikament nicht erreicht und geschützt hat, werden über Reflexbahnen Symptome von der gesamten Nasenauskleidung erzeugt. Der Effekt des inhalierten Cromoglicat bei polleninduziertem Asthma bronchiale ist gewöhnlich klinisch signifikant und eindrucksvoller als die Resultate bei der Nasenapplikation.

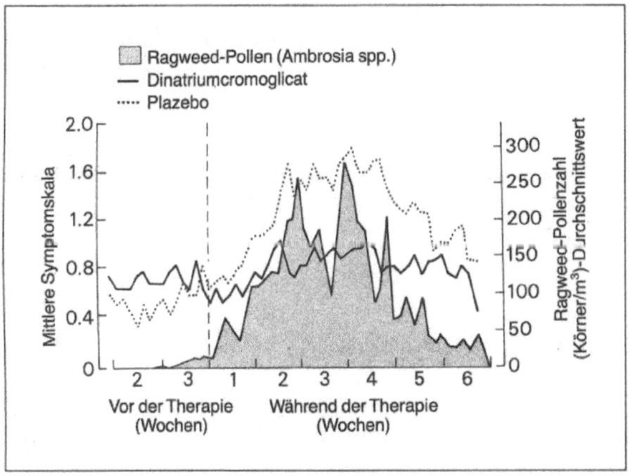

Abb. 185. Tägliche Symptomskala für Rhinorrhoe bei Ragweed-allergischen Patienten, die mit 4%igem Dinatriumcromoglicat (Cromolyn) als Nasallösung oder mit Plazebo behandelt wurden [aus 24].

Perenniale allergische Rhinitis. Die Symptomunterdrückung insgesamt liegt bei ca. 30 %. Bei Erwachsenen zeigt der Grad der Symptomlinderung nicht überzeugend, daß die Behandlung bei der Mehrzahl der Patienten klinisch signifikant sein könnte. Das Mittel ist wertvoller bei Kindern, die gewöhnlich eine unkomplizierte Allergie haben; die Kinderärzte reservieren die Steroidsprays für Kinder mit schweren Symptomen, die nicht durch Dinatriumcromoglicat beherrschbar sind.

Die Reaktion auf die Therapie hängt wahrscheinlich ab: 1. von der offensichtlich allergischen Ätiologie; 2. von der lokalen Eosinophilie; 3. von vorherrschendem

Niesen und Rhinorrhoe; 4. von fehlenden Polypen: 5. von jüngeren Altersstufen und 6. von der kurzen Krankheitsdauer. Dies mag den Eindruck aus dem Klinikalltag erklären, daß einige Patienten sehr gut auf dieses Medikament ansprechen, während andere nur eine geringe Linderung erfahren.

Anwendung. Das Mittel wird alle 3–4 Stunden verabreicht. Wichtig ist die Information des Patienten, daß dieser Spray, anders als die abschwellenden Sprays, prophylaktisch eingesetzt werden muß und daß eine direkte Besserung der Symptome nicht zu erwarten ist. Der Patient muß ebenfalls verstehen, daß nur das Sprühen in ein durchgängiges Nasenloch sinnvoll ist. Der Gebrauch eines vasokonstringierenden Sprays ist gelegentlich bei der Einleitung der Behandlung mit DNCG angezeigt, wobei in schwereren Fällen auch kurzfristig eingesetzte systemische Steroide nützlich sein können.

Die klinische Erfahrung hat gezeigt, daß die Anwendung der Dinatriumcromoglicat die Wirkung der Desensibilisierung und der Antihistaminika ergänzt, allerdings ist es ungewiß, ob der kombinierte Einsatz von Cromoglicat und lokalen Steroiden einen Additionseffekt ergibt.

Nebenwirkungen. DNCG ist vollkommen ungiftig; der Preis stellt die einzige Kontraindikation dar. Bei einigen Patienten kann der Spray Niesen auslösen; dies ist ein Zeichen der Hyperreaktivität, die, bei effektiver Therapie, mit der Zeit günstig beeinflußt wird.

Zusammenfassung

Dinatriumcromoglicat (DNCG) stabilisiert Mastzellen und kann prophylaktisch als Pulver oder Spray vor der Allergenexposition benutzt werden. Die kurz anhaltende Wirkung macht die häufige Anwendung notwendig, wobei die Substanz bei allergischer Rhinitis eine Symptombesserung mit stark variierender Ausprägung hervorruft. Die Hauptindikation für den täglichen Gebrauch ist die allergische Rhinitis in der Kindheit. Das Mittel kann auch gelegentlich als Einzeldosis vor bekannter Allergenexposition eingenommen werden.

7.16 Intranasale Verabreichung von Kortikosteroiden

Präparate. Ein Teil der auf die Nasenschleimhaut applizierten Kortikosteroide wird in den Blutkreislauf aufgenommen. Potente Steroidmoleküle, die in einem ersten Stoffwechselweg in der Leber deaktiviert werden, besitzen einen lokalen Effekt in der Nase bei einer Dosierung, die nicht mit dem Risiko der systemischen Nebenwirkungen behaftet ist. Beclometasondipropionat war das erste moderne Steroid für die lokale Anwendung, das 1974 eingeführt wurde. Flunisolid folgte 1978 und kürzlich kam Budesonid (1983) auf den Markt. Diese Präparate haben heute Dexamethason ersetzt, das weniger effektiv ist und nicht mit dem ersten Stoffwechselweg deaktiviert wird. Der Dexamethasonspray war daher nur für den kurzfristigen Gebrauch geeignet.

Wirksamkeit. Ein Steroidspray ist wirksamer als Antihistaminika und Dinatriumcromoglicat. Es beherrscht bei der Mehrzahl der Heuschnupfenpatienten die Symptome im Bereich der Nase (Abb. 186), jedoch können sehr stark allergische Patienten auf der Höhe der Pollensaison einen Symptomdurchbruch erleben. Die lokale Behandlung der Nasensymptome verlangt auch die Verschreibung von Augentropfen (Antihistaminikum – Vasokonstriktor – Dinatriumcromoglicat).

Die meisten Patienten mit perennialer Rhinitis und Nasenpolyposis erfahren eine erhebliche Besserung durch den Steroidspray, allerdings reagieren, im Gegensatz zum Heuschnupfen, nicht alle Patienten auf Steroide. Bei nasaler Eosinophilie ist gewöhnlich ein gutes Ergebnis zu erwarten, während bei der Neutrophilie eher Therapieversager vorherrschen.

Eine Symptomlinderung kann bei Heuschnupfen innerhalb von 12 Stunden eintreten, und nach 2–4 Tagen erreicht sie ihr Maximum. Bei perennialer Rhinitis und Nasenpolyposis sind 2–4 Wochen dazu notwendig. Bei diesen chronischen Erkrankungen überdauert die Besserung das Absetzen der Therapie um mehrere Wochen. Anscheinend werden hier einige Teufelskreise durchbrochen.

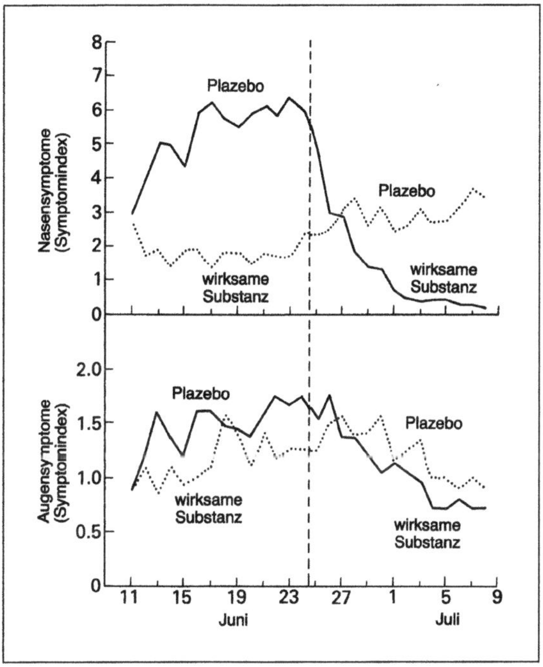

Abb. 186. Der Effekt des Beclometasondipropionat als Nasenaerosol ist bei Heuschnupfensymptomen der Nase deutlich, fehlt aber bei den Augensymptomen. Dies weist auf einen lokalen Wirkmodus hin, was durch Hormonanalysen belegt werden konnte [aus 36].

Patientenaufklärung. Man muß dem Patienten immer erklären, daß dieser Spray keine sofortige Linderung bewirkt und daß er regelmäßig angewendet werden muß. Bei Heuschnupfen ist es vorteilhaft, mit der Behandlung bei den ersten Beschwerden des Patienten zu beginnen.

Eine vernünftige Verteilung des Medikaments über die Mukosa ist wichtig, und die Patienten müssen dahingehend angeleitet werden, daß sie den Spray nicht bei verschlossener Nase oder verschlossenem Nasenloch anwenden. Eine zweiwöchige Behandlung mit systemischen Steroiden kann in schwereren chronischen Fällen initial angezeigt sein, um die Luftwege der Nase zu öffnen. Die lokale Behandlung erfolgt mit Hilfe eines mit Freon als Treibgas versehenen Aerosols eines Mikropulvers aus einem Druckbehälter (Beclometasondipropionat, Budesonid) oder einer Lösung aus einem Dosierpumpenspray (Flunisolid, Beclometasondipropionat). Der Pumpenspray erlaubt die beste intranasale Verteilung der Substanz, jedoch ist der Druckbehälter leichter zu benutzen. Um die Substanzverteilung aus dem Aerosol zu verbessern, ist es ratsam, einen Hub gegen den oberen und einen gegen den unteren Nasenteil zu richten (zweimal täglich). Die Patienten werden angeleitet, den Behälter in der Sagittalebene zu halten, damit die Ablagerung von Steroiden an der Septumwand vermieden wird. Die Anwendung zweimal täglich ist ausreichend und führt zu einer guten Patientencompliance.

Nebenwirkungen. Ein moderner Steroidnasenspray wird keine systemischen Nebenwirkungen verursachen, jedoch wird eine gewisse Menge des Medikaments resorbiert. Falls ein Patient, der mit oralen Steroiden eingestellt ist, ebenfalls lokal Steroide in Nase, Bronchien und auf der Haut erhält, addieren sich diese Einzelmengen. Dies wird höchstwahrscheinlich bei einem Kind signifikant sein, das mit „Erwachsenendosierungen" behandelt wird. Falls eine Tagesdosis Beclometasondipropionat in der Nase eines Erwachsenen (70 kg) einen systemischen Effekt ähnlich wie 1 mg Prednisolon besitzt, so trifft dies entsprechend auf 2 mg bei einem Kind mit 35 kg Körpergewicht zu.

Trockenheit im vorderen Nasenanteil und blutig tingierte Krustenbildungen können auftreten, sie sind aber nicht progredient und selten besorgniserregend. Verminderung der Dosierung, Salbenanwendungen an den Nasenlöchern oder Umstellen auf einen Pumpenspray können in diesen Fällen Abhilfe schaffen. Da moderne Steroidsprays nun seit mehr als zwei Millionen Patientenjahren ohne Berichte über die Entstehung einer atrophischen Rhinitis benutzt werden, scheint dieses Risiko minimal zu sein. Sehr selten kann es unter der Therapie zu einer Septumperforation kommen.

Zusammenfassung

Die modernen Steroidsprays sind sehr effektiv im Bereich der Nase, und zwar in Dosen, bei denen es nicht zum Auftreten systemischer Nebenwirkungen kommt. Sie werden mit den Nasensymptomen der meisten Heuschnupfenpatienten fertig, jedoch ist hier die parallele Anwendung nichtsteroidaler Augentropfen erforderlich. Fast alle Patienten mit perennialer Rhinitis und Nasenpolyposis erfahren ebenfalls eine Linderung durch die Spraybehandlung, vor allem jene mit nasaler Eosinophilie. Es ist von Bedeutung, daß der Spray korrekt in einer durchgängigen Nase benutzt wird, um eine ausreichende Schleimhautverteilung des Medikaments sicherzustellen (Tabelle 37). Gegen eine 2–3 Monate andauernde Behandlung bei Heuschnupfen gibt es keine Kontraindikation, doch zögern die meisten Ärzte, die Sprays regelmäßig bei Kindern mit perennialer Rhinitis anzuwenden. Die weitverbreitete Anwendung über 10 Jahre hat bisher keinerlei ernste lokale Schädigung der Schleimhaut aufgedeckt.

Tabelle 37. Ursachen für ausbleibenden Therapieerfolg mit Steroidsprays.

Ursache	Maßnahme
1. Die Krankheit spricht nicht auf Steroide an	Man versuche eine andere Therapie
2. Der Spray wird in einer blockierten Nase eingesetzt	Aufklärung des Patienten, gelegentlich Vasokonstriktor, kurzfristig systemisches Steroid
3. Der Spray wird zur sofortigen Linderung benutzt	Aufklärung des Patienten
4. Der Arzt mag keine Steroide	Einen anderen Arzt aufsuchen
5. Angst vor lokalen Nebenwirkungen	Rhinoskopie alle 3–6 Monate
6. Die Behandlung mit Pumpenspray wird abgesetzt wegen Stechens	Umstellen auf Druckaerosol
7. Die Behandlung mit Druckaerosol wird abgesetzt wegen hämorrhagischer Krustenbildung	Umstellen auf Pumpenspray
8. Die Behandlung wird abgesetzt wegen sofortigen Niesens	Weitermachen; dieses Symptom geht im Verlauf der Krankheit zurück

7.17 Systemische Kortikosteroide und Rhinitis

Therapieprinzipien. Da das Risiko unerwünschter Nebenwirkungen der systemischen Kortikosteroide weitgehend von der Therapiedauer abhängt, lautet die prinzipielle Regel, diese nur kurzfristig bei Rhinitis anzuwenden (zwei Wochen). Eine andere prinzipielle Regel lautet, daß systemische Steroide nicht anstelle anderer Medikamente benutzt werden, sondern als Zusatztherapie bei einer Basismedikation, die sich als unzureichend erwiesen hat.

Präparate. Die Behandlung kann oral (Prednisolon) erfolgen oder als Depotinjektion eines mikrokristallinen Esters (zum Beispiel Methylprednisolonazetat). Solche Depotinjektionen werden oft, und gelegentlich übertrieben, bei der Behandlung der Rhinitis verabreicht. Die praktischen Ärzte, die diese Therapieform anwenden, argumentierten, daß die klinische Erfahrung gezeigt hätte, daß 1–2 Injektionen frei von ernsten Nebenwirkungen seien. Allerdings muß daran erinnert werden, daß eine Injektion von 80 mg Methylprednisolon (2 ml) 100 mg Prednisolon (20 Tabletten > 5 mg) entspricht und daß die fortlaufende Freisetzung über den Tag die Nebennierenfunktion stärker unterdrückt als eine Einzeldosis am Morgen. Möglicherweise ist diese auch effektiver, jedoch liegen noch keine vergleichenden Studien zur Stützung dieser These vor.

Saisonale allergische Rhinitis. Wenn andere Therapien bei Heuschnupfen nicht ausreichen, kann der Patient zusätzlich 20–40 Prednisolontabletten à 5 mg erhalten mit der Anleitung, 1–2 Tabletten morgens während besonders belastender Perioden zu nehmen und die Basistherapie mit Antihistaminika, Augentropfen und Nasensprays dabei fortzusetzen. Die orale Steroidmedikation hat gegenüber

Depotinjektionen den Vorteil, daß man mit der Behandlung den Pollenzahlen folgen kann. Auf diese Weise können unnötige Gaben während regnerischer Wetterperioden vermieden werden.

Wirtschaftlichkeit ist ein entscheidender Faktor bei der Therapiewahl in vielen Teilen der Welt. Die Prednisolontherapie ist billiger als eine Desensibilisierungsbehandlung, und die Therapie mit Antihistaminika ist billiger als die moderne Lokaltherapie. Die „Therapie des armen Mannes" bei Heuschnupfen besteht aus Antihistaminikatabletten während der gesamten Saison und Prednisolontabletten während der Höhepunkte. Antihistaminika sind effektiver hinsichtlich der Symptome Niesen, Schniefen und Rhinorrhoe, während die systemischen Steroide bei der Verstopfung der Nase besser wirken (Abb. 187).

Perenniale Rhinitis und Nasenpolyposis. Folgende Punkte kann man zugunsten der Depotinjektionen bei perennialer Rhinitis und Nasenpolyposis sagen: 1. Der Einsatz einer Injektion bei einem Patienten mit einer chronischen Erkrankung stellt sicher, daß eine ursprünglich beabsichtigte intermittierende Therapie nicht in eine Dauertherapie umgewandelt wird, die dann eher Nebenwirkungen durch die Ausweitung der Medikation verursacht; 2. Eine chronische pathologische Veränderung der Nasenschleimhaut wird frühzeitig auf die Bolusbehandlung ansprechen, die offenbar einige Teufelskreise durchbrechen kann. Eine Injektion bei einem Patienten mit perennialer Rhinitis bewirkt oft die Linderung der Symptomatik, die den pharmakologischen Effekt der Substanz um 1–2 Monaten überdauert.

Nach der Meinung des Verfassers ist es gerechtfertigt, in schweren Fällen Depotinjektionen zu geben. Das Risiko der Nebenwirkungen ist klein, wenn wenigstens drei Monate Zeit zwischen den Injektionen liegt. Diese Therapie kann eingesetzt werden, um eine blockierte Nase vor der Lokalbehandlung zu öffnen und wenn ein vorübergehendes Versagen der Therapie mit Sprays, zum Beispiel nach einer Erkältung, eingetreten ist. Der Wert der Depotinjektion ist nach Einführung der Steroidsprays größer geworden, diese können nämlich den kurzandauernden Effekt der Injektion aufrechterhalten.

Kontraindikationen. Kontraindikationen gegen die systemischen Steroide bei Rhinitis sind Glaukom, Herpeskeratitis, Tuberkulose, chronische Infektionskrankheiten, fortgeschrittene Osteoporose, schwerer Bluthochdruck und Diabetes mellitus. Systemische Steroide bei Rhinitis werden nicht bei Kindern oder in der Schwangerschaft angewandt.

Nebenwirkungen. In seltenen Fällen tritt eine Einsenkung an der Injektionsstelle auf, und es kann daher ratsam sein, die Injektion im „Bikini-Bereich" zu verabreichen. Einige Autoren empfehlen Injektionen in angeschwollene Nasenmuscheln und -polypen, jedoch muß hiervon abgeraten werden, nachdem über Erblindung als Folge dieser Maßnahme berichtet wurde.

Zusammenfassung

Kurzfristiger (zwei Wochen) Einsatz von systemischen Steroiden birgt nur ein geringes Risiko unerwünschter Nebenwirkungen und kann als Zusatztherapie in schweren Fällen von Wert sein. Bei der saisonalen allergischen Rhinitis ist die orale Medikation (5–10 mg Prednisolon/Tag) vorzuziehen, da sie den entsprechenden Pollen-

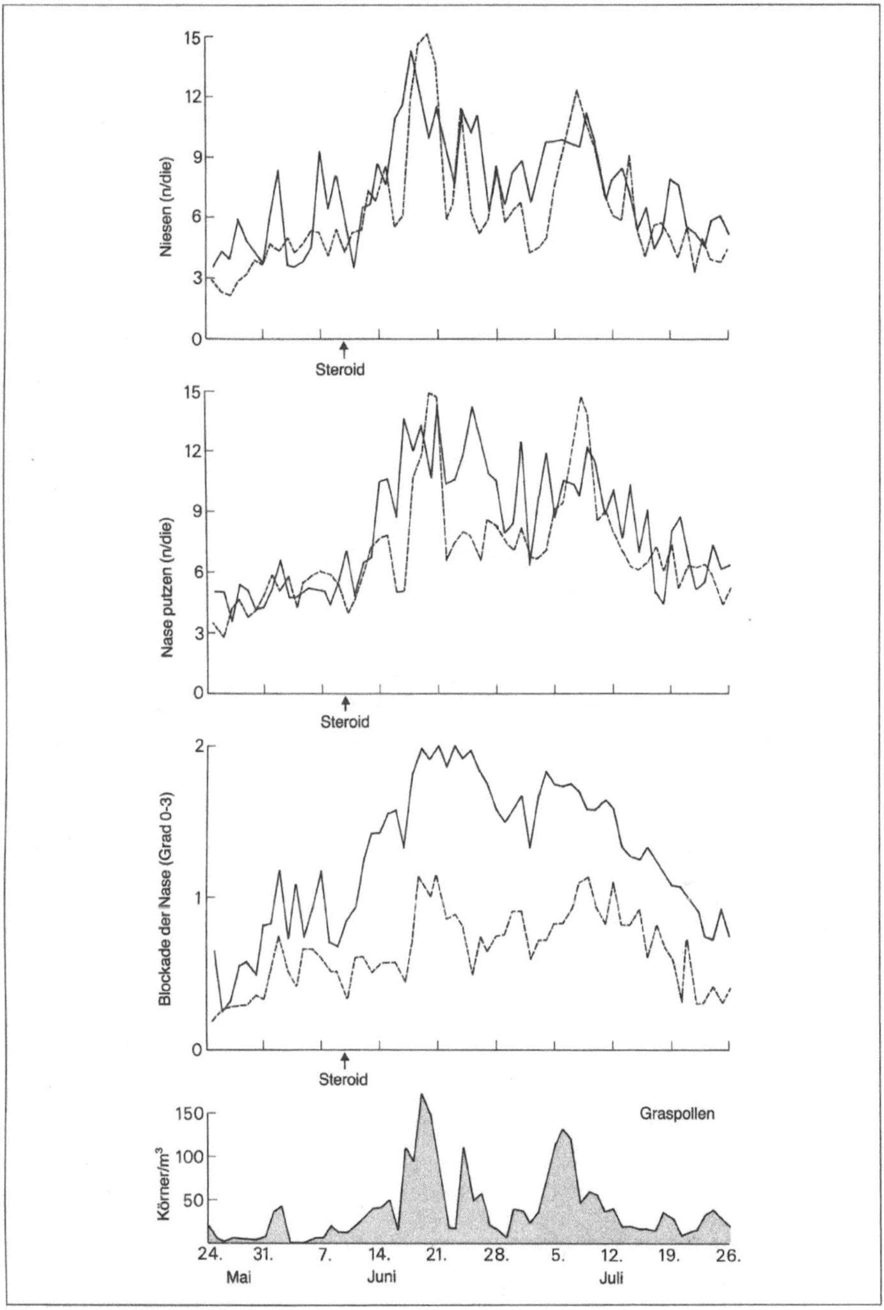

Abb. 187. Der Effekt einer Depot-Steroidinjektion (80 mg Methylprednisolon) auf Niesen und Rhinorrhoe ist nicht überzeugend, während die Verstopfung der Nase für einen längeren Zeitraum deutlich vermindert wird [aus 10].

zahlen folgen kann. Ein Vorteil der Depotinjektionen (zum Beispiel 40–80 mg Methylprednisolon) bei der perennialen Rhinitis besteht darin, daß die Kontrolle über die Therapie in der Hand des Arztes liegt und die Bolustherapie einen Circulus vitiosus durchbrechen und eine verlängerte Linderung schaffen kann. Wenn in schweren Fällen andere Therapieformen unzureichend sind, können Depotinjektionen, wenigstens im Abstand von drei Monaten, bei nichtschwangeren Erwachsenen mit schwerer Symptomatik gerechtfertigt sein.

Literatur

1. Andersen I, Lundqvist GR, Jensen Pl, Proctor DF (1974) Human response to 78-hour exposure to dry air. Arch Environ Health 29: 319–24
2. Andersen I, Lundqvist GR, Molhave L (1975) Indoor air pollution due to chipboard used as construction material. Atmos Environ 9: 1121–7
3. Andersen I, Molhave L, Proctor DF (1981) Human response to controlled levels of combinations of sulfur dioxide and inert dust. Scand J Work Environ Health 7: 1–7
4. Änggard A (1983) Nasal autonomic innervation with special reference to peptidergic nerves. Eur J Respir Dis 64 (Suppl 128): 143–8
5. Änggard A, Malm L (1984) Orally administered drugs in disorders of the upper respiratory passages: a survey of clinical results. Clin Otolaryngol 9: 43–9
6. Ballantyne J (1973) Conservative surgery in the treatment of nasal polyps. J Laryngol 78: 107–16
7. Bende M (1983) Studies of blood flow in the human nasal mucosa. Eur J Respir Dis 64 (Suppl 128): 400–2
8. Berg O, Bergstedt H, Carenfelt C, Lind MG, Perols O (1981) Discrimination of purulent from nonpurulent maxillary sinusitis. Ann Otol Rhinol Laryngol 90: 272–5
9. Borum P (1979) Nasal metacholine challenge. A test for the measurement of nasal reactivity. J Allergy Clin Immunol 63: 253–7
10. Borum P, Gronborg H, Brofeldt S, Mygind N (1986) Effect of a methylprednisolone depot-injection in seasonal allergic rhinitis.
11. Boyden MS (1973) Nasal allergy. In: Sperr F, Dockhorn RJ (eds) Allergy and immunology in children. Charles C Thomas, Springfield, pp 499–520
12. Brogden RN, Speight TM, Avery GS (1974) Sodium cromoglycate (cromolyn sodium): II. Allergic rhinitis and other conditions. Drugs 7: 283–96
13. Brown BL, Harner SG, Van Dellen G (1979) Nasal polypectomy in patients with asthma and sensitivity to aspirin. Arch Otolaryngol 105: 413–6
14. Cauna N, Hinderer KH, Manzetti GW, Swanson EW (1972) Fine structure of nasal polyps. Ann Otol Rhinol Laryngol 81: 41–58
15. Church JA (1980) Allergic rhinitis. Clin Pediatr (Phila) 19: 655–9
16. Cohan RH, Bloom FL, Rhoades RB, Wittig H, Haugh LD (1976) Treatment of perennial allergic rhinitis with cromolyn sodium. J Allergy Clin Immunol 58: 121–8
17. Connell JT (1968) Quantitative intranasal pollen challenge. Allergy 41: 123–39
18. Dockhorn RJ (1977) Otolaryngologic allergy in children. Otolaryngol Clin North Am 10 (No 1): 103–12
19. Douek E (1971) Chronic sinusitis. In: Ballantyne J, Groves J (eds) Scott-Brown‘s disease of the ear, nose and throat. Butterworth, London
20. Editorial (1983) No sneezing - or dozing - seen with new H_1-blockers. JAMA 249: 3151–2
21. Eiser N, Mills J, Snashall PD, Guz A (1981) The role of histamine receptors in asthma. Clin Science 60: 363–70

22. Frankland AW, Walker SR (1975) A comparison of intranasal allergic betamethasone valerate and sodium cromoglycate in seasonal allergic rhinitis. Clin Allergy 5: 295–300
23. Griffin MP, McFadden ER, Ingram Jr RH (1982) Airway cooling in asthmatic and nonasthmatic subjects during nasal and oral breathing. J Allergy Clin Immunol 69: 354–9
24. Handelman NI, Friday GA, Schwartz HJ et al. (1977) Cromolyn sodium nasal solution in the prophylactic treatment of pollen-induced seasonal allergic rhinitis. J Allergy Clin Immunol 59: 237–42
25. Hastie R, Heroy JH, Levy DA (1979) Basophil leukocytes and mast cells in human nasal secretions and scrapings studied by light microscopy. Lab Invest 40: 554–61
26. Hendeles L, Weinberger M, Wong L (1980) Medical management of noninfectious rhinitis. Am J Hosp Pharm 37: 1496–504
27. Holopainen E, Solo OP, Backman A (1972) Experience with sodium cromogylcate in treatment of seasonal and perennial allergic rhinitis. Rhinology 10: 119–26
28. Jones RV (1978) Allergic rhinitis in childhood. Practitioner 220: 553–8
29. Litton WB (1971) Acute and chronic sinusitis. In: Bernstein L (ed) Symposium on surgery of the nasal sinuses. Otol Clin North Am: February 25
30. Malmberg H (1979) Symptoms of chronic and allergic rhinitis and occurence of nasal secretion granulocytes in university students, school children and infants. Allergy 34: 389–94
31. Marks MB (1972) Stigmata of respiratory tract allergens. Upjohn, Kalamazoo
32. McNicholas WT, Tarlo S, Cole P, et al. (1982) Obstructive apnoes during sleep in patients with seasonal allergic rhinitis. Am Rev Respir Dis 126: 625–8
33. Mullarkey MF, Hill JS, Webb R (1980) Allergic and nonallergic rhinitis: their characterization with attention to the meaning of eosinophilia. J Allergy Clin Immunol 65: 122–6
34. Munch E, Soborg M, Norresleth TT, Mygind N (1983) A comparative study of dexchlorpheniramine maleate sustained release tablets and budesonide nasal spray in seasonal allergic rhinitis. Allergy 38: 517–24
35. Murray AB (1971) Nasal secretion eosinophilia in children with grass pollen hay fever. Can Med Assoc J 104: 599–600
36. Mygind N (1973) Local effect of intranasal beclomethasone dipropionate aerosol in hay fever. Br Med J 4: 363–6
37. Mygind N (1979) Clinical investigation of allergic rhinitis and allied conditions. Allergy 34: 195–208
38. Mygind N (1982) Mediators of nasal allergy. J Allergy Clin Immunol 70: 149–59
39. Mygind N (1982) Topical steroid treatment for allergic rhinitis and allied conditions. Clin Otolaryngol 7: 1–10
40. Mygind N, Secher C, Kirkegaard J (1983) Role of histamine and antihistamines in allergic rhinitis. Eur J Respir Dis 64 (Suppl 128): 16–20
41. Mygind N, Weeke B (1983) Allergic and nonallergic rhinitis. In: Middleton Jr E, Reed CE, Ellis EF (eds) Allergy: principles and practice, 2nd ed. CV Mosby, Saint Louis, pp 1101–17
42. Mygind N, Weeke B (eds)(1985) Clinical aspects of allergic and vasomotor rhinitis. Munksgaard, Copenhagen
43. Naclerio RM, Meier HL, Adkinson NF, Kagey-Sobotka A, Meyers DA, Norman PS, Lichtenstein LM (1983) In vivo demonstration of inflammatory mediator release following nasal challenge with antigen. Eur J Respir Dis 64 (Suppl 128): 26–32
44. Norman PS, Lichtenstein LM (1978) Allergic rhinitis. In: Samter M (ed) Immunological diseases, 3rd ed. Little, Brown, Boston, pp 832–51
45. Okuda M, Otsuka H, Kawabori S (1983) Basophil leukocytes and mast cells in the nose. Eur J Respir Dis 53 (Suppl 128): 7–14
46. Pakes GE, Brogden RN, Heel RC, Speight TM, Avery GS (1980) Flunisolide: a review of its pharmacological properties and therapeutic efficacy in rhinitis. Drugs 19: 397–411
47. Pearlman DS (1976) Antihistamines: pharmacology and clinical use. Drugs 12: 258–73
48. Petersen BN, Petersen LN, Gunnersen G, Wihl J-A, Mygind N (1985) Effect of the non-sedative H_1 receptor antagonist, astemizole in perennial rhinitis. J Allergy Clin Immunol 75: 720–7
49. Petruson B (1981) Treatment with xylometazoline (Otrivin) nosedrops over a six-week period. Rhinology 19: 167–72
50. Pipkorn U (1982) Budesonide and nasal allergen challenge in man. Allergy 37: 129–34

51. Proctor DF, Andersen I (eds)(1982) The nose: upper airway physiology and the atmospheric environment. Elsevier, Amsterdam, pp 1–509
52. Proctor DF (1980) The upper respiratory tract. In: Fishman AP (ed) Pulmonary diseases and disorders. McGraw-Hill, New York, pp 209–23
53. Proetz AW Applied physiology of the nose. Annals Publishing, Saint Louis
54. Rachelefsky GS, Goldberg M, Katz RM, et al. (1978) Sinus disease in children with respiratory allergy. J Allergy Clin Immunol 61: 310–4
55. Ritter FN (1973) The paranasal sinuses: anatomy and surgical technique. CV Mosby, Saint Louis, pp 1–153
56. Secher C, Kirkegaard J, Borum P, Mansson A, Osterhammel P, Mygind N (1982) Significance of H_1 and H_2 receptors in the human nose: rationale for topical use of combined antihistamine preparations. J Allergy Clin Immunol 70: 211–8
57. Settipane GA, Chafee FH (1977) Nasal polyps in asthma and rhinitis. J Allergy Clin Immunol 59: 17–21
58. Small P, Black M, Frenkiel S (1982) Effects of treatment with beclomethasone dipropionate in subpopulations of perennial rhinitis patients. J Allergy Clin Immunol 70: 178–82
59. Solomon WR, Burge HP, Muilenberg MAL (1983) Airborne ragweed antigen in pollen-free aerosol fractions (abstract). J Allergy Clin Immunol 71: 101
60. Sorensen H, Mygind N, Tygstrup I, Flensborg EW (1977) Histology of nasal polyps of different etiology. Rhinology 15: 121–8
61. Stoksted P (1953) Rhinometric measurements for determination of the nasal cycle. Acta Otolaryngol (Stockh) suppl 109: 159–75
62. Toogood JH (1976) Perennial rhinitis with negative allergy skin test. ORL Digest 38: 7–14
63. Tos M, Holm-Jensen S, Sorensen CH, Mogensen C (1982) Spontaneous course and frequency of secretory otitis in 4-year-old children. Arch Otolaryngol 108: 4–10
64. Trzacakowski JP, Levi R (1983) Antihistamines. In: Middleton Jr E, Reed CE, Ellis EF (eds) Allergy: principles and practice, 2nd ed. CV Mosby, Saint Louis, pp 575–92
65. Williams RB, Gwaltney Jr JM (1972) Allergic rhinitis or virus cold? Nasal smear eosinophilia in differential diagnosis. Ann Allergy 30: 189–94

8 Augenerkrankungen

8.1 Immunologie und Auge

Lokale Immunschwäche. Es ist für die normale Sehkraft wesentlich, daß die optische Achse nur durch transparente Medien verläuft (Abb. 188). Man kann daher verstehen, warum die Kornea, die vordere Augenkammer, Linse und Glaskörper nicht mit Lymphbahnen, Blutgefäßen und Entzündungszellen ausgestattet sind. Daraus ergibt sich, daß der Augapfel immunologisch schwach ist und die Gewebe des Auges normalerweise keine Entzündungsreaktion einleiten können.

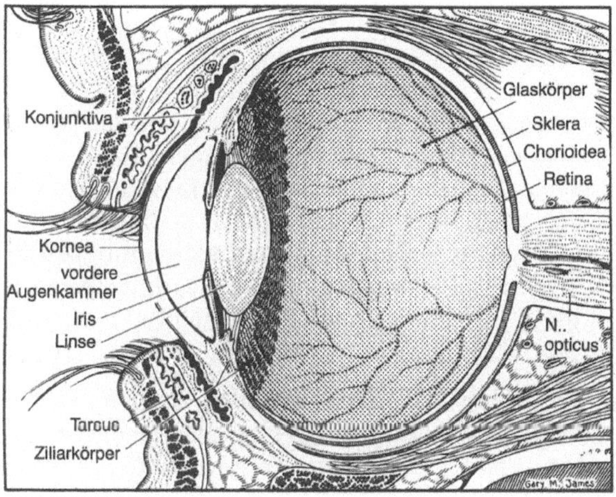

Abb. 188. Schnitt durch die Orbita zur Darstellung der Zielorgane, die bei einer immunologischen Augenerkrankung betroffen sein können. Typ-I-Reaktionen der Allergie beschränken sich auf die Konjunktiva, allerdings kann die Kornea sekundär betroffen sein [aus 4].

Immunologische Isolation. Die *Linse* befindet sich in immunologischer Isolation; sie ist voll von Antigenen, die fähig sind, im Körper eine Immunantwort auszulösen, jedoch findet eine Entzündung in der intakten Linse nicht statt, da weder Antikörper noch Lymphozyten Zugang zu dem Gewebe haben.

In der *Kornea* halten die fest untereinander verbundenen Epithelzellen viele Makromoleküle ab, so daß es für Antigene und Antikörper mehrerer Tage bedarf, das Gewebe zu durchdringen. Obwohl in der Kornea Antigen-Antikörper-Reaktionen stattfinden können, werden sie nicht zur Entzündung führen, da Mastzellen fehlen, Neutrophile nicht rekrutiert werden können und keine Lymphozyten das Gewebe „überwachen". Viele Patienten ziehen sekundär Nutzen aus dieser Physiologie, da sie zu einer 90 %igen Erfolgsquote bei der Hornhauttransplantation führt.

Alternative Abwehrssysteme. Nur eine sterile Umgebung erlaubt einem Gewebe, ungestraft ohne immunologischen Schutz zu bleiben, es sei denn, es existiert ein alternatives Abwehrsystem, und dies ist glücklicherweise beim Auge der Fall. Das Innere des Augapfels ist im großen und ganzen für Mikroorganismen unzugänglich. Vordere Augenkammer, Linse und Glaskörper sind aufgrund ihrer Lokalisation ungefährdet.

Die Kornea steht andererseits mit der Umgebung und deren Gehalt an potentiellen Invasoren in Kontakt. Sie ist mit einem doppelten Abwehrsystem ausgerüstet: 1. einer effizienten strukturellen Abwehr durch feste Verbindung zwischen den Plattenepithelzellen; 2. dem Kornealreflex (Lidschluß) zusammen mit der Spülwirkung der Tränenflüssigkeit.

Der Immunschutz der Kornea wird durch die umgebende Bindehaut gewährleistet, wobei die Tränen zusätzlich Antikörper beisteuern. Diese Elemente tragen begrenzt zum Schutz der Kornea bei, jedoch wird sie bei einer immunologischen Entzündungsreaktion von Zellinfiltraten besetzt, die Blutgefäße und lymphatisches Gewebe mit sich bringen. Dies kann für das Auge so ernste Formen annehmen, daß die Hornhaut nach Ablauf des entzündlichen Geschehens vernarbt zurückbleibt und der Patient erblindet.

Bindehaut. Da die Bindehaut die Kornea so nachdrücklich verteidigt, folgt daraus, daß diese voll immunologisch ausgerüstet sein muß. Dies birgt wiederum das Risiko einer Entzündung und Allergie in sich. In der Bindehaut werden, wie in allen exponierten Schleimhautoberflächen der Körperöffnungen, normalerweise Lymphozyten und Neutrophile gefunden; von diesen Körperöffnungen aus werden sie an die Epitheloberfläche herangelockt, um die Gewebe gegen Invasoren zu verteidigen. Auf der anderen Seite fehlen Eosinophile gewöhnlich in der gesunden Konjunktiva. Die Zahl der Mastzellen ist in Konjunktiva und Lidern groß, jedoch sehr klein in den Tränendrüsen und nahezu null im Augapfel. Die Verteilung dieses Zelltyps (Abb. 189) zeigt an, wo die allergischen Krankheiten nach Typ I im Auge am häufigsten vorkommen.

Allergische Typ-I-Reaktionen. Die allergische Typ-I-Reaktion in den Augengeweben ist besorgniserregend, da das Auge funktionell empfindlich reagiert und Störungen am Auge offen zu Tage treten. Die *allergische Konjunktivitis* (Heuschnupfenkonjunktivitis) ist die Augenerkrankung, die mit größter Sicherheit als Typ-I-Reaktion bezeichnet werden kann; die *Conjunctivitis vernalis* ist eine atopische Erkrankung mit wesentlichen Komponenten einer Typ-I-Reaktion. Nur diese beiden Krankheiten werden regelmäßig vom Allergologen gesehen und im folgenden beschrieben, allerdings besitzen viele Augenerkrankungen immunologische Wesenszüge.

Zusammenfassung

Um den ungestörten Visus aufrechtzuerhalten, können Entzündungsreaktionen normalerweise nicht in der Kornea, in der vorderen Augenkammer, der Linse oder im Glaskörper stattfinden, so daß der Augapfel ein immunschwaches Organ darstellt. Die Kornea wird immunologisch von der Bindehaut geschützt, die daher am Auge das Organ ist, das in erster Linie für eine Typ-I-Reaktion in Frage kommt. Die allergische Konjunktivitis ist eine häufige allergische Erkrankung, und die Con-

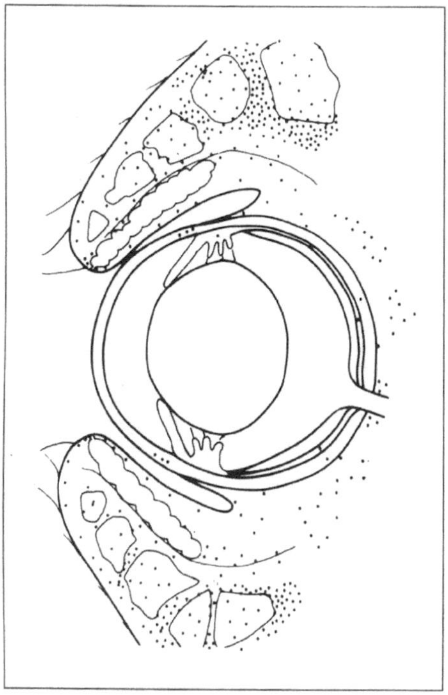

Abb. 189. Schemazeichnung zur Darstellung der Mastzellen in den Orbitageweben der Ratte. Man beachte die Zelldichte in den Lidern und in der Konjunktiva, die etwa 95 % der Zellen im Bereich des Auges enthalten. Die Gesamtzahl der Mastzellen im menschlichen Auge beträgt schätzungsweise 50 Millionen [aus 1].

junctivitis vernalis (Frühjahrskatarrh) eine atopische Krankheit mit einer Typ-I-Komponente.

8.2 Allergische Konjunktivitis bei Heuschnupfen

Die allergische Konjunktivitis kann *saisonal* (durch Pollen) oder *perennial* (durch Tierschuppen, Milben) auftreten; die Konjunktivitis ist dabei im allgemeinen bei der saisonalen Form eine stärker ausgeprägte Komponente als bei der perennialen Erkrankung. Die durch luftübertragene Allergene erzeugten Augensymptome gehen gewöhnlich mit Nasensymptomen einher; es gibt offensichtlich individuelle Unterschiede, da einige Pollenallergiker hauptsächlich Reaktionen an den Augen, andere (die meisten) vornehmlich Reaktionen an der Nase zeigen.

Pathogenese. Das Allergen löst sich rasch im Tränenfilm des Auges und stellt einen Kontakt mit IgE-Antikörpern her, die an den Mastzellen in der Bindehaut sitzen. Das freigesetzte Histamin und andere biochemische Mediatoren sind in direkter Weise für die Symptome und Befunde bei der allergischen Konjunktivitis verantwortlich. Ins Auge geträufeltes Histamin verursacht Juckreiz und Rötung. Diese Symptome sind nicht von den Beschwerden bei Heuschnupfen zu unterscheiden, was darauf hindeutet, daß Histamin der wichtigste Mediator ist; ein weiterer Hinweis dafür ist der deutliche Effekt der H_1-Antihistaminika bei der allergischen Konjunktivitis. Das Tränen des Auges kann reflexstimuliert sein, sowohl von seiten der

Konjunktiva als auch der Nasenschleimhaut. Reizung der Nase verursacht vorübergehend eine Vasodilatation in der Bindehaut, jedoch keinen Juckreiz.

Symptomatik und Befunde. Das *Augenjucken* ist eines der lästigsten Symptome bei Heuschnupfen und beeinträchtigt tiefgreifend das tägliche Leben. Der Juckreiz ist hauptsächlich im inneren Augenwinkel lokalisiert, wo die Pollenkörner durch den Lidschluß konzentriert werden. Das Reiben des Auges bringt sofortige Linderung und Befriedigung, jedoch ist diese leider nur von kurzer Dauer; der Juckreiz kehrt mit neuer Stärke wieder, und ein Teufelskreis schließt sich. Folglich wird das Auge rot, eher durch das Reiben als durch den direkten Effekt des Histamins.

Man muß unbedingt zwischen dem intensiven Juckreiz, der für die allergische Konjunktivitis charakteristisch ist, und der Reizung und dem Brennen des Auges unterscheiden, welches durch die unspezifische „Smogkonjunktivitis" entstehen.

Der *Augenausfluß* beim Heuschnupfen ist wäßrig, gelegentlich mit schleimiger Komponente. Die Kornea ist, im Gegensatz zur Conjunctivitis vernalis (siehe Kapitel 8,3), nicht beteiligt, so daß hier keine intensive Photophobie auftritt. Eine leichte, flüchtige Photophobie kann bei allergischer Konjunktivitis nach kräftigem Augenreiben vorkommen.

Therapie. Da die Pollenexposition während der Saison nicht vermieden werden kann, muß eine Therapie erfolgen. Die *Hyposensibilisierung* kann die Symptome der Heuschnupfenkonjunktivitis vermindern, aber nicht eliminieren. *H_1-Antihistaminika* lindern den Juckreiz; die Tabletten wirken nach 20–30 Minuten und dauern in ihrer Wirkung für 4–12 Stunden an. Die lokale Anwendung bringt eine sofortige, aber nur kurz andauernde Erleichterung. Antihistaminikaaugentropfen werden gewöhnlich mit einem *Vasokonstriktor* kombiniert, um der Rötung der Augen entgegenzuwirken. Bei Bedarf wird am besten dieses kombinierte Präparat eingesetzt. Der Patient muß darüber aufgeklärt werden, daß er – statt seine Augen zu reiben – die Augentropfen anwenden soll. Eine Applikation der Augentropfen nach dem Reiben der Augen erzeugt aufgrund des vorhandenen Konservierungsmittels erhebliches Brennen. Eine prophylaktische Behandlung mit *Dinatriumcromoglicat* kann alle 3–4 Stunden durchgeführt werden. Dies wird die Symptome vermindern (Tabelle 38), wobei die Kosten dieser Behandlung die einzige Kontraindikation darstellen. Einige Patienten erfahren eine sofortige Besserung durch die Augentropfen, die wohl durch den Auswascheffekt der Allergene erklärt werden kann. Ein einfaches Augenbad führt zu dem gleichen Ergebnis.

Tabelle 38. Wirksamkeit der Cromoglicat-Augentropfen bei Heuschnupfen [aus 3].

Mittlere Symptomskala	Dinatrium-cromoglicat	Plazebo	
Allgemeiner Zustand des Auges	1,0	1,8	$p < 0{,}05$
Juckreiz	0,9	1,8	$p < 0{,}05$
Tränen	0,7	1,5	nicht signifikant
Rötung	0,6	1,6	nicht signifikant
Empfindlichkeit	0,5	0,9	nicht signifikant

Da die Kornea nicht betroffen ist, sind Kortikosteroide zu vermeiden, es sei denn, daß alle anderen Therapien versagen. Eine zweiwöchige Behandlung mit Kortikosteroiden ist dann gerechtfertigt. Da die meisten dieser Patienten auch schwere Nasensymptome haben, ist eher die systemische als die lokale Gabe ratsam (siehe Kapitel 7.8).

Zusammenfassung

Die allergische Konjunktivitis ist eine häufige Erkrankung, die in den meisten Fällen mit der allergischen Rhinitis einhergeht. Die Augensymptome sind bei der saisonalen Form häufiger als bei der perennialen Erkrankung. IgE-induzierte Histaminfreisetzung aus den Mastzellen ist für die Hauptsymptome Juckreiz (der zum Reiben der Augen führt), Tränenfluß, Rötung und Reizung verantwortlich. Photophobie ist nur gering ausgeprägt oder fehlt gänzlich. Die Therapie besteht aus: 1. H_1-Antihistaminika, als Tablette oder als Tropfen, kombiniert mit einem vasokonstringierenden Mittel; 2. Dinatriumcromoglicat als Augentropfen und in schweren Fällen 3. zweiwöchige Kortikosteroidtherapie. Desensibilisierung kann als Therapieversuch gelten.

8.3 Conjunctivitis vernalis (Frühjahrskatarrh)

Definition. Die Conjunctivitis vernalis (Frühjahrskatarrh) ist eine chronische Entzündung der Konjunktiva, die durch rezidivierende Exazerbationen gekennzeichnet ist. Diese Erkrankung tritt oft saisonal auf und kann zu der Entwicklung einer Keratitis führen. Sie ist durch eine Wucherung des Papillarkörpers der Oberlidkonjunktiva gekennzeichnet.

Atopische Erkrankung. Die folgenden Merkmale sind für die Conjunctivitis vernalis als atopische Erkrankung charakteristisch: 1. In etwa 75% der Fälle liegt eine positive Familienanamnese hinsichtlich einer Atopie vor; 2. In etwa 75% der Fälle kommt sie zusammen mit anderen atopischen Erkrankungen vor; 3. Ein ähnlich hoher Prozentsatz hat einen erhöhten Serum-IgE-Spiegel; 4. Die Patienten bilden rasch spezifische IgE-Antikörper gegen allgemeine Umweltallergene, und die meisten Patienten haben multiple positive Hauttestergebnisse; 5. Die Pathologie paßt zu einer atopischen Erkrankung: Die Bindehaut enthält viele degranulierte Mastzellen, in der Augenflüssigkeit kann eine Eosinophilie nachgewiesen werden, und der Histamingehalt der Tränenflüssigkeit ist erhöht.

Allergische Erkrankung? Strenggenommen kann der Frühjahrskatarrh nicht als allergische Erkrankung klassifiziert werden, da die Allergie lediglich die gelegentlichen Exazerbationen hervorzurufen scheint, aber nicht für die tagtäglichen chronischen Symptome verantwortlich ist. Die Krankheit entspricht in dieser Hinsicht der Neurodermitis, wobei der Spontanverlauf ähnlich früh einsetzt und in der Regel nach 5–10 Jahren abgeschwächt wird.

Symptomatik. Die Krankheit ist selten und tritt häufiger in warmen als in gemäßigten Klimazonen auf. Die Symptome setzen gewöhnlich in der warmen Jahreszeit ein und werden leicht chronisch mit saisonal auftretenden Exazerbationen. Die

Patienten sind meistens Jungen unter 10 Jahren.

Das vorherrschende Symptom ist *intensiver Juckreiz,* der anhaltend und quälend ist. Obwohl das Augenreiben unterbunden werden sollte, ist es eine unausweichliche Konsequenz und trägt zur *Rötung* und zum Brennen des Auges bei. Häufig wird ein Fremdkörpergefühl beschrieben. Der *Augenausfluß* ist, vor allem in den Zeiten der Exazerbation, dick und fadenziehend. Eine Keratitis mit intensiver *Lichtscheu* und verminderter Sehschärfe kommt häufig vor. Die Ursache der Keratitis ist unklar, da die Kornea keinen Mechanismus besitzt, um eine Allergie zum Ausdruck zu bringen.

Befunde. Wenn sich der Patient mit der aktiven Erkrankung vorstellt, ist die Konjunktiva hyperämisch, ödematös, und ihre Oberfläche erscheint milchig. Die Diagnose wird bestätigt, indem man das Oberlid ektropioniert. Man wird dann die *papilläre Hypertrophie* mit dem typischen Erscheinungsbild des „Kopfsteinpflasters" erkennen (Abb. 190). Die Entzündungszellen in den Papillen sind hauptsächlich Lymphozyten, Plasmazellen und charakteristischerweise Eosinophile. Mastzellen, sowohl in der Lamina propria als auch im Epithel, werden ebenfalls gesehen.

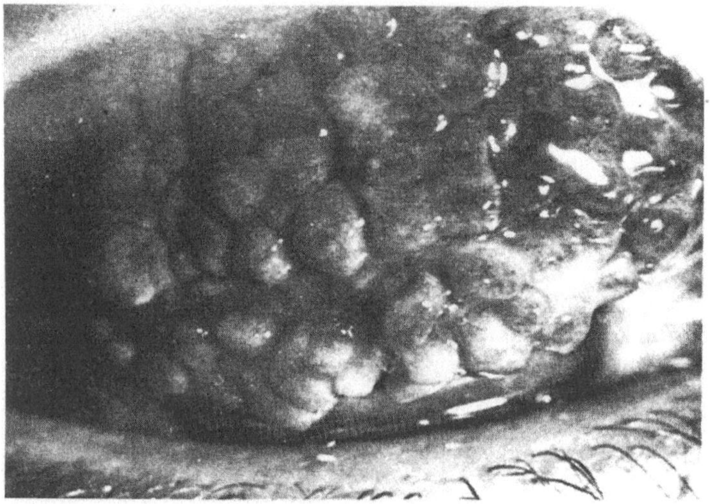

Abb. 190. Oberlidkonjunktiva bei der Conjunctivitis vernalis. Man kann das Oberlid zur Darstellung der typischen papillären Hypertrophie ektropionieren. Die Therapie sollte nicht auf die Rückbildung dieser Riesenpapillen abzielen – diese allein schaden nicht [aus 2].

Während der Exazerbation sieht der Ophthalmologe eine Keratitis, die die Form einer *punktuell auftretenden epithelialen Keratitis* im oberen Teil der Kornea annimmt. In schweren Fällen konfluieren diese Epithelläsionen und entwickeln ein *Ulkus.* Dieses ist indolent und heilt nur schwer, da es durch harte muköse Plaques und Fibrin bedeckt wird. Falls das Ulkus persistiert, entsteht eine Vaskularisation mit Vernarbung, und es tritt zu einem gewissen Grade ein Visusverlust ein.

Differentialdiagnose. Es muß genau zwischen Conjunctivitis vernalis und anderen

Erkrankungen mit Hypertrophie des Papillarkörpers unterschieden werden. In einigen Ländern muß das Trachom in Betracht gezogen werden, in anderen die von der Linse ausgehende Riesenpapillenkonjunktivitis; letztere kommt bei Kontaktlinsenträgern vor und ist wahrscheinlich eine immunologische Reaktion auf Ablagerungen auf der Linse.

Therapieprinzipien. Patienten und Ärzte sollten sich auf einen langen Kampf gefaßt machen. Da fast alle Patienten spontan nach 5–10 Jahren eine Remission erfahren, besteht die Behandlung primär darin, den Patienten ohne Dauerschädigung der Sehkraft, verursacht durch die Erkrankung oder die Behandlung, durch diese schwierigen Jahre zu bringen. Fälle, in denen die Krankheit nach der Pubertät beginnt, haben eine weniger optimistische Prognose. Lokale Kortikosteroide sind bei akuter Exazerbation der Keratitis notwendig. Alle anderen Therapieformen, einschließlich der psychologischen Betreuung, müssen energisch und nachdrücklich durchgeführt werden. Im allgemeinen ist die Hyposensibilisierung gegen Allergene in der Luft keine Hilfe.

Therapie des Juckreizes. Sedierend wirkende *H_1-Antihistaminika,* am ehesten als Tabletten, können beim Augenjucken einige Erleichterung schaffen. Augenkompressen mit *zerstoßenen Eisbrocken* können gut das Augenreiben ersetzen.

Dinatriumcromoglicat. Tropfen mit Dinatriumcromoglicat sind keine Wundertherapie bei dieser Krankheit, da diese atoxische Substanz jedoch den Bedarf an Steroiden vermindern kann, ist eine Dauertherapie (4–6mal pro Tag) ratsam, besonders während der Pollensaison (Tabelle 39).

Tabelle 39. Reaktion auf Dinatriumcromoglicat-Tropfen bei 100 Patienten mit Conjunctivitis vernalis. Offene Studie über eine 4jährige Behandlungsperiode [aus 2].

Reaktion	leichte	mittelschwere	schwere Erkrankung
vollständig beherrscht	19	0	0
teilweise beherrscht	19	35	11
günstige Reaktion	1	6	8
keine Reaktion	0	1	0

Kortikosteroide. Lokal angewandte Steroide stellen außergewöhnlich wertvolle Mittel dar, wenn die Dosierung entsprechend der Schwere der Krankheit festgelegt wird. Ihre Anwendung ist im allgemeinen auf die Exazerbationen mit Affektion der Hornhaut beschränkt; während dieser Zeiten kann der Patient Steroidtropfen alle 1–2 Stunden am Tag und eine Salbenanwendung in der Nacht benötigen. Die Salbenanwendung ist nützlich, wenn die Tränenbildung übermäßig ist und dadurch Steroidtropfen bis zur Unwirksamkeit verdünnt werden können. Da das Risiko ernsthafter Nebenwirkungen (Glaukom, Katarakt, Herpeskeratitis) besteht, sollte man die Steroidmenge so niedrig wie möglich halten und die Therapie immer durch einen Augenarzt überwachen lassen (Messungen des Augeninnendrucks).

Andere Maßnahmen. Die operative Entfernung der Schleimplatte der Kornea, bekannt als *superfizielle Keratektomie,* ist manchmal notwendig. *Antibiotikathera-*

pie ist bei bakteriellen Komplikationen indiziert. Sowohl Entzündung als auch Exsudation erfordern eine genaue *Lidhygiene*. Eine milde Seife, wie z. B. Baby-Shampoo, das noch verdünnt wird, ist ein wirkungsvolles Reinigungsmittel für die Augenlider. Eine *mukolytische Substanz* ist angebracht, wenn reichlich dicker muköser Ausfluß auftritt; als Tropfen kann man hier Acetylcystein in 10–20%iger Lösung geben.

Zusammenfassung

Die Conjunctivitis vernalis (oder Frühjahrskatarrh) stellt eine seltene atopische Erkrankung dar, die oft mit Neurodermitis, Asthma bronchiale und Heuschnupfen einhergeht. Bei Jungen tritt sie häufiger auf. Obwohl die Hauttestung gewöhnlich positiv ausfällt, ist die Allergenexposition nur für einige Symptome verantwortlich zu machen. Diese sind intensiver und hartnäckiger Juckreiz, dicklicher fadenziehender Ausfluß, starke Lichtscheu und, in schweren Fällen, Visuseinschränkung. Die Untersuchung des Auges zeigt riesenpapilläre Wucherungen der oberen Bindehaut und während akuter Exazerbationen eine Keratitis. Die Krankheit verläuft chronisch mit Exazerbationen im Frühjahr und im Sommer. Da die Spontanheilung innerhalb 5–10 Jahre die Regel ist, sind Kortikosteroide den akuten Exazerbationen mit Hornhautbeteiligung vorbehalten. Die unterstützende Therapie besteht aus Antihistaminika, Dinatriumcromoglicat, Mukolytika, Antibiotika und gelegentlich einer operativen Entfernung der Plaques von der Kornea.

Literatur

1. Allansmith MR, (1982) The eye and immunology. C.V. Mosby, Saint-Louis, pp 1–209
2. Buckley RJ (1979) Long-term experience with sodium cromoglycate in the management of vernal kerato-conjunctivitis. In: Pepys J, Edwards AM (eds) The mast cell. Pitman Medical, Kent, pp 518–23
3. Dawson JP (1979) Comparative trial of 2% sodium cromoglycate unit-dose drops in seasonal allergic conjunctivitis. In: Pepys J, Edwards AM (eds) The mast cell. Pitman Medical, Kent, pp 506–11
4. Easty DL (1984) Allergy of the external eye. In: Lessof MH (ed) Allergy; immunological and clinical aspects. Johner: Wiley & Sons, Chichester, pp 330–60
5. Kirkegaard J, Secher C, Mygind N. (1982) Effect of the H_1-antihistamine chlorpheniramine maleate on histamin-induced symptoms in the human conjunctiva. Allergy 37: 203–8

9 Hauterkrankungen

9.1 Struktur und Funktion der Haut

Leichte Fälle von Hauterkrankungen, die in den folgenden Kapiteln abgehandelt werden, können vom Allgemeinarzt behandelt werden. Die schweren Fälle erfordern die Zusammenarbeit mit einem Dermatologen. Der Patient wird häufig zur Hauttestung an einen Allergologen überwiesen, und viele, die an einer allergischen Erkrankung der Atemwege leiden, haben Hautprobleme. Es ergibt sich hieraus, daß zur Behandlung dieser Patienten eine Zusammenarbeit zwischen den unterschiedlichen Fachgebieten notwendig ist und daß der Nichtdermatologe die Basiskenntnisse der Hauterkrankungen besitzen muß. In diesem Kapitel werden einige Aspekte der Struktur und Funktion der Haut dargestellt, die mit Neurodermitis, Urtikaria und Angioödem in Zusammenhang gebracht werden können.

Die Haut. Die Haut (Abb. 191, 192) besteht prinzipiell aus zwei Schichten: *Epidermis* und *Korium.* Unter dem Korium liegt das *Subkutangewebe,* das im wesentlichen aus Fettgewebe gebildet wird.

Epidermis. Die Epidermis besitzt eine durchschnittliche Stärke etwa von der Dicke dieser Buchseite, und variiert von 0,04 mm am Augenlid bis 1,6 mm in den Handflächen. Sie besteht aus geschichtetem Epithel, das aus *zwei Hauptschichten* zusammengesetzt ist: 1. der oberen Hornschicht, *Stratum corneum,* bestehend aus flachen abgestorbenen Zellen, und 2. der tieferen Zellschicht, *Stratum germinativum,* zumeist aus *Keratinozyten;* diese produzieren Keratin, ein unlösliches und sehr stabiles Protein.

Normalerweise benötigt ein Keratinozyt einen Monat, um von der Basalzellschicht zur Oberfläche zu wandern, an der pro Tag etwa eine Zellschicht abgestoßen wird („Milbennahrung"). Ist die Dicke der Epidermis konstant, so besteht zwischen Desquamation und der Zellproliferation in der Basalzellschicht ein Gleichgewicht. Die Mitoserate kann bei Entzündungen, wie zum Beispiel beim Ekzem dramatisch erhöht sein, woraus sich eine Abschilferung ergibt. Die Epidermis besitzt eine mechanische *Schutzfunktion.* Sie bildet eine Barriere, die das Eindringen von Mikroorganismen, toxischen Substanzen und Medikamenten verhindert. Diese Funktionen beruhen weitgehend auf der dünnen flexiblen Schicht verhornter Zellen, die das Stratum corneum bilden. Die Schutzfunktion hängt von der Stärke des Stratum corneum ab. Es ist am stärksten an Fußsohle und Handfläche und am dünnsten am Augenlid, am Präputium und an den Wangen. Die Haut ist ebenfalls dünn an der Stirn, an der Oberfläche der Flexoren und an der Bauchwand. Die Schutzfunktion ist bei Hauterkrankungen, wie zum Beispiel beim Ekzem, geschwächt.

Das Stratum corneum wirkt als *Wasserreservoir;* hierbei hängt die Menge des gespeicherten Wassers von der Elektrolytkonzentration und von anderen Molekülen ab, die Wasser binden können. Diese Moleküle werden beim Baden und Schwimmen ausgespült, wodurch indirekt die Oberfläche dehydriert wird, wie dies auch durch Verdampfen in geringer Luftfeuchtigkeit geschieht. Diese Faktoren sind bei der Neurodermitis wichtig, bei der die Läsionen im Bereich der Epidermis liegen und die Haut ständig trocken ist. Wenn der trockenen Haut ein Feuchtigkeitsspender aufgetragen wird, kann sich die verhornte Schicht mit Wasser vollsaugen und dabei ein Mehrfaches ihres Eigengewichts an Flüssigkeit aufnehmen.

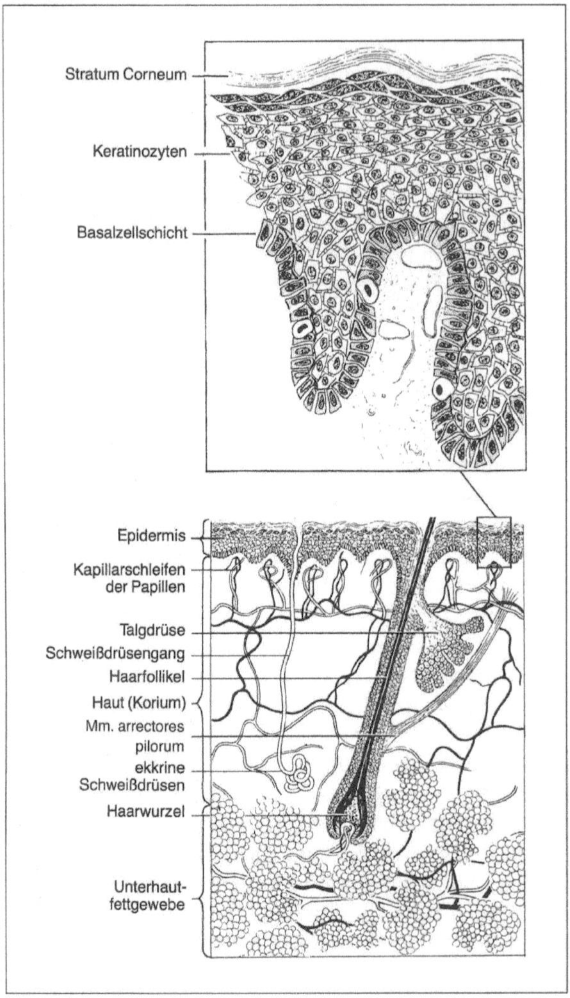

Abb. 191. Die Anatomie der Epidermis und der gesamten Hautschicht [nach 17].

Melaninsynthetisierende Zellen, *Melanozyten,* stellen etwa 10% der Zellen in der Basalzellschicht der Epidermis. Der Prozentsatz ist bei allen Rassen gleich, jedoch produzieren die Melanozyten bei dunkelhäutigen Menschen mehr Melanin.

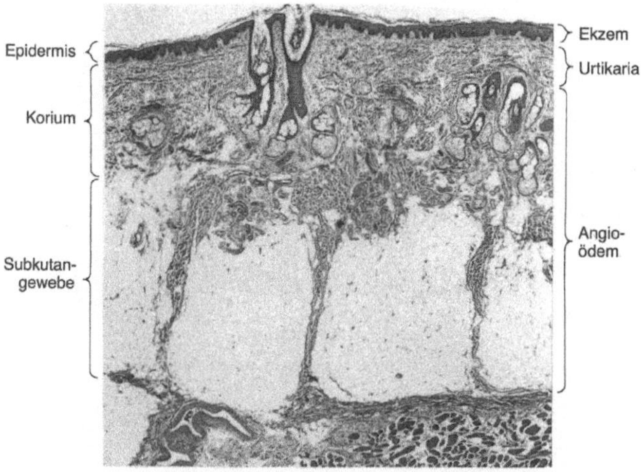

Abb. 192. Schnitt durch die Haut (25×) mit Epidermis, Korium und subkutanem Bindegewebe. Man beachte die unterschiedlichen Lokalisation der Erkrankungen [nach 2].

Sie vergrößern ihre Oberfläche durch lange zytoplastmatische Fortsätze (Abb. 193), die durch Hauterkrankungen und Traumen (Kratzen) beschädigt werden können. Dies führt zur weißen Arealen, die bei Menschen mit dunkler Haut sehr entstellend wirken.

Die Epidermis enthält außerdem *Langerhans-Zellen,* die wahrscheinlich die immunologische Aufgabe haben, Antigene zu erkennen und zu verarbeiten. Einige Lymphozyten und verstreute Nervenendigungen sind in der Epidermis sichtbar; Blutgefäße gibt es hier nicht.

Korium. Das Korium (Lederhaut) ist ein dichtes Bindegewebe, das hauptsächlich aus *Kollagen* besteht. Der *Fibroblast* ist die Masterzelle des Koriums; er produziert sowohl Kollagen (90% des Trockengewichts) als auch elastische Fasern (2% des Trockengewichts). Neben den Fibroblasten gibt es Leukozyten, Lymphozyten, Plasmazellen und Mastzellen (Abb. 194).

Die obere papilläre Schicht des Koriums ist fingerförmig mit der Epidermis verzapft und enthält Gefäßschlingen. Es gibt hier eine übergroße Anzahl von Blutgefäßen; die Blutversorgung ist erheblich größer, als zur einfachen Ernährung der Haut notwendig wäre. Die *Thermoregulation* ist eine Kardinalfunktion des Gefäßsystems der Haut, die ebenfalls bei der Entzündung eine wichtige Rolle spielt.

Subkutis. Das subkutane Fettgewebe variiert in seiner Stärke, was am deutlichsten bei den abgerundeten Konturen des weiblichen Körpers sichtbar wird. Neben der

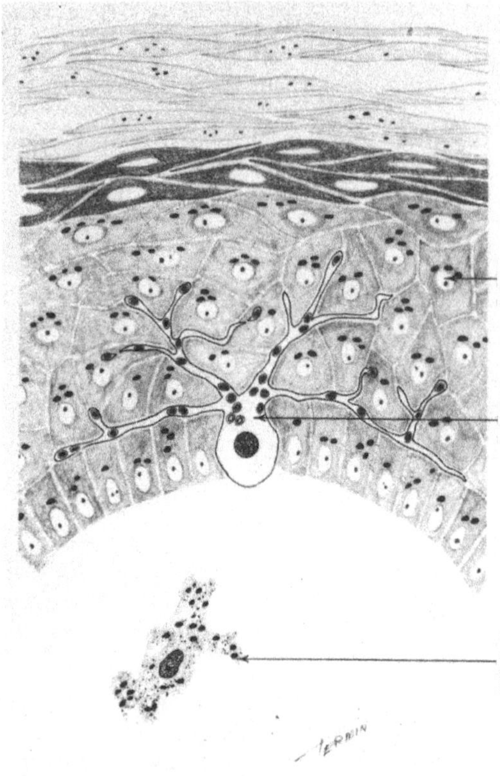

Abb. 193. Die Fortsätze des Melanozyten breiten sich zwischen den Keratinozyten aus [aus 2].

ästhetischen Rolle kommt dem Subkutanfett die Aufgabe des Wärmeisolators und des Kaloriendepots zu.

Nerven. Die Haut ist ein Hauptsinnesorgan, das von etwa einer Millionen Nervenfasern versorgt wird, eine Tatsache, die Ekzemkranke täglich immer wieder erfahren. Die meisten *sensorischen Fasern* endigen in der oberen papillären Schicht des Koriums. Dies erklärt, warum die Urtikaria, die sich in dieser Schicht abspielt, juckt, während das Angioödem, das in der tieferen Koriumschicht und der Subkutis vorkommt, keinen Juckreiz hervorruft.

Juckreiz ist definiert als der Wunsch, sich zu kratzen und stellt ein Gefühl dar, das für den Patienten mit einer Hauterkrankung von größter Konsequenz ist. Obwohl die Gefühle des Juckreizes und des Schmerzes durch dieselben nichtmyelinisierten

Fasern übertragen werden, ist die Nervenimpulsfrequenz beim Juckreiz deutlich niedriger als beim Schmerz. Durch Kratzen ersetzt der unter Pruritus leidende Patient den Juckreiz durch Schmerz, indem er die langsamen, quälenden Impulse durch schnellere, erträglichere ersetzt.

Die Haut ist reich versorgt mit efferenten vegetativen Nervenfasern. Sympathische adrenerge Nerven kontrahieren die glatte Muskulatur der Blutgefäße sowie die Mm. arrectores pilorum. Cholinerge Fasern innervieren die ekkrinen Schweißdrüsen und tragen zur Schweißproduktion bei. Die Talgdrüsen sind weitgehend frei von vegetativer Innervation; in ihrer Funktion hängen sie von endokrinen Stimuli ab.

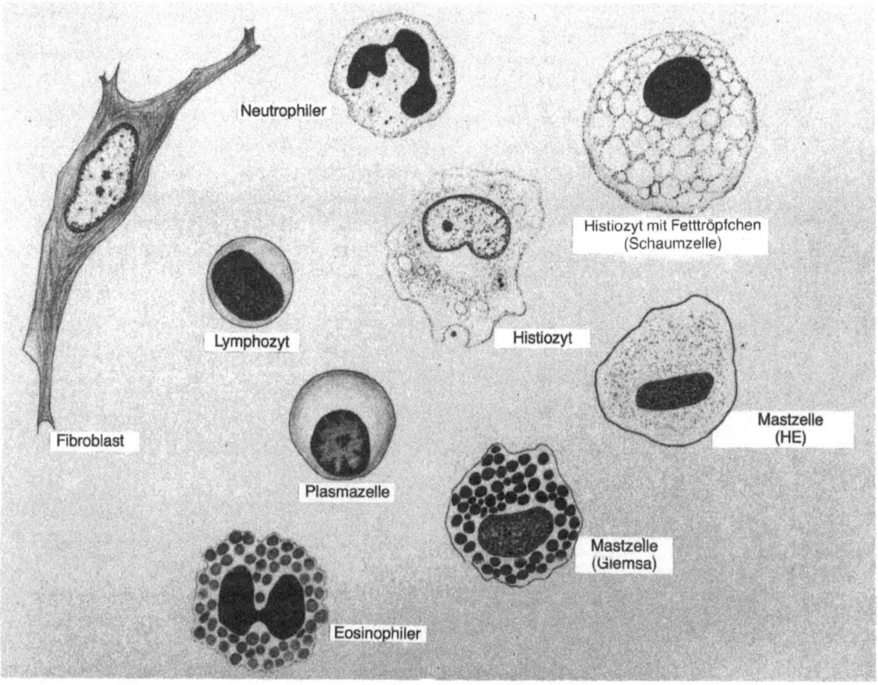

Abb. 194. Zellen, die in gesunder und entzündeter Haut gefunden werden [aus 2].

Zusammenfassung

Die Haut besteht aus Epidermis und Korium, die dem subkutanen Fettgewebe aufgelagert sind. Die obere Epidermisschicht, das Stratum corneum, besteht aus abgestorbenen keratinisierten Zellen, die für die Funktionen der Haut von großer Bedeutung sind; diese schließen den Schutz gegen mechanische und chemische Faktoren der Umgebung und die Retention von körpereigenem Wasser ein. Diese Funktionen sind beim Ekzem, das die Schichtung der Haut verändert, abgeschwächt.

9.2 Läsionen der Haut

Erythem. Das Erythem ist eine Hautrötung, die durch vorübergehende Vasodilatation ausgelöst wird. Generell ist es ein Zeichen der Entzündung. Es verschwindet charakteristischerweise auf Druck. Bei der Urtikaria umgibt das Erythem (Rötung) die blasse ödematöse Blase (Quaddel).

Teleangiektasien. Teleangiektasen stellen ständige Blutgefäßdilatationen dar, die als rote Linien oder netzähnliche Muster auf der Haut erscheinen. Sie sind ein häufiger Befund in den Gesichtern von Menschen, die chronisch Wind, Sonne – und Alkohol ausgesetzt sind. Sie können auch Nebenwirkung von Steroiden sein.

Maculae. Eine Macula ist eine umschriebene Hautregion mit Farbveränderung ohne Erhebung oder Eindellung der Oberfläche. Sie kann Folge einer Hyperpigmentierung oder Depigmentierung sein. Eine durch Kratzen entstandene Schädigung der Melanozyten mit Depigmentierung kommt beim Ekzem häufig vor. Blutungen verursachen Maculae von wechselnder Größe (Purpura, Petechien, Ekchymosen). Der Druck mit dem Glasspatel ist eine einfache Methode zur Unterscheidung des Extravasates roter Blutzellen vom Erythem. Die steroidinduzierte Atrophie des perivaskulären Kollagens verstärkt die Blutungstendenz.

Papeln. Eine Papel ist eine solide erhabene Veränderung mit einem Durchmesser von unter 0,5 cm. Sie ist bei der Palpation fest und kann am besten bei seitlich einfallendem Licht erkannt werden. Juckende Papeln sind beim akuten Ekzem charakteristisch. Keratotische Papeln der Haarfollikel *(Keratosis follicularis)* sind bei Menschen mit atopischer Prädisposition häufig.

Quaddeln. Eine Quaddel ist eine flache blaßrote Erhebung aufgrund eines Ödems im oberen Koriumanteil. Sie wird auf Druck blaß. Die Größe schwankt zwischen 0,2 und 10 cm. Sie ist flüchtig, entwickelt sich in Minuten und verschwindet in 24 Stunden. Physiologisch ahmt sie die Trias des Lewis-Experiments mit Histamin nach, das Sir Thomas Lewis 1927 beschrieb: 1. initiales Erythem an der Injektionsstelle durch Vasodilatation; 2. Danach folgt die Schwellung („Quaddel") aufgrund erhöhter vaskulärer Permeabilität, Exsudation und Ödem; 3. Das Erythem („Rötung") entsteht in einem größerem Areal aufgrund einer Axonreflexvasodilatation (ein Axonreflex verläuft innerhalb der Aufästelung einer Nervenfaser und erreicht nicht das Zentralnervensystem). Diese Reaktion mit Quaddel und Erythem stellt die Läsion der Urtikaria dar und wird bei der Allergiehauttestung und bei Insektenstichen sichtbar.

Angioödem. Das Angioödem ist eine „Riesen-Urtikaria", die als ausgedehnten Schwellungen in den tieferen Anteilen des Koriums und des Subkutangewebes oder in Schleimhäuten vorkommt.

Vesiculae. Vesiculae (oder Bläschen) sind umschriebene erhabene Läsionen, die Flüssigkeit enthalten. Falls der Durchmesser größer als 0,5 cm ist, spricht man von einer *Bulla.* Oft ist die Wand des Bläschens so dünn, daß Licht hindurchscheint und die gelbliche Flüssigkeit sichtbar ist. Bläschen entstehen in Spalten in verschiedenen Hauttiefen. Beim Ekzem entstehen die intradermalen Bläschen durch ein interzelluläres Ödem, das von den Dermatologen als *Spongiose* (schwammartiges

Ekzem) bezeichnet wird. Bei akuter schwerer Neurodermitis erzeugen große Mengen von Bläschen den exsudativen Ausschlag.

Pusteln. Eine Pustel ist ein leukozytenhaltiges Bläschen, welches steril oder infiziert sein kann. Steroide verstärken die Aknetendenz mit follikulären Pusteln (Haar im Zentrum).

Krusten. Eine Krustenbildung entsteht, wenn Exsudat auf der Hautoberfläche trocknet. Krusten sind gelblich, wenn sie bei einem exsudativem Ekzem aus getrocknetem Plasma bestehen und grünlich, wenn sie aus Pusteln bei infiziertem Ekzem hervorgegangen sind.

Erosionen / Exkoriationen. Eine *Erosion* entsteht, wenn Vesiculae und Bullae rupturieren. Sie ist umschrieben, bei partiellem Verlust der Epidermis, und erscheint als feuchte, leicht eingesunkene Läsion. Eine Erosion kann Melanozyten schädigen, hinterläßt aber keine Narbe. Kratzen verursacht lineare Erosionen, die man *Exkoriationen* nennt. Über Bläschen sind sie punktförmig (siehe Abb. 198, S. 302).

Ulzera / Fissuren. Bei *Ulzera* betrifft der Substanzverlust auch die obere papilläre Koriumschicht. Narbig veränderte Ulzera können aus einem stark infiziertem Ekzem entstehen. *Fissuren* sind lineare Ulzera, die gewöhnlich schmerzhaft sind. Neurodermitispatienten entwickeln oft in den Mundwinkeln Fissuren. Aufgrund der außergewöhnlich trockenen Haut leiden sie auch an Fissuren der Hände (siehe Abb. 201, S. 304) und Füße (siehe Abb. 196, S. 300).

Lichenifikation. Die Lichenifikation beruht auf der Proliferation von Keratinozyten und der erhöhten Zahl keratinisierter Zellen im Stratum corneum. Sie erscheint als flache, mehr oder weniger umschriebene, leicht schuppende Verdickung der Haut. Typischerweise ist die verdickte Haut blaß, trocken und auffallend markiert (siehe Abb. 199, S. 302). Die Lichenifikation entsteht durch chronisches Kratzen und ist für die Neurodermitis charakteristisch.

Atrophie. Die Atrophie der Haut kann Epidermis und/oder Korium erfassen. Langfristige lokale Anwendung starker Steroidpräparate verursacht eine Atrophie der Epidermis durch deren antimitotische Wirkung und eine Atrophie des Koriums aufgrund der verminderten Kollagenbildung (siehe Abb. 203, S. 309). Systemische Anwendung von Steroiden verursacht hauptsächlich eine Atrophie des Koriums.

Zusammenfassung

Ein Erythem entsteht auf dem Boden einer vorübergehenden, Teleangiektasien aufgrund einer permanenten Vasodilatation. Im Gegensatz zur Blutung verschwinden diese Veränderung auf Druck. Maculae sind Hautstellen mit veränderter Pigmentierung. Kleine erhabene Hautstellen können solide (= Papeln) sein, Flüssigkeit enthalten (= Vesiculae) oder Pus (= Pusteln). Wenn sie aufreißen, führt der Epidermisdefekt zur Erosion oder Exkoriation, wobei die letztgenannte Veränderung durch Kratzen entsteht. Ulzera befallen auch das Korium. Als Fissuren werden lineare Ulzera bezeichnet. Quaddeln sind flache erhabene Stellen, die durch ein Ödem im oberen Teil des Koriums entstanden sind. Sie bilden einen Teil der Trias nach Lewis, die die Reaktion mit Quaddelbildung und Rötung nach Injektion von Histamin darstellt. Ein Angioödem ist das entsprechende Pendant im tieferen Teil des Koriums und im Subkutangewebe.

9.3 Neurodermitis: Ätiologie und Pathogenese

Charakteritisika der Krankheit. Die *Neurodermitis atopica* (endogenes Ekzem, atopische Dermatitis) ist im wesentlichen eine Erkrankung der Kinder. Sie verläuft chronisch, mit Rückfällen und ist durch extremen Juckreiz und ständiges Kratzen charakterisiert. Zu Anfang ist die Veränderung exsudativ, im weiteren Verlauf wird die Haut trocken und lichenifiziert. Die Krankheit setzt gewöhnlich bei Kleinkindern oder Kindern mit einer positiven Familienanamnese mit Neurodermitis, allergischer Rhinitis und/oder Asthma bronchiale ein.

Die meisten Patienten (ca. 75%) bilden IgE-Antikörper gegen allgemein vorhandene Umweltallergene. Im Gegensatz zu den anderen beiden atopischen Erkrankungen (allergische Rhinitis und Asthma bronchiale) wird eine Antigen-Antikörper-Reaktion nicht als Hauptursache der Symptome angesehen; die Neurodermitis scheint offensichtlich keine wirkliche allergische Erkrankung zu sein. Die Rolle, die den IgE-Antikörpern zukommt, ist nicht geklärt, und die Ursache der Krankheit ist weitgehend unbekannt. Zwei Arten von pathologischen Veränderungen konnten demonstriert werden: immunologische und vegetative Veränderungen (Abb. 195).

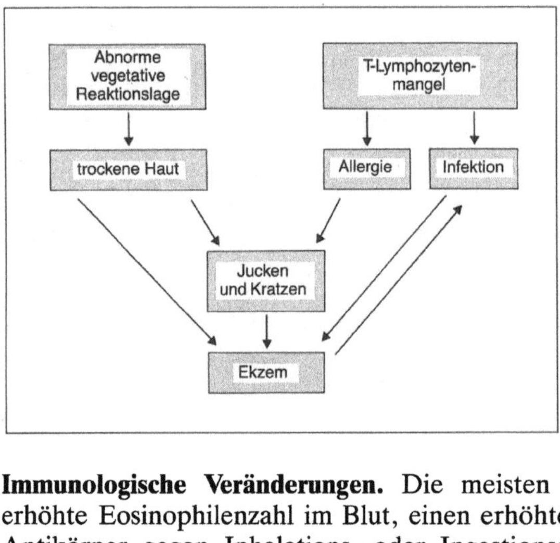

Abb. 195. Der vegetative und der immunologische Weg in der Pathogenese der Neurodermitis, wobei wahrscheinlich beide zusammenwirken.

Immunologische Veränderungen. Die meisten Patienten (75%) haben eine erhöhte Eosinophilenzahl im Blut, einen erhöhten Serum-IgE-Spiegel und IgE-Antikörper gegen Inhalations- oder Ingestionsallergene. Diesen Antikörpern scheint aber nur eine geringe Bedeutung bei dieser Krankheit zuzukommen. Obwohl Ingestionsallergene Juckreiz, umschriebenes Erythem und Urtikaria hervorrufen können, verschwindet das Ekzem nicht vollständig, wenn Karenz eingehalten wird; die Haut ist weiterhin trocken, juckend und verletzlich. Weiterhin erinnert das Ekzem histologisch an eine allergische Typ-IV-Reaktion und nicht an eine Typ-I-Reaktion.

Klinisch wird bei der Neurodermitis eine abnorme zelluläre Immunität mit erhöhter Anfälligkeit gegen Virusinfektionen der Haut vermutet. Dies wurde durch den Nachweis einer verminderten Anzahl zirkulierender T-Zellen bei vielen Neurodermitiskindern bestätigt. Gegenwärtig erhobene Daten weisen darauf hin, daß die reduzierte Kontrolle der IgE-Antikörpersynthese durch T-Suppressorzellen die eigentliche pathologische Veränderung bei dieser Krankheit ist. Bei Patienten mit schwereren Formen der Neurodermitis scheint auch die Funktion der Monozyten, Makrophagen und der natürlichen Killerzellen abgeschwächt zu sein. Einige Immundefektsyndrome (zum Beispiel Wiscott-Aldrich-Syndrom) gehen mit einem Ekzem einher, das der atopischen Form gleicht.

Vegetative Veränderungen. Patienten mit Neurodermitis weisen nichtimmunologische pathologische Veränderungen an befallenen und nicht befallenen Hautstellen auf, wahrscheinlich in Zusammenhang mit einer Dysfunktion des autonomen Nervensystems. Klinisch scheint diese Dysfunktion wichtiger für die Erkrankung zu sein als die immunologische Anomalie.

Wenn der Neurotransmitter des Parasympathikus, Acetylcholin (oder sein Analogon Metacholin), in die Haut injiziert wird, führt dies dort bei gesunden Personen zu Vasodilatation und Erythem, jedoch bei Ekzempatienten zu bleicher Haut. Diese sogenannte *paradoxe vaskuläre Reaktion* kann auch durch Kratzen der Haut mit dem Fingernagel demonstriert werden. Die erythematöse Linie, die normalerweise entsteht, wird bei Neurodermitispatienten rasch durch eine weiße Linie, den sogenannten *weißen Dermographismus,* ersetzt. Die Haut dieser Patienten zeigt zwei Hauptanomalien, die man mit der vegetativen Dysfunktion in Verbindung bringen kann: 1. exzessive Trockenheit, wahrscheinlich in Verbindung mit der neuralen Kontrolle der Schweißproduktion; 2. eine deutlich erniedrige Schwelle für Juckreiz und eine Neigung zur Verdickung der gekratzten Hautstellen. Theoretisch kann ß-adrenerge Stimulation sowohl sensorische Nerven als auch die epidermale Mitoserate beeinflussen.

Szentivanyi schlug 1968 eine Theorie der ß-adrenergen Blockierung vor, in der er postulierte, daß bei atopischen Patienten die verminderte Zellreaktionsfähigkeit gegenüber ß-adrenerger Stimulierung eine grundlegende Anomalie darstellt. Diese Theorie wurde in diesem Buch im Zusammenhang mit dem Asthma bronchiale diskutiert (siehe Kapitel 3.1). Obwohl einige Beobachtungen bei der Neurodermitis mit der Theorie von Szentivanyi übereinstimmen, gibt es schwerwiegende Argumente dagegen, so zum Beispiel, daß in der erkrankten Haut normale Spiegel von Adenylcyclase und Phosphodiesterase vorliegen (siehe Kapitel 1.7).

Früher wurde angenommen, daß das Kratzen die alleinige Ursache der ekzematösen Hautveränderung war: „Es ist nicht der Ausschlag, der juckt, sondern die juckende Haut führt zum Ausschlag.“ Obwohl heute bekannt ist, daß auch die nicht gekratzte Haut pathologisch verändert ist, stimmt es doch immer noch, daß die Pathogenese des Ekzems eng mit Jucken und Kratzen verbunden ist. Jeder Stimulus, der Juckreiz und Kratzen verstärkt, wird die Krankheit verschlimmern.

Zusammenfassung

Die Neurodermitis ist eine chronische Erkrankung, die durch Juckreiz und Kratzen charakterisiert ist. Die meisten Patienten sind Atopiker und besitzen IgE-Antikörper gegen Inhalations- beziehungsweise Ingestionsallergene. Dies beruht auf einer defekten Kontrolle der IgE-Synthese durch T-Suppressorzellen. Obwohl Ingestionsallergene bei manchen Patienten die Symptomatik verschlimmern können, kommt den IgE-Antikörpern beim chronischen Ekzem nur eine geringe Bedeutung zu. Die Neurodermitis ist eine atopische Krankheit, aber vielleicht keine wirkliche allergische Erkrankung. Am wichtigsten ist die Trockenheit der Haut und die niedrige Schwelle des Juckreizes, was wahrscheinlich durch eine nichtimmunologische Anomalie im vegetativen Nervensystem verursacht wird.

9.4 Neurodermitis: klinisches Erscheinungsbild

Vererbung. Die meisten Patienten (75%) haben Verwandte ersten Grades mit atopischen Erkrankungen. Einige der Verwandten haben dabei nur abortive Formen der Neurodermitis: trockene Haut, follikuläre Hyperkeratose, trockene schuppende Füße (Abb. 196).

Inzidenz. Die höchste Inzidenz der Krankheit (1–3%) findet man bei Säuglingen und Kleinkindern. Rechnet man die leichten Formen hinzu, so befällt die Krankheit zu manchen Zeiten etwa 5% der Gesamtbevölkerung. Auf diese Weise stellt die Neurodermitis keine seltene Krankheit dar, wobei die langfristige Morbidität zu ihrer Bedeutung beiträgt.

Verlauf. Die Krankheit tritt gewöhnlich beim 2–4 Monate alten Säugling auf und verläuft chronisch-rezidivierend. Sie zeigt Remissionen und Exazerbationen, oft ohne ersichtlichen Grund. Man sieht eine deutliche Neigung zu Spontanheilungen, jedoch persistieren oft die schweren Fälle, und etwa 25% setzen sich ins Erwachsenenalter fort. Der Charakter und die Verteilung der Läsionen erlaubt eine Unterteilung in ein Säuglings- (2 Monate–2 Jahre), Kindheits- (2–12 Jahre) und Erwachsenenstadium. Die Neurodermitis beginnt, im Gegensatz zur seborrhoischen Der-

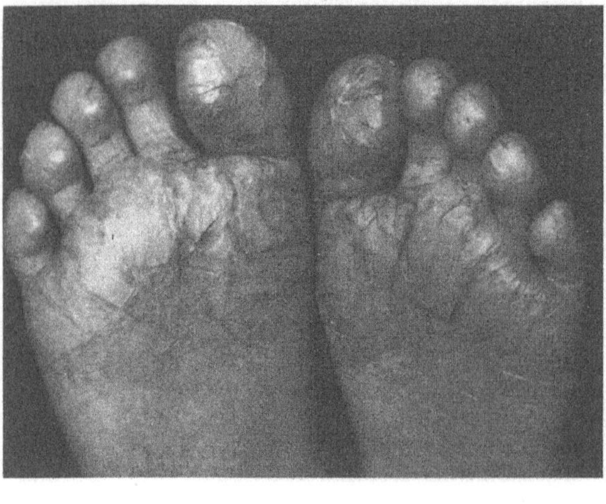

Abb. 196. Trocken-schuppende Füße einer Person mit atopischer Prädisposition; oft hält man sie fälschlicherweise für mykotisch [aus 27].

matitis, selten vor dem zweiten Lebensmonat. Typischerweise sind die Wangen zuerst von einem juckenden Erythem betroffen, jedoch sind bald Papeln, Bläschen und nässende Stellen vorherrschend. Die Läsionen breiten sich über Stirn, Rumpf und die Oberflächen der Arm- und Beinstrecker aus. Der Juckreiz ist in allen Stadien der Krankheit intensiv und führt zu Schlafstörungen (Abb. 197).

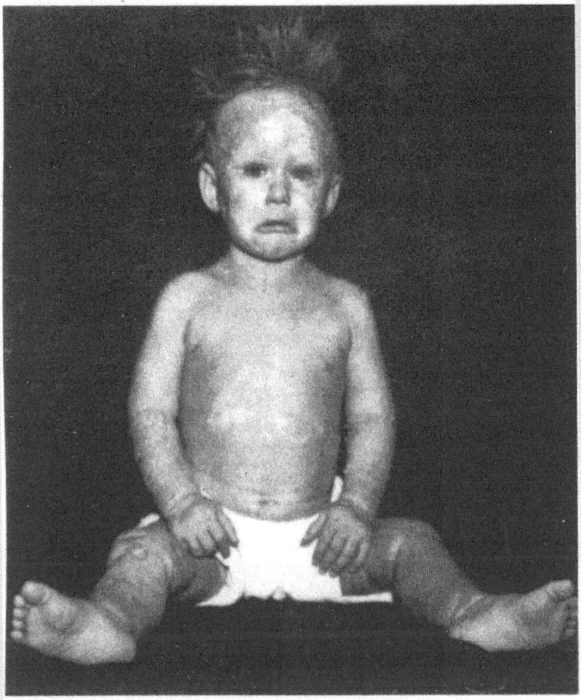

Abb. 197. Im Säuglingsalter ist die Neurodermitis im Gesicht, am Rumpf und den Flächen über den Extensoren lokalisiert. Das Leiden des Kindes unter dieser extremen Form der Erkrankung ist deutlich auf dem Foto wiedergegeben [aus 23].

Das Kindheitsstadium stellt gewöhnlich eine Fortentwicklung der Säuglingsform dar. In diesem Stadium neigt die Neurodermitis zu stärkerer lokaler Begrenzung, wobei sie charakteristischerweise die Beugefalten, insbesondere die Ellenbeugen und die Kniekehlen, befällt (Abb. 198). Eine Beteiligung des Gesichts, des Nakkens, der Handgelenke und Füße tritt ebenfalls auf. Die Hauttrockenheit ist ein Problem, das am größten in den kalten und trockenen Wintermonaten ist und das sich während des Sommers bessert. Die Läsionen sind weniger akut als im Säuglingsstadium und bestehen aus juckenden Papeln, Lichenifikationen und Exkoriationen. Das Kind ist reizbar und unglücklich.

Die Verteilung bei der Erwachsenenform entspricht weitgehend der Verteilung in der Kindheit. Die Veränderungen bilden große lichenifizierte Areale mit Fissuren und Exkoriationen (Abb. 199). Die Hauttrockenheit ist weiterhin problematisch, besonders an den Händen, wo sie ein besonderes Risiko hinsichtlich eines toxischen Kontaktekzems darstellt (siehe unten).

Komplikationen. *Bakterielle Infektionen* der Haut sind bei weitem die am häufig-

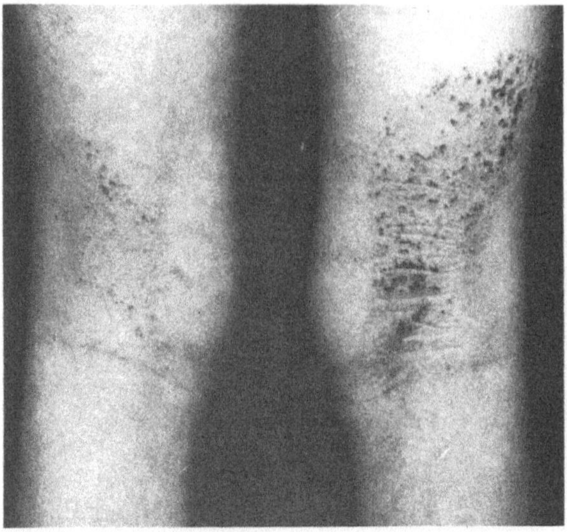

Abb. 198. Mit Exkoriationen übersäte, ekzembefallene Kniekehlen bei einem typischen atopischen Kind [aus 27].

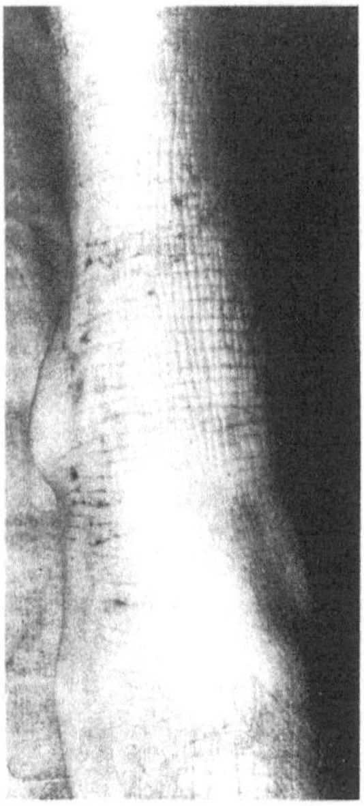

Abb. 199. Sprunggelenk eines Patienten mit Neurodermitis; man sieht eine grobe Lichenifikation, die im Vergleich zur normalen Haut zu einem deutlich sichtbaren Hautfaltenmuster, zur Hautverdickung und zu veränderter Pigmentierung führt [aus 20].

sten vorkommenden Komplikationen, an die man bei einer Exazerbation der Krankheit immer denken muß. Der häufigste Erreger, *Staphylococcus aureus,* wächst auf der Haut fast aller Neurodermitispatienten. Die Anfälligkeit gegenüber Virusinfektionen ist erhöht. Bevor man die Pockenimpfungen einstellte, war das *Ekzema vaccinatum* eine gefürchtete Komplikation; die *Herpes simplex*-Infektion kann einen ähnlich schweren Verlauf nehmen (Abb. 200). Patienten mit Neuroder-

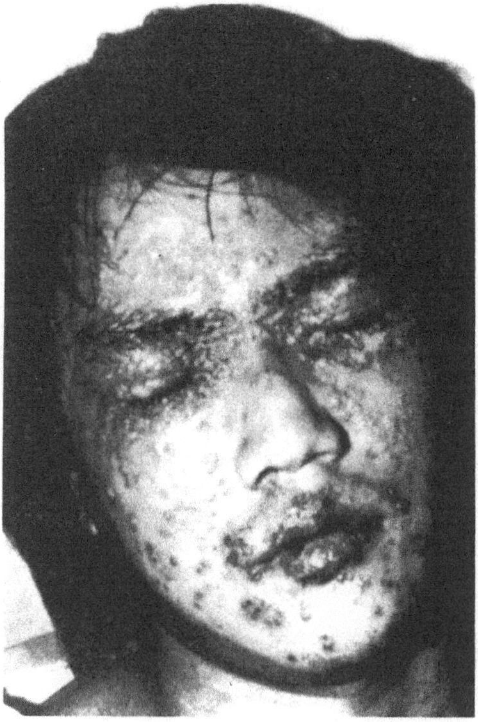

Abb. 200. Dieser junge Man mit chronischer Neurodermitis hat eine Virussuperinfektion mit Herpes nach Kontakt mit einem „erkälteten Freund" entwickelt [aus 19].

mitis müssen daher den direkten Kontakt mit Personen, die an einer Erkältung leiden, vermeiden.

Entwächst der Patient seiner Ekzemerkrankung, so bleibt die Haut trocken und stellt damit weiterhin eine geschwächte Barriere gegenüber toxischen Substanzen dar. Es besteht ein beträchtliches Risiko des toxischen Kontaktekzems an den Händen, besonders bei Kontakt mit Wasser, Seife und Reizsubstanzen (Abb. 201). Außerdem kommt es am häufigsten bei Frauen vor. Die frühe Aussprache über die Wahl der Ausbildung und eine Berufsberatung sind von Bedeutung, werden aber oft von Nichtdermatologen vergessen. Kontaktekzem, Neurodermitis und Psoriasis sind die Hautkrankheiten, bei denen am häufigsten Arbeitsunfähigkeit eintritt.

Begleiterkrankungen. Die Neurodermitis ist bei 50–75% der Patienten ein Vorbote der allergischen Rhinitis und des Asthma bronchiale; das Risiko erhöht sich mit der Schwere der Krankheit. Subkapsuläre Katarakte wurden bei etwa 5%, gewöhnlich jugendliche Erwachsene, berichtet; diese können auch durch systemische Anwendung von Steroiden verursacht werden.

Diagnose. Die Diagnose kann man praktisch sicher nach *Anamnese* und *körperlicher* Untersuchung stellen. Bei atypischen Fällen sind Laboruntersuchungen sinnvoll.

Die Haut ist trocken und blaß. Die Verteilung der ekzematösen Läsionen wird notiert und für spätere Vergleiche auf einem Diagramm aufgezeichnet. Man notiere auch die Länge der Fingernägel. Vergrößerte Lymphknoten, die in der Nähe der Ekzem- (und Infektions-)gebiete lokalisiert sind, werden häufig gefunden und sollten keine unnötige Besorgnis erregen. Größe und Gewicht spielen eine Rolle, da Kinder als Folge der schweren Erkrankung, der Einnahme systemischer Steroide und der diätetischen Einschränkungen eine Wachstumsstörung zeigen können. Viele Patienten bieten Befunde von Rhinitis und Asthma bronchiale.

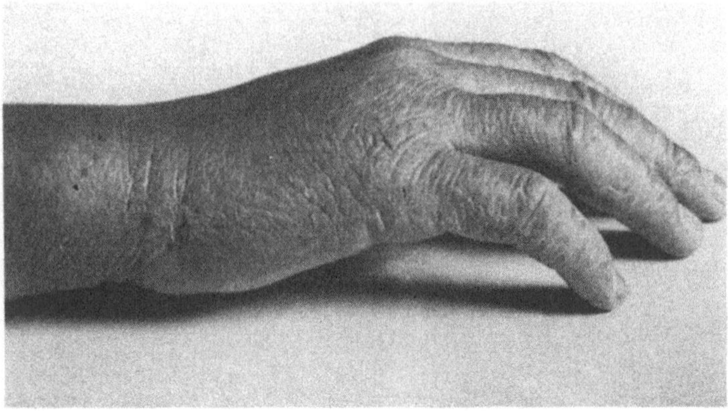

Abb. 201. Trockene Hände und toxisches Kontaktekzem sind häufig bei Erwachsenen mit Neurodermitis [aus 27].

Die Untersuchung der weißen und roten Blutkörperchen kann zum Ausschluß einer Eisenmangelanämie aufgrund der Nahrungseinschränkung und aufgrund einer schweren Infektion erforderlich sein. Bei Verdacht auf Hautinfektionen sollten Abstriche entnommen und Bakterienkulturen angelegt werden, um die geeignete Antibiotikatherapie sicherzustellen. Der *Serum-IgE-Spiegel* und die Bluteosinophilie können einige Informationen zur Schwere der atopischen Erkrankung liefern. Patienten, die ebenfalls an Rhinitis und Asthma bronchiale leiden, haben oft sehr hohe IgE-Spiegel (siehe Kapitel 3.5), während die Patienten mit isolierten, gering befallenen Hautstellen normale Werte aufweisen. Die *Allergiehauttestung* ergibt bei der Mehrzahl der Patienten positive Ergebnisse (ca. 75%). Häufig sind positive Reaktionen auf Nahrungsmittel, insbesondere bei Säuglingen und Kleinkindern. Man muß sich vergegenwärtigen, daß ein positiver Hauttest oft irrelevant für das Ekzem ist. Das Gleiche gilt für RAST, der, wenn das Serum-IgE sehr hoch ist, falsch positive Resultate bei Nahrungsmitteln liefert. Die Testung ist hauptsächlich zur Feststellung von Allergien indiziert, die für eine Atemwegserkrankung von Bedeutung sind. RAST wird bei Patienten mit ausgedehnter Hautbeteiligung eingesetzt, bei denen eine Hauttestung nicht in der korrekten Weise durchgeführt werden kann.

Das *seborrhoische Ekzematoid* beim Säugling erinnert an die Neurodermitis. Die korrekte Diagnose dieses Ekzematoids kann gewöhnlich, jedoch nicht in jedem Fall, nach den folgenden Merkmalen gestellt werden: 1. Die Krankheit beginnt gewöhnlich vor dem zweiten Lebensmonat; 2. Der Pruritus ist minimal ausgeprägt; 3. Die Läsion besteht aus dicken, fettig erscheinenden Schuppen; 4. Die primär befallene Region ist die behaarte Kopfhaut; 5. Die Windelregion ist mitbefallen und 6. Laboruntersuchungen fallen normal aus.

Stoffwechselstörungen und eine Immunschwäche können als Ekzem in Erscheinung treten, das anfangs fälschlich als Neurodermitis angesehen werden kann.

Zusammenfassung

Die Neurodermitis ist vorwiegend eine Krankheit der Kindheit. Sie befällt zu manchen Zeiten 5 % der Bevölkerung. Die langfristige Morbidität trägt zu ihrer Bedeutung bei. Sie beginnt gewöhnlich bei den Säuglingen über den Wangen und breitet sich über Rumpf und Streckseiten der Arme und Beine aus. Papeln, Bläschen und nässende Stellen herrschen vor. Der Juckreiz ist intensiv, und das Kind ist unglücklich. In der weiteren Kindheit sind die Veränderungen in den Beugefalten lokalisiert. Die Haut lichenifiziert, bekommt Fissuren und aufgrund des Kratzens Exkoriationen. Der Krankheitsverlauf ist chronisch-rezidivierend mit bakteriellen Hautinfektionen als häufige Ursache von Exazerbationen. Bei etwa 25 % setzt sich die Krankheit ins Erwachsenenalter fort. Die Diagnose basiert auf der Anamnese und der körperlichen Untersuchung. In atypischen Fällen wird sie durch Laboruntersuchungen (erhöhter IgE-Wert und Eosinophilie) gestützt. Die Allergiehauttestung ergibt selten für das Ekzem relevante Befunde.

9.5 Neurodermitis: diätetische Behandlung

Ein kontroverses Thema. Die Frage, ob bestimmte Nahrungsmittel im Speiseplan der Säuglinge und Kinder mit Neurodermitis wegfallen sollten, bleibt ein heftig diskutiertes Thema. Viele Allergologen sind überzeugt, daß die Krankheit bei einer Anzahl von Patienten durch Nahrungsmittel exazerbiert. Viele Dermatologen sind gleichermaßen überzeugt, daß diätetische Maßnahmen fruchtlos sind. Möglicherweise sehen Allergologen und Dermatologen unterschiedliche Patientengruppen. Es besteht jedoch allgemeine Übereinstimmung darüber, daß eine Karenzdiät bestenfalls eine untergeordnete Rolle spielt. Ein Ekzempatient mit Diätplan wird nicht beschwerdefrei wie etwa ein Heuschnupfenpatient, der den Pollenkontakt meidet. Die diätetische Behandlung ist es wert, in Betracht gezogen zu werden; dies wird im Laufe dieses Kapitels noch deutlich.

Kann man der Neurodermitis vorbeugen? Der folgende Absatz beschreibt die Theorie zu Entwicklung und Prävention der atopischen Krankheit, die von J. F. Soothill vom Institute of Child Health, London, formuliert wurde. Sie wird nicht allgemein akzeptiert; einige der Aussagen sind hypothetisch, und einige Experimente warten noch auf eine Bestätigung. Diese Schwachpunkte muß man beachten, aber die Argumente sind vernünftig und inspirieren die Diskussion und weitere Forschungsarbeiten.

Die Theorie nach Soothill. Es wurde zunächst dargestellt, daß Patienten mit primärer Immunschwäche eine verstärkte intestinale Resorption von Nahrungsmittelallergenen und eine erhöhte Inzidenzrate atopischer Krankheiten aufweisen. Dies führte zu der Beobachtung, daß einige Säuglinge und Kinder mit atopischer Krankheit, besonders mit Neurodermitis, geringgradige, manchmal flüchtige Immunschwächen haben (IgA, Komplementreaktion, T-Zellen). Solche Schwächen können die normale Verarbeitung der Makromoleküle in der Nahrung beeinträchtigen; diese werden in stärkerer Zahl resorbiert und regen sowohl die IgE-Synthese als auch die Immunkomplexbildung an (Abb. 202). Das Neugeborene mit der physiologischerweise vorhandenen Immunschwäche, besonders im sekretorischen IgA-System, ist ganz besonders vulnerabel; darüber hinaus ist die Dünndarmmukosa des Neugeborenen für Makromoleküle höchst permeabel. Die Gastroenteritis erhöht aus dem gleichen Grunde vorübergehend das Risiko einer Sensibilisierung.

Die Antwort auf all diese Herausforderungen an das Neugeborene ist einfach: *Muttermilch.* Primär wirkt sie durch das Ausschalten potentieller Nahrungsmittelallergene. Zusätzlich besitzen gestillte Kinder keine Kolibakterien im Darm; theoretisch begünstigen Endotoxine die Sensibilisierung, indem sie als Adjuvans dienen.

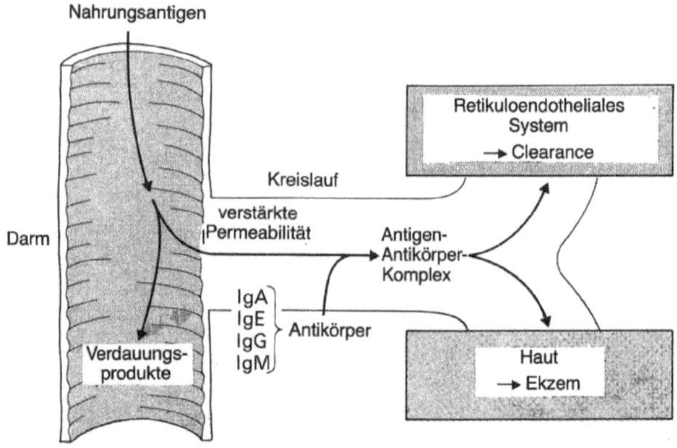

Abb. 202. Ein hypothetischer Weg der Pathogenese der Neurodermitis [nach 4]. Eine größere Menge von unverdauten Nahrungsmakromolekülen wird aufgrund defekter Barrieremechanismen resorbiert. Es bilden sich in größerer Menge Immunkomplexe, die nicht mehr normal verarbeitet werden können. Als Resultat werden sie in dem peripheren Gefäßsystem der Haut abgelagert und tragen zum Ekzem bei.

Stillen. Es gibt heute stichhaltige Beweise aus kontrollierten Studien, daß das Stillen die Entwicklung einer atopischen Erkrankung hinausschieben kann, jedoch bleibt es ungewiß, ob diese verhindert werden kann. So führen die gegenwärtigen Ergebnisse zu der Empfehlung, Säuglinge von Eltern mit schwerer atopischer Erkrankung 3–6 Monate lang ausschließlich zu stillen (bei Bedarf zusätzlich Gabe von Glukoselösung). Die Ernährung auf Sojabasis ist die zweite Wahl. Hochsensibilisierende Nahrungsmittel sind im ersten Lebensjahr zu vermeiden.

Diätetische Behandlung. Wie bei anderen Krankheiten, bei denen man glaubt, daß die Nahrungsmittelallergie eine Rolle spielen könnte, stellen viele der stützenden Beweise nur vereinzelte Beobachtungen dar. Kürzlich konnte man in kontrollierten Studien zeigen, daß eine Karenzdiät bei Kindern, nicht jedoch bei Erwachsenen, eine gewisse Wirkung hat.

Wenn ein Patient oder Elternteil beobachtet, daß ein bestimmtes Nahrungsmittel wiederholt Hautsymptome hervorruft, ist die Diagnose einfach. Es liegt dann beim Patienten, die strenge Einhaltung der Diät gegen die Schwere der Krankheit abzuwägen. Ohne eine solche Anamnese ist die Diagnostik bei einem auslösenden Nahrungsmittel unsicher und zeitraubend. Hauttestung und RAST können einige Hinweise geben, doch sind viele positive Reaktionen ohne klinische Relevanz. Man kann nicht dazu raten, eine Diät aufgrund von Hauttestung oder RAST aufzustellen und dem Patienten zu erklären, daß er diese immerfort einhalten muß. Wenn weitere Untersuchungen angezeigt und Patient und Arzt motiviert sind, wäre der nächste Schritt eine 3–4 Wochen dauernde hypoallergische *diagnostische Karenzdiät* (siehe Kapitel 4.6). Diese nimmt man am besten zu Hause ein, da die Krankenhausumgebung an sich oft schon das Befinden des Patienten verbessert.

Falls dieser sich durch die Karenzdiät merkbar besser fühlt, folgt die Provokation mit dem mutmaßlichen Nahrungsmittel, am ehesten in der Doppelblindtechnik (siehe Kapitel 4.5). Gelegentlich sind eine große Menge des Nahrungsmittels und wiederholte Versuche notwendig, um die Symptome zu provozieren. Ganz offensichtlich ist diese zeitraubende diagnostische Arbeit auf ausgesuchte Patienten mit schweren Symptomen beschränkt. Einige Fachleute empfehlen eine empirische Karenzdiät in Zeiten mit Beschwerden (zum Beispiel kein Fisch, kein Ei oder keine Schokolade) und bitten den Patienten / die Eltern, das Ergebnis zu bewerten. Eine klinisch erkennbare Sensibilisierung verringert sich mit zunehmendem Alter oder verschwindet ganz (gewöhnlich bei Milch, oft bei Eiern, selten bei Fisch); eine Karenzdiät muß nicht notwendigerweise lebenslang eingehalten werden (siehe Kapitel 4.6).

Zusammenfassung

Immunschwache Patienten weisen eine erhöhte Inzidenzrate bezüglich atopischer Krankheiten auf. Umgekehrt haben einige Atopiker leichte, oft vorübergehende Immunschwächen, insbesondere sehr früh in ihrem Leben. Dies kann die gesunde Verarbeitung von mit der Nahrung aufgenommenen Makromolekülen beeinträchtigen; diese Makromoleküle werden vermehrt resorbiert, und das IgE-bildende Immunsystem wird stimuliert. Ausschließliches Stillen für 3–6 Monate wird bei Säuglingen atopischer Eltern empfohlen. Es herrscht allgemeine Übereinstimmung darüber, daß bei der Behandlung der Neurodermitis die Karenzdiät bestenfalls eine untergeordnete Rolle spielt. Einige Patienten erfahren allerdings unter der Diät eine Besserung. Fisch und Eier werden hier gemeinhin angeschuldigt.

9.6 Neurodermitis: ärztliche Behandlung

Therapieprinzipien. Die Karenz von Reizstoffen und auslösenden Faktoren stellt das primäre Therapieprinzip dar, doch wird dies in der Regel nicht ausreichen, um die Krankheit zu beherrschen. Eine allgemeine Hautpflege und medikamentöse Behandlung sind notwendig, um die Krankheit erträglich zu machen und um dem Patienten zu erlauben, ein normales Leben zu führen. Die Behandlungsintention richtet sich gegen Hauttrockenheit, Juckreiz, Entzündung und Infektion.

Minimierung verstärkender Faktoren. Sowohl kaltes, trockenes als auch heißes, feuchtes Wetter werden von den Patienten schlecht vertragen, allerdings kann man diesen Wetterbedingungen nur schwer aus dem Weg gehen. Die Krankheit verschlimmert sich durch Baden in Süßwasser, was die Haut austrocknet, während sich das Schwimmen im Meer und das Strandleben im Sommer oft auffallend günstig auf das Befinden auswirken. Bedingungen, die die Schweißproduktion anregen, verursachen Juckreiz. Das Gleiche bewirkt Wolle aufgrund ihrer rauhen Struktur und nicht, wie die Patienten glauben, aufgrund einer Allergie. Weiche, aus Baumwolle hergestellten Textilien sollte man vorziehen. Der Kontakt mit Wasser und Seife sollte reduziert werden; alkalihaltige Seifen sollte man gänzlich vermeiden. Die Fingernägel sind kurz zu halten, und kleine Kinder sollten in der Nacht weiche Baumwollfäustlinge tragen, um das Kratzen zu unterbinden.

Allgemeine Hautpflege. Wichtig ist, daß der Patient, bei gutem oder schlechten Befinden, für die Haut feuchtigkeitsspendende Mittel benutzt (2–4mal am Tag, nach dem Geschirrspülen und Baden). Man ermuntert ihn, verschiedenartige Präparate zu versuchen und dasjenige daraus zu wählen, was ihm am ehesten zusagt. Eine Lotion ist bei Anwendung über den ganzen Körper sinnvoll, eine Creme zur lokalen Anwendung. Salben sind der sehr trockenen, verdickten und rissigen Haut vorbehalten. Aufweichende Mittel, die niedermolekulare Substanzen (zum Beispiel Harnstoff) enthalten, können den Feuchtigkeitsverlust der Haut aufgrund ihrer osmolaren Bindung an Wasser unterbinden. Ein- bis zweimal pro Woche kann man ein kurzes Bad mit Ölzusatz (keine Seife) nehmen, wobei man Salz hinzufügt, um den Gehalt an wasserbindenden Molekülen in der Haut zu erhöhen. Das Badewasser sollte Hauttemperatur haben. Bäder sind dem Duschen vorzuziehen.

Antihistaminika. Die Dauermedikation ist in der Lage, Juckreiz und Kratzen zu reduzieren, führt jedoch nicht dazu, daß diese Symptome vollständig verschwinden. Diese Antihistaminika verursachen gewöhnlich eine *Sedierung.* Die Einnahme zur Schlafenszeit ist ganz besonders hilfreich, vor allem bei Kleinkindern, die sich im Schlaf kratzen. Die neuen nichtsedierenden Antihistaminika sind bei der Neurodermitis nicht wirksam.

Lokal angewandte Kortikosteroide. Seit ihrer Einführung 1952 haben die lokal angewandten Kortikosteroide die Therapie in der Dermatologie revolutioniert. Da sie Juckreiz und Entzündung supprimieren, stellen sie die erfolgreichsten Substanzen dar, die derzeit für die Behandlung der Neurodermitis zur Verfügung stehen.

Ihr regelmäßiger langfristiger Einsatz führt zu Nebenwirkungen, wie zum Beispiel zur Atrophie der Epidermis und des Koriums (Abb. 203). Außerdem können eine ganze Reihe weiterer Nebenwirkungen verursacht werden (Tabelle 40). Das Ziel der lokalen Steroidbehandlung besteht deshalb darin, die Krankheit zu beherrschen, nicht Symptomfreiheit zu erreichen.

Das Risiko der unerwünschten Nebenwirkungen hängt von der Potenz des jewei-

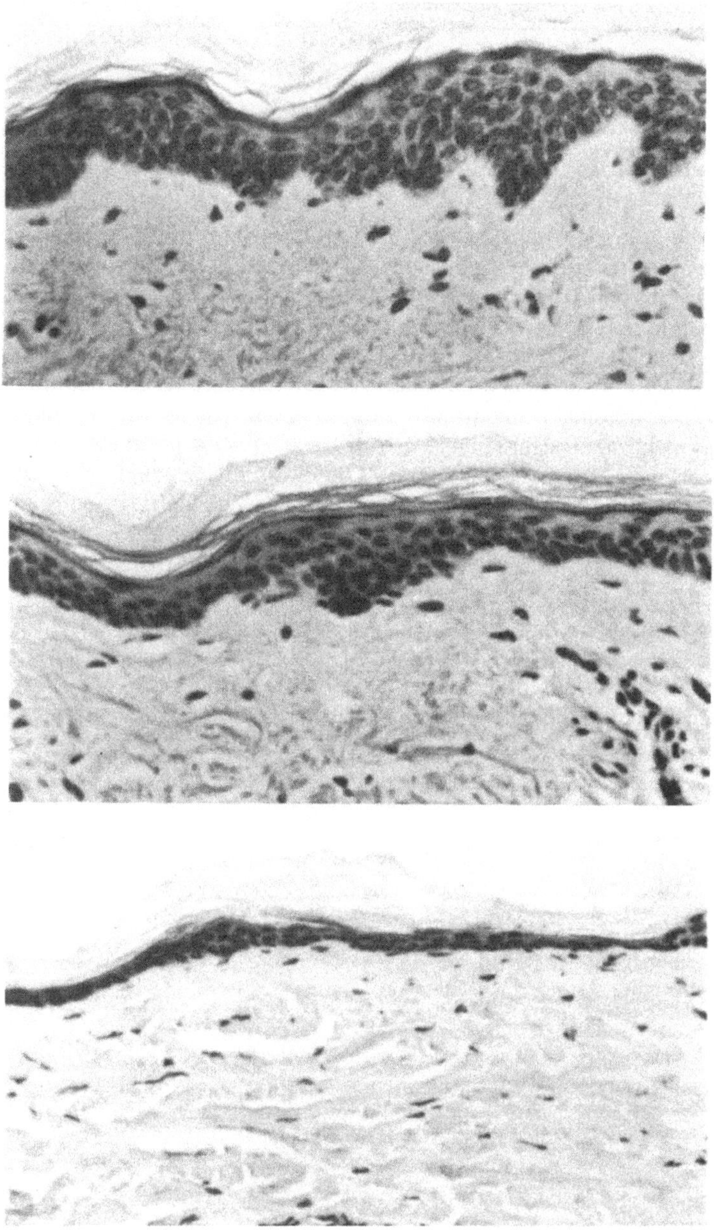

Abb. 203. Effekt lokal angewandter Kortikosteroide auf die Dicke der Epidermis. Oben: Epidermis unbehandelter menschlicher Haut vom Unterarm. Mitte: Menschliche Epidermis nach täglicher Behandlung mit 1%igem Hydrokortison und Okklusionsverband (was Durchfeuchtung, Penetration und Potenz des Medikaments erhöht), über 21 Tage. Unten: Menschliche Epidermis nach täglicher Anwendung einer 0,025%igen Fluocinolon-Salbe unter Okklusion über 21 Tage [aus 26].

Tabelle 40. Nebenwirkungen der Kortikosteroide in der Haut.

1. Hautatrophie (Striae und brüchige Haut)
2. Teleangiektasien
3. Sekundäre Infektionen
4. Follikulitis/Akne/Rosacea
5. Rebound-Effekt

ligen Steroidmoleküls ab. Hydrokortison mit niedriger Potenz wird für die tägliche *Erhaltungsbehandlung* und zum gelegentlichen Einsatz auf empfindlichen Hautarealen bevorzugt (Gesicht, Hals, Leistenregion). Die *Exazerbationen* werden mit stärkeren Präparaten (zum Beispiel Hydrokortisonbutyrat) behandelt, wobei man so bald wie möglich zum Hydrokortison zurückkehrt. Die sehr potenten halogenierten Steroide sind den schweren Exazerbationen vorbehalten und werden nur unter der Aufsicht eines Dermatologen angewandt. Sie sollten (außerhalb einer dermatologischen Station) nicht im Gesicht eingesetzt werden, da daraus permanente entstellende Veränderungen resultieren können. Das Stratum corneum wirkt als Reservoir bei lokal applizierten Steroiden und setzt diese nach einer Einzelanwendung über einen Zeitraum von einigen Tagen frei. Sowohl die Wirksamkeit als auch das Risiko der Hautatrophie durch die Behandlung hängt von der Penetration der Steroide ab und damit von der Dicke der Epidermis. Die Handflächen und die Augenlider müssen aus diesem Grund unterschiedlich behandelt werden. Die Penetration erhöht sich auch mit der Hautfeuchtigkeit, wobei die Resorption der Steroide in den am meisten durchfeuchteten Arealen am größten ist (Abb. 204). Durch Ekzem und Entzündung wird ebenfalls die Penetration des Medikaments verstärkt.

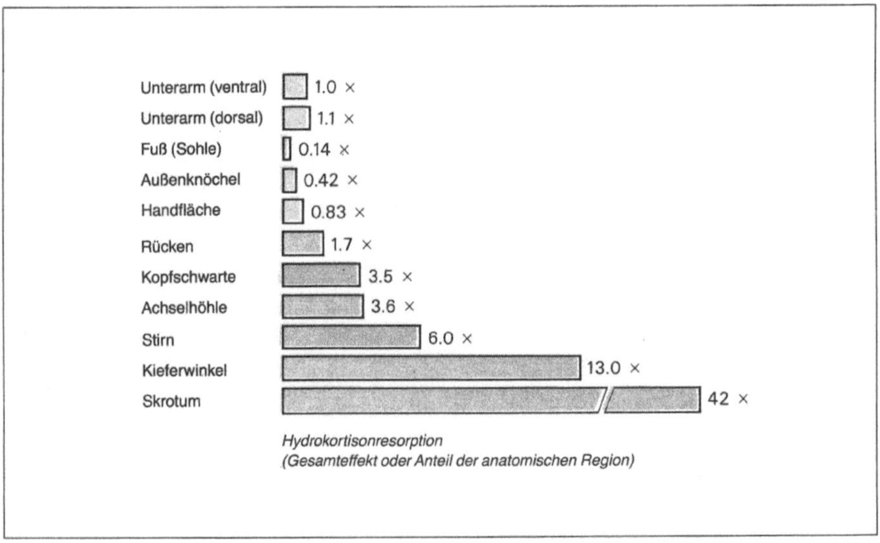

Abb. 204. Schwankungen der perkutanen Penetration eines Kortikosteroids je nach Körperregion [aus 16].

Penetration durch Epidermis und Korium bedeutet Resorption in die Blutbahn. Die aktive Behandlung des akuten, ausgedehnten Ekzems mit einem potenten Kortikosteroid führt zu einem meßbaren Effekt auf die Nebennierenfunktion, jedoch gibt es nur in extremen Fällen systemische Nebenwirkungen, nämlich wenn man die allgemeinen Therapieregeln nicht einhält.

Steroidcremes werden oft mißbraucht: Entweder werden sie zu wenig oder zu viel verwendet oder in der falschen Art und Weise benutzt. Aus leicht verständlichen Gründen applizieren viele Eltern die Steroidpräparate zu wenig oder nur widerwillig. Sie müssen erst überzeugt werden, daß die korrekte Anwendung (kurze Behandlungsperioden und Therapie mit Präparaten, die so schwach wie möglich sind) nicht nur das Leben für ihr Kind erträglicher macht, sondern auch die durch Kratzen entstandenen Hautschäden vermindern kann.

Übermäßiger Gebrauch potenter Präparate, der zu permanenten Entstellungen führt, kommt am häufigsten in solchen Ländern vor, wo solche Mittel frei verkäuflich sind. In schweren Fällen der Neurodermitis müssen einige Nebenwirkungen als Preis für die Beherrschung des unerträglichen Juckreizes und Ekzems in Kauf genommen werden.

Gründliche Schulung des Patienten hinsichtlich der Anwendung der Steroidpräparate ist wichtig (Tabelle 41) und schließt die Warnung mit ein, diese nicht im Gesicht aufzutragen (Hydrokortison kann für kurze Zeiträume akzeptiert werden). Es ist ebenfalls von Bedeutung, daß der Arzt adäquate Mengen von Medikamenten verschreibt und die Frequenz der Verschreibungen notiert. Ein Gramm einer Creme bedeckt ein Gebiet von etwa 10 × 10 cm Größe; 30–60 g werden für den ganzen Körper benötigt.

Tabelle 41. Anleitung des Patienten zur lokalen Kortikosteroidanwendung.

1. Schützen Sie Ihre Finger mit Gummi/Plastikhandschuhen.
2. Tragen Sie Creme/Salbe nur auch befallene Gebiete auf.
3. Tragen Sie eine dünne Schicht auf.
4. Benutzen sie Creme einmal oder zweimal pro Tag, vorzugweise nach dem Bad.
5. Behandeln Sie sich nur so kurzfristig wie möglich.
6. Nehmen Sie immer das am wenigsten starke Steroid, das gerade die Krankheit beherrscht.
7. Achten Sie beim Gebrauch der Steroide immer darauf, im Gesicht und am Hals nur Hydrokortison anzuwenden.
8. Benutzen Sie nie eine Steroidcreme einfach als Feuchtigkeitscreme.

Teer. Teerpräparate sind aufgrund ihrer antiphlogistischen Wirkung nach den Steroiden die nützlichsten Medikamente. Ihr Geruch und ihre Farbe werden von manchen Patienten abgelehnt, allerdings muß betont werden, daß ihre Wirkung nicht mit dem Risiko langfristiger Nebenwirkungen verbunden ist. Aufgrund der besonderen Reizbarkeit werden Teerpräparate nicht während akuter Exazerbationen benutzt, und die behandelte Haut sollte nicht dem Sonnenlicht direkt ausgesetzt werden (Risiko des Sonnenbrandes).

Antibiotika. Akute Exazerbationen gehen häufig mit Infektionen einher. Die Wahl eines Antibiotikums beruht auf einer Bakterienkultur und einem Antibiogramm. Gewöhnlich wird Penizillin für 7–10 Tage oral verabreicht. Da auf 75 % der nichtbefallenen Haut *Staphylococcus aureus* siedelt, sollte man eine Therapie nicht ohne klinische Infektionszeichen einleiten.

Krankenhausbehandlung. Die Mehrzahl der Patienten benötigen keine Krankenhausaufnahme, jedoch ist diese gelegentlich zur Behandlung des schweren akuten Ekzems notwendig. Die Krankenhausbehandlung schließt eine potente Steroidcreme (nicht Salbe) ein, oft ein Antibiotikum und offene feuchte Umschläge. Die Umschläge bestehen aus Tüchern, die in eine antiseptische, adstringierende Lösung (zum Beispiel Burow-Lösung mit Aluminiumacetat) eingelegt werden. Sie werden dann 3–4mal pro Tag für 10–30 Minuten auf die betroffenen Areale aufgelegt. Eine feuchte, nässende Läsion wird auf diese Art durch Verdampfen geglättet, gekühlt und getrocknet.

Zusammenfassung

Wollkleidung, Baden in Süßwasser und häufiger Gebrauch von Wasser und Seife verstärken den Juckreiz und sollten vermieden werden. Nächtliches Kratzen bei Kleinkindern kann reduziert werden, indem man den Säuglingen baumwollene Fäustlinge anzieht und den älteren Kindern sedierende Antihistaminika gibt. Die generelle Hautpflege bei täglicher Anwendung eines Feuchtigkeitsspenders ist wichtig. Momentan sind lokal angewandte Kortikosteroide die wirksamsten Mittel, jedoch wird ihr Nutzen durch die lokalen Nebenwirkungen eingeschränkt. Das niederpotente Hydrokortison wird zur Erhaltungstherapie und für gelegentlichen Gebrauch an empfindlichen Hautstellen eingesetzt. Exazerbationen werden mit stärkeren Steroidpräparaten behandelt. Teerpräparate zeigen eine antiphlogistische Wirkung ohne das Risiko der langfristigen Nebenwirkungen, allerdings riechen sie unangenehm und verfärben die Haut. Die Komplikationen in Form von Hautinfektionen werden mit oralen Antibiotika behandelt.

9.7 Urtikaria: Ätiologie und Pathogenese

Definition. Urtikaria (Nesselfieber, Nesselausschlag) ist die disseminierte Eruption von sich ausbreitenden, juckenden Quaddeln (siehe Abb. 209, S. 320). Die Veränderung wird durch ein umschriebenes Ödem in der oberflächlichen Koriumschicht hervorgerufen (siehe Abb. 192, S. 293).

Histamin. Aus Mastzellen stammendes Histamin verursacht Juckreiz und verstärkt die vaskuläre Permeabilität. Es ist der *Hauptmediator* der Urtikaria, obwohl auch andere Mediatoren möglicherweise daran beteiligt sein können. Urtikariapatienten zeigen im allgemeinen eine normale Reaktionsfähigkeit der Haut gegenüber Histamin. Sie besitzen ebenfalls eine normale Anzahl von Mastzellen. Eine Ausnahme bildet hier die *Urticaria pigmentosa,* eine seltene Erkrankung, die durch eine deutlich erhöhte Zahl von Mastzellen charakterisiert wird.

Histaminfreisetzung. Die Histaminfreisetzung erfolgt durch eine ganze Reihe verschiedener Stimuli, die über immunologische und nichtimmunologische Stoffwechselwege einwirken (Abb. 205): 1. physikalische Stimuli, die durch verschiedene Mechanismen einwirken können; 2. Allergene, die über eine Typ-I-Reaktion und

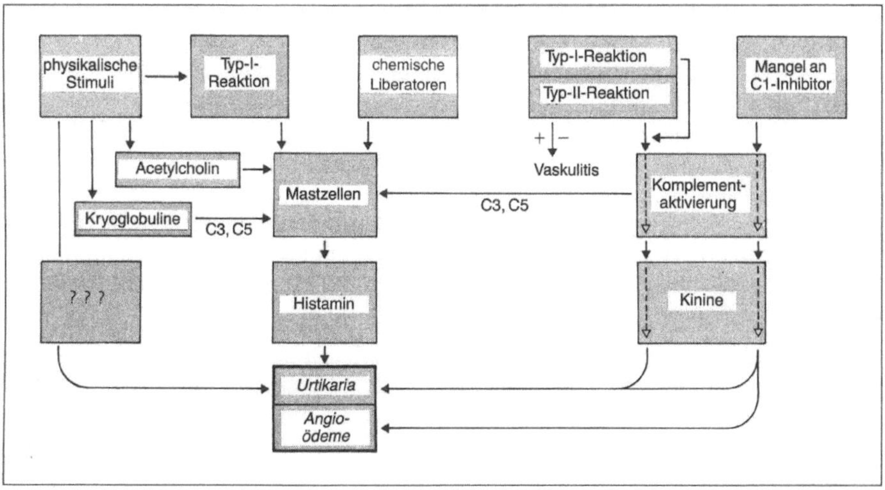

Abb. 205. Vereinfachte Darstellung der pathogenen Mechanismen bei der Urtikaria und beim Angioödem (siehe auch Kapitel 9.10).

IgE-vermittelte Mastzelldegranulation wirken; 3. Medikamente und Nahrungsmittel, die als chemische Histaminfreisetzer wirken (siehe Kapitel 4.2); 4. inkompatible Bluttransfusionen und Injektionen von Tierseren, die durch Immunmechanismen (Typ-II- und -III-Reaktionen) eine Komplementreaktion aktivieren, was wiederum durch C3a und C5a (Anaphylatoxine) die Histaminfreisetzung auslöst; 5. Komplementaktivierung durch Mangel an C1-Inhibitor (siehe Kapitel 9.10); 6. Acetylsalicylsäure und andere Hemmer der Cyclooxygenase; diese Reaktion ist nichtimmunologisch und wird wahrscheinlich durch eine Anomalie im Arachidonsäuremetabolismus verursacht (siehe Kapitel 1.12).

Physikalische Stimuli. Für die Urtikaria ist eine pathologische Reaktion auf physikalische Stimuli charakteristisch. Am häufigsten kommt die traumatisch induzierte Urtikaria (Dermographismus) vor. Bei einigen Patienten wird die Urtikaria selektiv lediglich durch einen der verschiedenen physikalischen Stimuli ausgelöst: Druck, Kälte, Sonne, Wärme. Die Histaminfreisetzung scheint bei der Pathogenese immer vorhanden zu sein, jedoch unterscheidet sich jeweils der Auslöser zur Freisetzung aus den Mastzellen: Die Ursache kann mechanischer Art sein, sie kann nervös sein mit Freisetzung von Acetylcholin oder Bildung von Kryoglobulinen und sie kann metabolisch oder immunologisch bedingt sein (siehe Kapitel 9.8).

Inhalationsallergene. Die Inhalation von Allergenen verursacht sehr selten Hautsymptome, jedoch ist die Urtikaria nicht ungewöhnlich als Komplikation der Desensibilisierung (siehe Kapitel 10.6). Winzigste Traumen der Haut und direkter Allergenkontakt (auf dem Rasen Liegen, mit dem Hund Spielen) können Juckreiz, Quaddeln und Rötung als Reaktionen herbeiführen, die *Kontakturtikaria.*

Nahrungsmittel und -zusatzstoffe. Nahrungsmittel sind häufige Ursachen einer akuten Urtikaria, besonders Meeresfrüchte, Fische, Beeren, Nüsse, Eier und Schokolade. Hier liegt oft eine IgE-vermittelte Reaktion vor, allerdings können histaminfreisetzende Substanzen und freies Histamin in der Nahrung dazu beitragen (siehe Kapitel 4.2). Penizillinverunreinigungen in Milch können bei stark allergischen Personen Symptome hervorrufen. Möglicherweise spielen im Kreislauf befindliche Immunkomplexe, die Makromoleküle der Nahrung enthalten, gelegentlich eine Rolle.

Nahrungsmittel sind selten Ursache einer chronischen Urtikaria oder eines Angioödems. Nahrungsmittelfarbstoffe und -konservierungsstoffe, wie zum Beispiel Tartrazin und Benzoesäurederivate, können mit Hilfe eines nichtimmunologischen Mechanismus eine Urtikaria herbeiführen. Manchmal spielen diese bei Patienten mit Aspirinintoleranz eine Rolle.

Pflanzen und Insekten. Pflanzen, wie zum Beispiel Brennesseln, verursachen eine Histaminfreisetzung und eine Quaddel- und Rötungsreaktion durch direkten Effekt auf die Mastzellen. Eine Sofortreaktion auf Insektenstiche wird ebenfalls durch Histaminfreisetzer im Gift des Insekts und durch eine Typ-I-Allergie gegen Insektenproteine ausgelöst. Blutegel und Quallen verursachen durch ihre Toxine eine Urtikaria.

Parasiten. Juckreiz und Urtikaria sind häufige Symptome bei einem Wurmbefall, der mit der Bildung von IgE-Antikörpern gegen die Parasitenantigene verbunden ist.

Medikamente. Eine Vielzahl therapeutischer und diagnostischer Substanzen gehen mit einer Urtikaria einher. Penizillin verursacht gewöhnlich eine allergische Reaktion vom Typ I. Acetylsalicylsäure und andere Cyclooxygenasehemmer, wie zum Beispiel Indomethacin, unterhalten einen nichtimmunologischen Mechanismus, der den Arachidonsäuremetabolismus mit einschließt (siehe Kapitel 1.12). Viele therapeutische und diagnostische Substanzen können durch direkte Wirkung auf die Mastzellen Histamin freisetzen. Hierzu gehören Morphin, Codein, Polymyxin, Tubocurarin und Röntgenkontrastmittel.

Serumkrankheit. Die Serumkrankheit, ursprünglich definiert als eine Abwehrreaktion gegen injiziertes Tierserum, kann ebenfalls nach der Verabreichung verschiedener Medikamente auftreten. Sie kommt 7–14 Tage nach der ersten Gabe vor und wird klinisch in Form von Urtikaria, Fieber und Arthritis manifest. Die Hauptentstehungswege sind Bildung von Immunkomplexen, Komplementaktivierung und Leukozyteninfiltration, die sich in schweren Fällen zur nekrotisierenden Vaskulitis steigern können und von einer *Typ-III-Reaktion* verursacht werden. Die Urtikaria wird durch eine anaphylatoxininduzierte Histaminfreisetzung hervorgerufen, die wahrscheinlich gemeinsam mit IgE-abhängigen Mechanismen zur Wirkung kommt (siehe Abb. 205).

Transfusionszwischenfälle. Zirkulierende IgG- oder IgM-Antikörper (des Empfängers) reagieren mit zellständigen Erythrozytenantigenen (des Spenders); das Komplementsystem wird aktiviert, und es entwickelt sich die zytolytische Immunreaktion Typ II. Die Urtikaria wird durch Anaphylatoxine (siehe Abb. 205) hervorgerufen. Dieser Mechanismus wurde anhand des Falles urtikarieller und anaphylaktischer Reaktionen auf Blut, Plasma oder Immunglobulinen bei Patienten mit IgA-Mangel klar beschrieben. Diese Patienten leiden an einem IgA-Mangel, da sie IgG-

Autoantikörper gegen IgA besitzen. Solche Antikörper bilden Komplexe mit dem Spender-IgA, aktivieren das Komplementsystem und verursachen damit systemische Reaktionen.

Autoimmunerkrankung. Vaskulitis beim *Erythematodes visceralis* kann als urtikariaähnlicher Ausschlag erscheinen. Die histologische Untersuchung erlaubt die Unterscheidung zwischen Vaskulitis (viele Infiltrationszellen) und der Urtikaria (wenig Zellen).

Maligne Erkrankungen. Maligne Erkrankungen, insbesondere Lymphome, können mit Juckreiz und urtikariellem Ausschlag einhergehen. Der Mechanismus ist weitgehend unbekannt. In einigen Fällen könnte die Bildung von Kryoglobulinen vorliegen (siehe Abb. 205).

Infektionen. Akute Virusinfektionen können gelegentlich zusammen mit einer Urtikaria auftreten. Genauso nimmt man dies bei fokalen bakteriellen Infektionen an, jedoch ist der Nachweis nur in Einzelfällen erbracht worden.

Zusammenfassung

Urtikaria ist eine sich ausbreitende Reaktion mit Quaddeln und Rötung. Der Hauptmediator ist Histamin, das durch IgE-abhängige Allergie, Komplementaktivierung und nichtimmunologische Mechanismen freigesetzt wird. Die Nahrungsmittelallergie ist eine häufige Ursache der akuten Urtikaria, allerdings spielt sie in den chronischen Fällen nur eine unbedeutende Rolle. Andere Ursachen sind Nahrungsmittelzusätze, Insektenstiche, Parasiten, Medikamente, die Serumkrankheit und Transfusionsreaktionen. Gelegentlich ist Malignität die Ursache der chronischen Urtikaria.

9.8 Urtikaria: Klassifizierung

Angioödem. Das Angioödem ist das tieferreichende Äquivalent der Urtikaria; beide sind Mitglieder derselben pathophysiologischen Familie und treten oft gemeinsam auf. Wie die Urtikaria wird das Angioödem durch eine verstärkte vaskuläre Permeabilität und durch Ödembildung hervorgerufen. Während die Läsionen der Urtikaria im oberen Anteil des Koriums lokalisiert sind, sind sie beim Angioödem im unteren Anteil des Koriums und im Subkutangewebe angesiedelt (siehe Abb. 192, S. 293). Es zeigt sich als große Schwellung mit diffusen Grenzen; die Haut über der Schwellung erscheint normal. Während die Urtikaria juckt, zeichnet sich das Angioödem durch Berührungsempfindlichkeit aus. Es kann in allen Hautanteilen vorkommen und dabei auch Rachen, Mundhöhle und Kehlkopfbereich einschließen. Das Angioödem kann *allergisch, idiopathisch* und *hereditär* sein. Die letztgenannte Form, die im Kapitel 9.10 weiter abgehandelt wird, geht nicht mit einer Urtikaria einher und besitzt einen spezifischen biochemischen Mechanismus.

Allergische Urtikaria und Angioödem. Allergische, vorwiegend IgE-vermittelte Reaktionen führen zu zahlreichen akuten Fällen, allerdings erklären sie, ganz im Gegensatz zur allgemeinen Überzeugung, selten das ständige klinische Erscheinungsbild bei der chronischen Form. Da die chronische Urtikaria bekannter Ätiologie selten ist, behandelt dieses Kapitel hauptsächlich die idiopathische Urtikaria und physikalische Urtikariafälle.

Idiopathischen Urtikaria. Da die Urtikaria häufig auftritt, einen wechselhaften Verlauf zeigt und leicht zu erkennen ist, wird man dazu verführt, die Ursache in einigen parallel vorhandenen Tatsachen zu sehen, wie zum Beispiel Infektionen, emotionalen Störungen, metabolischen und hormonalen Veränderungen. Hier fehlt jedoch gewöhnlich der Beweis eines ätiologischen Zusammenhangs. Man muß betonen, daß die Ursache der überwiegenden Mehrzahl der chronischen Urtikariafälle unbekannt ist (Abb. 206). Bei Patienten mit idiopathischer Urtikaria findet man negative Laborbefunde und keinen Anhalt für eine Systemerkrankung.

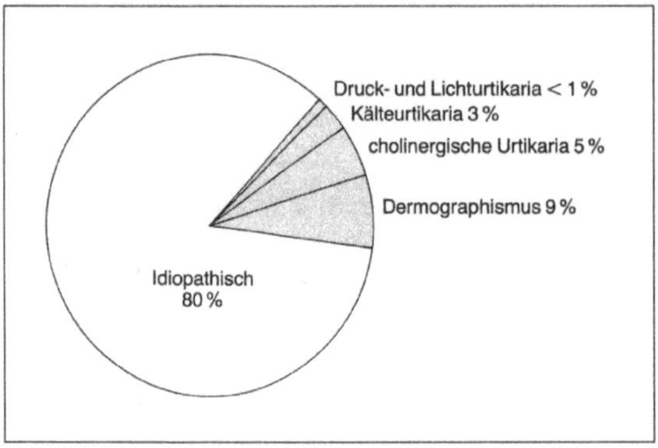

Abb. 206. Häufigkeit der verschiedenen Arten der chronischen Urtikaria [nach 6].

Physikalische Urtikaria. *Dermographismus,* das Schreiben auf der Haut, ist eine traumatisch induzierte Urtikaria. Es entsteht eine linear verlaufende Quaddel, wenn man mit einem stumpfen Instrument oder einem Fingernagel fest über die Haut streicht. Die Pathogenese ähnelt der Trias nach Lewis. Dies ist die am weitesten verbreitete Form der physikalischen Urtikaria, die bei ca. 5 % der Gesamtbevölkerung vorkommt. Manchmal manifestiert sie sich als Schwellung bei stramm sitzender Kleidung. Die Urticaria pigmentosa geht mit einem ausgeprägten Dermographismus einher.

Die *Druckurtikaria,* eine seltene Variante des Dermographismus, ist durch tiefe, schmerzhafte Läsionen gekennzeichnet; diese treten sofort oder einige Stunden nach dem Druckereignis auf. Eine seltene familiäre Form der Kälteurtikaria tritt erstmals in der Säuglingsperiode auf. Eine erworbene Form ist idiopathisch, eine andere sekundär nach *Kryoglobulinämie* (IgM- oder IgG-Antikörper bei malignen Lymphomen, *Erythematodes visceralis,* Syphilis). Die Attacken beginnen innerhalb von Minuten nach der Provokation. Diese kann durch einen starken Temperaturabfall, durch Baden oder Schwimmen, durch kalte Speisen und Getränke erfolgen. Nach Wiederaufwärmen sind die Veränderungen häufig maximal ausgeprägt. Es gibt Anhaltspunkte dafür, daß eine Mastzelldegranulation und erhöhte Plasmahistaminspiegel nach der Kälteexposition damit einhergehen (Abb. 207). In einigen Fällen wird die Urtikaria durch IgE-Antikörper vermittelt und kann passiv

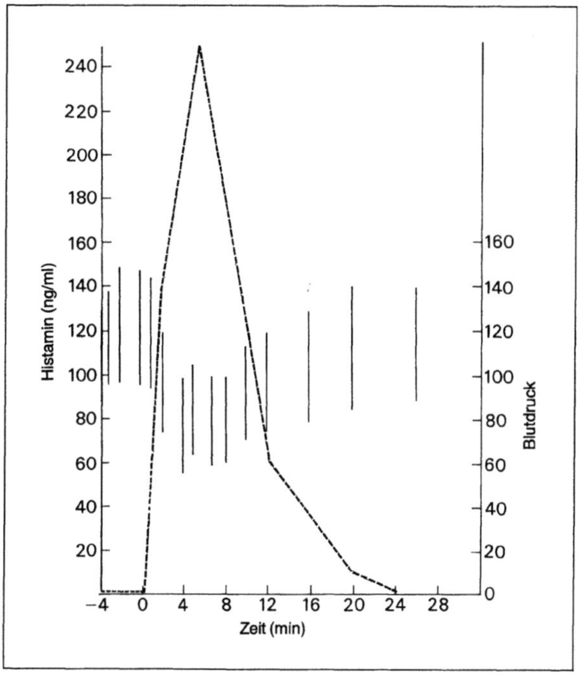

Abb. 207. Histaminfreisetzung und Blutdruckaufzeichnung nach Kälteprovokation bei einem Urtikariapatienten, der eine Hand 4 Minuten lang in Eiswasser legte. Die Zeit 0 ist der Augenblick, in dem die Hand wieder aus dem Eisbad herausgezogen wurde [aus 13].

übertragen werden. Der Mechanismus, durch den durch Temperaturschwankungen eine IgE-abhängige Histaminfreisetzung stattfinden kann, ist unbekannt.

Die *Lichturtikaria* ist eine seltene Störung, bei der eine kurze Lichtexposition die Urtikaria hervorruft. Sie ist in verschiedene Typen unterteilt, abhängig von der Wellenlänge des Lichtes, das die Läsionen hervorgerufen hat. Einige Arten können passiv übertragen werden und sind daher wohl antikörpervermittelte Reaktionen. Andere Arten sind Stoffwechselstörungen, bei denen Protoporphyrin als photosensibilisierender Stoff wirkt.

Die *cholinergische Urtikaria,* die auch als generalisierte Wärmeurtikaria bekannt ist, entwickelt sich nach Wärmeexposition und Schwitzen (heißes Bad, kräftige körperliche Belastung, Pyrexie, Angst). Der Ausschlag unterscheidet sich von anderen Arten der Urtikaria und erscheint in Form von multiplen kleinen, papulösen Quaddeln (1–3 mm), die mit Erythemarealen umgeben sind (Abb. 208). Die Stimuli haben als gemeinsames Merkmal, daß sie durch cholinerge Nerven übermittelt werden. Eine Injektion mit Acetylcholin erzeugt bei diesen Menschen einen ähnlichen Ausschlag. Ihre Mastzellen scheinen eine Überempfindlichkeit gegen diesen Neurotransmitter aufzuweisen.

Zusammenfassung

Die Allergie spielt bei der chronischen Urtikaria eine untergeordnete Rolle; die idiopathische Urtikaria ist bei weitem die häufigste Form. Physikalische Formen der Urtikaria werden durch klar definierte Stimuli ausgelöst und können klassifi-

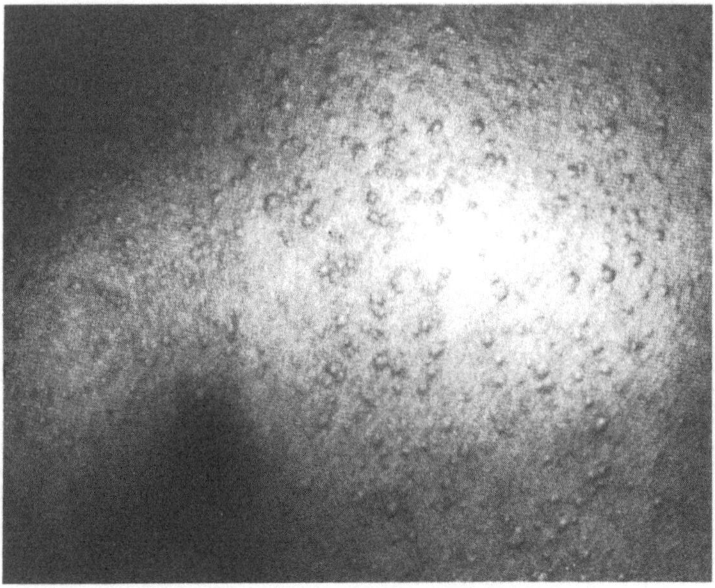

Abb. 208. Typische kleine papulöse Quaddeln 10 Minuten nach körperlicher Belastung bei einem Patienten mit cholinerger Urtikaria [aus 13].

ziert werden in Druck-, Kälte-, Licht- und cholinergische Urtikaria. Das Angioödem ist eine Urtikaria, die in tieferen Hautanteilen und im Subkutangewebe lokalisiert ist. Sie kommt ebenfalls in Schleimhäuten vor.

9.9 Urtikaria: Diagnose und Therapie

Die Urtikaria kommt häufig vor und befällt 10–20% der Bevölkerung in einem bestimmten Lebensabschnitt. Die Mehrzahl der Fälle erscheint klinisch als isolierte allergische Reaktion gegen Nahrungsmittel und Medikamente, die *akute Urtikaria.* Die Ursache ist offensichtlich, und die meisten dieser Patienten bekommt der Arzt nicht zu Gesicht.

Das vorliegende Kapitel wird sich primär mit der *chronischen Urtikaria* beschäftigen, diese Erkrankung hat eine Dauer von über 4–6 Wochen. Die chronische Urtikaria kommt zumeist bei Frauen in mittlerem Alter vor. Bei 50% dieser Patienten dauert sie über ein Jahr an. Spontane Remissionen kommen regelhaft, sogar in Fällen von recht langer Dauer vor.

Anamnese. Die Suche nach einem ursächlichen Faktor beginnt mit dem Befragen zum allgemeinen Befinden, zu Beschwerden von seiten anderer Organe, zu mutmaßlichen Speisen oder Getränken, Wurmerkrankungen (Aufenthalt in den Tropen), kürzlich durchgemachten Infektionen, Injektionen und zur Einnahme von Medikamenten. Spezielle Fragen beziehen sich auf die Acetylsalicylsäure, die von manchen Leuten als „Routinetablette“ eingesetzt und nicht als Medikament betrachtet wird. Andere obligatorische Fragen sind: „Besteht ein Juckreiz?“, „Wie lange leiden Sie unter der Erkrankung?“ und „Wie lange sind die Hautläsionen vorhanden?“.

Körperliche Untersuchung. Eine komplette ärztliche Untersuchung ist indiziert. Die Untersuchung der Haut sollte sich nicht auf den kleinen Anteil erstrecken, den der Patient demonstriert. Eine Routinepraxis für den Dermatologen besteht darin, zunächst die Verteilung zu erkennen und dann die Einzelläsion. Die Urtikaria kann alle Teile des Rumpfes, der Extremitäten und des Gesichtes befallen. Die typischen Veränderungen erscheinen abrupt, bleiben weniger als 24 Stunden bestehen und können in unregelmäßigen Intervallen wiederkehren. Dies macht es leicht, die Diagnose in den meisten Fällen aufgrund der Anamnese und des körperlichen Befundes zu stellen.

Die Quaddeln variieren in der Größe zwischen 0,2 und 10 cm und vergrößern sich in peripherer Ausdehnung bis zum Konfluieren, was zu bizarren geographischen Mustern führen kann (Abb. 209). Die Farbe ist an diesen Stellen hellrot bei der akuten und etwas dunkler rot bei der chronischen Urtikaria. Auf Druck mit dem Glasspatel verschwindet die Verfärbung. Dies ist ein hilfreicher Test zur Unterscheidung zwischen Erythem und Blutung. Obwohl die Quaddeln während ihrer Entwicklung jucken, kommen bei der Urtikaria, im Gegensatz zur Neurodermitis, in der Regel keine Exkoriationen vor.

Allergietestung. Bei der akuten, aber nicht bei der chronischen Urtikaria sind Atopiker überrepräsentiert, wobei die an chronischer Urtikaria erkrankten Patienten normale Plasma-IgE-Spiegel haben. Hauttestung und RAST können wertvolle Informationen bei der akuten Form liefern, obwohl die Resultate sich schlecht mit den durch Nahrungsmittel ausgelösten Krankheiten korrelieren lassen. Es ist allgemein üblich, die Hauttestung bei chronischer Urtikaria durchzuführen, allerdings hat diese Maßnahme selten irgendeine therapeutische Konsequenz. Der einzelne Versuch, eine Karenzdiät zu verordnen, ist selten nützlich. Zeitraubende und teure Diagnostik mit Diätplänen und Provokationstests sind nur in Ausnahmefällen gerechtfertigt. Wenn Patienten auf Acetylsalicylsäure reagieren, kann man eine Diät ohne Farbstoffe und Konservierungsmittel versuchen.

Laboruntersuchungen. Die chronische Urtikaria ist für Patient und Dermatologen eine frustrierende Störung, da der Arzt in weniger als 20% der Fälle die Ursache findet (siehe Abb. 206, S. 316). Trotzdem ist eine gründliche Untersuchung indiziert; sie nützt dem geringen Prozentsatz der Patienten erheblich und schließt eine zugrunde liegende Systemerkrankung (maligne Tumoren, Erythematodes visceralis) aus.

Die Untersuchungen beinhalten Blutsenkungsgeschwindigkeit, komplettes Blutbild, Urinstatus, Lebertests (Ikterus löst häufig einen Pruritus aus), Immunelektrophorese, Antikörpertest gegen Zellkerne, Komplementassay, Kryoglobulinbestimmung und Röntgenbild des Thorax. Der Stuhl sollte auf Parasiten und Wurmeier untersucht werden, falls die Anamnese auf Wurmbefall hinweist oder falls die Eosinophilenzahl im Blut erhöht ist. Dies ist eine Routineuntersuchung in den Tropen.

Hautbiopsie. Bei der akuten *Urtikaria* gibt es wenige perivaskuläre Zellen, bei der chronischen Form sind einige, und bei der Vaskulitis sind viele Zellen vorhanden.

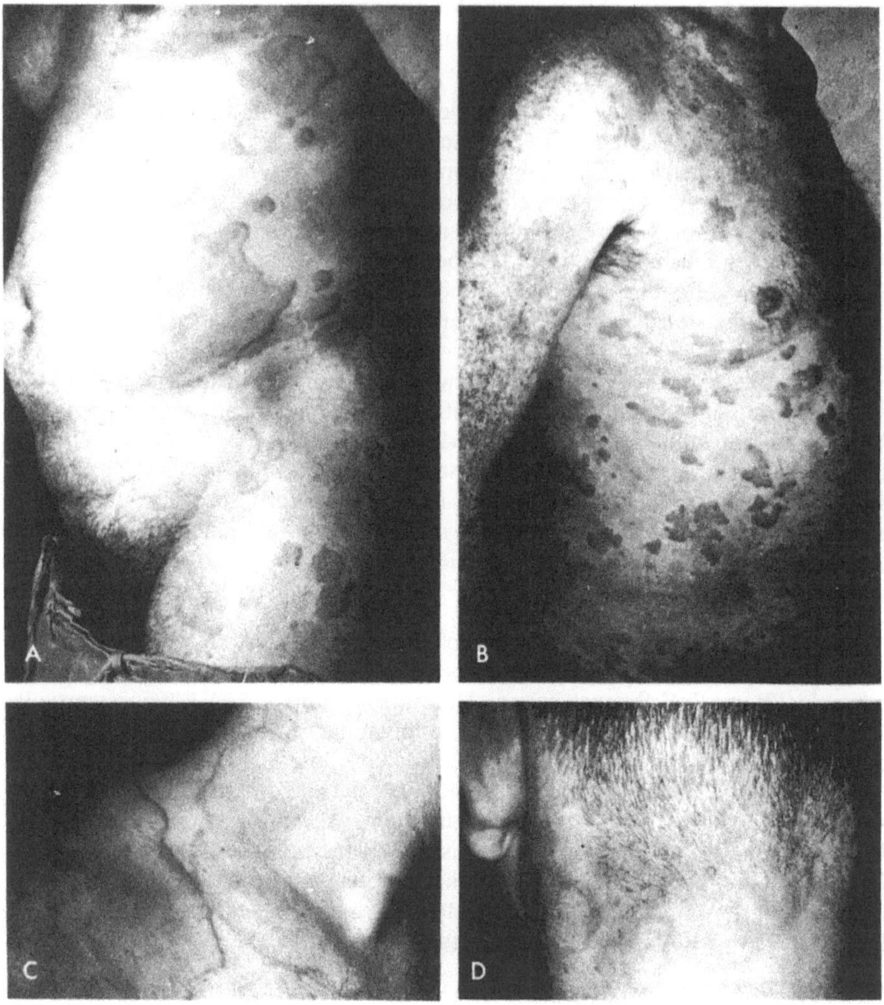

Abb. 209. Klinisches Erscheinungsbild der Urtikaria [aus 15].

Die zellulären Infiltrate treten bei der Urtikaria gemischt auf, während bei der *Vaskulitis* vorwiegend neutrophile Leukozyten vorkommen. Die Nekrose der Blutgefäßwand und die Ablagerung von Immunglobulin und Komplement, die man in der Immunfluoreszenzmikroskopie sehen kann, bestätigen die Diagnose der Vaskulitis. Als Teil des Erythematodes visceralis kann die Vaskulitis mit urtikariellen Hauteffloreszenzen auftreten. Eine Biopsie ist bei atypischer chronischer Urtikaria indiziert. Dies ist insbesondere notwendig, wenn eine einzelne Läsion länger als 24 Stunden bestehen bleibt und dadurch der Verdacht auf eine urtikarielle Vaskulitis besteht. Die Diagnose der Urticaria pigmentosa kann durch die Biopsie bestätigt werden.

Hautprovokationstests. Der *urtikarielle Dermographismus* wird mit einem Spatel oder einem Fingernagel demonstriert. Er liegt fast immer bei der chronischen Urtikaria vor und ist immer bei der Urticaria pigmentosa vorhanden. Der *Eiswürfeltest* kann die Diagnose einer Kälteurtikaria bestätigen. Er besteht einfach darin, einen Eiswürfel für 10 Minuten auf die Haut zu legen. Bei solchen Patienten muß man auch eine Bestimmung der Kryoglobuline vornehmen. Der *Lichttest,* unter Verwendung einer monochromatischen Lichtquelle mit wechselnden Wellenlängen, ist ein akkurater Test für die Lichturtikaria. Protoporphyrin und Koproporphyrin werden in diesen Fällen bestimmt. Ein *Belastungstest,* der zur Schweißproduktion führt, ist eine sofort verfügbare Methode, um eine cholinergische Urtikaria auszulösen.

Therapie. Die *Karenz* von auslösenden Faktoren ist das Leitprinzip, allerdings ist dies in den meisten Fällen unmöglich. Generell sollte das Vermeiden von Acetylsalicylsäure und anderen Schmerzmitteln empfohlen werden. Das zweite Prinzip, die Suppression von Symptomen, erreicht man man ehesten mit oralen *Antihistaminika.* Ihre Effizienz schwankt zwischen den Untergruppen und muß beim Patienten individuell ausgetestet werden. Bei akuter Urtikaria sind die Antihistaminika hilfreicher als bei der chronischen Form. *Hydroxyzin* oder *Cyproheptadin* stellen eine gute Wahl dar, doch erkauft man sich den Effekt gewöhnlich mit einer Sedierung. Die neuen nichtsedierenden Antihistaminika (Terfenadin, Astemizol) sind bei der Urtikaria, im Gegensatz zur Neurodermitis, wirksam und können die Medikamente der Wahl sein. H_1-Antihistaminika wirken auf Juckreiz und Quaddelbildung. H_2-Antihistaminika haben keinen Effekt auf den Juckreiz, können aber die Quaddelbildung leicht vermindern. Gegenwärtig sind sie, wenn sie zusammen mit einem H_1-Antihistaminikum benutzt werden, von gerade feststellbarem klinischen Nutzen.

Theoretisch betrachtet wäre die Addition eines H_1-Antihistaminikums mit einem Vasokonstriktor hilfreich, allerdings wurde dieser Effekt noch nicht nachgewiesen. Adrenalininjektionen wirken bei universellem Hautausschlag (siehe Kapitel 12.2). In ziemlich hoher Dosierung verabreichte orale Kortikosteroide können ebenfalls effektiv sein. Wenn die chronische Urtikaria die Lebensqualität stark beeinträchtigt, sind 20–30 mg Prednisolon jeden zweiten Morgen gerechtfertigt. Als generelle Regel sollten aber Steroide bei der Urtikaria nicht zum Einsatz kommen, da sie ja keine lebensbedrohliche Krankheit darstellt.

Zusammenfassung

Die akute Urtikaria, die oft durch eine Allergie verursacht wird, benötigt selten weiterführende Untersuchungen. Bei der chronischen Urtikaria bietet eine Allergieuntersuchung selten Informationen, jedoch kann man bei ausgesuchten Patienten den Versuch mit einer Karenzdiät starten. Die ärztliche Untersuchung und eine Reihe von Laboruntersuchungen sind indiziert, um eine Kollagenose und Malignität auszuschließen, besonders, wenn eine einzelne Läsion länger als 24 Stunden bestehen bleibt. Es gibt spezifische Hauttests auf Kälte-, Licht- und cholinergische Urtikaria. Das Vermeiden der Kausalfaktoren ist indiziert, aber selten durchführbar. Die Therapie besteht in der Gabe von H_1-Antihistaminika. Die Patienten sollten Acetylsalicylsäure und andere Cyclooxygenase-Hemmer meiden.

9.10 Hereditäres Angioödem

Definition. Das hereditäre Angioödem (Quincke-Ödem) ist eine genetisch dominant vererbte Störung, bei der die Funktion eines Serumproteins, des Inhibitors der ersten Komponente der Komplementkette, deutlich herabgesetzt ist.

Mechanismus. Viele Stimuli, wie zum Beispiel Antigen-Antikörper-Reaktionen und Traumen, können den ersten Faktor des Komplements aktivieren: C1 zu aktiviertem $C\bar{1}$, auch C1-Esterase genannt. Der C1-Esterase-Inhibitor (C1-INH) blokkiert diese Aktivierung (Abb. 210). Wenn diese Blockierung nicht vollständig erfolgt, kann nach minimaler Stimulierung die Komplementkette aktiviert werden. C3a und C5a (Anaphylatoxine) werden gebildet, jedoch ist Histamin, anders als bei der Urtikaria, bei der Ödementstehung von geringer Bedeutung. Am wichtigsten ist die Bildung der Kinine aus aktiviertem C2 (siehe Abb. 210). Andere Mechanismen können ebenfalls eine Rolle spielen, da der C1-Esterase-Inhibitor als Inhibitor bei der Blutgerinnung und dem fibrinolytischen System wirkt.

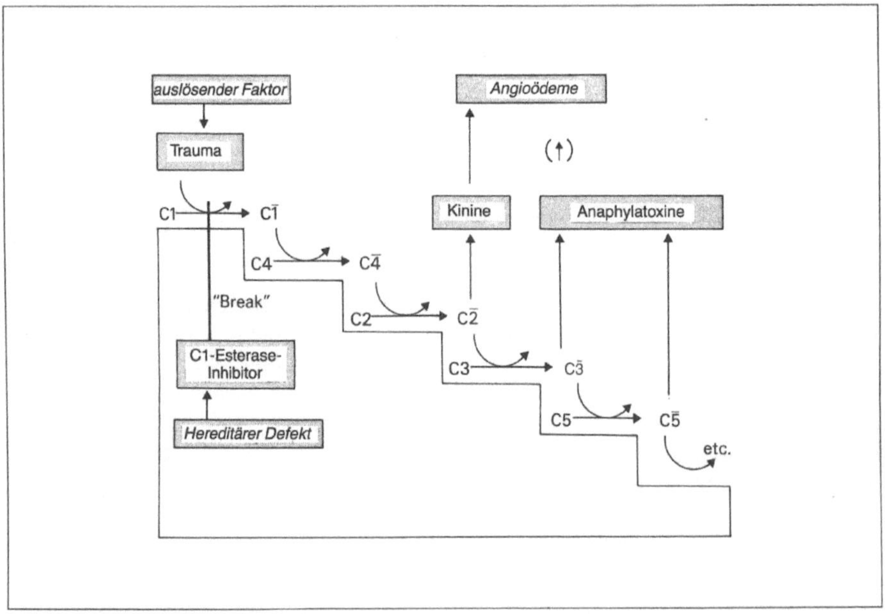

Abb. 210. Illustration der Komplementaktivierung als pathogenetischer Mechanismus des hereditären Angioödems. Man beachte, daß dieses „Treppenmodell" so vereinfacht ist, daß es strenggenommen nicht mehr ganz korrekt ist. Die Komplementaktivierung ist eine äußerst komplizierte Reaktion.

Klinisches Erscheinungsbild. Die Krankheit tritt innerhalb einer Familie gehäuft auf und beginnt oft, aber nicht immer, in der Kindheit. Sie ist durch rezidivierende umschriebene Schwellungen charakterisiert, die alle Anteile der Haut, der oberen Luftwege und des Gastrointestinaltraktes – isoliert oder insgesamt – befallen können. Die Attacken tauchen spontan oder als Resultat minimaler Traumen auf. Wenn ein Patient mit dem Hammer arbeitet oder nur für einige Stunden an einem Ort steht, kann ein Ödem an den betroffenen Extremitäten auftreten. Reiten oder Geschlechtsverkehr haben schon Ödeme der Genitalregion ausgelöst. Eine Zahnextraktion und eine Tonsillektomie oder Adenektomie sind von besonderer Bedeutung, da sie oft ein oropharyngeales Ödem hervorrufen, das unbehandelt zu einer Atemwegsobstruktion führt, die letal enden kann.

Subkutane Ödeme können einige Zentimeter groß sein oder auch die gesamte Extremität umfassen (Abb. 211). Die Veränderung ist nicht juckend, aber berührungsempfindlich. Gewöhnlich sind die Attacken nicht mit einer Urtikaria verbunden, jedoch kann es zu einem nichtpruritischen Ausschlag kommen.

Die Beteiligung des Larynx ist lebensbedrohlich, wobei die Mortalität früher bei 30% lag. Ein Kloßgefühl im Rachen, Dysphagie und Stimmveränderungen sind Warnsignale.

Die Beteiligung der Intestinalmukosa verursacht Übelkeit, Erbrechen und schwere abdominelle Tenesmen, die den Chirurgen alarmieren. Bei der Untersuchung ist das Abdomen druckempfindlich, allerdings wegen der fehlenden Beteiligung des Peritoneums selten gespannt.

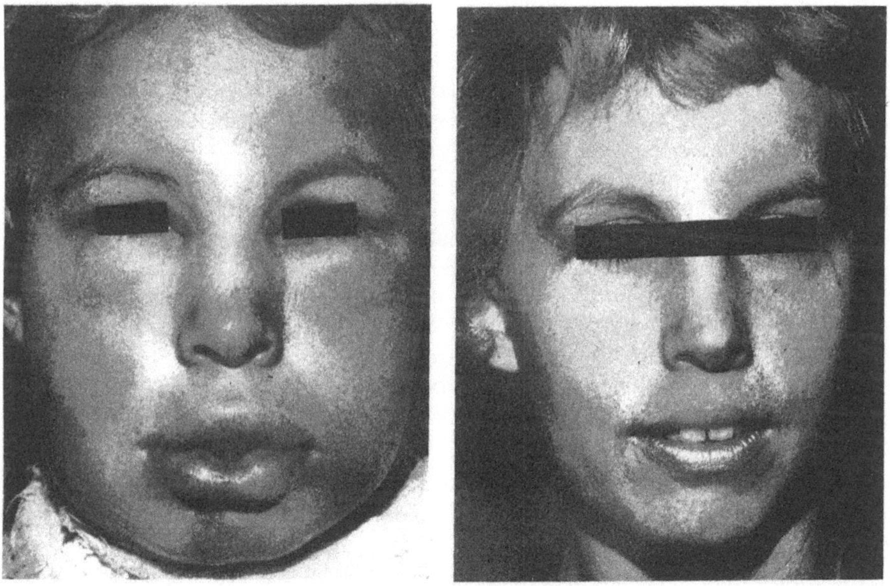

Abb. 211. Die gleiche Patientin mit und ohne Angioödem [aus 27].

Diagnostik. In der Anamnese rezidvierende Schwellungen, die in der Kindheit einsetzten, und eine positive Familienanamnese (die in 20% der Fälle negativ ist) legen die Diagnose nahe. Im Vergleich zum idiopathischen Angioödem (siehe Kapitel 9.8) ist die Beteiligung des Gastorintestinaltraktes ein charakteristisches Zeichen der Krankheit. Der Serumspiegel des C4 ist gewöhnlich während symptomatischer und asymptomatischer Phasen erniedrigt. Er stellt einen sofort verfügbaren Screening-Test dar. C2 ist nur während der Attacken erniedrigt. Der spezifischste Test ist ein Assay des C1-Esterase-INH. Ein signifikant herabgesetzter (< 50%) oder fehlender Wert bestätigt die Diagnose. Annähernd 15% der Patienten haben einen normalen Blutspiegel, allerdings ist das Protein nicht funktionsfähig. In diesen Fällen wird ein *funktioneller Assay* für den C1-Esterase-INH notwendig.

Erscheint das Angioödem des oben beschriebenen klinischen und biochemischen Typs zum ersten Mal im Erwachsenenalter, kann es *sekundär* beim Lymphom mit einem ungewöhnlichen komplementaufbrauchenden Profil vorkommen. Die erworbene Form hat einen erniedrigten C1-Spiegel, was man sich zur Unterscheidung von der hereditären Form zunutze machen kann.

Therapie und Prävention. Intermittierende subkutane Gabe von *Adrenalin* kann die Ödembildung vermindern, allerdings wird es die Schwellungen nicht zurückbilden. Antihistaminika besitzen keinen, und hochdosierte Kortikosteroide nur geringen therapeutischen Wert. Es ist wichtig, den Chirurgen davon zu überzeugen, von einer Operation abzusehen, wenn der Gastrointestinaltrakt befallen ist, und den HNO-Arzt und Anästhesisten zum Konsil zu bitten, wenn Rachen und Kehlkopf betroffen sind. Die *Intubation* ist der Tracheotomie vorzuziehen, da sich der Zustand in 2–3 Tagen zurückbildet. Allerdings sind diese Prozeduren heute oft unnötig, da die Attacken durch spezifische Therapie vermieden und verringert werden können. Die erfolgreiche *Prävention* der Attacken wurde zuerst von antifibrinolytischen Substanzen (ε-Aminocapronsäure, Tranexamsäure) berichtet; in einigen Fällen sah man bei ihrem Einsatz schwere Nebenwirkungen (Myositis, Nierenversagen). *Androgenderivate* unterbinden nicht nur das plötzliche Auftreten von Ödemen, sondern induzieren auch die Synthese des C1-Esterase-INH, dessen Serumspiegel ebenso wie der Serumspiegel des C4 den Normalwert nahezu oder vollkommen erreicht. Danazol und Stanazol mit relativ geringem virilisierenden Effekt ist der Vorzug zu geben; diese Medikamente scheinen bei Männern und Frauen in der Postmenopause keine unerwünschten Nebenwirkungen zu haben. Die Anfälle sind bei vielen Patienten so leicht oder so selten, daß keine langfristige Therapie erforderlich ist. In jedem Fall muß bei Zahnbehandlungen und Tonsillektomie bzw. Adenektomie eine *Vorbehandlung* mit antifibrinolytischen oder androgenen Substanzen, eventuell mit Frischplasma, erfolgen, außerdem ist die postoperative Beobachtung notwendig.

Zusammenfassung

Das hereditäre Angioödem (Quincke-Ödem) beruht auf einem vererbten Defekt des Inhibitors der ersten Komplementkomponente (C1-Esterase-INH). Im Gegensatz zum idiopathischen Angioödem geht die Krankheit gewöhnlich nicht mit einer Urtikaria einher. Sie betrifft den Gastrointestinaltrakt (schwere abdominelle Krämpfe); der häufige Befall des Larynx ist gefährlich. Die Ödeme treten oft an einer ganzen Extremität oder im Gesicht spontan oder nach Mikrotraumen auf. Familien- und Eigenanamnese lassen die Diagnose vermuten. Sie wird durch einen niedrigen Serum-C4-Spiegel und durch fehlenden oder niedrigen Wert des C1-Esterase-INH bestätigt. In 15% der Fälle ist der INH-Spiegel normal, allerdings funktioniert das Protein nicht. Eine erworbene Form der Erkrankung kommt bei Lymphomen vor und ist durch einen niedrigen C1-Spiegel charakterisiert. Im akuten Stadium muß man besonders auf durchgängige Luftwege achten. Zur Prävention sind antifibrinolytische Substanzen und Androgenderivate wirksam. Eine Vorbehandlung ist immer vor einem zahnärztlichen Eingriff und vor einer Tonsillektomie oder Adenektomie erforderlich.

Literatur

1. Aas K (1973) Allergi i praksis. JW Cappelens, Oslo
2. Ackerman AB (1975) Structure and function of the skin. In: Moschella SL, Pillsbury DM, Hurley HJ (eds) Dermatology. WB Saunders, Philadelphia, pp 1–60
3. Arndt KA, Clark RAF (1979) Principles of topical therapy. In: Fitzpatrick TB, Eisen AZ, Wolff K, Freedberg IM, Austen FK (eds) Dermatology in general medicine. McGraw-Hill Book, New York, pp 1753–8
4. Atherton DJ (1982) Atopic eczema. Clinics in immunology and allergy 2 (No 1): 77–100
5. Breathnach AS, Wolff K (1979) Structure and development of the skin. In: Fitzpatrick TB, Eisen AZ, Wolff K, Freedberg IM, Austen KF (eds) Dermatology in general medicine. McGraw-Hill Book, New York, pp 41–69
6. Champion RH, Roberts SOB, Carpenter RG, Roger JH (1969) Urticaria and angioedema. A review of 544 patients. Br J Dermatol 81: 588–97
7. Fitzpatrick TB, Eisen AZ, Wolff K, Freedberg IM, Austen KF (eds) Dermatology in general medicine. McGraw-Hill Book, New York, pp 1–1884
8. Frank MM, Gelfand JA, Atkinson JP (1976) Hereditary angioedema: the clinical syndrome and its management. Ann Intern Med 84: 580–93
9. Gigli I, Baer RL (1979) Atopic dermatitis. In: Fitzpatrik TB, Eisen AZ, Wolff K, Freedberg IM, Austen KF (eds) Dermatology in general medicine. McGraw-Hill Book, New York, pp 520–8
10. Greaves MW, Misch JK (1983) Histamine in dermatological allergy. In: Kerr JW, Ganderton MA (eds) XI International Congress of Allergology and Clinical Immunology. The Macmillan Press, London, pp 125–7
11. Halonen M, Kaliner M (1983) Determinants of autonomic abnormalities in atopy. In: Kerr JW, Ganderton MA (eds) XI International Congress of Allergology and Clinical Immunology. The Macmillan Press, London, pp 103–5
12. Juto P, Strannegard O (1979) T lymphocytes and blood eosinophils in early infancy in relation to heredity for allergy and type of feeding. J Allergy Clin Immunol 64: 38–42
13. Kaplan AP (1977) Mediators of urticaria and angioedema. J Allergy Clin Immunol 60: 324–32
14. Kaplan AP (1983) Urticaria and angioedema. In: Middleton Jr E, Reed CE, Ellis EF (eds) Allergy: principles and practice 2nd ed. CV Mosby, Saint Louis, p 1341–60
15. Katz HI (1975) Anaphylactic syndromes. In: Moschella SL, Pillsbury DM, Hurley HJ (eds) Dermatology. WB Saunders, Philadelphia, pp 219–30
16. Maibach HI (1976) In vivo percutaneous penetration of corticosteroids in man and unresolved problems of their efficacy. Dermatologica 152 (Suppl 1): 11–25
17. Noojin RO (1961) Dermatology for students. Charles C Thomas, Springfield
18. Pillsbury DM (1971) A manual of dermatology. WB Saunders, Philadelphia
19. Rachelefsky GS, Jacobs AH (1980) Atopic dermatitis. In: Bierman CW, Pearlman DS (eds) Allergic diseases of infancy, childhood and adolescence. WB Saunders, Philadelphia, pp 410–30

20. Rasmussen JE, Provost TT (1978) Atopic dermatitis. In: Middleton Jr E, Reed CE, Ellis EF (eds) Allergy: principles and practice. CV Mosby, Saint Louis, pp 1039–53
21. Rasmussen JE, Provost TT (1983) Atopic dermatitis. In: Middleton Jr E, Reed CE, Ellis EF (eds) Allergy: principles and practice, 2nd ed. CV Mosby, Saint Louis, pp 1297–1312
22. Shapiro GG (1980) Urticaria and angioedema. In: Bierman CW, Pearlman DS (eds) Allergic diseases of infancy, Childhood and adolescence. WB Saunders, Philadelphia, pp 444–6
23. Solomon LM (1975) Dermatitis and eczema. In: Moschella SL, Pillsbury DM, Hurley HJ (eds) Dermatology. WB Saunders, Philadelphia, pp 258–78
24. Soothill JF (1982) The atopic child. In: Soothill JF, Hayword AH, Wood CBS (eds) Paediatric immunology. Blackwell, Oxford, pp 248–71
25. Soter NA, Wasserman SI (1979) IgE-dependent urticaria, angioedema, and anaphylaxis. In: Fitzpatrick TB, Eisen AZ, Wolff K, Freedberg IM, Austen KF (eds) Dermatology in general medicine. McGraw-Hill, New York, pp 532–48
26. Winther GD, Wilson L (1976) Corticosteroid-induced atrophy in the skin of the domestic pig. In: Wilson L, Marks R (eds) Mechanisms of topical corticosteroid activity. Churchill Livingstone, Edinburgh, pp 77–88
27. Zachariae H (1978) Laerebog i hudsygdomme. Munksgaard, Copenhagen

10 Allergenspezifische Therapie

10.1 Umgebungskontrolle

Die Strategie der Karenz. Die Karenz der Allergene und der unspezifischen Reizstoffe ist die wichtigste zu empfehlende Maßnahme bei Asthma bronchiale und Rhinitis. Dieser Rat sollte der jeweiligen Krankheitsschwere angepaßt sein; rigorose Empfehlungen sind bei einem hochatopischen Kind mit schwerem Asthma bronchiale notwendig, während man einen Erwachsenen mit Rhinopathia vasomotorica erklärt, daß frische Luft, eine regelmäßige Lebensweise und das Vermeiden von alkoholischen Getränke, von Zigarettenrauch und gewürzten Speisen möglicherweise helfen kann. Die Wirksamkeit der Umgebungskontrolle bei der Linderung des Asthma bronchiale oder der exogen-allergischen Alveolitis ist offensichtlich, wenn man die Ergebnisse betrachtet, die sich daraus ergeben, daß die Patienten aus der Gefahrenzone der auslösenden Stoffe am Arbeitsplatz oder von Haustieren ferngehalten werden. Es ist deshalb auch notwendig, den Kontakt der betroffenen Person mit Umweltallergenen, wie Pollen, Schimmelpilzsporen und Hausstaubmilben einzuschränken.

Spezielle Empfehlungen zur Karenz von Allergenen gibt man Patienten mit spezifischen Allergien und ebenfalls stark atopischen Personen, um die Entwicklung neuer Allergien zu unterbinden.

Luftverschmutzung. Allen Asthmapatienten erteilt man allgemeine Ratschläge zur Vermeidung von Reizstoffen. *Schwefeldioxid* trägt stark zur Luftverschmutzung bei, besonders in Großstädten mit dichtem Verkehr. Körperliche Belastung im Freien sollte man an Tagen mit hoher Luftverschmutzung unterlassen, da die Verbindung von Smog und körperlicher Anstrengung ganz besonders asthmaauslösend wirkt. *Formaldehyd,* das aus Harnstoffklebern verdampft und welches auf Platinen und anderen Materialien in Gebäuden verwandt wird, ist ein entsprechend bedeutender Verschmutzungsfaktor in Räumen, besonders in neuen Häusern.

Tabakrauch. Rauchen löst bei der Mehrzahl der Asthmatiker Beschwerden aus. Rauchen sollte im Haus verboten werden, allerdings ist dies leider auf gesellschaftlicher Ebene und an öffentlichen Plätzen nicht durchzuführen. Die Gedankenlosigkeit der Raucher stellt oft einen limitierenden Faktor bei den täglichen Aktivitäten der meisten Asthmatiker dar. Obwohl das Passivrauchen die asthmatischen Symptome verstärkt und bei Kindern vermehrt zu Atemwegserkrankungen führt, ist es oft schwierig, die Eltern davon zu überzeugen, das Rauchen aufzugeben. Erstaunlicherweise raucht sogar eine gewisse Zahl der Asthmapatienten selbst.

Zigarettenraucher haben einen höheren Serum-IgE-Spiegel als vergleichbare Nichtraucher, möglicherweise, weil der Rauch eine lokale Entzündungsreaktion, eine vermehrte Bronchialpermeabilität, eine Allergenpenetration und die Stimulierung des IgE-Immunsystems hervorruft.

Pollen. Man kann Pollen in der Außenluft nicht vermeiden (siehe Kapitel 2.3), deshalb muß eine wirksame Therapie stattfinden (siehe Kapitel 7.8).

Schimmelpilzsporen. Schimmelpilzsporen in der Außenluft können vermieden werden, allerdings sollten eventuell vorhandene Quellen im Haus, die die Sporenzahl erhöhen können, gesucht und eliminiert werden (siehe Kapitel 2.4).

Tierschuppen. Das Vermeiden von Tierkontakten ist prinzipiell einfach. Wenn Haustiere Asthmaanfälle auslösen, müssen sie aus dem Haus oder zumindest dem Schlafzimmer entfernt werden. Die indirekte Exposition gegenüber Tierschuppen durch die Kleidung anderer Menschen ist für stark sensibilisierte Patienten problematisch (siehe Kapitel 2.6).

Hausstaubmilben. Man kann Hausstaubmilben nicht gänzlich vermeiden, jedoch kann man den Grad der Exposition herabsetzen. Da sich die Milben hauptsächlich im Bett der Menschen aufhalten (siehe Kapitel 2.5) und sich etwa ein Drittel unseres Lebens im Schlafzimmer abspielt, ist das Sauberhalten dieses Raumes von großer Wichtigkeit. Vorkehrungen zur Staubfreiheit sind weitgehend auf das Schlafzimmer beschränkt.

Idealerweise sollte der Raum nur von dem Patienten benutzt werden, der das Schlafzimmer lediglich zum Schlafen aufsuchen sollte. Alle Materialien sollten waschbar oder leicht zu reinigen sein. Glatte Böden sind am besten, falls nötig, mit waschbaren Bettvorlegern. Feuchtes Aufwischen und wöchentliches Abstauben können hilfreich sein. Dies bedeutet viel Arbeit, und die Ergebnisse sind nicht beeindruckend. Allerdings haben diese Anstrengungen doch einen zufriedenstellenden Erfolg, so daß sich die hierbei investierte Zeit auszahlt.

Alte Matratzen, die riesige Milbenfriedhöfe darstellen können, sollten ersetzt werden. Wasserbetten sind für milbenallergische Asthmatiker ideale Matratzen. Man kann jedoch jede neue Matratze für Milben weniger attraktiv machen, indem man zwischen den Schläfer und die Matratze eine feuchtigkeitsabhaltende Folie legt, damit weder Feuchtigkeit noch Hautschuppen die Matratze erreichen können. Federkissen werden durch waschbare Schaumgummikissen ersetzt, die für Milben weniger einladend sind. Die Empfehlungen der Tabelle 42 gibt man Erwachsenen mit Milbenallergie und allen Kindern mit Asthma bronchiale; falls diese Kinder

Tabelle 42. Empfohlenes Programm von Präventivmaßnahmen im Schlafraum.

1. Der Patient sollte seinen eigenen Schlafraum haben, den er für keine anderen Aktivitäten nutzt.
2. Tiere und Zigarettenrauch sollten aus diesem Raum verschwinden.
3. Nur Linoleum oder Holz wird als Boden akzeptiert, da diese Materialien glatt und leicht zu reinigen sind.
4. Man vermeide alle unnötigen staubfangenden Gegenstände.
5. Nur einfache Möbel und waschbare Vorhänge sind erlaubt.
6. Eine alte Sprungfedermatratze wird durch eine neue synthetische ersetzt, die in Kunststoff eingehüllt wird; alternativ kommt ein Wasserbett in Frage.
7. Man ersetzt alte Steppdecken, Eiderdaunen- und Federkissen durch neue aus synthetischem Schaumgummimaterial.
8. Man reinige und sauge und wechsle die Bettwäsche regelmäßig.

nicht allergisch gegen Milben sind, werden die dort erwähnten Veränderungen das Risiko zur Entstehung einer solchen Milbenallergie verringern und auch die Aufnahme unspezifischer Reizstoffe herabsetzen.

Ein Hausbesuch durch einen Fachmann im Gesundheitswesen kann wichtige Informationen zur Verbesserung der Umgebung liefern, besonders bei Allergikern, die ihre Symptome nur schlecht unter Kontrolle bringen.

In einigen Fällen führt der Umzug in ein anderes Haus oder eine andere Klimazone zum Erfolg. Falls man einen solchen Umzug in Betracht zieht, sollte man vorher zunächst probeweise für eine gewisse Zeit an diesem Ort wohnen. Die Milbenallergie findet man selten in Höhen über 1000 m, in Höhen über 1700 m tritt diese Erkrankung nicht mehr auf.

Luftfeuchtigkeit und Lüftung. Das Bett des Menschen versorgt die Hausstaubmilben mit Nahrung (0,5–1 g Hautschuppen pro Tag, für 200000 Milben ausreichend) und mit hoher Feuchtigkeit (jeder Mensch produziert 500 ml Wasser pro Nacht). Die Feuchtigkeit des Bettes über Tag hängt weitgehend von der Luftfeuchtigkeit in der Wohnung ab, die damit ein wesentlicher Faktor bei der Begrenzung der Milbenpopulation ist; besonders in der kalten Winterperiode gibt es eine deutliche Korrelation zwischen der Luftfeuchtigkeit in der Wohnung und dem Vorkommen von Hausstaubmilben. Die Feuchtigkeit im Haus hängt dabei von Tätigkeiten des Menschen (in Küche, Bad, Waschküche), von der Wasserundichtigkeit im Gebäude und von der äußeren Luftfeuchtigkeit ab. Die Menge des Wasserdampfes in der Außenluft wird von dem Klima und der Höhe über dem Meeresspiegel bestimmt, außerdem besteht ein Unterschied zwischen Meeres- und Landklima.

Die Lüftung der Räume reduziert die Luftfeuchtigkeit in der Wohnung, die mit dem Isolationsgrad des Hauses ansteigt.

Zusammenfassung

Die Allergenkarenz ist der erste Schritt bei der Behandlung von allergischem Asthma bronchiale und Rhinitis. Ein Programm zur Allergenvermeidung im Schlafzimmer ist bei milbenallergischen Patienten und bei allen Kindern mit Asthma bronchiale erforderlich. Um die Zahl der Milben zu reduzieren, ist eine niedrige Luftfeuchtigkeit in diesem Raum wesentlich, der außerdem leicht zu reinigen sein sollte und so wenig staubfangende Dinge wie möglich enthalten sollte.

10.2 Hyposensibilisierung: die Frage der Effektivität

Die Hyposensibilisierung (Immunotherapie, früher: Desensibilisierung) besteht aus einer Reihe von Subkutaninjektionen von Allergenextrakten mit der Vorstellung, die Reaktivität des Patienten auf das fragliche Allergen zu reduzieren und so die allergischen Symptome in den Konjunktiven, der Nase und in den Bronchien (die Hyposensibilisierung gegen Insektenstichallergie wird in Kapitel 12.3 besprochen) zu vermindern. Einige Ärzte setzen diese Therapie nie ein, während andere praktisch allen Patienten mit Rhinitis und Asthma bronchiale irgendeine Art von Injektionsbehandlung angedeihen lassen. Da dieses Thema kontrovers diskutiert wird, ist es für alle, die sich mit allergischen Erkrankungen befassen, wichtig, sich eine eigene Meinung zu bilden. Dies sollte aufgrund von Studien mit Plazebokontrollgruppen und neutralen Berichte geschehen; eine Reihe wichtiger Literaturbeiträge sind am Ende des Kapitels 10.6 in den Literaturhinweisen aufgeführt.

Zusammenfassung

Die Hyposensibilisierung – der früher übliche Ausdruck „Desensibilisierung" wird heute im allgemeinen nicht mehr verwendet – bei allergischer Rhino-Konjunktivitis und Asthma bronchiale besteht aus einer Reihe von Allergeninjektionen. Die Behandlung ist nicht unumstritten, da sie auf empirischer Basis eingeführt und mit ihr seither beträchtlicher Mißbrauch getrieben wurde. Eine Reihe von Studien mit Plazebokontrollgruppen haben nun gezeigt, daß die Injektion mit Pollen- und Milbenextrakt bei allergischer Rhinitis und Asthma bronchiale wirksam sein kann, vorausgesetzt daß: 1. die Allergiediagnose korrekt gestellt ist; 2. der Patient an einer mäßiggradigen bis hochgradigen Allergie leidet; 3. die Allergenexposition ein Hauptgrund für die Symptome darstellt und 4. für einen längeren Zeitraum eine hochdosierte Behandlung durchgeführt wurde.

10.3 Hyposensibilisierung: Wirkmechanismus

Wiederholte Injektionen von Allergenextrakten führen zu immunologischen Veränderungen bei allen Individuen. Obwohl diese allergenspezifischen Veränderungen bei allergischen Patienten zeitlich mit der klinischen Besserung durch die Hyposensibilisierung zusammentreffen, kann man gegenwärtig noch keinen immunologischen Parameter nennen, der für die Linderung der Symptomatik verantwortlich ist.

Blockierende Antikörper. Vor vielen Jahren konnte nachgewiesen werden, daß Allergeninjektionen zur Bildung einer besonderen Art von Antikörper führten, die in der Lage war, die reagininduzierte allergische Reaktion zu hemmen. Diese blokkierenden Antikörper waren hitzestabil im Gegensatz zu den hitzelabilen Reaginen. Zunächst wurden die blockierenden Antikörper demonstriert, indem sie die Prausnitz-Küstner-Reaktion hemmen konnten (siehe Kapitel 1.1), heute werden sie jedoch durch die Hemmung der Histaminfreisetzung in vitro aus sensibilisierten Leukozyten bestimmt (siehe Kapitel 1.4).

Subkutane Allergeninfektionen führen zur Bildung von zirkulierenden blockierenden IgG-Antikörpern (IgG_4-Unterklasse). Versuche zur intranasal angewandten Desensibilisierung haben ebenfalls die lokale Synthese blockierender Antikörper der sekretorischen IgA-Klasse ausgelöst. Es besteht eine deutliche Korrelation zwischen den blockierenden Antikörpern, die durch den Histaminfreisetzungstest bestimmt, und allergenspezifischen IgG- und IgA-Antikörpern, die – zumindest im Serum – durch Radioimmunassays gemessen werden.

Theoretisch stellt man sich vor, daß sich die blockierenden Antikörper mit freien Allergenen verbinden und dadurch deren Interaktion mit zellständigem IgE verhindern. Die Hemmung der Prausnitz-Küstner-Reaktion zeigt, daß zirkulierende blokkierende Antikörper um das zellgebundene IgE in der Haut konkurrieren (Abb. 212). Es scheint zuzutreffen, daß blockierende Antikörper diese Wirkung auch auf die Schleimhaut der Atemwege ausüben. Der Beweis für diesen Effekt steht jedoch

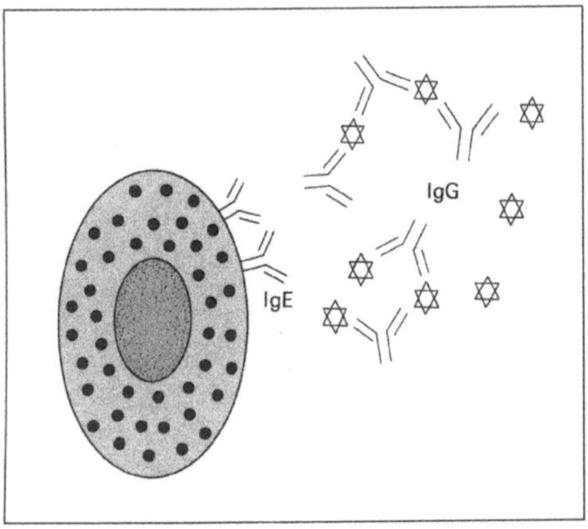

Abb. 212. Die häufigste Erklärung des Nutzens der Desensibilisierung ist die Bildung blockierender Antikörper, die die Wechselwirkung zwischen Allergen und zellständigem IgE verhindert.

noch aus. Allerdings kann man den Serumspiegel dieser Antikörper mit der klinischen Besserung durch die Desensibilisierung nur schlecht korrelieren; dies läßt sich durch die kleine Menge zirkulierender IgG-Antikörper, die die Atemwegssekrete erreicht, erklären. Theoretisch könnte man der intranasalen Desensibilisierung den Vorzug gehen, da diese lokal die Produktion von IgA-Antikörpern induziert, jedoch konnten klinische Studien keinerlei Vorteile gegenüber der Injektionstherapie nachweisen.

IgE-Antikörper. Die Allergenexposition stimuliert die IgE-Antikörperbildung, und während der Pollensaison ist ein Anstieg des Serumspiegels zu verzeichnen. Dieser saisonale Anstieg wird durch die Hyposensibilisierung gehemmt, allerdings auf Kosten einer präsaisonalen Erhöhung während der Therapie. Der hohe Serumspiegel, der durch die Hyposensibilisierung induziert wird, verringert sich mit der Zeit wieder. Es ist jedoch eine langfristige Behandlung notwendig, um zu dem Serumspiegel zurückzukehren, der vor der Therapie vorhanden war (Abb. 213). Während die verringerte IgE-Antikörpersynthese nach langfristiger Behandlung die klinische Wirksamkeit mit herbeiführen kann, so kann dies doch nicht der Grund für die Reduktion der Symptome sein, die bei der Mehrzahl der Patienten innerhalb des ersten Jahres auftritt. Die Bildung blockierender Antikörper scheint hier die wahrscheinlichere Erklärung zu sein.

Sensibilisierung basophiler Leukozyten. Die Leukozyten setzen aufgrund ihres basophilen Inhalts Histamin frei, wenn diese in vitro durch das geeignete Allergen provoziert werden. Wie oben erwähnt, kann man diesen Test als Meßmethode blokkierender Antikörper nutzen. Ein früher Effekt der Desensibilisierung ist eine verminderte Basophilensensibilität gegen das Allergen. Dies kommt bei einigen, aber nicht bei allen Patienten vor. Die Tatsache kann teilweise erklären, warum während der Desensibilisierung höhere Dosen des Allergenextrakts verabreicht werden können und toleriert werden (Tabelle 43).

Lymphozytenreaktion. Die Reaktion der Lymphozyten auf das Allergen, die man in vitro nachweisen kann (Umbildung von Lymphoblasten, Produktion von Lymphokinen), ist bei Allergikern ausgeprägter als bei Gesunden und wird durch die Hyposensibilisierung zur normalen Stärke zurückgeführt. Es ist nicht bekannt, ob diese Veränderungen in irgendeinem Kausalzusammenhang mit der klinischen Wirksamkeit der Hyposensibilisierung stehen, oder ob dies nur parallel auftretende Phänomene sind. Die Bildung von spezifischen Suppressor-T-Zellen ist in Zukunft ein Ziel der Immunotherapie, allerdings ist im Augenblick zweifelhaft, ob man jemals eine vollständige und persistierende Toleranz gegenüber dem Allergen erreichen kann.

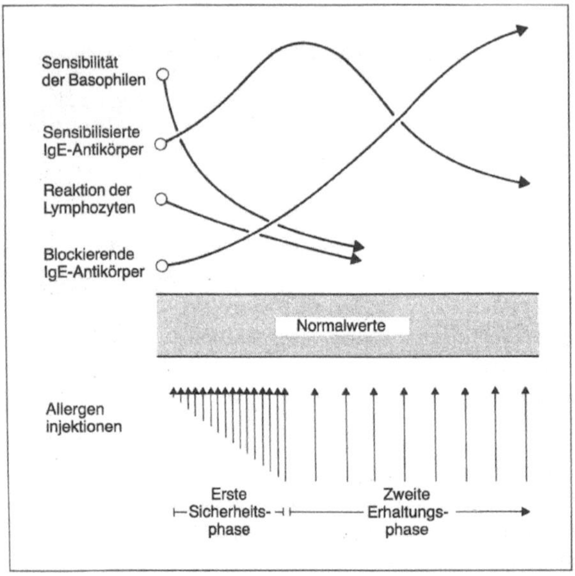

Abb. 213. Prinzipien der immunologischen Veränderungen während der Hyposensibilisierung.

Tabelle 43. Mechanismen, die wahrscheinlich für den Nutzen der Hyposensibilisierungsbehandlung verantwortlich sein können – eine Arbeitshypothese.

Mechanismus	Klinischer Effekt
Verminderte Sensibilität der Basophilen und Mastzellen	Vermehrte Toleranz gegenüber den Injektionen während der ersten Therapiephase (Tage – Wochen)
Synthese blockierender Antikörper	Frühe Reduktion der Symptome (Monate)
Verminderte Bildung von IgE-Antikörpern	Späte Reduktion der Symptome (Jahre)
Induktion einer B-Zelltoleranz; Bildung von T-Suppressorzellen	Vollständige und andauernde Heilung (derzeit noch nicht möglich)

Haut- und Atemwegsensibilität. Die Immunotherapie, die jahrelang verabreicht wird, führt gewöhnlich zu einer abgeschwächten Sensibilität von Haut und Atemwegen. Hauttestung und Allergenprovokation von Nase oder Bronchien wurden daher als Meßmethoden herangezogen. Die Veränderungen waren jedoch nur leicht bis mäßiggradig ausgeprägt und nicht konstant. Um sie zu demonstrieren, benötigt man Allergenextrakte mit konstanter Potenz; außerdem beruht die Allergensensibilität auf der unspezifischen Reaktivität der Mukosa, die beträchtlich im Laufe der Zeit schwankt.

Zusammenfassung

Der am ehesten mit der Allergeninjektionstherapie in Einklang zu bringende Erfolg ist die Bildung zirkulierender blockierender IgG-Antikörper, die sich mit

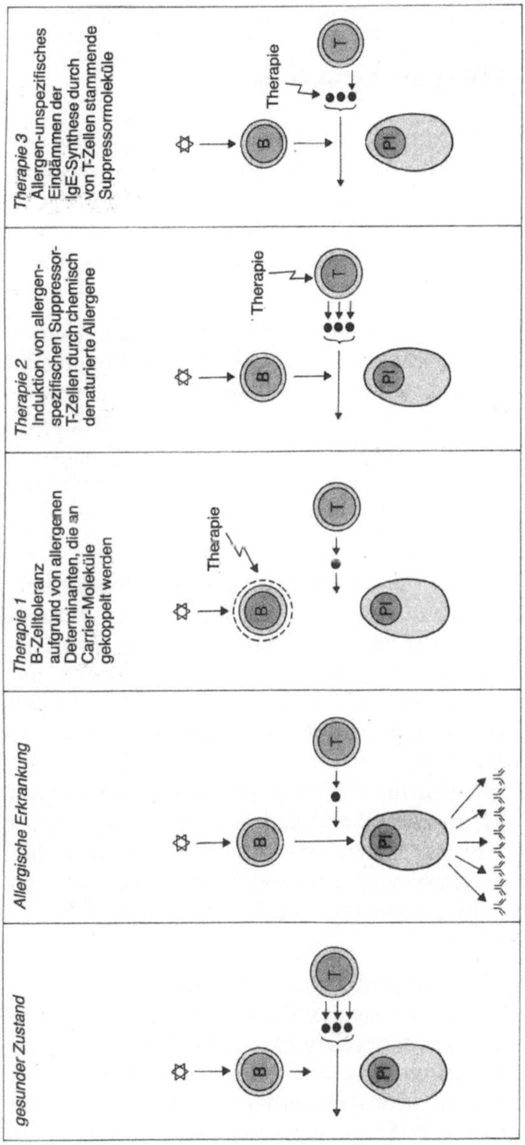

Abb. 214. Illustriert werden hier die Möglichkeiten einer Manipulation des Immunsystems zur zukünftigen Behandlung der allergischen Erkrankungen [aus 7].

dem Allergen verbinden und um zellgebundenes IgE konkurrieren (Abb. 214). Die Behandlung führt in vielen Fällen zu einem vorübergehenden Anstieg der Serum-IgG-Antikörper, nach langfristiger Therapie erfolgt allerdings ein Abfall des Serumspiegels. Außerdem treten eine abgeschwächte Allergensensibilität der basophilen Leukozyten und eine abgeschwächte Lymphozytenreaktion auf. Obwohl ein Zusammenhang zwischen der Bildung blockierender Antikörper und dem klinischen Erfolg besteht, ist der Wirkmechanismus der Desensibilisierung noch nicht vollkommen aufgeklärt.

10.4 Hyposensibilisierung: Allergenextraktion

Grundlegende Forderungen. Die handelsüblichen Allergenextrakte müssen drei minimale Kriterien erfüllen: 1. Sie müssen aktives Allergen enthalten, das eine Immunreaktion hervorrufen kann; 2. Zwischen den einzelnen Chargen darf die Potenz nur geringgradig schwanken; 3. Sie dürfen keine niedermolekularen Reizsubstanzen enthalten. Allergenextrakte, die zur Injektionstherapie verwandt werden, können in folgenden Arten vorliegen.

Wäßrige Extrakte. Wäßrige Extrakte wurden erstmals 1911 eingeführt und werden noch heute intensiv benutzt. Die Hauptnachteile sind: 1. 20–30 Injektionen sind erforderlich, bevor die Erhaltungsdosis erreicht ist; 2. systemische allergische Reaktionen treten häufig auf (10–20% der Patienten). Die wäßrigen Extrakte haben aber auch Vorteile: 1. Man kann genau den gleichen Extrakt für Diagnostik und Therapie verwenden; 2. Die lokale Sofortreaktion ist ein Anhaltspunkt für die Auswahl der nächsten Dosis; 3. Sie können zur Rush- und Cluster-Hyposensibilisierung benutzt werden (siehe Kapitel 10.6).

Depotextrakte. In Extrakten können präzipitierte Allergene an *Aluminiumhydroxid* adsorbiert werden. Wenn aluminiumadsorbierte Extrakte benutzt werden, erfolgt die systemische Resorption der Allergene von der Injektionsstelle aus verzögert. In einigen Präparaten wird *Tyrosin* statt Aluminiumhydroxid verwendet, und in anderen *Pyridin* statt eines wäßrigen Puffers. Pyridinextraktion zerstört den größten Anteil der Allergenität der Ragweedpollen, weshalb man dieses Präparat in Europa häufiger als in Nordamerika einsetzt.

Depotpräparate sind so effizient wie wäßrige Extrakte. Bei den Depotpräparaten ist das Risiko der systemischen allergischen Reaktionen geringer, diese können jedoch trotzdem – wenn auch verzögert – auftreten. Lokale Reaktionen sind gewöhnlich ausgedehnter, bestehen länger und erschweren das Ablesen. Die Depotpräparate besitzen jedoch den wirklich großen Vorteil, daß sie weniger Injektionen als die wäßrigen Extrakte erfordern.

Modifizierte Allergene. Ein anderer Weg, das Risiko der systemischen allergischen Reaktionen und die Zahl der Injektionen zu reduzieren, besteht darin, das Allergen zu modifizieren, dadurch seine *Allergenität* herabzusetzen (die Fähigkeit, Hautreaktionen oder Histaminfreisetzung auszulösen), aber seine *Immunogenität* zu erhalten (Fähigkeit, die Synthese blockierender Antikörper zu stimulieren). Eine solche Methode ist die Behandlung des Extraktes mit *Formaldehyd,* das offenbar die antigene Potenz verändert. Mit Formaldehyd behandeltes Material wird als *Allergoid* bezeichnet, ein Begriff, der von Allergen abgeleitet wurde, wie zum Beispiel der Begriff Toxoid von Toxin. Allergoide sind inzwischen im Handel erhältlich.

Ein anderer Versuch der Hyposensibilisierung ist die Polymerisation des Allergens mit *Glutaraldehyd.* Es existieren hier weniger Moleküle des Polymers, im gewichtsmäßigen Vergleich mit dem Monomer, die mit den Mastzellen reagieren, folglich ist das Risiko der lokalen und systemischen Reaktionen abgeschwächt. Da die immunogenen Eigenschaften erhalten sind, kommt es hier zu einer Dissoziation zwischen Allergenität und Immunogenität. In Großbritannien steht ein mit Glutaraldehyd behandelter, tyrosinadsorbierter Graspollenextrakt zur „Drei-Spritzen-Behandlung" bei Heuschnupfen zur Verfügung. Einige kontrollierte Studien lassen vermuten, daß dieses Präparat eine mäßiggradige Wirksamkeit besitzt, allerdings muß seine Ungefährlichkeit noch nachgewiesen werden.

Zukunftsprognosen. Die Hyposensibilisierungstherapie wird in Zukunft wahrscheinlich von Patient und Arzt eher akzeptiert werden, da die Sicherheit der Präparate größer und die Zahl der Injektionen kleiner wird. Das angestrebte Therapieziel, die Auslösung einer vollständigen und permanenten Toleranz, scheint aber in diesem Jahrzehnt noch außerhalb der realistischen Möglichkeiten zu liegen (siehe Abb. 214, S. 333).

Zusammenfassung

Wäßrige Allergenextrakte werden häufig zur Hyposensibilisierung verwandt, wobei sie zahlreiche Injektionen erfordern und häufig systemische allergische Reaktionen hervorrufen. Eine verzögerte Resorption kann man durch Behandlung der Extrakte mit Aluminiumhydroxid oder Tyrosin erhalten. Solche Depotextrakte benötigen nur die Hälfte der Injektionen, systemische allergische Reaktionen sind weniger häufig, allerdings sind die lokalen Reaktionen im allgemeinen ausgedehnt. Mit Glutaraldehyd behandelte Extrakte enthalten modifizierte Allergene mit verminderter Allergenität bei erhaltener Immunogenität. Depotpräparate mit modifizierten Allergenen scheinen die Sicherheit mit dem Vorteil einer kleineren Zahl von Injektionen zu vereinen.

10.5 Hyposensibilisierung: ihr Platz in der Therapie

Wirksamkeit unterschiedlicher Allergene. Es wurde umfassend nachgewiesen, daß die Hyposensibilisierungsbehandlung bei allergischer Rhinitis und bei Asthma bronchiale wirksam sein kann. Die Frage besteht darin, wann und wie oft sie angewandt wird. Die in Betracht kommenden Allergene sind gewöhnlich Pollen und Hausstaubmilben. Es gibt einige Berichte über eine abgeschwächte Sensibilität der Bronchien auf Katzen- und Hundeschuppen nach einem Injektionszyklus, aber die meisten Lehrbücher empfehlen diese Behandlung nur für Ausnahmefälle (Veterinäre, Landwirte). Eine Heilung durch die Hyposensibilisierungsbehandlung kann man nie versprechen, allerdings ist es möglich, die Sensibilität zu vermindern. Dies kann dem stark allergischen Kind nutzen, das wegen der Schuppen in der Kleidung seiner Klassenkameraden nicht die normale schulische Erziehung in Anspruch nehmen kann. Schimmelpilzextrakte werden häufig beim Asthma bronchiale in der Kindheit, offensichtlich mit einigem Erfolg, angewandt, allerdings wurde die Wirksamkeit noch nicht definitiv bewiesen. Da Schimmelpilzextrakte nur eine schlechte Übereinstimmung zwischen Hauttestung, RAST und der Inhalationsprovokation zeigen, ist es nicht ratsam, die Therapie von einem einzigen Test mit positivem Ergebnis abhängig zu machen.

Indikation zur Hyposensibilisierung. Die Frage, ob man eine Hyposensibilisierungsbehandlung beginnen soll oder nicht, hängt vom Alter des Patienten, dem Schweregrad seiner Symptome, der Art der Erkrankung und den Wirkungen beziehungsweise Nebenwirkungen der Pharmakotherapie ab. Praktische, erziehungsbedingte und wirtschaftliche Faktoren spielen ebenfalls eine Rolle, und es ist schwer, genaue Richtlinien aufzustellen, die auf alle Länder zutreffen. Die folgende Kasuistik dient nur als Beipiel.

Fallbeispiel 1. Ein Kind mit perennialer Rhinitis, Asthma bronchiale und Milbenallergie. Die Hyposensibilisierung kann man in Betracht ziehen, wenn erstens die Versuche zur Einschränkung des Milbenbefalls die Symptome nicht signifikant verringern, zweitens die Krankheit die Leistung des Kindes in der Schule oder im gesellschaftlichen Leben beeinträchtigt, oder drittens das Asthma bronchiale, das die tägliche Gabe eines Bronchospasmolytikums erfordert, weiter besteht. Man kann auch, bevor man die Entscheidung fällt, einen Versuch mit inhaliertem Dinatriumcromoglicat beginnen.

Fallbeispiel 2. Ein Erwachsener mit perennialer Rhinitis, Asthma bronchiale und Milbenallergie. Man rät zur Verminderung der Allergenexposition, beginnt mit einem vollständigen Therapieprogramm mit Bronchospasmolytika und, falls notwendig, unterstützt durch lokal applizierte Steroide in Nase und Bronchien. Kurze Zyklen mit systemischen Steroiden können bei akuter Exazerbation notwendig werden. Falls dieser Behandlungsplan die Symptome nicht kontrollieren kann, ist die Hyposensibilisierung zu erwägen. Die Allergie ist allerdings beim Erwachsenen von geringerer Bedeutung bei der Auslösung der Symptomatik als beim Kind, daher ist der Effekt der Desensibilisierung auch weniger signifikant.

Fallbeispiel 3. Ein junger Mann mit saisonaler Rhino-Konjunktivitis und Graspollenallergie. Man sollte nicht direkt mit der Hyposensibilisierung beginnen mit dem Ziel, die Entwicklung eines perennialen Asthma bronchiale zu verhindern. Dieses Risiko liegt nur 2–3mal höher als normal, und es gibt nur wenige Hinweise darauf, daß Polleninjektionen dieses verringern könnten. Falls der Einsatz von Antihistaminika und modernen, lokal anwendbaren Medikamenten dem Patienten nicht erlaubt, ein normales Leben zu führen, so können für einige Wochen systemische Steroide verordnet werden, wobei die meisten Allergologen zu diesem Zeitpunkt die Hyposensibilisierung mit dem Patienten diskutieren werden. Das Ergebnis dieses Gesprächs hängt von praktischen und finanziellen Erwägungen ab und von der Vorliebe des Patienten beziehungsweise des Arztes.

Zusammenfassung

Ob man bei einem Patienten mit der Hyposensibilisierung beginnen sollte, hängt einer Reihe von Faktoren ab, bei der die finanziellen und praktischen Erwägungen nicht die unbedeutendsten sind. Obwohl hier die Meinungen über die Bedeutung der Immunotherapie sehr weit auseinandergehen, stützt die allgemein vorherrschende Meinung das Schema eines Vierstufenplanes bei der Behandlung der allergischen Atemwegserkrankungen: 1. Allergenkarenz; 2. Pharmakotherapie; 3. Desensibilisierung und 4. systemische Steroide.

10.6 Hyposensibilisierung: Technik und Sicherheit

Die klinische Praxis variiert von Ort zu Ort erheblich, so daß hier nur einige allgemeine Prinzipien wiedergegeben werden sollen. Bevor man mit der Serie von Allergeninjektionen beginnt, ist es klug, das Verständnis des Patienten für Zweck und Einzelheiten der Therapiebedingungen zu überprüfen.

Wahl des(der) Allergens(Allergene). Es ist ratsam, ein oder zwei Allergene aufgrund der Ergebnisse der Allergietestung, der Kenntnis über das Allergenvorkommen in der Umgebung des Patienten und der Möglichkeiten der Allergenkarenz auszuwählen.

Allergenmischungen kann man nicht empfehlen, mit Ausnahme von Allergenen mit deutlicher immunologischer Identität (zum Beispiel verschiedene Gräser). Man sollte von der Behandlung positiver Hauttestergebnisse mit geringer Bedeutung für eine Atemwegserkrankung absehen.

Allergenextrakte. Depotextrakte werden gewöhnlich bevorzugt, aber wäßrige Extrakte bieten den Vorteil, das Ablesen der Lokalreaktionen zu erleichtern und ein geringeres Risiko einer sich langfristig verschlimmernden Asthmasymptomatik zu bergen. Die bessere Stabilität ist allerdings ein Argument zugunsten der Depotpräparate. Ein weiterer Nachteil der wäßrigen Extrakte ist die Tatsache, daß die Proteine an der Glasfläche anhaften und deshalb die Allergenkonzentration zusammen mit dem Inhalt der Flasche abfällt. Man muß daher die Dosis reduzieren, wenn man eine neue Flasche des wäßrigen Extrakts anbricht. Alle Extrakte werden bei 4 °C aufbewahrt.

Injektionstechnik. Die Subkutaninjektion wird am Arm durchgeführt. In jedem Fall aspiriert man, um sicherzustellen, daß die Nadel nicht eine Vene punktiert hat, bevor man die Lösung einspritzt.

Injektionen präsaisonal oder perennial? Mit der *präsaisonalen* Therapie beginnt man 3–6 Monate vor der Pollensaison, wobei man ansteigende Dosierungen appliziert, bis man die maximal tolerierte Dosis erreicht; die Behandlung wird während der Saison abgesetzt und im folgenden Jahr zu der entsprechenden Zeit wieder aufgenommen.

Die *perenniale* Behandlung beginnt man nach der Saison, und man verabreicht ansteigende Dosierungen, bis man die maximal tolerierte Dosis erreicht hat. Diese wird dann als Erhaltungsdosis das ganze Jahr über gegeben mit leichter Reduktion während der Pollensaison. Die perenniale Therapie wird empfohlen, da sie die Gabe der größten kumulativen Allergendosis erlaubt und anscheinend das größte

Ausmaß an klinischer Besserung erzielt. Bei beiden Arten der Behandlung ist die jährliche Anzahl der Injektionen ähnlich.

Standard-, Rush- oder Clusterhyposensibilisierung. Die perenniale Behandlung ist im Prinzip aus zwei Phasen zusammengesetzt. Die erste, die Einleitungsphase, besteht aus Injektionen mit ansteigenden Allergenkonzentrationen, während die größte tolerierbare Dosis dann wiederholt in der zweiten, der Erhaltungsphase, verabreicht wird. Benutzt man ein Depotpräparat, werden in der ersten Phase die Injektionen wöchentlich gegeben, danach in der zweiten Phase alle 6–8 Wochen. Der Standardplan für die wäßrigen Extrakte beträgt 2–3 Injektionen pro Woche in der ersten Phase, wobei man das Intervall in der zweiten Phase auf 3–4 Wochen verlängert.

Die gesamte Einleitungsphase mit ansteigenden Konzentrationen kann man bei hospitalisierten Patienten in einer Woche als *Rush-Hyposensibilisierung* mit 2–6 täglichen Injektionen eines wäßrigen Extraktes durchführen. Das Risiko der Allgemeinreaktion ist höher, jedoch kann man in einer spezialisierten Abteilung diesen Reaktionen adäquat begegnen. Bei einer *Clusterhyposensibilisierung* verabreicht man an einem Tag 2–4 Injektionen und wiederholt dieses Injektionsschema nach 2–4 Wochen. Dadurch ist die Entwicklung von Antikörpern möglich. Immunologisch betrachtet scheint die Clusterhyposensibilisierung vernünftiger als das Rush-Schema zu sein.

Die Erfahrungen mit dieser Methode sind aber noch begrenzt. Man muß dem Patienten gegenüber betonen, daß er keinerlei signifikanten Erfolg erwarten kann, bevor nicht die zweite Phase erreicht ist und die Erhaltungsdosis mehrere Male injiziert wurde.

Wahl der Dosis. Die Initialdosis muß sehr niedrig sein. Dies ist oft eine Standarddosis, die von allen Patienten toleriert wird, allerdings bestimmen einige Allergologen lieber den Startwert durch Hauttitration. Die Initialdosis wird dann als die höchste Dosis bestimmt, die intrakutan ein negatives Testergebnis hatte. Während der Einleitungsphase wird die Dosis bei jeder Injektion verdoppelt, jedoch nur, wenn die vorhergehende Applikation keinerlei systemische Reaktionen (Urtikaria, Rhinitis, Asthma) oder eine ausgedehnte Lokalreaktion hervorgerufen hat (Tabelle 44). Die Erhaltungsdosis ist die maximal tolerierbare Dosis, und diese variiert von Patient zu Patient beträchtlich. Sie wird während der zweiten Therapiephase regelmäßig injiziert. Während der Pollensaison wird sie reduziert, außerdem, wenn es zu einer Atemwegsinfektion bei Asthmatikern kommt, wenn der Patient klinisch manifest an Asthma bronchiale erkrankt und wenn die vorhergehende Injektion deutliche lokale oder Allgemeinreaktionen ausgelöst hat. Der ideale Injektionsplan kann kaum immer strikt befolgt werden (Abb. 215).

Begleittherapie. Im Prinzip kann man die Hyposensibilisierung mit allen Arten von medikamentöser Therapie kombinieren, Patienten unter systemischen Steroiden leiden jedoch oft an zu schwerem Asthma bronchiale, um Allergeninjektionen zu tolerieren. Antihistaminika können eine generalisierte Reaktion verwischen, die ein Indikator für eine zu hoch gewählte Allergenkonzentration ist.

Praktische Erwägungen. Die Behandlung wird am ehesten durch einen Spezialisten in einem Krankenhaus durchgeführt. Falls dies nicht möglich ist, kommt in

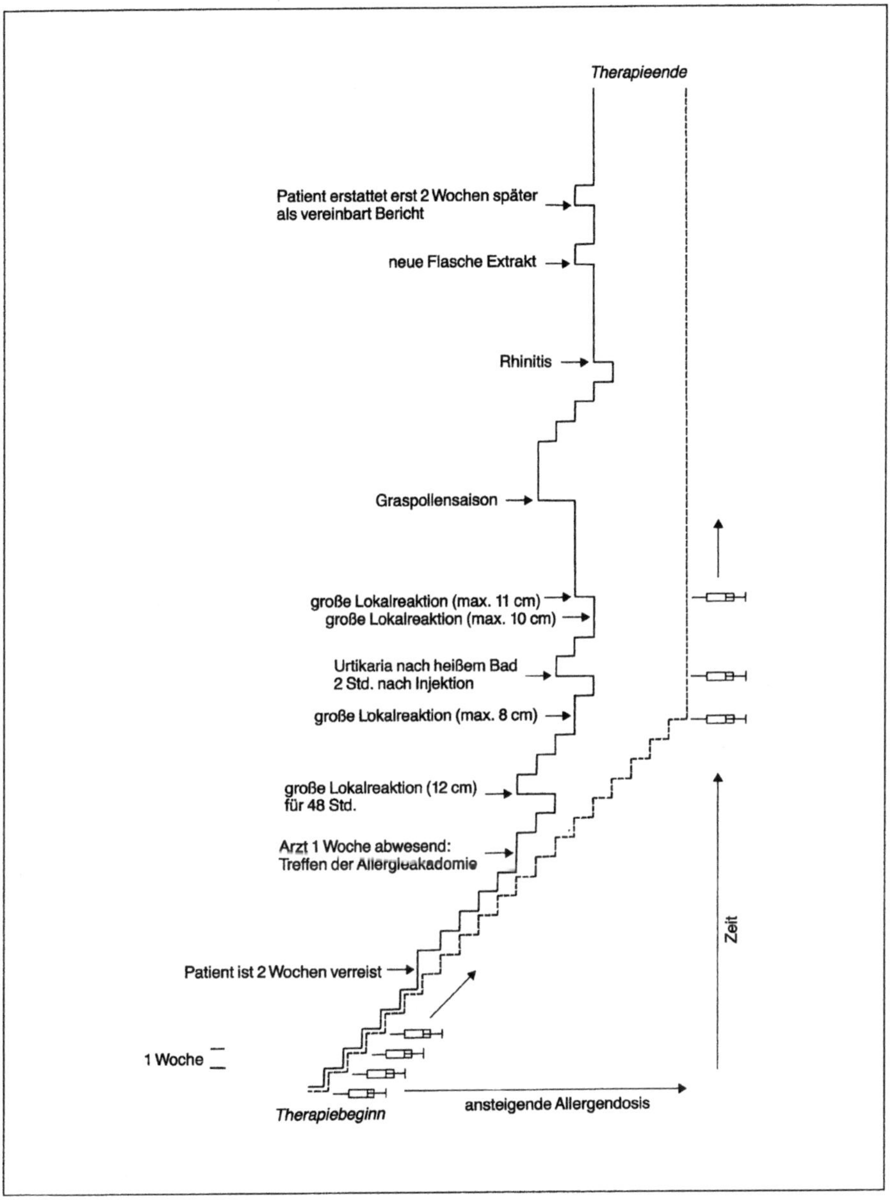

Abb. 215. Hyposensibilisierungsbehandlung über drei Jahre mit einem wäßrigen Pollenextrakt. Die punktierte Linie zeigt den Idealverlauf an, die durchgezogene Linie gibt ein realistisches Beispiel wieder.

Tabelle 44. Gründe, die Allergendosis nicht weiter zu erhöhen oder sie sogar zu verringern.

1. Ausgedehnte Lokalreaktion
   (maximale Reaktion, vom Patienten abgelesen:
   > 7 cm für wäßrige Extrakte,
   > 14 cm für Depotpräparate)
2. Langdauernde Reaktion
   (> 24 Stunden für wäßrige Extrakte,
   > 48 Stunden für Depotpräparate)
3. Allgemeinreaktion
   (Rhinitis, Asthma, Urtikaria)
4. Zu lange Intervalle zwischen den Injektionen
   (50% verlängert = man gibt 50% der Dosis,
   100% verlängert = man gibt 10% der Dosis,
   200% verlängert = man beginnt von vorn)
5. Starke Allergenexposition (Pollensaison)
6. Manifestes Asthma bronchiale oder schwere Dermatitis
7. Atemwegsinfektion (nur bei Asthmatikern)
8. Anbrechen einer neuen Flasche

zweiter Linie in Frage, daß die erste Therapiephase mit ansteigenden Konzentrationen von einem Spezialisten durchgeführt wird. Dieser überweist den Patienten anschließend zum Allgemeinarzt, dem er einen detaillierten, schriftlichen Therapieplan für die Erhaltungsphase zur Verfügung stellt. Besondere Erfahrungen mit dieser Therapieform sind für die maximale Sicherheit des Patienten wesentlich. Die große Mehrzahl der Allgemeinreaktionen tritt in der ersten Phase mit ansteigenden Konzentrationen auf.

Therapiedauer. Bezüglich der Behandlungsdauer existieren keine festen Regeln. Falls der Patient nach 1–2 Jahren keine Besserung erfahren hat, sollte man die Therapie noch einmal kritisch überdenken. Ansonsten kann man mit der Hyposensibilisierung fortfahren, gewöhnlich für 3–5 Jahre.

Sicherheitsmaßnahmen. Sogar der perfekt abgewickelte Hyposensibilisierungsplan birgt das Risiko schwerer Allgemeinreaktionen. Glücklicherweise ist es sehr klein, allerdings ist die Therapie nur gerechtfertigt, wenn man alle möglichen Maßnahmen ergriffen hat, das Risiko gänzlich auszuschalten. Die in Tabelle 45 beschriebenen Vorsichtsmaßnahmen müssen befolgt werden.

Anaphylaktischer Schock. Die Therapie des anaphylaktischen Schocks wird in Kapitel 12.2 beschrieben.

Zusammenfassung

Man sollte ein bis zwei ausgewählte, wichtige Allergene gegenüber einem Cocktail aller beim Hauttest positiv herausgefallenen Materialien den Vorzug geben. Die Wahl des Extrakts hängt von der Qualität der handelsüblichen Präparate ab. Im allgemeinen werden Depotpräparate und modifizierte Allergene bevorzugt. Die Hyposensibilisierung besteht aus einer ersten Einleitungsphase mit ansteigenden Allergenkonzentrationen und einer zweiten Phase, in der die höchste tolerierbare

Dosis als Erhaltungsdosis gegeben wird. Diese Phase stellt die eigentliche Therapie dar, während die erste im wesentlichen eine Sicherheitsphase ist. Die Hyposensibilisierung darf nicht angewandt werden, wenn nicht die acht in Tabelle 45 aufgeführten Punkte befolgt werden.

Tabelle 45. Vorsichtsmaßnahmen bei der Hyposensibilisierungsbehandlung.

1. Man sollte nie eine Injektion geben, ohne eine Spritze mit *Adrenalin* bei der Hand zu haben.
2. Man sei immer darauf vorbereitet, einen schweren Asthmaanfall (Kapitel 6.5) oder eine anaphylaktische Reaktion (Kapitel 12.2) zu behandeln.
3. Man frage immer nach lokalen und allgemeinen Reaktionen, die nach der voraufgegangenen Spritze eventuell aufgetaucht sind.
4. Man untersuche den Patienten kurz hinsichtlich seines respiratorischen Zustands.
5. Man prüfe den Namen, den Allergenextrakt, Dosis und Konzentration zweimal, und sage dem Patienten immer die entsprechende Dosis.
6. Man versuche immer, zu aspirieren, vor und während der Allergeninjektion.
7. Man halte den Patienten im Warteraum unter Beobachtung, etwa 30 Minuten nach der Injektion.
8. Man gebe die Injektionen in regelmäßigen Abständen.

Literatur

1. Aas K (1971) Hyposensitization in house dust asthma. Acta Paediat Scand 60: 264–8
2. Aas K (1977) Immunotherapy of bronchial asthma. In: Lichtenstein LM, Austen FK Asthma: physiology, immunopharmacology and treatment, Vol. 2. Academic Press, New York, pp 385–400
3. Bierman BA, Bierman CW (1980) Injection therapy. In: Bierman CW, Pearlman DS (eds) Allergic diseases of infancy, childhood and adolescence. WB Saunders, Philadelphia, pp 333–45
4. Editorial (1980) Hyposensitization to house dust mites. Br Med J 1: 589–90
5. Frankland AW, Augustin R (1954) Prophylaxis of summer hay fever and asthma. Lancet 1: 1055–7
6. Johnstone DE, Dutton A (1968) The value of hyposensitization therapy for bronchial asthma in children: a 14 year study. Paediatrics 42: 793
7. Katz DH, Liu F-T (1980) New concepts on the pathogenesis of the allergic phenotype and selective suppression of IgE antibody synthesis. In: Oehling A, Glazer I, Mathow E, Arbesman CE (eds) Advances in allergology and applied immunology. Pergamon Press, Oxford, pp 51–9
8. Korsgaard J (1983) Preventive measures in mite asthma. Allergy 38: 93–102
9. Korsgaard J (1983) Mite asthma and residency. Am Rev Respir Dis 128: 231–5
10. Lichtenstein LM (1978) An evaluation of the role of immunotherapy in asthma. Am Rev Respir Dis 117: 191–7
11. Mischler IW et al. (1981) A multiclinic trial with glutaraldehyde-modified tyrosine-adsorbed ragweed pollen immunotherapy (Pollinex). Curr Ther Res 29: 745–56
12. Murray AB, Ferguson AC (1983) Dust-free bedrooms in the treatment of asthmatic children with house dust or dust-mite allergy: a controlled trial. Paediatrics 71: 418–22
13. Nickelsen JA, Goldstein S, Mueller U, Wypych J, Reiman RE, Arbesman CE (1981) Local intranasal immunotherapy for ragweed allergic rhinitis. I: clinical response, and II: immunological response. J Allergy Clin Immunol 68: 33–45
14. Norman PS, Winkenwerden WL, Lichtenstein LM (1968) Immunotherapy of hay fever with ragweed antigen E: comparisons with whole pollen extract and placebo. J Allergy Clin Immunol 42: 93–108
15. Norman PS, Lichtenstein LM (1978) The clinical and immunologic specificity of immunotherapy. J Allergy Clin Immunol 61: 370–7

16. Norman PS (1980) An overview of immunotherapy: Implications for the future. J Allergy Clin Immunol 65: 87–96
17. Norman PS, Lichtenstein LM, March DG (1981) Studies on allergoids from naturally occurring allergens. IV. Efficacy and safety of long-term allergoid treatment of ragweed hay fever. J Allergy Clin Immunol 68: 460–70
18. Patterson R et al. (1983) Immunotherapy. In: Middleton Jr E, Reed CE, Ellis EF (eds) Allergy: principles and practice, 2nd ed. CV Mosby, Saint Louis, pp 1119–42
19. Rands DA (1980) Anaphylactic reaction to desensitization for allergic rhinitis and asthma. Br Med J 281: 854
20. Vanto T, Koivikko A (1983) Dog hypersensitivity in asthmatic children. Acta Paediatr Scand 571: 5
21. Warner JO, Price JF,Soothill JF, Hey EN (1978) Controlled trial of hyposensitization to Dermatophagoides pteronyssinus in children with asthma. Lancet 2: 913–5

11 Allergische Lungenerkrankungen

11.1 Allergische bronchopulmonale Aspergillose

Die Schimmelpilzart *Aspergillus fumigatus* kann eine Reihe verschiedener Atemwegserkrankungen mit unterschiedlicher Immunpathogenese und unterschiedlichem klinischen Erscheinungsbild hervorrufen.

1. Die ubiquitär vorkommenden Aspergillussporen können bei Atopikern ein IgE-vermitteltes *allergisches Asthma bronchiale* hervorrufen.
2. Nichtatopische Individuen können ebenfalls erkranken, wenn sie große Mengen der Sporen einatmen; die entstehende *exogen-allergische Alveolitis* ist weitgehend IgG-vermittelt (siehe Kapitel 11.2).
3. In einigen Fällen von chronischem Asthma bronchiale werden die inhalierten Sporen nicht aus den Atemwegen eliminiert; sie bilden Hyphen, die sich in den Lumina der Atemwege vermehren. Eine kombinierte IgE- und IgG-Antikörperreaktion ist die Ursache der *allergischen bronchopulmonalen Aspergillose.*
4. *Aspergillus fumigatus* kann sich auch in bronchiektatischen Kavernen, Zysten und Tumoren bei nichtatopischen Patienten ansiedeln und so ein *Aspergillom* bilden.
5. Bei immundefekten Patienten können die Schimmelpilze invasiv werden und eine Pneumonie, Abszesse und eine *Aspergillus-Sepsis* hervorrufen.

Pathogenese der allergischen bronchopulmonalen Aspergillose. Die Schleimpfropfbildung in asthmatischen Luftwegen ermöglicht es den inhalierten Sporen des *Aspergillus fumigatus,* zu keimen und Myzelien zu bilden, besonders in den größeren Subsegmentbronchien; sie können sich im Falle von Lungenschäden durch vorangegangene Asthmaattacken permanent ansiedeln. Die Pilze dringen nicht ins Gewebe ein, sondern bleiben als Saprophyten in den Atemwegslumina. Die ständige Aussaat von Antigenen in das Gewebe stimuliert die Bildung von *präzipitierenden IgG-Antikörpern,* wobei Atopiker auch *IgE-Antikörper* produzieren können. Beide Antikörperklassen sind für die folgende Entzündungsreaktion erforderlich, die die Schädigung der Bronchialwand verursacht und den festgesetzten Pilzen das weitere Wachstum erlaubt.

IgE-Antikörper und eine Typ-I-Reaktion verschlimmern das Asthma, tragen zu der massiven Eosinophilie bei und verstärken den Effekt der präzipitierenden IgG-Antikörper, nämlich die vermehrte vaskuläre Permeabilität, indem sie als „Türhüter" dienen. Präzipitierende IgG-Antikörper bilden mit dem Antigen Immunkomplexe und führen so zur Aktivierung des Komplementsystems, was weitgehend für die Entzündung und die Gewebszerstörung verantwortlich ist. Die Immunreaktion beschreibt man als Typ-III-ähnlich, da eine typische Typ-III-Reaktion mit Immunkomplexvaskulitis bisher nicht beschrieben wurde.

Pathologie. Die betroffenen Bronchien sind mit Schleim gefüllt, der Pilzelemente und Eosinophile enthält. Die Bronchialwand ist verdickt mit Zellinfiltraten, und die Gewebsschädigung führt gelegentlich zur Entwicklung von Bronchiektasien. Das Parenchym weist häufig eine solide Umwandlung mit konzentrisch um die Bronchien angeordneten Granulomen auf, die aus eosinophilen und mononukleären Zellen bestehen. Obwohl hauptsächlich die Bronchien befallen sind, können auch die Alveolarwände so verdickt sein, daß Gasdiffusionsprobleme entstehen.

Klinische Merkmale. Patienten, die eine allergische bronchopulmonale Aspergillose entwickeln, bieten erstens eine *Asthmaanamnese,* sind zweitens fast immer *Atopiker* und gehören drittens oft der *jüngeren* Altersgruppe an. Ein akutes Aufflackern der Krankheit geht mit giemender Dyspnoe, produktivem Husten, oft mit Expektoration von bräunlichen Brocken, grippalen Symptomen und manchmal Fieber einher. Die Krankheit kann das Bild rezidivierender Infekte nachahmen.

Laboruntersuchungen. Wenn man den Verdacht auf diese Erkrankung äußert, müssen Laboruntersuchungen durchgeführt werden, da die Korrelation zwischen Symptomen und Befunden einerseits und den pathologischen Abläufen in der Lunge andererseits nur schlecht herzustellen ist. Eine frühe Diagnose ist zur Vermeidung weiterer Gewebeschäden wichtig.

Die *mikroskopische Untersuchung des Sputums* zeigt eine Eosinophilie und oft, aber nicht immer, *Aspergillus*-Myzelien. Eine einmalig positive Sputumkultur ist kein zwingendes diagnostisches Kriterium, da der Erreger ubiquitär vorkommt, allerdins sind wiederholt positive Kulturen verdächtig.

Unbehandelte Patienten zeigen eine *deutliche Eosinophilie,* im allgemeinen von über $1000/mm^3$.

Nur eine kleine Gruppe der Asthmatiker mit einem *positiven Hauttest* auf *Aspergillus fumigatus* haben eine allergische bronchopulmonale Aspergillose. Fällt der Hauttest negativ aus, ist die Diagnose sehr unwahrscheinlich, vorausgesetzt, daß ein potenter Extrakt benutzt wurde. Daher ist der positive Hauttest notwendig, aber nicht pathognomonisch.

Der Sofortreaktion folgt in der Regel die Spätreaktion, sowohl in der Haut als auch in den Bronchien.

Aspergillus fumigatus, der im Bronchialbaum wächst, stellt einen starken Stimulus nicht nur für spezifisches, sondern auch für unspezifisches IgE dar. Die *Serum-IgE-Werte* sind deutlich erhöht, und zwar signifikant höher als bei unkompliziertem Asthma bronchiale. Praktisch alle Patienten haben einen erhöhten Serum-IgE-Spiegel, der direkt die Aktivität der Erkrankung widerspiegelt. Reihenuntersuchungen des Gesamt-IgE sind als Leitfaden der Therapie sehr wertvoll; ein ansteigender Wert weist prognostisch auf eine klinische Exazerbation hin, ein stabiler oder abfallender Wert bedeutet eine Remission.

Der Spiegel der präzipitierenden *IgG-Antikörper* gegen *Aspergillus fumigatus* ist bei der allergischen bronchopulmonalen Aspergillose höher als bei Asthma bronchiale, und kann als diagnostisches Hilfsmittel dienen.

Das akute Aufflackern der Krankheit geht mit reversibler Atemwegsobstruktion einher und, im Gegensatz zum unkomplizierten Asthma bronchiale, mit einem Abfall der *Kohlenmonoxiddiffusion* (siehe Kapitel 5.9). Letztere ist der beste *Lungenfunktionsindex* hinsichtlich der Schwere der Erkrankung; sie gibt wahrscheinlich die Beteiligung der Alveolarwand und das Vorhandensein von Bronchiektasien wieder.

Eine *Thoraxröntgenaufnahme* wird angefertigt, sobald der Verdacht auf die Erkrankung besteht. Eine Reihe charakteristischer Veränderungen, die *vorübergehend* oder *permanent* vorhanden sind, wird in Radiologielehrbüchern beschrieben. Wandernde homogene Verschattungen werden häufig durch Parenchyminfiltrate verursacht. Eine *Atelektase* eines Segments oder Lobus oder eines gesamten Lungenflügels wird durch angesammelten Schleim hervorgerufen. *Bronchiektasien,* die typischerweise proximal gelegen sind, stellen die wichtigste permanente Veränderung dar, die man im Röntgenbild erkennen kann. Diese Diagnose kann man in einem *Tomogramm* bestätigen; eine Bronchographie kann gefährlich sein und ist nur in besonderen Fällen notwendig.

Diagnostische Kriterien. Die allergische bronchopulmonale Aspergillose sollte bei einer Routineuntersuchung dann vermutet werden, wenn ein atopischer Asthmapatient eines oder mehrere der folgenden Merkmale aufweist: 1. eine Anamnese, die auf rezidivierende Atemwegsinfekte schließen läßt; 2. Expektorationen von bräunlichen Brocken; 3. ein positiver Hauttest auf *Aspergillus fumigatus;* 4. ein hoher Serum-IgE-Spiegel; 5. eine hohe Eosinophilenzahl im Blut und 6. ein pathologisches Thoraxröntgenbild oder eine Anamnese mit Lungeninfiltraten.

Wenn der Verdacht einmal besteht, sind folgende Untersuchungen angezeigt: 1. Mikroskopie und Kultur von wiederholt entnommenen Sputumproben; 2. Bestimmung präzipitierender Antikörper; 3. Thoraxtomogramm und 4. engmaschige Kontrollen des Patienten.

Die Diagnose basiert auf der Kombination Symptome – Befunde – Untersuchungsergebnisse. Die wichtigsten diagnostischen Kriterien sind in Tabelle 46 aufgelistet. Man hat vorgeschlagen, daß das Vorhandensein von sechs dieser Kriterien die Diagnose sehr wahrscheinlich macht, wenn alle sieben aufgeführten Faktoren vorhanden sind, wäre sie sicher.

Therapie. Das Therapieziel ist es, den Teufelskreis zu durchbrechen, durch den das Pilzwachstum in den zähen Sekreten weiter antigenes Material produzieren kann.

Allerdings ist es extrem schwierig, den geschädigten Bronchialbaum durchgängig zu machen, und wenn auch die Symptome minimal ausgeprägt sind, so ist die frühe und energische Behandlung wichtig.

Steroide sind die Eckpfeiler der Therapie. Sie lösen die Atemwegsobstruktion, schwächen die allergische Entzündungsreaktion ab und verringern die Produktion von zähen Sekreten; dies führt insgesamt zu einer wirkungsvolleren Elimination der Pilze. Kortikosteroide müssen in genügend großer Menge für einen ausreichend langen Zeitraum verordnet werden. Bei Erwachsenen wird eine Tagesdosis von 40–60 mg Prednisolon für einige Wochen verabreicht, um das pathologische Röntgenbild zu bessern, die Sputumproduktion zu bremsen und das klinische Befinden des Patienten positiv zu beeinflussen. Eine dreimonatige Behandlung mit Prednisolon in niedrigerer Dosierung (z. B. 0,5 mg/kg jeden zweiten Tag) mit nachfolgender Kontrolle von Anamnese, Thoraxröntgenbild und Serum-IgE-Spiegel wird bei den meisten Patienten ausreichen. Einige benötigen jedoch eine ständige Weiterbehandlung mit Prednisolon.

Als weitere Therapiemittel verbessern Bronchospasmolytika die asthmatische

Seite der Krankheit, und Antibiotika sind bei bakteriellen Infektionen indiziert, die häufig als Komplikation auftreten. Inhalierte Steroide zeigen bei der allergischen bronchopulmonalen Aspergillose nur einen geringen Effekt und können daher gegenwärtig nicht empfohlen werden. Die Desensibilisierung mit Aspergillose-Extrakt kann die Krankheit verschlimmern und ist kontraindiziert.

Nachsorge und Prognose. Da eine Exazerbation der allergischen bronchopulmonalen Aspergillose mit minimalen Symptomen einergehen kann, sollte man die Patienten mit Hilfe von Reihenbestimmungen des IgE und Thoraxröntgenkontrollen überwachen.

Unbehandelt werden die Patienten in den chronischen Verlauf hineingeraten mit der Entwicklung pulmonaler Infiltrate, irresersibler Bronchiektasien und in vielen Fällen respiratorischer Insuffizienz. Mit einer frühen Diagnose und einer geeigneter Therapie werden die meisten Patienten keine weiteren funktionellen Einbußen erleben.

Zusammenfassung

Die allergische bronchopulmonale Aspergillose kommt bei atopischen Asthmatikern vor. Wenn inhalierte Sporen des *Aspergillus fumigatus* im Schleim geschädigter Atemwege festgehalten werden, bilden sie Myzelien, die sich weiter vermehren. Der Pilz bleibt als Saprophyt im Lumen der Atemwege, wo er große Mengen von Antigenen produziert, die die Produktion präzipitierender IgG-Antikörper und bei Atopikern auch IgE-Antikörper stimulieren. Die Entzündungsreaktion, die durch Eosinophilie, Granulome, Verdickung und Zerstörung der Bronchialwand charakterisiert ist, führt letztendlich zur Entwicklung von Bronchiektasien und Lungenschäden. Das akute Aufflackern der Krankheit geht mit Giemen, produktivem Husten und grippalen Symptomen einher. Das Sputum zeigt oft eine Eosinophilie und ein Pilzwachstum. Es sind eine Eosinophilie im Blut, ein positiver Hauttest, ein hoher Gesamt-IgE-Spiegel im Serum, zirkulierende präzipitierende Antikörper, eine pathologische Thoraxröntgenaufnahme, eine reduzierte FEV_1 und eine verminderte Kohlenmonoxiddiffusion vorhanden. Die Therapie umfaßt orale Kortikosteroide, die in ausreichend hoher Dosierung und über einen ausreichend großen Zeitraum verabreicht werden; diese Behandlung kann einen weiteren Lungenschaden verhindern. Engmaschige Nachkontrollen mit Reihenbestimmung der IgE-Werte und Röntgenthoraxkontrollen sind notwendig, da die Symptome und Befunde nur wenig mit den pathologischen Abläufen in der Lunge übereinstimmen.

11.2 Exogen-allergische Alveolitis

Definition. Die exogen-allergische Alveolitis oder Hypersensibilitätspneumonie wird durch eine Vielzahl inhalierter organischer Materialien, besonders mikrobieller Produkte und in der Luft vorkommender Proteine hervorgerufen. Sie ist charakterisiert durch das Vorhandensein präzipitierender Antikörper, sensibilisierter Lymphozyten und Zellinfiltrate in den Alveolen, die sich zur Fibrose entwickeln können.

Antigenquellen. Die Antigene sind kleine Partikel in der Luft ($\leq 5\ \mu m$), die in die Alveolen gelangen können. Diese kommen bei einer großen Menge von Stäuben vor, die hauptsächlich organischen Ursprungs sind und Produkte von Bakterien (thermophile Actinomyceten), Pilze, Vogelexkremente und Chemikalien darstellen. Die Tabelle 46 stellt nur eine Teilliste dar, und es werden ständig neue Antigenquellen veröffentlicht. Trotz dieser langen expandierenden Liste haben die Veränderungen doch überraschende pathologische und klinische Ähnlichkeiten.

Tabelle 46. Antigenquellen bei exogen-allergischer Alveolitis.

Antigenquelle	Exposition	Krankheit
Thermophile Actinomyceten	Schimmliges Heu und Getreide	Farmerlunge
	Pilzkompost	Pilzarbeiterlunge
	Schimmliges Zuckerrohr	Bagassose
Pilze	Schimmlige Sägespäne	Holzarbeiterlunge
	Schimmlige Gerste	Malzarbeiterlunge
	Käseschimmel	Käsearbeiterlunge
Verschiedene Mikroorganismen	kontaminierte Wassersysteme	Befeuchterlunge (Ventilatorpneumonie)
Tierproteine	Vogelexkremente	Vogelzüchterlunge
Chemikalen		
– Phthalsäureanhydrid	Epoxidharz	Epoxidharzarbeiterlunge
– Toluendiisocyanat	Farbkatalysator	Porzellanarbeiterlunge
– Trimellitinsäureanhydrid	Trimellitinsäureanhydrid	Kunststoffarbeiterlunge

Die zuerst beschriebene und wahrscheinlich häufigste Antigenquelle ist *Micropolyspora faeni.* Dieser Mikroorganismus wurde früher als Pilz definiert, kürzlich wurde er jedoch als Bakterium beschrieben, da er keine Kernmembran besitzt. Er gedeiht gut bei 50–60 °C, einer Temperatur, die gewöhnlich beim Verfaulen von Pflanzenmaterial erreicht wird und bei welcher er bedeutende Mengen von Enzymen produziert, die für den Fäulnisprozess verantwortlich sind. *Micropolyspora faeni* ist in Heu und Korn, das unter feuchten Bedingungen gelagert ist, zahlreich vorhanden. Er ist eine häufige Ursache der exogen-allergischen Alveolitis bei Landwirten: die *Farmerlunge.* Diese Erregerart, die *thermophilen Actinomyceten,* wachsen auch in schimmeligem Pilzkompost *(Pilzarbeiterlunge),* und in schimmeligem Zuckerrohr *(Bagassose).* Betriebe, in denen Sägemehl, Malz, Käse und eine Reihe anderer von Schimmelpilz durchsetzter organischer Materialien verarbeitet werden, führen zu der Exposition gegenüber einer großen Menge von Pilzantigenen und damit zum Risiko der exogen-allergischen Alveolitis: *Holzarbeiterlunge, Malzarbeiterlunge, Käsewäscherlunge.*

Feuchte, warme Belüftungssysteme in einem Büro oder Betrieb haben den Ausbruch der exogen-allergischen Alveolitis unter den Beschäftigten verursacht, und normale Raumbefeuchter, die Aerosole bilden, waren ebenfalls zu diesen Ursachen zu rechnen. Die Antigenquelle bei der *Befeuchterlunge* (Befeuchterfieber, Druckerlunge) können Bakterien, Pilze, Algen und Amöben sein, die auf den Luftfiltern wachsen.

Menschen, die bei ihrem Hobby oder im Beruf mit Vögeln umgehen, wie z. B. Taubenzüchter, Wellensittichzüchter, können die Krankheit aufgrund der Inhalation von antigenen Proteinen von getrockneten Exkrementen entwickeln: *Vogelzüchterlunge.*

Toluendiisozyanat und Phthalsäureanhydrid und *andere Chemikalien,* die in der Kunststoffindustrie verwendet werden (siehe Kapitel 2.7), können als Haptene fungieren und gelegentlich eine allergische Alveolitis hervorrufen.

Immunologische Merkmale. Handelsübliche Antigene zur Hauttestung stehen jetzt für einige der organischen Antigene zur Verfügung; wichtige Ausnahme sind Extrakte der thermophilen Actinomyceten, die als Reizstoffe wirken.

Haut- und Inhalationstests führen generell zu einer isolierten *Spät-* oder *Zweifachreaktion* (Tabelle 47). Die *Sofortreaktion* tritt aufgrund der kurzfristig sensibilisierten IgG-Antikörper (schwache Hautreaktion) und der IgE-Antikörper bei den etwa 10% der Patienten, die atopisch sind, auf (ausgedehnte Hautreaktion).

Die *Spätreaktion der Bronchien* geht mit Temperaturanstieg, erhöhter Blutsenkungsgeschwindigkeit, leichter Leukozytose, Atemwegsobstruktion und restriktiver Lungenfunktionsstörung einher, wobei gleichermaßen FEV_1 und FVC (siehe Abb. 122) abfallen bei gleichzeitiger Reduktion der Diffusionskapazität (siehe Kapitel 5.9). Das ständige Auftreten einer Spätreaktion der Haut und der

Tabelle 47. Argumente für und gegen das Vorliegen verschiedener Typen von Immunreaktionen bei der exogen-allergischen Alveolitis.

Typ-I-Reaktion	Typ-III-ähnl. Reaktion	Typ-IV-ähnl. Reaktion
für		
– Sofortreaktion der Haut und Bronchien bei 80 % der Patienten	Spätreaktion der Haut und Bronchien in allen Fällen	Sensibilisierte T-Zellen bei kranken, aber nicht bei gesunden exponierten Personen
	Spätreaktion der Bronchien mit Fieber, BSG-Beschleunigung und Leukozytose	Sensibilisierte T-Zellen und vermehrte Zahl der T-Zellen in der bronchoalveolären Lavage der Patienten
	Zirkulierende präzipitierende IgG-Antikörper bei fast allen erkrankten Patienten	Infiltration mit Makrophagen und Lymphozyten
	Abgelagertes Antigen, Antikörper und Komplement in einigen Lungenbiopsien	Auftreten von nichtverkäsenden Granulomen
gegen		
– Fehlende IgE-Antikörper* – Normales Serum-IgE*	Zirkulierende präzipitierende IgG-Antikörper bei 50 % der exponierten, aber beschwerdefreien Personen.	Keine verzögerte Haut- und Bronchialreaktion nach Antigenprovokation
– Kein vermehrtes Auftreten bei Atopikern	Normale Spiegel von zirkulierendem Komplement	
– Keine Eosinophilie im Blut	Fehlen einer pulmonalen Vaskulitis und Neutrophilie	

* Dies gilt nicht für Patienten mit anderen atopischen Erkrankungen.

Bronchien bei fehlender IgE-vermittelter Frühreaktion läßt die Beteiligung von IgG-Antikörper und Immunkomplexen vermuten (siehe unten).

Das charakteristische immunologische Zeichen, daß man bei mehr als 90% der symptomatischen Patienten findet, sind *präzipitierende IgG-Antikörper* gegen die auslösenden organischen Staubantigene. Etwa 50% der beschwerdefreien Personen, die dem Antigen ausgesetzt sind, haben Präzipitine. Daher schließt ein negativer Präzipitintest angesichts einer überzeugenden Klinik die Diagnose nicht aus, während ein positiver Test ohne passende klinische Befunde die Diagnose nicht erhärtet.

Eine Typ-III-ähnliche Reaktion ist wahrscheinlich der wichtigste Aspekt in der Pathogenese der exogen-allergischen Alveolitis. Dies wird durch Lungenbiopsien belegt, die manchmal Antigen-, Antikörper- und Komplementablagerungen erkennen lassen. Zirkulierende Komplementtiter liegen jedoch im Normbereich.

Die Typ-III-ähnliche Immunreaktion kann Pathogenese und Pathologie nicht ausreichend erklären; es sind ebenfalls T-Zellen involviert. Bei einem bedeutenden Prozentsatz der Patienten mit Vogelzüchterlunge konnten die Zeichen der Lymphozytenstimulierung (Transformation, Bildung von Lymphokinen) nachgewiesen werden, allerdings nicht in der entsprechenden Gruppe der beschwerdefreien Personen. Letzte Studien ergaben eine erhöhte Zahl von T-Lymphozyten in der Bronchoalveolar-Spülflüssigkeit. Diese Beobachtungen betonen nachdrücklich die Bedeutung der zellvermittelten Immunität bei der Pathogenese der exogen-allergischen Alveolitis; dies wird durch die histopathologischen Befunde belegt (siehe unten).

Pathologische Befunde. Man sieht eine ausgedehnte *mononukleäre Infiltration* in den Alveolen und Bronchiolen (Abb. 216). Lymphozyten, Plasmazellen und Makrophagen liegen ebenfalls in der Umgebung von Epitheloidzellen in einigen sarkoidoseähnlichen Granulomen. Die *Granulome,* die für die Erkrankung typisch sind, spiegeln sowohl die Fremdkörperreaktion als auch die zelluläre Immunreaktion vom Tuberkulintyp wider. In den Biopsien finden sich keine perivaskulär gelegenen Infiltrate von neutrophilen Leukozyten oder eine fibrinoide Nekrose der Gefäßwände, wie sie für die experimentelle Arthus-Reaktion kennzeichnend sind.

Im *chronischen Stadium* kommt es zum irreversiblen Lungenschaden. Das vorherrschende Merkmal ist die *ausgedehnte Fibrose.* Zahlreiche Alveolarräume sind obliteriert, die Lungenarchitektur ist zerstört (Abb. 217). Die Veränderungen sind gewöhnlich in den oberen Lungenanteilen deutlicher als in den unteren.

Klinische Befunde. Die Patienten verbinden häufig die rezidivierenden Expositionen mit den Symptomen der akuten Form, jedoch sind die subakuten und chronischen Verlaufsformen sehr viel schwieriger zu erkennen. Die Anfälle ahmen das Bild von rezidivierenden Infekten nach, und häufig werden hier Antibiotika verordnet. Ein starker Verdacht und eine detaillierte Anamnese zur Umgebung des Patienten sind für die frühe Diagnosestellung wichtig.

Die *akute Form* tritt auf, wenn die Exposition stark, aber intermittierend ist, zum Beispiel bei einem Taubenzüchter, der ab und zu den Taubenschlag säubert. Fieber, Schüttelfrost, Krankheitsgefühl, Engegefühl der Brust, trockener Husten und Dyspnoe treten 4–6 Stunden nach Antigenexposition auf und bilden sich spontan in 24 Stunden zurück. Der Anfall tritt jedesmal wieder auf, wenn die Person mit

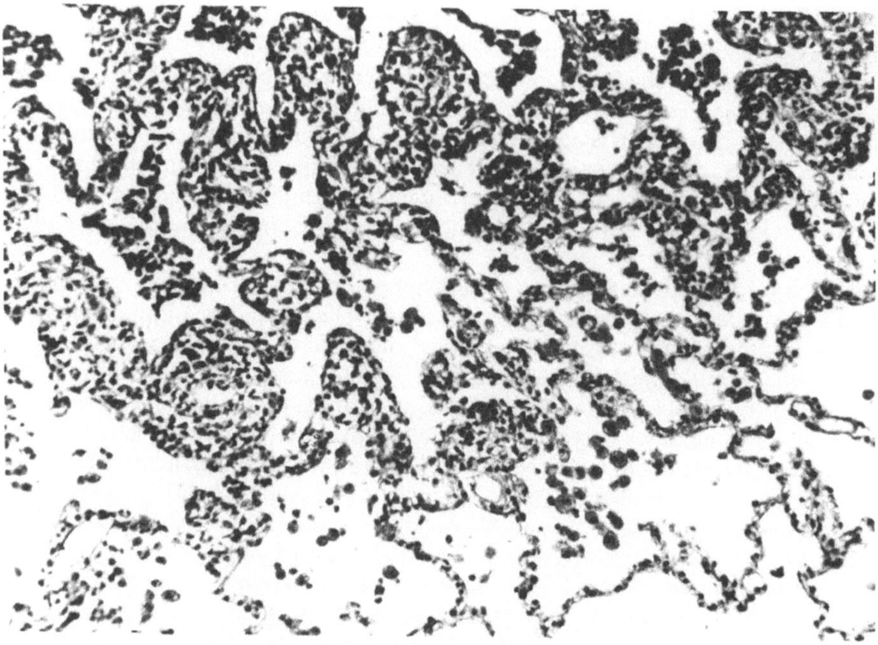

Abb. 216. Akute exogen-allergische Alveolitis mit lymphozytärer Infiltration in den Alveolarwänden und im peribronchialen Gewebe [aus 1].

dem auslösenden Staub in Berührung kommt.

Die Untersuchung des Patienten während eines Anfalls sieht einen akut erkrankten, dyspnoischen Menschen. Die Befunde sind oft spärlich; bei der Auskultation werden nur einige Rasselgeräusche und eine feine Crepitatio gehört. Giemen mit verlängertem Exspirium kommt bei der Minderheit der Patienten vor, die Atopiker sind. Zu akuten Exazerbationen der Farmerlunge kommt es am häufigsten zum Ende des Winters nach einem feuchten Sommer, wenn die Landarbeiter in begrenzten Innenräumen mit dem kontaminierten Heu umgehen. Sind die Anfälle schwer und häufig, so treten Anorexie, Gewichtsverlust und progressive Dyspnoe in den Vordergrund.

Die *subakute* Verlaufsform tritt auf, wenn die Exposition nur schwach, aber dauernd ist, beispielsweise durch einige Vögel, die als Haustiere gehalten werden. Progressive Dyspnoe, herabgesetzte Belastbarkeit, produktiver Husten, Ermüdung und Gewichtsverlust entwickeln sich schleichend. Dies ist keine seltene Form der Farmerlunge.

Die *chronische Verlaufsform* mit progressiver Kurzatmigkeit, die zur respiratorischen Insuffizienz führt, kommt als Folge einer rezidivierenden Exposition vor. Bei Fortschreiten der Lungenfibrose entwickeln sich Zyanose, Trommelschlegelfinger und Cor pulmonale.

Während eines akuten Anfalls ist im Rahmen der *Laboruntersuchungen* die Blutsenkungsgeschwindigkeit beschleunigt, es tritt eine Leukozytose und eine allgemeine Erhöhung der Serumimmunglobuline auf mit Ausnahme des IgE, das nur bei

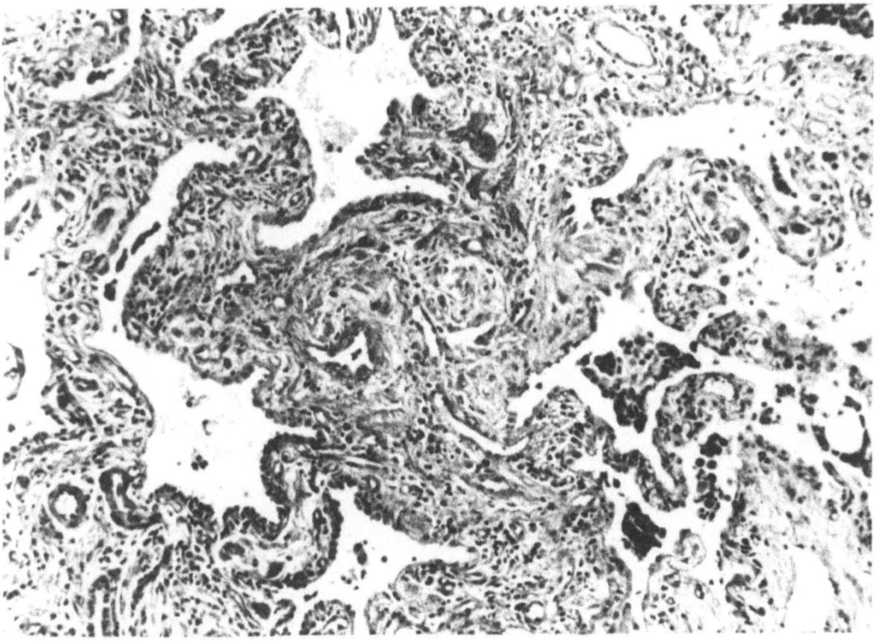

Abb. 217. Chronische exogen-allergische Alveolitis mit Fibrose und Obliteration zahlreicher Alveolarräume [aus 1].

Atopikern erhöht ist. Serumpräzipitine und eine Spät- und Zweifachreaktion der Haut stützen die Diagnose und sind eng mit dem klinischen Erscheinungsbild der Krankheit verbunden. Die Diagnose wird durch kontrollierte Tests mit Karenz und Exposition bestätigt. Vorsichtiges Inhalieren des mutmaßlichen Antigens führt man in Labors durch, die mit dieser Art von Test vertraut sind; dies ist keine Routineuntersuchung.

Während des akuten Anfalls ergeben die *Lungenfunktionstests* eine obstruktive und restriktive Atemstörung, wobei gleichermaßen FEV_1 und FVC vermindert sind; beide Werte bilden einen konstanten Quotienten. Bei der maximalen exspiratorischen Flußgeschwindigkeit (peak expiratory flow rate) zeigen sich nur geringe Veränderungen. Es kommt außerdem zur Hypoxämie und zu einem Abfall der Diffusionskapazität. Zunächst bilden sich die Veränderungen wieder vollständig zurück, bei zunehmender Fibrose werden diese jedoch irreversibel.

Im akuten Stadium zeigt das Röntgenbild eine feinknotige Zeichnung aufgrund der alveolären Entzündung; bei Antigenkarenz löst sich diese spontan wieder auf. Wiederholt man die Antigenexposition, so persistieren diese Veränderungen allmählich immer mehr und entwickeln sich gewöhnlich parallel zur Schwere der Erkrankung. In der chronischen Phase wird die diffus-knotige Zeichnung durch eine mittel- bis grobretikuläre, wabenartige Struktur mit Parenchymverdichtung und Überblähung einiger Lungenabschnitte verdrängt. Dies sind Veränderungen, wie sie bei der diffusen interstitiellen Fibrose jeglichen Ursprungs angetroffen werden.

Therapie. Die *Antigenkarenz* bildet den Eckpfeiler der Behandlung. Schutzmasken oder Staubfilter, eine Änderung der Klimageräte, Patientenerziehung und sogar Arbeitsplatzwechsel sind notwendig. Orale Kortikosteroide werden die episodenhaften Krankheitsphasen abblocken und verhüten, allerdings sollte man sich nicht auf die Suppression der Symptomatik verlassen. Da die Prognose der Krankheit stark von der Karenz abhängt, ist die frühe Diagnose von höchster Wichtigkeit.

Die Desensibilisierungstherapie ist kontraindiziert, da die Antigeninjektionen mit Erhöhung des Präzipitinspiegels eine potentielle Gefahr darstellen.

Zusammenfassung

Die exogen-allergische Alveolitis wird durch die Inhalation organischer Stäube hervorgerufen. *Micropolyspora faeni* verursacht die Farmerlunge, schimmliges Material auf Luftfiltern das Befeuchterfieber und Vogelexkremente die Vogelzüchterlunge. Die Provokation der Haut und Lunge führt zu einer Spät- oder Zweifachreaktion, die zusammen mit zirkulierenden IgG-Antikörpern auf eine Typ-III-ähnliche Reaktion hinweisen. Der Nachweis stimulierter Lymphozyten in Alveolarspülflüssigkeit weist ebenso auf eine Typ-IV-ähnliche Reaktion hin wie das mononukleäre Infiltrat in Lungenbiopsien. Die frühe Diagnosestellung ist für die Prävention der Lungenfibrose und die Prognose der Erkrankung von großer Wichtigkeit. Die Diagnose basiert auf der Anamnese bezüglich der Umgebung des Patienten, der Hauttestung, dem Serumpräzipitinspiegel, den Laboruntersuchungen, der Röntgendiagnostik und den Lungenfunktionsprüfungen (obstruktive und restriktive Funktionsstörung). Therapie bedeutet Antigenkarenz.

Literatur

1. Fink JN (1983) Hypersensitivity pneumonitis. In: Middleton Jr E, Reed CE, Ellis EF (eds) Allergy: principles and practice, 2nd ed. CV Mosby, Saint Louis, pp 1085–99

12 Allergische Allgemeinreaktionen

12.1 Anaphylaxie: Mechanismen und klinisches Erscheinungsbild

Definition. *Anaphylaktische Reaktionen* (anaphylaktischer Schock) sind immunologisch ausgelöste, oft sehr ernste und potentiell letal ausgehende Allgemeinreaktionen. *Anaphylaktoide Reaktionen* (Pseudoallergien) sind klinisch ähnliche Reaktionen, die durch nichtimmunologische und unbekannte Mechanismen ausgelöst werden. Im übrigen sind klinisches Erscheinungsbild und Therapie der anaphylaktischen und anaphylaktoiden Reaktionen identisch. In der täglichen Routine werden beide Arten als „Anaphylaxie" bezeichnet.

Obwohl selten, sind diese Reaktionen wegen ihres unerwarteten und ernsten Charakters von Bedeutung. Jeder Arzt muß in der Lage sein, einen anaphylaktischen Schock zu behandeln, und dazu immer bereit sein, wenn er eine Injektion gibt.

Mechanismen. Die Anaphylaxie beim Menschen wird am häufigsten durch IgE-Antikörper hervorgerufen, die sich an Basophile und Mastzellen binden (Tabelle 48). Histamin ist der einzige Mediator der Mastzellen, der bis jetzt mit Sicherheit bei der Anaphylaxie identifiziert wurde; die Rolle der übrigen Mediatoren bleibt weiter ungewiß. Derselbe Mechanismus tritt sowohl bei atopischen als auch nichtatopischen Individuen auf, die gleichermaßen gegenüber anaphylaktischen Reaktionen auf Injektionsallergene anfällig sind.

Tabelle 48. Arten der anaphylaktischen (1–2) und anaphylaktoiden Reaktionen (3–4) mit Beispielen für auslösende Substanzen.

1. *IgE-vermittelte Reaktion*
   Penizillin (Hapten)
   Insulin (volles Antigen)
2. *Immunkomplex-vermittelte Reaktion*
   Blutprodukte
3. *Direkter Effekt auf Mastzellen/Basophile*
   Röntgenkontrastmittel
4. *Pathologischer Arachidonsäuremetabolismus*
   Acetylsalicylsäure

Die Injektion vorgeformter Immunkomplexe oder IgG-Aggregate kann die IgE-vermittelte Anaphylaxie nachahmen. Die *Immunkomplexbildung* in vivo im Zusammenhang mit der Anaphylaxie ist am besten bei Patienten nachgewiesen worden, die IgG-Antikörper gegen IgA bilden. Solche Autoantikörper kommen bei der Hälfte der Menschen vor, die einen IgA-Mangel aufweisen. Eine Injektion von IgA enthaltendem *Gammaglobulin* führt zur Bildung von Immunkomplexen, die aus Empfänger-IgG und Spender-IgA bestehen, und die die Komplementkette aktivieren. Anaphylaktische Reaktionen auf Blut und Blutprodukte können nach dem gleichen Muster ablaufen. Von anaphylaktoiden Reaktionen nimmt man an, daß sie als Folge einer Mediatorfreisetzung aus Mastzellen bzw. Basophilen ablaufen, allerdings auf Stoffwechselwegen, bei denen kein Antigen oder Antikörper beteiligt ist. Die Mechanismen sind hierbei noch vollständig unbekannt. Ein Element der Empfängersensibilität gegenüber Mediatoren kann wichtig sein, da die auslösenden Substanzen bei vielen Menschen Histamin ohne Nebenwirkungen freisetzen. Da dieser Reaktionstyp keine vorherige Sensibilisierung benötigt, kann er auch ohne vorherige Exposition stattfinden. Acetylsalicylsäure und andere Hemmer der Cyclooxygenase können Asthma bronchiale, Angioödem und eine anaphylaktoide Reaktion durch einen nichtimmunologischen Mechanismus hervorrufen, der in Beziehung zu deren Potenz steht, die Prostaglandinsynthese zu hemmen (siehe Kapitel 1.12).

Auslösende Substanzen. Die Liste der als Ursache in Frage kommenden Substanzen ist extrem lang, so daß sich die Besprechung auf diejenigen beschränken muß, die am häufigsten Allgemeinreaktionen hervorrufen. Die Liste wird von den Medikamenten angeführt. Alle parenteral verabreichten Substanzen sind stärkere Auslöser von anaphylaktischen und anaphylaktoiden Reaktionen als die oral eingenommenen Medikamente.
Die häufigsten Ursachen einer Anaphylaxie sind *Penizillin* und synthetische Penizillin-Derivate. In der Vergangenheit spielten die *heterologen Antiseren* diese Rolle, die zur Prophylaxe und Therapie von Tetanus, Diphtherie, Tollwut, Botulismus und Giftschlangenbissen eingesetzt wurden. Insulin, ACTH und *Enzyme* sind weitere bedeutende Ursachen anaphylaktischer Reaktionen.

Dextran, andere kolloidale Plasmaexpander, Röntgenkontrastmittel, Morphin und Muskelrelaxanzien scheinen insgesamt durch nichtimmunologische Mechanismen zu wirken; das Gleiche gilt für die *Acetylsalicylsäure* und andere nichtsteroidale Antiphlogistika. Die Gabe von Blut, Plasma und Immunglobulinen kann anaphylaktische Reaktionen durch IgG- und IgM-vermittelte Reaktionen auslösen. In seltenen Fällen hat ein anderes *homologes Produkt,* Samenflüssigkeit, während des Koitus eine IgE-vermittelte Anaphylaxie hervorgerufen.

Allergeninjektionen führen häufig zu leichten Allgemeinreaktionen, die in seltenen Fällen ernst sein können (siehe Kapitel 10.6). Bei ungewöhnlich sensiblen Patienten kann auch die Hauttestung, besonders mit Penizillin und Insektengiften, zur Anaphylaxie führen.

Gifte stechender Insekten, besonders der Hymenoptera-Familie, sind relativ häufige Ursachen anaphylaktischer Reaktionen (siehe Kapitel 12.3).

Fast jedes *Nahrungsmittel* kann eine Anaphylaxie hervorrufen, hier kommen jedoch am ehesten Eier, Milch, Nüsse, Fisch und Schalentiere in Frage (siehe Kapitel 4.3).

Klinische Manifestation. Die Schwere der Allgemeinreaktion kann von leichtem Juckreiz bis zum Tod innerhalb weniger Minuten variieren. Es ist wichtig zu erkennen, daß initial leichte Symptome immer auch das Potential besitzen, sich in schwere Stadien zu steigern. Der Tod tritt entweder durch Ersticken (Glottisödem, Bronchospasmus) oder durch Herzkreislaufkollaps (Schock, ventrikuläre Arrhythmien) ein.

Die *Initialsymptome* treten gewöhnlich innerhalb von Minuten nach Injektion der auslösenden Substanz auf. Generell gilt, daß je schneller die Symptome auftreten, desto schwerer die klinische Reaktion sein wird. Das erste Symptom ist die instinktive Einschätzung des Patienten, daß „etwas nicht stimmt". Dies bestätigt sich bald durch das Auftreten von *Pruritus* der Haut (Hände, Füße, Leistenregion), der Nase, der Augen, des Gaumen, Wärmegefühl, Erythem, Angst und Ohnmacht. In schweren Fällen treten Desorientiertheit, Bewußtseinsverlust, Einnässen und Einkoten auf. Im Gegensatz zur vasovagalen Synkope (siehe unten) bekommt der Patient eine Hautrötung, der *Puls* wird *schnell* und schwach, der *Blutdruck niedrig* oder nicht meßbar.

Der initial vorhandere Pruritus und die Hautrötung können sich bis zur Urtikaria und zum Angioödem steigern, die im allgemeinen flüchtig sind und weniger als 24 Stunden bestehen bleiben. Das Ersticken ist für zwei Drittel aller tödlich endenden Fälle, besonders bei jungen Patienten, verantwortlich. Typischerweise verursacht die Obstruktion der oberen Luftwege inspiratorischen Stridor, die Obstruktion der unteren Atemwege exspiratorische Dyspnoe. Frühstadien des *Glottisödems* werden als Heiserkeit oder als „Kloßgefühl im Rachen" empfunden. Diese Befunde sind von gravierender Bedeutung, da das Ödem von Hypopharynx, Epiglottis und Larynx bald zur Asphyxie führen kann. Die Obstruktion der unteren Luftwege wird als Engegefühl in der Brust empfunden, es kann als Giemen gehört werden und sich zu schwerem akuten *Asthma bronchiale* steigern. Die Atemwegsobstruktion geht mit *Hypoxämie* einher.

Die *kardiovaskuläre* Beteiligung ist für ein Drittel der Todesfälle, besonders bei den älteren Menschen, verantwortlich. Blutdruckabfall und *Schock* treten durch die Vasodilatation mit peripherem Blutpooling auf und aufgrund der vaskulären Permeabilität mit deutlichen Extravasaten und Verlust von intravaskulärem Volumen. Der Kreislaufkollaps bewirkt eine verminderte Koronardurchblutung, und die Hypoxämie, die durch den Blutdruckabfall eintritt, verringert die Sauerstoffversorgung des Myokards. Dies kann, besonders bei älteren Menschen, zu Arrhythmien und sogar zum Myokardinfarkt führen. Viele Patienten, die in der Anaphylaxie sterben, haben eine koronare Herzkrankheit. Rhythmusstörungen können in diesen Fällen auch durch die Wirkung von Adrenalin und Theophyllin auftreten.

Übelkeit, Erbrechen, Bauchkrämpfe und Diarrhoe sind klinisch von untergeordneter Bedeutung. Haut, obere und untere Luftwege, Herzkreislaufsystem und Gastrointestinaltrakt können einzeln oder in Kombination betroffen sein.

Wenn ein Patient nach einer Injektion kollabiert, ist es die Aufgabe des Arztes, so schnell wie möglich zwischen einer vasovagalen Synkope und einer anaphylaktischen Reaktion zu unterscheiden. Bei der *vasovagalen Synkope* ist der Patient blaß, schweißnaß und klagt vor der Synkope über Übelkeit. Der Puls ist langsam, der Blutdruck erhalten (untere Normgrenze). Pruritus oder Haut- und Atemwegsymptome treten nicht auf. Die Symptome verschwinden annähernd sofort durch Ruhe in liegender Stellung.

Zusammenfassung

Anaphylaktische Reaktionen sind gewöhnlich IgE-vermittelt. Die ursächlich in Frage kommenden Substanzen sind Haptene (Penizillin) oder vollwertige Antigene (Proteine). Penizillin hat heute die heterologen Sera als primäre Ursache anaphylaktischer Reaktionen verdrängt. Andere wichtige Substanzen sind Insulin, ACTH, Enzyme, Allergenextrakte und Insektengift. Injizierte Stoffe sind bei weitem die häufigsten Ursachen, jedoch auch oral verabreichte Medikamente und Nahrungsmittel können Allgemeinreaktionen hervorrufen. Blutprodukte können durch IgG-Immunkomplexe und Komplementaktivierung anaphylaktische Reaktionen auslösen. Viele Diagnostika (Röntgenkontrastmittel) und Therapeutika (Dextran, Morphin, Muskelrelaxanzien) üben einen direkten Effekt auf Mastzellen aus und verursachen durch nichtimmunologische Mechanismen anaphylaktoide Reaktionen. Die generalisierten Reaktionen betreffen das Atem-, Herzkreislauf- und das Gastrointestinalsystem sowie die Haut, entweder einzeln oder in Kombination. Zum Exitus kommt es durch Ersticken (Glottisödem, Asthma) oder Herzstillstand (Blutdruckabfall, Arrhythmien). Die wichtige Unterscheidung zwischen Anaphylaxie und einer vasovagalen Synkope beruht auf dem langsamen Puls, dem konstanten Blutdruck, den fehlenden Haut- und Atemwegsymptomen bei der Synkope und dem fast sofortigen Effekt durch die Ruhelage des Patienten.

12.2 Anaphylaxie: Therapie

Rasches Handeln ist von höchster Wichtigkeit. Die Anaphylaxie ist ein medizinischer Notfall, und die geeignete Therapie (siehe Tabelle 50) hängt vom frühen Erkennen und dem sofortigen Beginn der Behandlung ab. Beim ersten Verdacht ist der Patient in eine horizontale Position zu bringen und zu überwachen. Man sollte sofort eine Spritze mit Adrenalin aufziehen.

Abbinden. Man lege proximal der Injektionsstelle oder der Stichwunde eine Staubinde an, wodurch die Resorption des auslösenden Stoffes verzögert wird (Lösen alle 3–10 Minuten für 30 Sekunden); kräftiger Druck oberhalb der Stelle hat einen ähnlichen Effekt.

Adrenalin. Adrenalin (Epinephrin) ist das wichtigste Medikament bei der Therapie der Anaphylaxie. Sobald man die Anaphylaxie erkennt, gibt man dies subkutan oder intramuskulär in Dosen von 0,3–0,5 mg (0,3–0,5 ml einer 1:1000 = 0,1 % wäßrigen Lösung; 0,01 mg/kg KG bei Kindern). Eine zweite Dosis kann man in die Infektionsstelle applizieren, um die Resorption der auslösenden Substanz zu verzögern. Da Adrenalin eine kurze Halbwertszeit besitzt, kann man die Injektion in Intervallen von 20 Minuten wiederholen, je nach Bedarf und Toleranz (siehe Kapitel 5.13). Wenn es zum manifesten Kreislaufkollaps kommt (schwacher oder nicht tastbarer Puls, Blutdruck unter 60 mm Hg) oder wenn die Obstruktion der oberen Luftwege direkt lebensbedrohlich wird, können über einige Minuten 0,1–0,3 mg Adrenalin (als Maximum) (0,1–0,3 ml einer 1:1000 Lösung in 10 ml Kochsalzlösung verdünnt) langsam intravenös gegeben werden. Der Einsatz dieses Verfahrens ist extrem unangenehm für den Patienten und birgt das beträchtliche Risiko ernsthafter und sogar letaler ventrikulärer Rhythmusstörungen. Genauso wirken große Dosen (1 mg oder mehr) Adrenalin in jeglicher Darreichungsform bei älteren und anfälligen Patienten.

Flüssigkeit intravenös. Ein intravenöser Zugang ist zur sicheren Medikation und zur Flüssigkeitszufuhr wesentlich. Ein Katheter sollte so schnell wie möglich gelegt werden, bevor dies durch Gefäßkollaps schwierig wird. Der voll ausgebildete anaphylaktische Schock geht mit einem beträchtlichen Verlust an intravasaler Flüssigkeit und mit erhöhtem Hämatokrit einher. Der notwendige Flüssigkeitersatz kann erheblich sein, und bis zu 10 l Flüssigkeit können während der ersten 24 Stunden erforderlich sein. Die Flüssigkeitssubstitution sollte man mit rascher Gabe von 5 %iger Glukose in 500 ml isotonischer Kochsalzlösung beginnen. Man verabreicht kolloidale Plasmaexpander, wenn der Blutdruck weiter niedrig bleibt.

Vasokonstriktoren. Falls Adrenalin und intravenöse Flüssigkeit allein den Blutdruck nicht aufrechterhalten können, gibt man eine vasokonstriktiv wirkende Substanz, wie z. B. Metaraminol (Araminum) (0,4 mg/kg KG langsam in 500 ml Flüssigkeit intravenös) oder Noradrenalin unter sorgfältiger Überwachung von Blutdruck und Herzrhythmus.

Antihistaminika. Nach dem anfangs verabreichten Adrenalin gibt man ein H_1-Antihistaminikum. Dies kann intravenös oder oral verabreicht werden, abhängig von der Schwere der Reaktion. Fortlaufende orale Medikation für 48 Stunden kann einem Rezidiv von Urtikaria und Kreislaufschock vorbeugen. Zusätzliche Gabe eines H_2-Antihistaminikums kann den Schutz gegenüber einem Schock verstärken. Man beachte, daß ein Antihistaminikum keinen Ersatz für Adrenalin darstellt, das als physiologischer Histaminantagonist die histamininduzierten Veränderungen umkehren kann; der pharmakologische Antagonist, das Antihistaminikum, kann nur eine weitere Entzündungsreaktion verhindern.

Sauerstoff. Bei *Hypotonie* und *Atemwegsobstruktion* kann Sauerstoff gegeben werden, da beides Hypoxämie und verminderte Sauerstoffversorgung des Myokards verursacht. Die frühe Gabe von Sauerstoff ist zur Prävention von kardialen Komplikationen wichtig.

Freie Atemwege. Ein Ödem von Epiglottis, Hypopharynx und Larynx kann die Atemwege mit rasch fortschreitender Tendenz verschliessen. Man gibt Adrenalin in der höchsten tolerablen Dosis; H_1-Antihistaminika können eine Verschlimmerung des Bildes verhindern. Die Ruhelage wird bei Kreislaufkollaps empfohlen, jedoch ist eine halbsitzende Position ($> 20°$ angehoben) zur Reduktion des Ödems notwendig, wenn die oberen Atemwege zu verschließen drohen.

Ist die Epiglottis betroffen, ist es zum Offenhalten der Atemwege notwendig, den Hals in der sitzenden Position zu strecken. Die *künstliche Beatmung* muß man vorsehen, wenn die ersten Symptome erkannt werden. Kann der Patient keine adäquate Atmung aufrechterhalten, ist es von vitalem Interesse, eine oropharyngeale Luftzufuhr zu gewährleisten und assistiert mit einem Ambubeutel zu beatmen. Dies kann ausreichen, wenn ein glossales oder oropharyngeales Ödem im Vordergrund steht.

Wenn ein Glottisödem wesentlich zur Atemwegsobstruktion beiträgt, muß man endotracheal intubieren. Ist die Obstruktion zu weit fortgeschritten, um eine Intubation durchzuführen, so wird mit einem Skalpell die Membrana cricothyeroidea inzidiert. Man kann dann einen kleinen Endotrachealtubus zur Beatmung durch die Inzision einführen. Alternativ kann man die Membran mit großkalibrigen Kanülen punktieren.

Die genannten Notfallmaßnahmen halten die Atmung für einen kurzen Zeitraum aufrecht, bis eine *Tracheotomie* durch einen geschulten Chirurgen im Operationssaal durchgeführt werden kann. Die Sauerstoffgabe wird mit zunehmender Ateminsuffizienz immer wichtiger.

Da der Bronchospasmus sich fulminant entwickeln kann, beginnt man die Therapie, sobald die ersten Asthmasymptome auftreten. Es ist unbedingt erforderlich, so früh wie möglich eine Reihe von Hüben eines β_2-Sympathomimetikumsprays zu verabreichen. Theophyllin bzw. β_2-Sympathomimetika intravenös sind in fortgeschrittenen Fällen notwendig (siehe Kapitel 6.5). Diese Medikamente können durch Vasodilatation den Blutdruck abfallen lassen, allerdings begünstigen sie nicht die Ödembildung.

Kortikosteroide. Steroide gehören nicht in die Notfallbehandlung, da sie 4–6 Stunden benötigen, um wirksam zu werden. In Dosen wie beim Status asthmaticus (siehe Kapitel 6.5) sind sie in schweren Fällen indiziert, um einen Rückfall abzufangen, der gelegentlich innerhalb von 24 Stunden auftreten kann.

Beobachtung. Man sollte unbedingt Assistenzpersonal hinzurufen, das mit der Endotrachealintubation vertraut ist, noch bevor diese Maßnahme für die Therapie wichtig wird. Wenn wiederholte Dosen von Adrenalin erforderlich werden, muß der Patient auf einer Intensivstation laufend überwacht werden, da die kardialen Komplikationen ein beträchtliches Risiko darstellen. Während des gesamten Verlaufs der anaphylaktischen Reaktion muß man den vier lebensbedrohlichen Aspekten, der Obstruktion der oberen Luftwege, dem schweren Bronchospasmus, der kardialen Funktionsstörung und der Hypotonie entsprechend systematisch begegnen.

Prävention. Der lebensbedrohliche Charakter der Anaphylaxie macht die Prävention zu einem wesentlichen Baustein der Therapie. Das Todesrisiko kann durch folgende Vorsichtsmaßnahmen minimiert, aber nicht eliminiert werden: 1. Man verlange eine klare Indikation für eine Medikation; 2. Vor der Medikation muß immer eine sorgfältige Medikamentenanamnese erhoben werden; 3. Die orale Darreichungsform sollte man der parenteralen vorziehen; 4. Nach einer Injektion sollte der Patient etwa 30 Minuten lang beobachtet werden; 5. Man sollte auf die Behandlung einer Anaphylaxie vorbereitet sein und Adrenalin zur Hand haben, zusammen mit einer Notfallausrüstung, wenn die Injektion gegeben wurde; 6. Man empfehle den Patienten, die Information über eine bekannte oder eine vermutete anaphylaktische Sensibilität bei sich zu tragen (Armband, Kette).

Zusammenfassung

Das vorliegende Kapitel müßten nicht nur Allergologen, sondern alle Ärzte lesen. Wird man mit einem Fall von Anaphylaxie konfrontiert, so denke man an die Informationen in Tabelle 49. Man muß darauf vorbereitet sein, daß die Anaphylaxie so rasch abläuft, daß Lesen und auch Blutdruckmessen die dringlicheren Maßnahmen

Tabelle 49. Therapie der Anaphylaxie.

Therapie in der Praxis

1. Man legt den Patienten hin und ruft nach Assistenz.
2. Man legt oberhalb der Injektionsstelle einen Stauschlauch an (alle 3–10 Minuten lösen).
3. Man injiziert subkutan oder intramuskulär 0,3–0,5 mg Adrenalin (0,3–0,5 ml einer 1:1000 Lösung).
4. Eine weitere Dosis Adrenalin appliziert man in die Injektionsstelle oder Insektenstichstelle.
5. Man legt einen intravenösen Zugang und hält diesen offen.
6. Man gibt einige Hübe eines β_2-Inhalators.
7. Falls man Zeit hat, injiziert man ein H_1-Antihistaminikum.

Falls der Patient immer noch hypotonisch ist oder keine freien Atemwege hat, bereite man ihn für den Transport in eine Intensivstation vor.

Therapie beim Transport

8. Man gibt kontinuierlich Sauerstoff.
9. Man gibt alle 20 Minuten 0,3–0,5 mg Adrenalin.
10. Falls der Blutdruck nicht meßbar ist, gibt man 0,1–0,3 mg Adrenalin langsam intravenös (0,1–0,3 ml einer 1:1000 Lösung, aufgelöst in 10 ml Kochsalzlösung).
11. Falls eine ausreichende Atmung nicht aufrechterhalten werden kann, setzt man einen oralen Tubus ein und beatmet mit einem Ambu-Beutel (Sauerstoff); man lagert den Kopf mit dem Kopfteil der Trage hoch zur Vermeidung eines Glottisödems.
12. Man sei für eine Notfallinzision der Membrana cricothyreoidea bereit, in die man einen kleinen Beatmungstubus einsetzt; alternativ punktiert man mit großlumigen Nadeln; man beatmet mit reinem Sauerstoff.

Therapie im Krankenhaus

13. Falls notwendig, zögert man nicht mit der Intubation und Tracheotomie.
14. Ein schwerer Bronchospasmus wird mit Theophyllin intravenös behandelt (Einstiegsdosis: 6 mg/kg; Erhaltungsdosis: max. 0,8 mg/kg/h) oder Salbutamol intravenös (250 µg, später 5–10 µg/min).
15. Man beginnt früh mit Flüssigkeitsersatz mit Glucoselösung.
16. Falls der Blutdruck nicht erhalten werden kann, gibt man Plasmaexpander.
17. Beim Kreislaufschock, der auf die oben genannten Maßnahmen nicht anspricht, gibt man ein Vasokonstriktor (Metaraminol = Araminum, 0,4 mg/kg in 500 ml Flüssigkeit).
18. Aufzeichnung von Atmung, Blutdruck und Herzfunktion; Hypoxämie und pharmakologischen Therapie erzeugen häufig kardiale Rhythmusstörungen.

Therapie nach dem Notfall

19. Man fährt für 48 Stunden mit der Antihistaminikum-Therapie fort.
20. Man gibt beim Status asthmaticus für 48 Stunden Kortikosteroide.
21. Man hält den Patienten für 48 Stunden unter Beobachtung.
22. Gründliche Aussprache über Präventivmaßnahmen.

bereits unmöglich machen: Gabe von Adrenalin, Legen eines venösen Zugangs, Freihalten der Atemwege, Vorbereitungen zur Intubation und Transport in eine Intensivstation.

12.3 Insektenstiche

Stechende Insekten sind für eine riesige Zahl von banalen Hautreaktionen verantwortlich, die besonders lästig werden, wenn sie infiziert sind. Gelegentlich können aber die Reaktionen gefährlich und sogar lebensbedrohlich werden, wenn sensibilisierte Individuen eine allergische Reaktion auf das Gift entwickeln. Dies kommt sowohl bei nichtatopischen wie bei atopischen Personen vor; die letztgenannten tragen ein etwas höheres Risiko. Stechende Insekten sind bei weitem die wichtigsten Ursache für allergische Reaktionen, aber auch beißende „fire ants" (Ameisen) sind im Süden der Vereinigten Staaten deutlich auf dem Vormarsch. Ihre Bisse führen innerhalb von 24 Stunden zu einer sterilen Pustel und gelegentlich zur Anaphylaxie. Allergische Reaktionen auf Insekten können ebenfalls als Folge der Inhalation von Insektenausscheidungen auftreten (siehe Kapitel 2.5).

Stechende Insekten. Zwei Familien der Ordnung *Hymenoptera* (Hautflügler) verursachen mit ihren Stichen die größten medizinischen Probleme: die *Apoidea* und *Vespoidea*. Die Insekten werden durch Größe, Aussehen, Verhalten und Giftbestandteile charakterisiert (Tabelle 50).

Die *Honigbiene* ist der wichtigste Vertreter, während die Hummel selten Allergien auslöst. Die Biene ist von Natur aus freundlich, sie füttert ihre Larven mit Pollen und Honig und ist außerhalb ihres Stockes nicht aggressiv. Honigbienen können allerdings multiple Stichverletzungen setzen, wenn ihr Stock in Gefahr ist. Der Stachel verbleibt in der Haut des Opfers, zusammen mit einem Teil des Darms und der Giftblase der Biene, wobei das Tier nach dem Stich zugrunde geht.

Tabelle 50. Charakteristika der stechenden Insekten [aus 2].

Insektenart	Aussehen	Aufenthalt
Honigbiene	haariger Körper mit gelb-schwarzer Zeichnung; Größe 1,5 cm	Bienenstöcke, hohle Bäume, Höhlen
Wespe	glatter Körper mit schmaler Taille, schwarze oder braune Zeichnung; Größe 2,0 cm	Bäume, Sträucher, Dachrinnen an Häusern
Hornisse	kurze Taille, plumper Körper mit wenig Haaren, dunkles Band unter den Augen; Größe 3,0 cm	Ovale oder birnenförmige Nester in Bäumen und auf dem Erdboden
„Yellow jacket"	Ähnlich der Hornisse mit gelben Zeichnungen, aber ohne dunkle Streifen unter den Augen; Größe 1,5 cm	Nester im Boden oder in Mauerwerk

Die wichtigsten Vespiden sind Hornisse, Wespe und „yellow jacket". Diese benutzen ihren Stachel, um Insekten zu paralysieren und zu töten, um Nahrung für ihre Larven zu besorgen; sie sind aggressiv und stechen, auch wenn sie nicht provoziert werden. Sie verlieren dabei ihren Stachel nicht und können deshalb wiederholt stechen.

Gifte und Antigene. Gifte der *Hymenoptera* sind komplexe Mischungen von pharmakologisch und biochemisch aktiven Substanzen, zu denen Enzyme (Phospholipase A, Hyaluronidas), Peptide (Mellitin im Honigbienengift) und biogene Amine

(Histamin) gehören. Diese Substanzen wirken als Toxine, die Proteine bzw. Peptide darüber hinaus bei sensibilisierten Personen als Allergene, wobei diese auf ein oder mehrere verschiedene Substanzen reagieren können.

Es gibt nur geringe oder keine Kreuzreaktionen zwischen Giften der zwei Hauptfamilien, *Apoidea* und *Vespoidea*. Deshalb verhalten sie sich, obwohl die Phospholipase A von Biene und Wespe die gleiche enzymatische Funktion hat, als Antigene unterschiedlich. Innerhalb einer Hauptfamilie gibt es eine deutliche *Kreuzreaktivität,* und besonders unter den Spezies derselben Unterfamilie. Allerdings gibt es Unterschiede innerhalb einer Spezies, und zwar etwa zwischen der Hornisse in Nordamerika und Südeuropa.

Reaktionstypen. Schmerz, Erythem und Schwellung, die 1–2 Tage anhalten, sind die normale Reaktion auf die Stiche der *Hymenoptera.* Ausgedehnte Reaktionen (20 cm), die mehrere Tage lang bestehenbleiben, treten als Folge einer Infektion auf (hauptsächlich Vespide) oder als Allergie.

Eine Reaktion, die sich nicht am Ort des Einstichs abspielt, ist anomal; es ist eine Hauptregel, daß jede generalisierte Reaktion allergischen Ursprungs ist. In seltenen Fällen äußern sich möglicherweise direkte Effekte der Toxine auf diese Weise; man schätzt, daß 500 Stiche eine letale Dosis Gift liefern können. Die Mehrzahl der Reaktionen sind leicht, äußern sich durch Juckreiz und Urtikaria, allerdings entwickeln einige Personen eine schwere und gelegentlich letal ausgehende anaphylaktische Reaktion. Im allgemeinen sind die Reaktionen um so ernster, je kürzer das Intervall zwischen Stich und Einsetzen der Symptomatik ist (alle Reaktionen innerhalb einer Stunde, Anaphylaxie in 15 Minuten).

Man kennt drei Muster von Allgemeinreaktionen (sie kommen gewöhnlich gemischt vor): 1. generalisierte Urtikaria und Angioödem; 2. respiratorische Probleme bei Bronchospasmus und/oder Glottisödem und 3. Kreislaufkollaps mit oder ohne Bewußtlosigkeit.

Die höchste Inzidenzrate allergischer Reaktionen auf Gift kommt im Alter unter 20 Jahren vor, die Mehrzahl der Opfer, die daran sterben, sind jedoch Erwachsene, wahrscheinlich durch eine gleichzeitig bestehende Herzkrankheit. Nur etwa ein Drittel der Todesfälle hatten in ihrer Anamnese bereits schon einmal Probleme mit Insektenstichen gehabt.

In sehr seltenen Fällen kommt eine atypische Reaktion Tage oder einige Wochen nach dem Stich vor; diese kann über einen längeren Zeitraum persistieren. Die berichteten Reaktionen beinhalten Serumkrankheit, Vaskulitis, Nephrose, Neuritis und Enzephalopathie. Die Pathogenese ist unbekannt, eine Desensibilisierung ist hier kontraindiziert.

Diagnose. Die Diagnose der Insektenstichallergie stellt sich im allgemeinen von selbst. Probleme treten bei der Identifizierung des verursachenden Insekts auf. Die Biene wird sofort erkannt, da sie den Stachel an der Einstichstelle zurückläßt. Die Unterscheidung zwischen Wespe, „yellow jacket“ und Hornisse ist oft schwierig, obwohl man einige Anhaltspunkte gewinnen kann, wenn das Insekt getötet wird oder wenn das Nest in der Nähe ist (siehe Tabelle 50).

Früher wurden zur *Hauttestung* Ganzkörperextrakte der Insekten benutzt, allerdings sind sie nicht verläßlich und heute obsolet, da Giftextrakte für alle erwähnten Insekten erhältlich sind. Hauttests werden bei Patienten mit deutlicher Anamnese vorgenommen (große lokale oder irgendeine Allgemeinreaktion), wobei man geeignete Verdünnungen von Giftpräparaten benutzt. Aus Sicherheitsgründen beginnt man die Untersuchung mit dem Pricktest (0,1 μg/ml) und fährt mit dem Intrakutantest fort, bei dem man die Konzentration 10fach höher wählt (0,001–1,0 μg/ml), bis eine deutlich positive Reaktion oder die maximale Konzentration erreicht ist.

Papierscheiben für RAST stehen für die verschiedenen Spezies der stechenden Insekten zur Verfügung. Dieser In-vitro-Test ist ein guter und sicherer Ersatz für die Hauttestung, die Korrelation zwischen den Einzeltests ist sehr gut.

IgE-vermittelte Sensibilität kann man bei etwa der Hälfte der Patienten nachweisen, die eine große Lokalreaktion aufweisen, sowie bei der großen Mehrzahl der Menschen mit Allgemeinreaktionen.

Karenzprinzipien. Die Therapie besteht aus der Karenz, der Pharmakotherapie und Hyposensibilisierung. Nachdem eine Giftinjektionstherapie von bemerkenswertem Erfolg entwickelt wurde, hat die Selbsttherapie an Bedeutung verloren und genauso die strikten Regeln, wie man Stiche vermeiden sollte. Einige Leitlinien, wie man das Risiko reduzieren kann, gibt Tabelle 51.

Tabelle 51. Patientenaufklärung zur Reduktion des Risikos von Insektenstichen.

1. Das Risiko ist größer im Sommer und bei Aktivitäten im Freien.
2. Man sei vorsichtig beim Essen draußen, man vermeide dort Marmelade, Honig, süße Früchte und Getränke.
3. Man trage draußen immer Schuhe; man trage lange Hosen, wenn man auf Gras oder in Feldern spazierengeht und Handschuhe bei der Gartenarbeit.
4. Man vermeide helle farbige Kleidung, Parfums, duftende Seifen und Haarsprays, da dies Insekten anzieht.
5. Alle Nester oder Stöcke in der Umgebung des Hauses sollten entfernt werden – durch eine andere Person.
6. Man halte sich von den Nahrungsgründen der Insekten fern, wie Blumenbeete, Kleefelder, Obstgärten mit reifer Frucht und Gemüseständen.
7. Man trage Informationsanhänger oder -armband bei sich.
8. Man habe immer eine Notfallausrüstung bei sich.
9. Man suche sofort nach der Benutzung der Notfallausrüstung um ärztliche Hilfe nach.

Behandlung der akuten Reaktion. Die Linderung der *lokalen* Beschwerden kann man erreichen, indem man einen Eiswürfel auf die Einstichstelle drückt. Alle Arten von Druck können die Resorption des Giftes hemmen; schnelles Handeln kann ein Fortschreiten bis zur schwereren Reaktion verhindern. Die alten Hausrezepte empfehlen verschiedene Mittel zum Aufbringen auf die Läsion; diese können erfolgreich sein oder auch nicht. Aluminiumsulfat in wäßriger Lösung (20% mit 1% Lösungsmittel) denaturiert das injizierte Protein und scheint die bessere Lösung zu sein. Juckreiz und Urtikaria werden mit oralen Antihistaminika behandelt, die auch eine Progression verhindern. *Schwere, generalisierte* Reaktionen werden mit Adrenalin nach den allgemeinen Regel für die Anaphylaxietherapie behandelt (siehe Kapitel 12.2). Die Obstruktion der oberen Luftwege spielt oft eine wichtige Rolle bei der Insektenallergie; freie Luftwege erhält man durch Einführen eines oralen Tubus, durch Intubation oder Tracheotomie. Hierbei darf der Sauerstoff nicht vergessen werden.

Hat ein Patient bereits einmal die schweren, generalisierten Reaktionen erfahren, so sollte er ein Notfallbesteck bei sich tragen und angeleitet werden, es zu benutzen. Es wird sofort nach einem Stich bei Patienten benutzt, die nicht durch eine Hyposensibilisierung geschützt sind; behandelte Patienten benötigen es nur, wenn eine deutliche Reaktion auftritt.

Das übliche Notfallbesteck enthält: 1. eine bereits gefüllte Spritze mit Adrenalin 1:1000 Verdünnung (in Stickstoff versiegelt, um Oxidation zu vermeiden), hieraus gibt man sich eine Dosis von 0,3–0,5 ml (0,01 ml/kg KG bei Kindern) subkutan; 2. ein Tablette eines Antihistaminikums zur sofortigen oralen Einnahme; 3. einen Stauschlauch, den man an einer Extremität proximal der Einstichstelle anlegt (an anderen Körperstellen wende man festen Druck mit dem Finger an).

Venomhyposensibilisierung. Ganzkörperextrakte, die man fast 50 Jahre lang benutzte, sind wahrscheinlich ineffektiv und werden nicht länger empfohlen; die Therapie mit Giftextrakten ist auf der anderen Seite höchst erfolgreich.

Alle Patienten mit einem positiven Hauttest/RAST, die bereits eine generalisierte Reaktion mit Beteiligung der Atemwege oder mit einem Blutdruckabfall mitgemacht haben, sollten eine Hyposensibilisierungsbehandlung erhalten. Unbehandelt haben sie ein 50 %iges Risiko, bei einem weiteren Stich eine schwere Reaktion zu erleiden. Die Allergie, die bei einem Kind eine leichte Allgemeinreaktion hervoruft, wird gewöhnlich nicht behandelt, während man sich beim Erwachsenen jeweils von Fall zu Fall entscheiden sollte. Patienten mit großen Lokalreaktionen werden heute nicht als Kandidaten für die Hyposensibilisierung angesehen, da ihr Risiko der Anaphylaxie klein ist.

Immunologische Veränderungen. Während der Venomhyposensibilisierung folgt nach initialem Anstieg spezifischer IgE-Antikörper ein leichter Abfall, den man auch bei unbehandelten Patienten sieht, die nicht wieder gestochen werden. Am wichtigsten ist der durch die Therapie ausgelöste Anstieg der blockierenden IgG-Antikörper, der direkt mit dem Schutzeffekt der Therapie einhergeht und diesen weitgehend bewirkt.

Wiederholte Stiche, die oft bei Imkern vorkommen, induzieren ebenfalls die Bildung blockierender Antikörper, die solche Imker, die ebenfalls IgE-Antikörper bilden, schützen. Auf diese Weise dient das venomspezifische IgE als Meßgröße für den Allergiestatus und das venomspezifische IgG als Meßgröße für den Immunitätsstatus und -schutz.

Das Ziel der Venomtherapie ist es, eine Erhaltungsdosis von 100 μg Venomprotein zu erreichen, was der Menge von zwei Insektenstichen entspricht. Ist diese Dosis erreicht, ist die Venomhyposensibilisierung hocheffektiv und bietet 95–100 % der Patienten einen Schutz.

Die Therapie startet man mit kleinen Dosen (gewöhnlich 0,01–0,1 μg) und steigert die Konzentrationen, bis man die Erhaltungskonzentration erreicht hat. Dies kann sechs Monate oder bei sehr sensiblen Patienten ein ganzes Jahr dauern; kürzer ist der Zeitraum bei Clusterhyposensibilisierung (siehe Kapitel 10.6). Da die Inzidenzrate der allergischen Allgemeinreaktionen hoch ist, sollte die Venomhyposensibilisierung nur von einem Arzt durchgeführt werden, der mit dieser Art von Extrakten und mit der Behandlung der Anaphylaxie vertraut ist.

Zusammenfassung

Die Stiche von Honigbiene, „yellow jacket", Hornisse und Wespe lösen gelegentlich eine anaphylaktische Reaktion aufgrund einer IgE-vermittelten Giftallergie aus. Die Anamnese wird durch Hauttestung oder RAST bestätigt und ergänzt. Die Hyposensibilisierung mit dem Venom ist sehr effektiv, allerdings muß sie fortlaufend verabreicht werden. Die Therapie im akuten Stadium besteht aus oralen Antihistaminika, Adrenalininjektion, Freihalten der Atemwege und Sauerstoffgabe.

Literatur

1. Ahnefeld FW, Doenicke A, Lorenz W (eds) (1982) Histamine and antihistamines in anaesthesia and surgery. Klin Wochenschr 60: 871–1062
2. Fisher TJ, Lawlor Jr GJ (1981) Insect allergy. In: Lawlor Jr GJ, Fisher TJ (ed) Manual of allergy and immunology, Little, Brown, Boston, pp 223–30

Stichwortverzeichnis

MIX
Papier aus verantwortungsvollen Quellen
Paper from responsible sources
FSC® C105338

If you have any concerns about our products,
you can contact us on
ProductSafety@springernature.com

In case Publisher is established outside the EU,
the EU authorized representative is:
Springer Nature Customer Service Center GmbH
Europaplatz 3, 69115 Heidelberg, Germany

Printed by Libri Plureos GmbH
in Hamburg, Germany